油症研究

―30年の歩み―

小栗一太・赤峰昭文・古江増隆 編

九州大学出版会

Translated into Japanese from
YUSHO: A Human Disaster Caused by PCBs and Related Compounds
edited by M. Kuratsune, H. Yoshimura, Y. Hori, M. Okumura and Y. Masuda.
Originally published in English by Kyushu University Press,
Copyright © 1996
Japanese edition copyright © 2000 by Kyushu University Press.

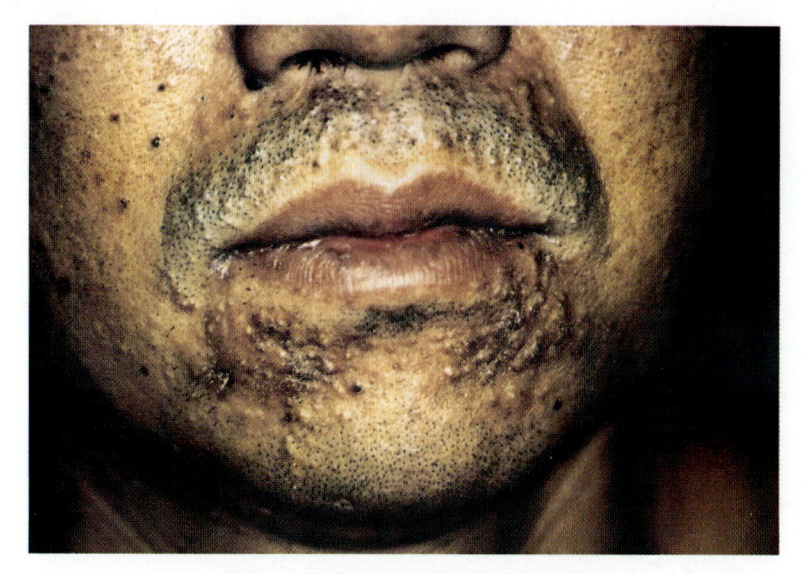

図 7.2.1. 油症患者の痤瘡様皮疹の臨床像

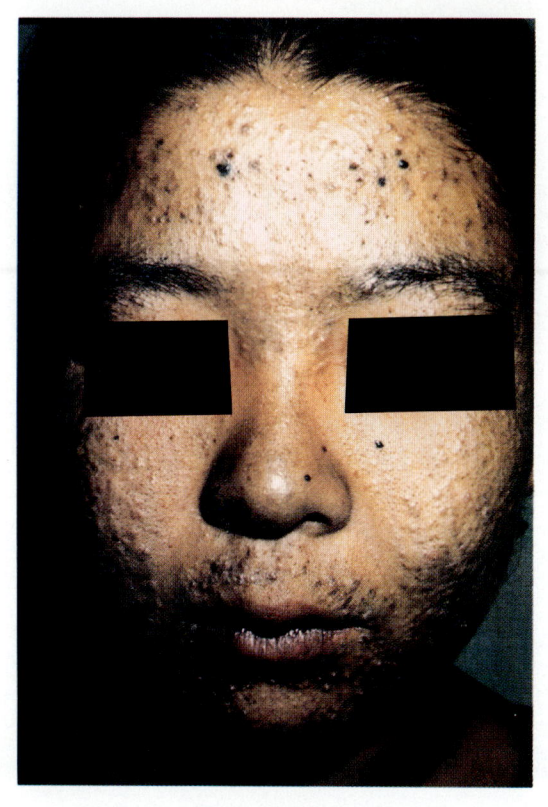

図 7.2.2. 油症小児患者の頬部を中心とした顔面の黒色面皰の臨床像

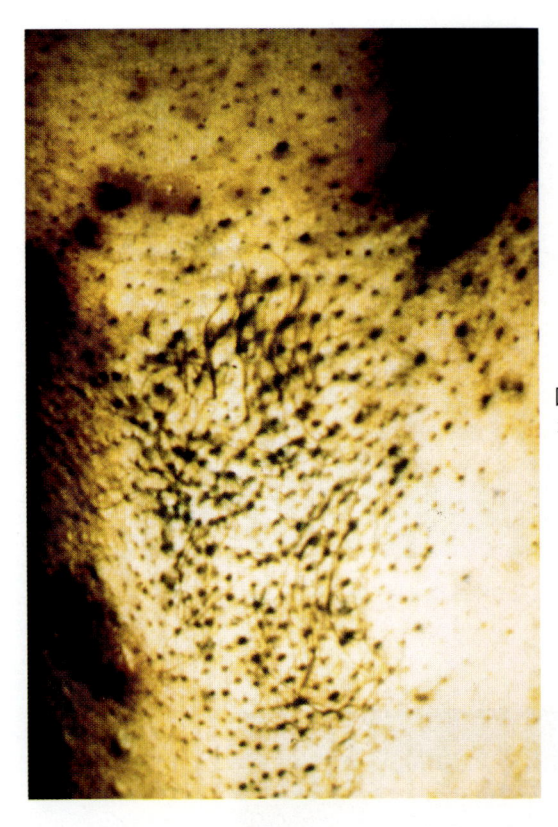

図 7.2.5. 毛孔開口部の著明化を示す
毛孔一致性の黒点の臨床像

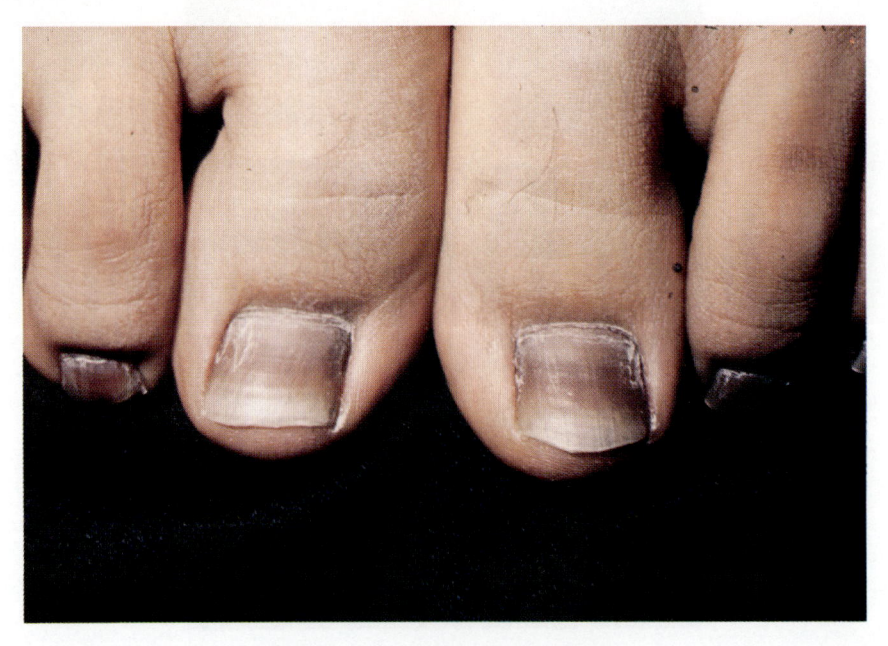

図 7.2.8. 油症の爪色素沈着の臨床像

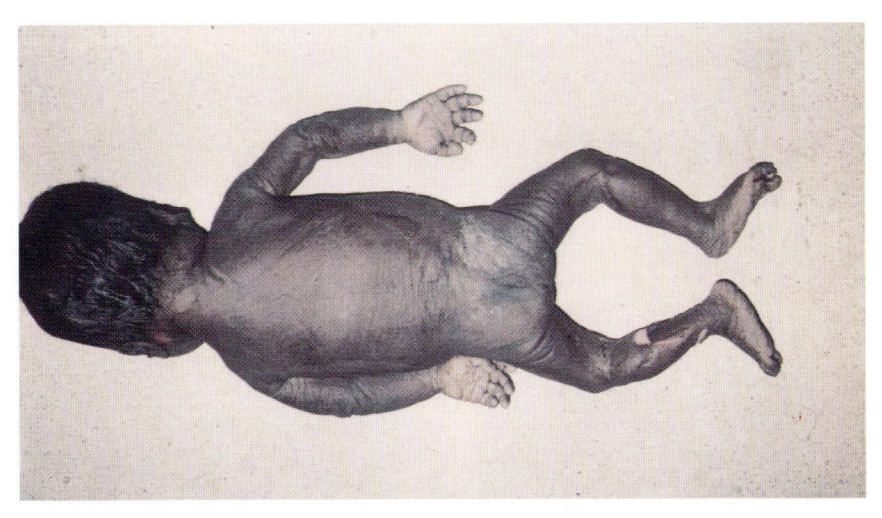

図 7.2.9. 油症母親より出産されたいわゆる 'black baby' びまん性かつ全身性の色素沈着の臨床像

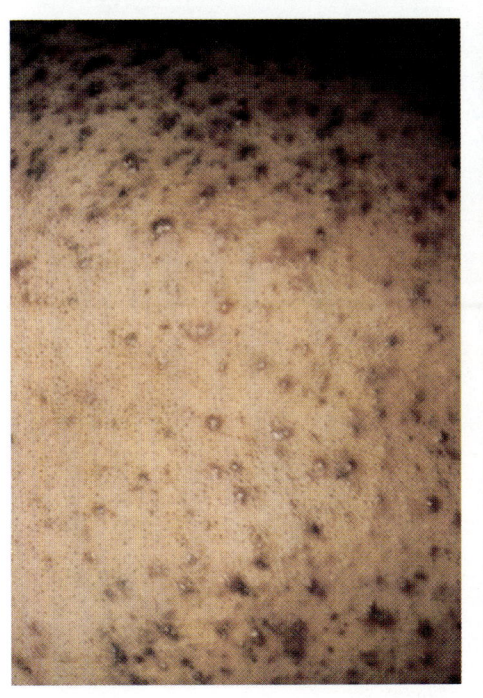

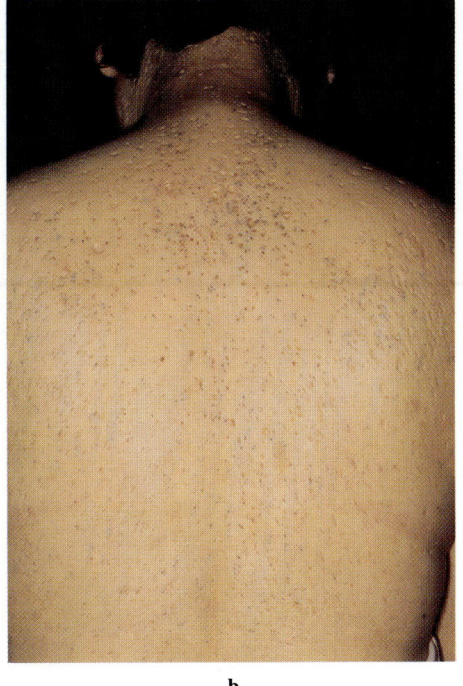

a b

図 7.2.10. 背部の痤瘡様皮疹の油症発症 25 年後の臨床像
a: 油症発症時の重篤な痤瘡様皮疹
b: 25 年後の皮疹が改善した臨床像

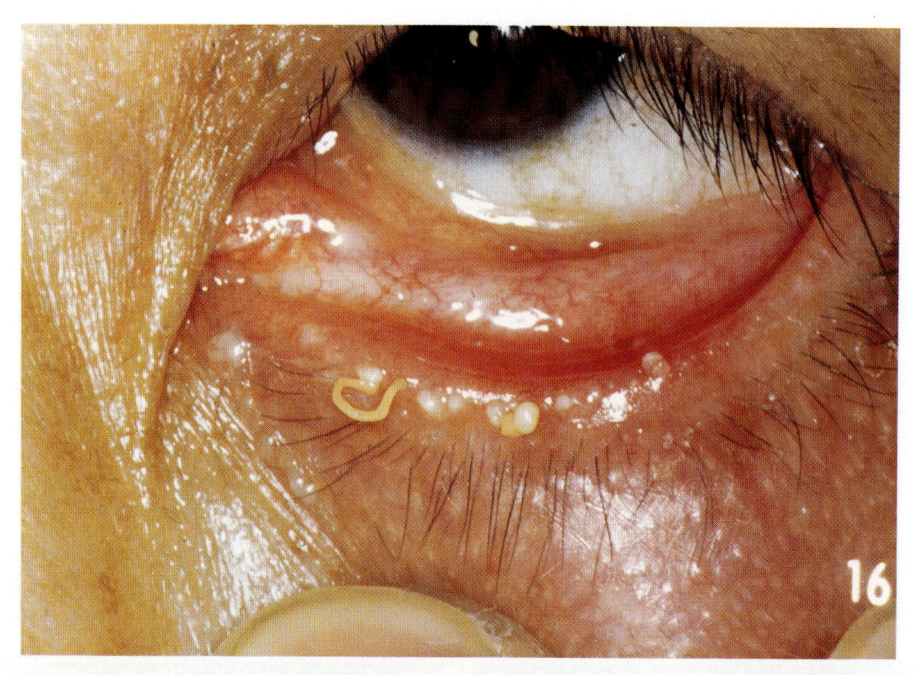

図 7.4.1. 64 歳油症患者の下眼瞼
　　油症発症 13 年後で，眼瞼を手で圧迫すると黄白色のチーズ様分泌物が
　　マイボーム腺の導管の開口部から圧出されてくる．

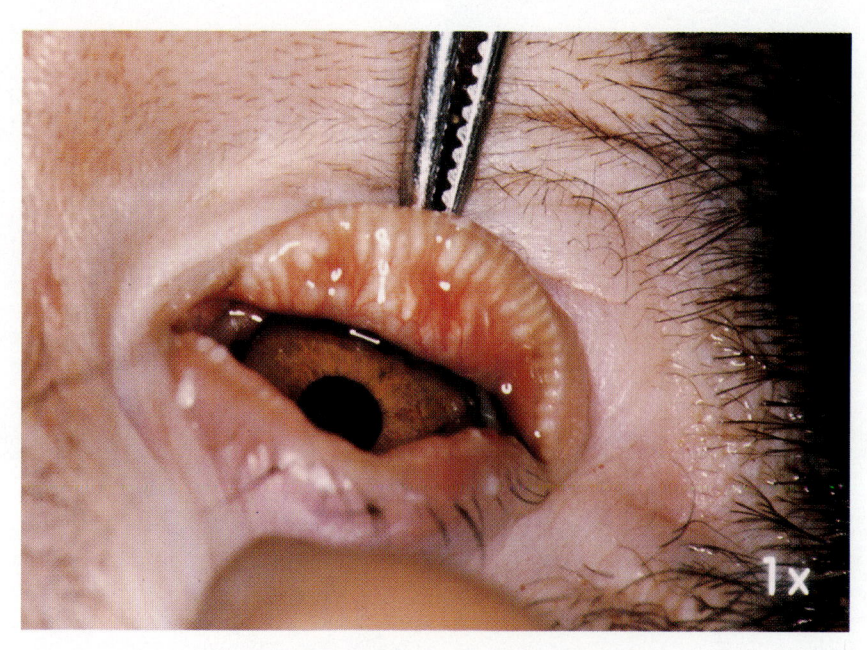

図 7.4.3. PCB 中毒猿の上眼瞼
　　マイボーム腺は拡張し，黄白色の物質で満たされている．

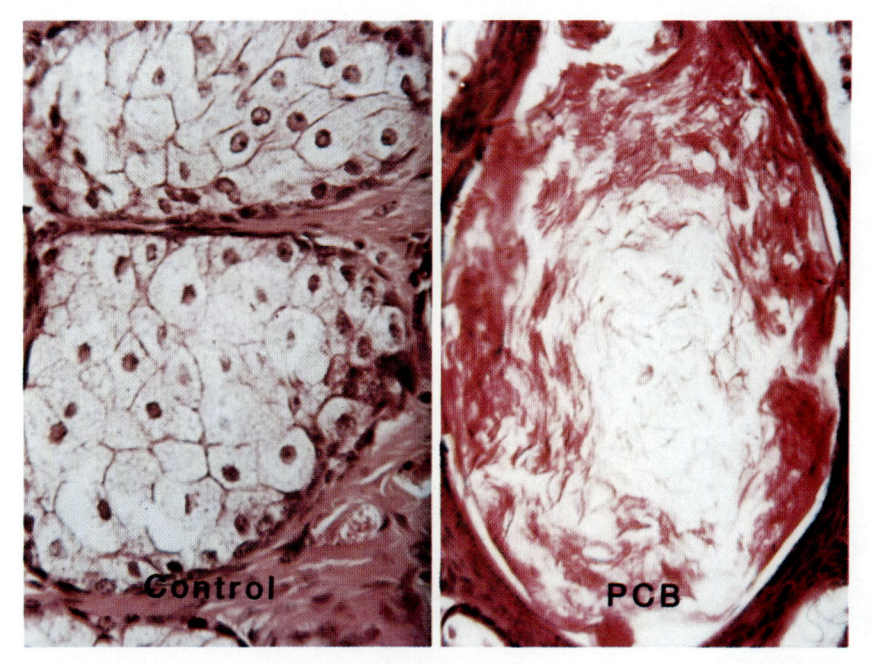

図 7.4.4. 猿のマイボーム腺の光学顕微鏡写真
　　　　　左の写真は正常のマイボーム腺で腺房が並んでいる．右の写真は PCB 中毒猿の
　　　　　マイボーム腺でケラチン嚢胞を形成している．

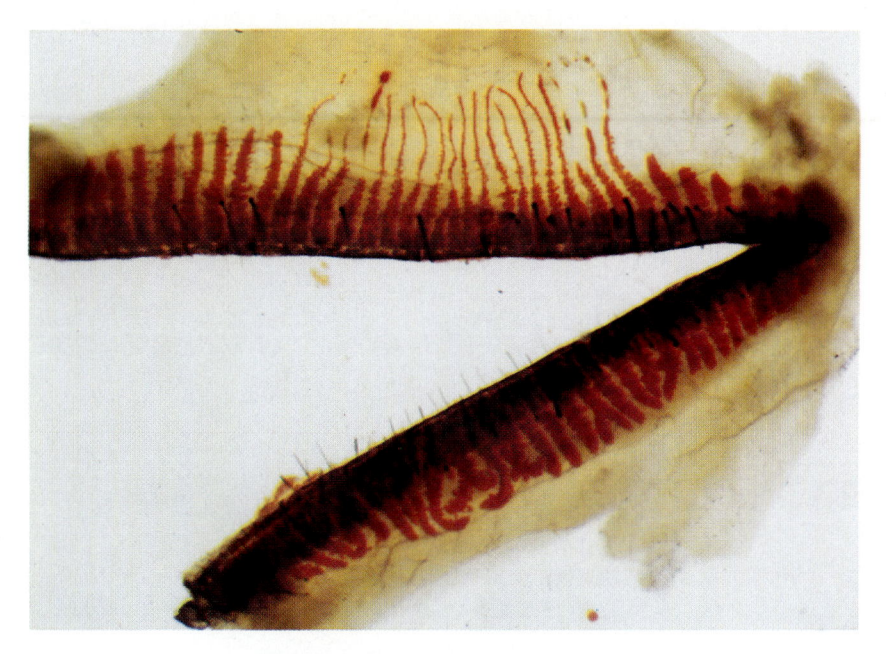

図 7.4.6. コントロールの猿の眼瞼の透明標本の実体顕微鏡写真
　　　　　正常のマイボーム腺がズダン III で染色され，きれいに配列している．上眼瞼の方
　　　　　が瞼板が広いために，開口部をはなれるにつれて導管が細くなっている．

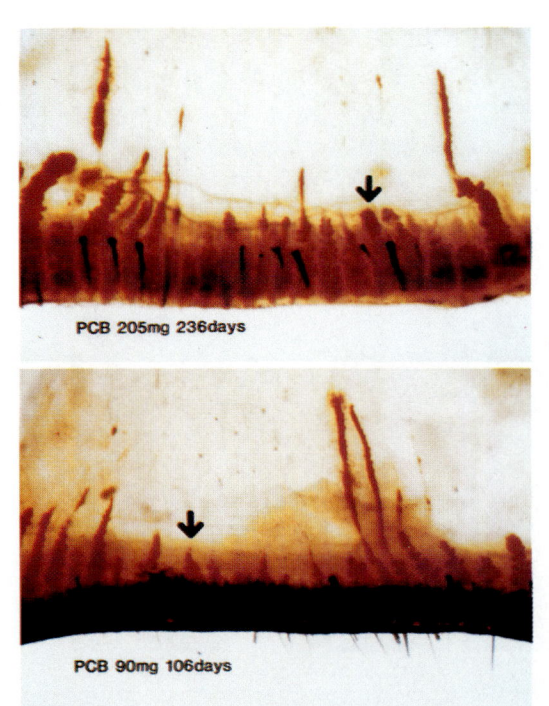

図 7.4.7. PCB中毒猿上眼瞼のマイボーム腺の実体顕微鏡写真
萎縮したマイボーム腺を矢印で示す．
ズダンIII染色．

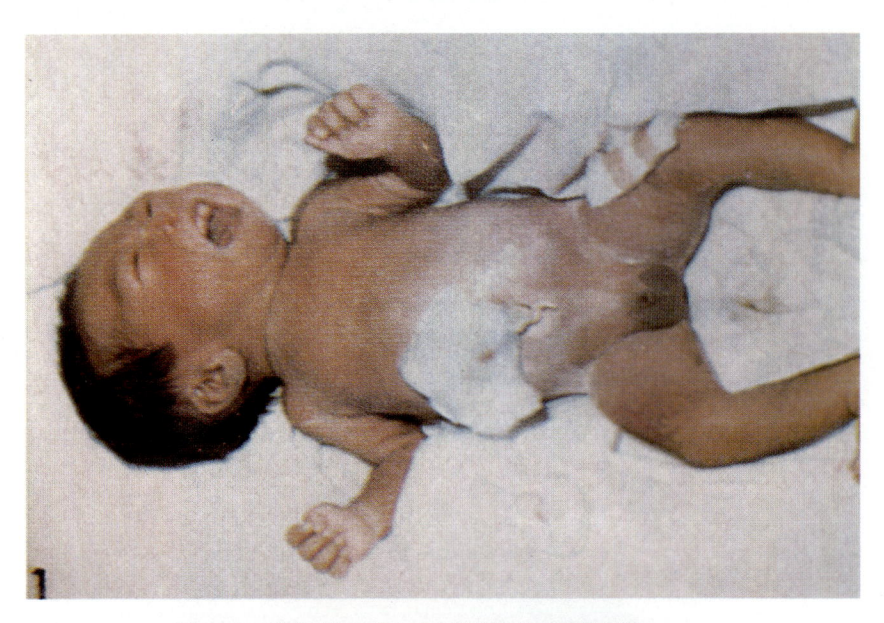

図 7.5.2. 発育不全のみられた胎児性油症の新生児
男児は妊娠36週で出生，体重1,800グラム．
皮膚の色素沈着と陰嚢と眼瞼浮腫が認められる．

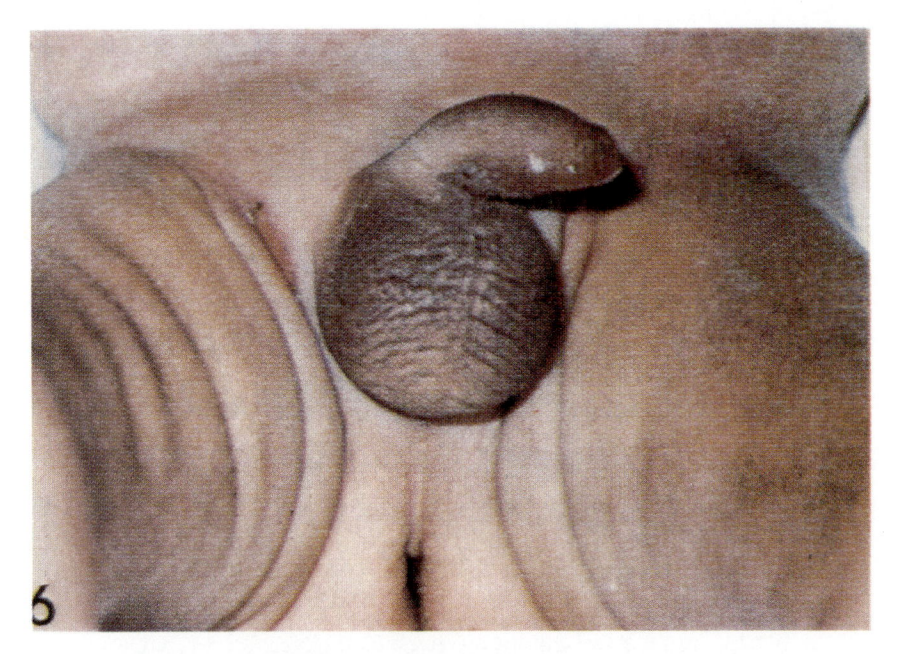

図 7.5.3. 胎児性油症児の皮膚の色素沈着
　　　　　黒褐色の色素沈着が陰嚢，陰茎，大腿部皮膚にみられる．

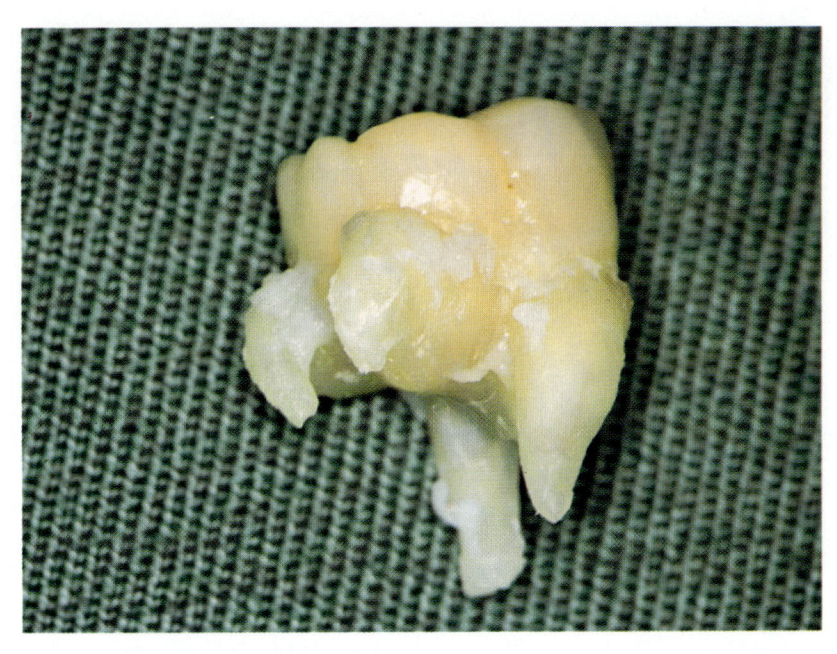

図 7.7.1. 歯髄壊疽および歯槽骨吸収のために抜歯された女性油症患者の右側下顎第二
　　　　　大臼歯の側面観で，歯根の著明な彎曲と減形

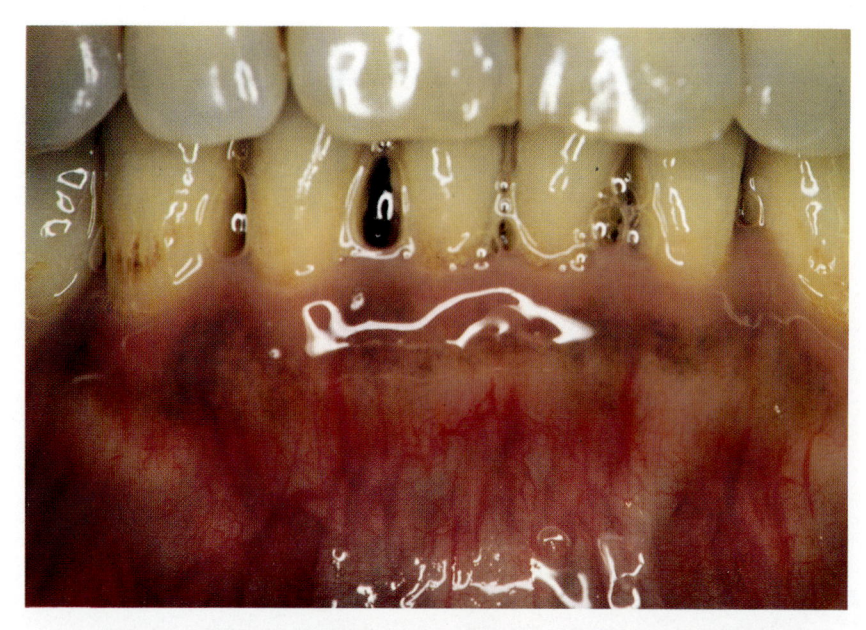

図 7.7.3. 油症患者の付着歯肉にみられた帯状の黒褐色を呈する色素沈着

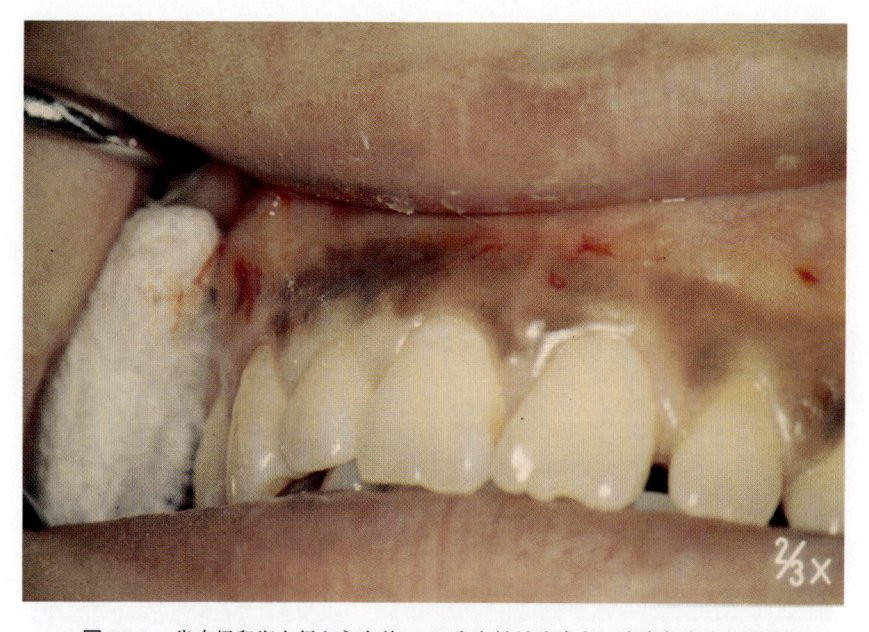

図 7.7.4. 歯肉掻爬術を行なう直前の 43 歳女性油症患者の歯肉色素沈着所見

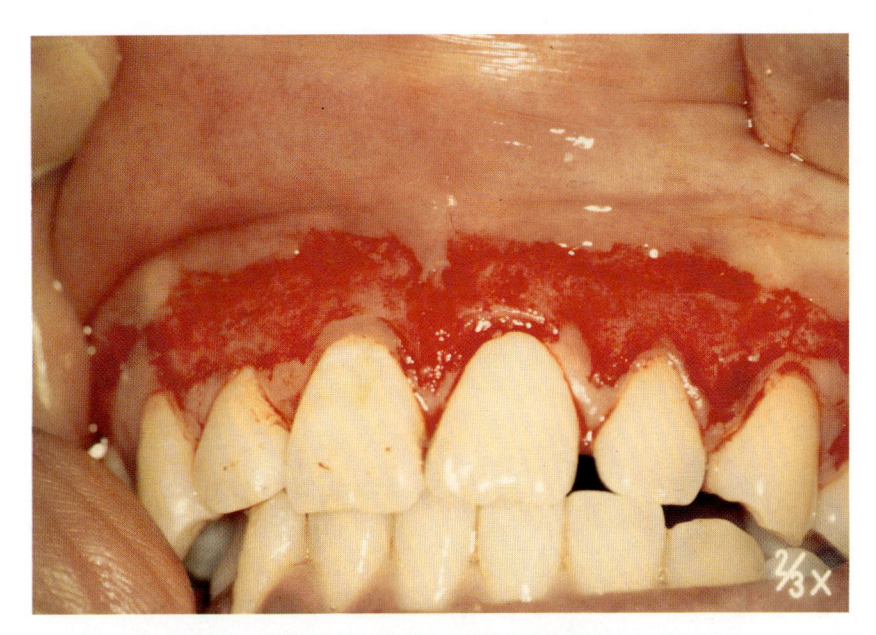

図 7.7.5. 歯肉搔爬術直後の歯肉所見

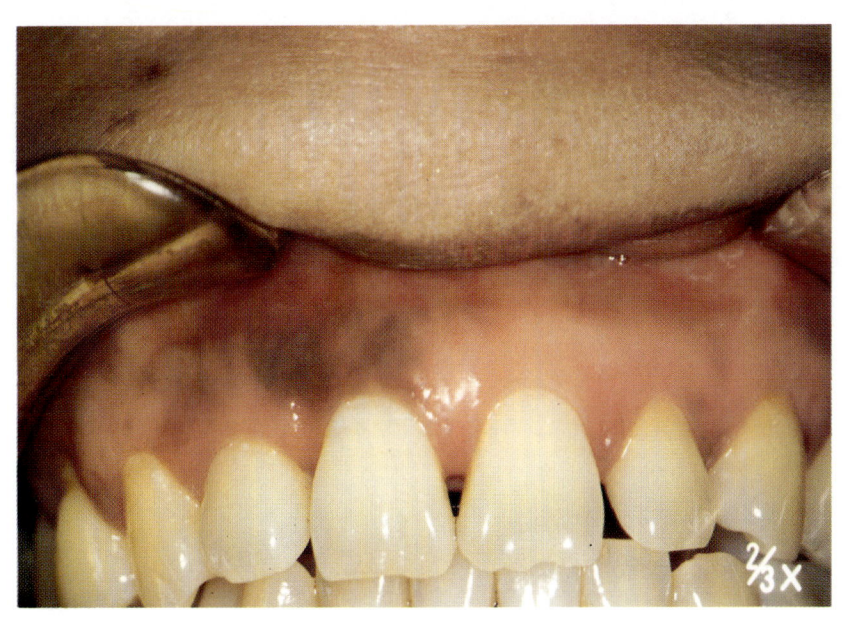

図 7.7.6. 処置後1年経過時の歯肉所見
歯肉色素沈着の再発が認められる．

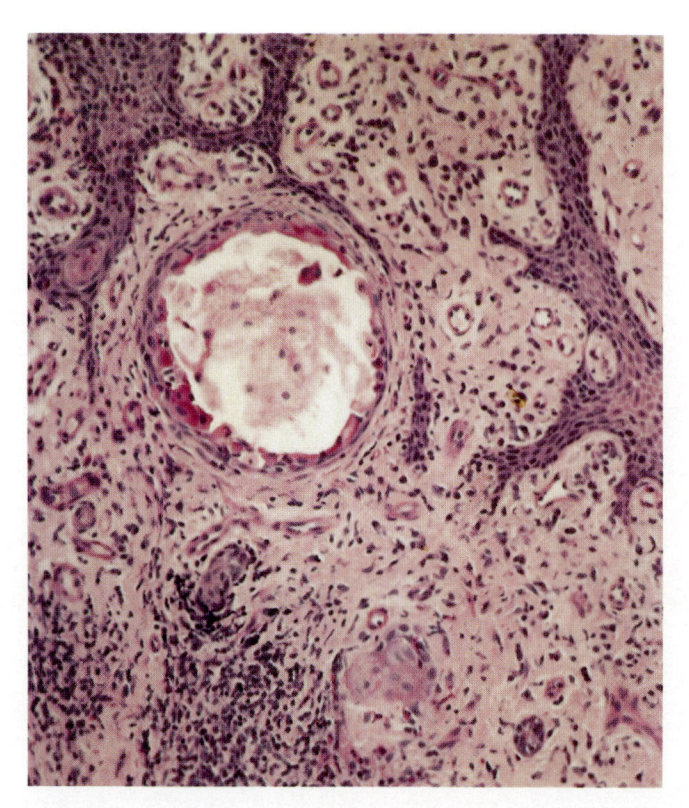

図 7.7.12. keratocyst 内の変性棘細胞は PAS 染色に陽性を示した（×100）.

執筆者(執筆順)

倉恒　匡徳	九州大学医学部名誉教授
吉村　英敏	九州大学薬学部名誉教授
増田　義人	第一薬科大学教授
西住　昌裕	佐賀医科大学名誉教授
古賀　信幸	中村学園大学食物栄養学科教授
吉原　新一	広島大学医学部総合薬学科助教授
石井　祐次	九州大学大学院薬学研究院助手
小栗　一太	九州大学大学院薬学研究院教授
奥村　恂	福岡大学医学部名誉教授
中山樹一郎	福岡大学医学部皮膚科学教室教授
占部　治邦	占部皮膚科泌尿器科医院院長
利谷　昭治	福岡大学医学部名誉教授
旭　　正一	産業医科大学皮膚科学教室教授
堀　　嘉昭	九州大学医学部名誉教授
古江　増隆	九州大学大学院医学研究院皮膚病態機能学教授
中西　洋一	九州大学医学部附属胸部疾患研究施設助教授
大西　克尚	和歌山県立医科大学眼科学講座教授
向野　利彦	眼科向野医院院長
石橋　達朗	九州大学大学院医学研究院視覚機能制御学助教授
濱田　悌二	社会保険久留米第一病院院長
吉村　健清	産業医科大学産業生態科学研究所教授
金子　　聰	産業医科大学産業生態科学研究所
橋口　　勇	九州大学大学院歯学研究院口腔機能修復学助手
赤峰　昭文	九州大学大学院歯学研究院口腔機能修復学教授
前田　勝正	九州大学大学院歯学研究院口腔機能修復学教授
辻　　　博	九州大学医学部附属病院第二内科助手
廣田　良夫	大阪市立大学医学部公衆衛生学講座教授
片岡恭一郎	福岡県保健環境研究所専門研究員
廣畑　富雄	九州大学医学部名誉教授
神村　英利	篠栗病院薬剤部長
飯田　隆雄	福岡県保健環境研究所保健科学部部長
池田　正人	産業医科大学産業生態科学研究所教授
早渕　仁美	福岡女子大学人間環境学部栄養健康科学科教授

はしがき

　昭和43年に西日本一帯に起こった「油症」事件からすでに30年が経過した。この事件から受けたわれわれの衝撃は，その後の治療の困難な状況とともに未だに完全には癒されてはいない。残念ながら，油症事件は，教訓を残して過ぎ去った過去の出来事ではない。前例のない中毒事件だけに，事件の被害者の予後について今後も見守る必要がある。また，原因物質が究明されたことによって，油症事件は，ダイオキシン類による食中毒事件であると見なされるようになった。地球規模の環境汚染によるダイオキシン類の人体への影響あるいは環境中の生物への影響が懸念されていることからも，油症研究の成果はまことに貴重である。20世紀の一時期に優れた工業製品としてもてはやされた化合物による食中毒事件は，今なお，21世紀の医療関係者，科学者，行政に携わる者，企業の研究者に引き続き現代の問題として追究することが求められている。

　油症発症から30年を契機として，九州大学油症治療研究班において出版事業が企画された。これまでの油症研究が，時の経過とともに視点を変えてきたように，今後の治療と検診には現在の視点が求められる。治療研究のためにも，これまでの成果を顧みることは意義深いことである。すでに，これまでの油症の治療研究の成果は，1996年に出版された英文図書『YUSHO』に纏められている。世界に油症事件を体系的に紹介した唯一の書物として，貴重であるとともに，油症事件のすべてを網羅した書物として，高く評価されている。

　この度の九州大学油症治療研究班の出版企画では，『YUSHO』の翻刻版を日本語にて出版することになった。油症研究の和書の存在についてしばしば尋ねられる背景もある。広く，わが国の医療従事者，環境化学の研究者，行政担当者，企業の研究者さらには一般の方々に，和書によって油症事件を理解していただくことの意義は大きいと考えられるからである。全世界に油症を紹介するという事業に参加して執筆されたすべての著者の方々に，この度の日本語による翻刻版出版の趣旨にご理解をいただいて，ご多忙にもかかわらず執筆を快くお引き受けいただいた。また，日本語版の出版にご賛同いただき，ご支援と多くの有益なご助言をいただいた『YUSHO』の編者の方々，日本語版の出版を許可していただいた九州大学出版会に心からの御礼を申し上げたい。

　本書のために，1996年以降に高い関心が寄せられるようになったダイオキシン類の内分泌攪乱作用と関連して，「ホルモン影響」と「出生性比」の問題について新たに書き起こしていただいた。また，ダイオキシン類の分子毒性機構の最近の研究状況について加えた。なお，行政と訴訟の経緯を要約された項目は，日本語版においては削除させていただいた。

　本書が，油症事件で被害を受けた方々の健康と福祉を守り，人体と環境中の生物への影響が懸念されるダイオキシン類の研究の進展のためにお役に立つことを切望する。

2000年5月

編　者
小　栗　一　太
赤　峰　昭　文
古　江　増　隆

原著序文

　本書は，環境問題に関心のある全世界の科学者，行政担当者，企業の研究者さらには一般の方々に，人工の奇跡の化合物といわれた PCB（polychlorinated biphenyls）とその関連化合物が起こしたこれまでに前例のない食中毒事件のすべての状況を知っていただきたいと願って出版する。読者には，この不幸な出来事についてわれわれが知り得たすべてのことが，現代の科学の進歩によってもたらされた悲劇であることを理解していただきたい。

　1968 年，かつて Jensen が，「人間だけでなく環境も，1930 年代から広範に使用されてきた PCB（polychlorinated biphenyls）によって汚染されている」という有名な警鐘を発してから 2 年後に奇病が，西日本一帯に発生した。この病気は，九州大学の研究チームによって先の化学物質で汚染された米ぬか油の摂取によって起こった食中毒であることが，すぐに明らかにされた。「油症」と呼ばれるようになった，この新しい病気は，これらの化合物の残留性が極めて高いために，当初の予想を超えて，従来の医学的手段で処置することは遥かに困難であることが，やがて明らかになった。塩素化炭化水素による環境汚染の広がりが懸念され，地球的な規模で生態系を脅かしている事実が明らかになるにつれて，いまや油症は全世界から注目をうけるようになった。それ故に，油症研究は，この病気の被害者のためにも，また，同様の化学物質による広範な汚染に曝されているわれわれにも重要なのである。

　奇病の原因を究明する最初の試みは，多方面からの協力体制のもとに順調に進行した。その経過は，他の健康障害の事件解決にも参考になるので，その結果と共に詳細に述べている。さらに，被害を受けた患者を治療するという，われわれの究極の目的を達成するために，原因化学物質を特定するとともに，生化学的に，薬理学的に，また病理学的な作用を解明しつつ，患者に最適の治療を提供するための臨床的な，また治療学的な検診をも併せて体系的な研究体制が組織された。本書には，過去 27 年間に研究グループによって行なわれた種々の研究成果が要約して示され，解説も加えられている。この病気の研究が，どのように時の経過とともに進んだのかを読者が，よく理解することができるように，可能なかぎりそれぞれの研究の背景を含めて説明するように配慮されている。他の研究者によって行なわれた油症関連の多数の研究の結果も，この本に収められている。

　さらに，患者にとっては，有毒な炭化水素，殊に発癌性の疑われる PCDF（polychlorinated dibenzofurans）ができるだけ速やかに解毒されてしまうか，あるいは体内から排除されることが望まれる。その願望に沿うために，多くの動物実験を行なうとともに種々の根本的治療実験に焦点を定めて努力が重ねられた。永年に亘る努力にもかかわらず，なかなか満足できる効果をえることが難しかったが，最近になって，日本と台湾で米ぬか繊維とコレスチラミンを忍耐強く患者のボランティアが服用することによって，炭化水素類の大便への排出の促進を認めることができた。この一連のたいへん困難であった臨床試験を非常に誇りにしている。多くの面から独創的治療法で，しかも有効とみなされるので，この研究の結果について詳細に述べられている。読者におかれては，この重要な問題についてコメントあるいは提案があればお寄せいただきたい。この独特の病気によっ

て影響を受ける患者の予後は，未知であり，懸念されるところであるので，詳細に記述されている。それに加えて，油症事件に関連して，この病気に関して政府によってとられた行政と被害者によって提訴された訴訟のように，科学的出版物では取り扱われなかった面についても言及した。

　本書は油症の科学に限らず，すべての面をカバーすることを意図している。油症研究は，長年に亘る被害者福祉のために捧げられてきた多くの人々の協力の賜物である。疑いもなく，この出版事業は，患者からの支援と協力なくしては成し得なかったものである。それ故，編者は関わられたすべての方々に心から感謝するとともに，この出版が企画した目的を効果的に果たすことができることを望んでいる。

編　者
倉　恒　匡　德
吉　村　英　敏
堀　　　嘉　昭
奥　村　　　恂
増　田　義　人

（翻訳責　小栗）

略　　語

カネミ	:	カネミ倉庫株式会社
鐘淵	:	鐘淵化学工業株式会社
AHH	:	Aryl hydrocarbon hydroxylase
BZ	:	Benzphetamine
CB%	:	A ratio of the amount of a specific PCB congener to the total amount of PCBs, as calculated by gaschromatographic peak heights of a PCB mixture.
DCB	:	Dichlorobiphenyl
DCDD	:	Dichlorodibenzo-p-dioxin
GSH	:	Glutathione
HCB/HexCB	:	Hexachlorobiphenyl
HCDF	:	Hexachlorodibenzofuran
HepCB	:	Heptachlorobiphenyl
HepCDF	:	Heptachlorodibenzofuran
HPLC	:	High performance liquid chromatography
KC	:	Kanechlor (a product of PCBs manufactured by Kanegafuchi)
LD	:	Lethal dose
MC	:	Methylcholanthrene
MCDD	:	Monochlorodibenzo-p-dioxin
MFO	:	Mixed function oxidase
NADPH	:	Reduced nicotinamide adenine dinucleotide phosphate
P450	:	Cytochrome P-450
PB	:	Phenobarbital
PCB	:	Polychlorinated biphenyl
PCDD	:	Polychlorinated dibenzo-p-dioxin
PCDF	:	Polychlorinated dibenzofuran
PCQ	:	Polychlorinated quarterphenyl
PCQE	:	Polychlorinated quarterphenyl ether
PCT	:	Polychlorinated terphenyl
PenCB	:	Pentachlorobiphenyl
PenCDF	:	Pentachlorodibenzofuran
RBF	:	Rice bran fiber
TCB	:	Tetrachlorobiphenyl
TCDD	:	Tetrachlorodibenzo-p-dioxin

TCDF	:	Tetrachlorodibenzofuran
TEf	:	TEQ factor
TEQ	:	2, 3, 7, 8-TCDD toxic equivalent
TriCB	:	Trichlorobiphenyl
TriCDD	:	Trichlorodibenzo-*p*-dioxin

目　次

はしがき i
原著序文 iii
略　語 v

第1章　油症ならびに油症研究の概要 .... 倉恒匡徳 ... 1

第2章　"奇病"の発生 .... 倉恒匡徳 ... 9

第3章　"奇病"の原因の究明 13
 3.1.　究明のための準備 .... 倉恒匡徳 ... 15
  3.1.1.　研究班の結成
  3.1.2.　"奇病"のための診断基準と暫定的治療指針
  3.1.3.　ライスオイルがひ素によって汚染されているという発表
  3.1.4.　研究班の強化
 3.2.　ライスオイルの化学分析 .... 吉村英敏, 倉恒匡徳 ... 20
 3.3.　"奇病"の原因を究明するための疫学調査 .... 倉恒匡徳 ... 25
  3.3.1.　疫学調査の準備
  3.3.2.　患者の分布
  3.3.3.　患者の使用したライスオイルの追跡
  3.3.4.　特定時期以外のカネミ・ライスオイルを常用していた人の"奇病"の危険度
  3.3.5.　ケース・コントロール研究
  3.3.6.　量反応関係
  3.3.7.　カネミ・ライスオイルに含まれるPCBsの時間的分布
 3.4.　結論とその他関連事項 .... 倉恒匡徳 ... 36
  3.4.1.　結論など
  3.4.2.　KC-400の人に対する造痤瘡性
  3.4.3.　油症の原因物質はPCBs以外のものではないかという疑問の提起
  3.4.4.　長崎県の油症
  3.4.5.　台湾の油症研究者等との協力
  3.4.6.　問題のライスオイルの汚染のメカニズム
  3.4.7.　患者の悲しみや苦しみなど

第4章　油症を起こした原因化学物質 .... 増田義人 ... 45
 4.1.　ライスオイル中の毒性化合物 47
 4.2.　油症患者による毒性化合物摂取状況 52

4.3. 油症患者の体組織及び血液中の毒性化合物 53
 4.3.1. ポリ塩化ビフェニル (PCB)
 4.3.2. ポリ塩化ジベンゾフラン (PCDF)
 4.3.3. ポリ塩化クアターフェニル (PCQ) 及ポリ塩化ターフェニル (PCT)
4.4. 油症から見た PCDD/PCDF 及び PCB のリスクアセスメント 66

第 5 章　PCBs, PCDFs, PCDDs ならびに関連化学物質の毒性 .... 西住昌裕 ... 75

5.1. 急性・亜急性ならびに慢性毒性 77
5.2. 造アクネ性 82
5.3. 内分泌系への影響 83
5.4. 免疫抑制作用 84
5.5. 発　癌　性 85
5.6. 遺伝毒性，変異原性 86

第 6 章　油症の生化学的研究 91

6.1. PCB と関連化学物質の代謝並びに代謝物の毒性 .... 古賀信幸, 吉村英敏 ... 93
 6.1.1. PCB の生体内動態
 6.1.2. PCB の in vivo 代謝
 6.1.3. PCB の in vitro 代謝
 6.1.4. PCB 代謝物の生成機構
 6.1.5. PCB 代謝物の毒性
 6.1.6. PCDF の代謝
 6.1.7. PCDD の代謝
6.2. 実験動物における PCB および関連化学物質による
  肝臓酵素の誘導作用と毒性 .... 吉原新一, 吉村英敏 ... 111
 6.2.1. 序　論
 6.2.2. PCB 混合物 (カネクロール) による肝 MFO に対する誘導作用
 6.2.3. 単一 PCB による肝 MFO および DT-ジアホラーゼの誘導と毒性
 6.2.4. PCDF による肝 MFO および DT-ジアホラーゼの誘導と毒性
 6.2.5. PCB および PCDF による肝 MFO 誘導が及ぼすステロイド代謝への影響
 6.2.6. PCB による肺 MFO に対する誘導作用
 6.2.7. PCB および PCDF による肝酵素誘導と毒性発現における動物種差
 6.2.8. 高毒性の単一 PCB および PCDF により誘導される P450 分子種
 6.2.9. PCB および PCDF により誘導されるその他の肝酵素
 6.2.10. PCB および関連化合物による毒性発現機構
6.3. 油症発症機構に関する生化学的研究 .... 石井祐次, 小栗一太 ... 143
 6.3.1. 序　論

6.3.2. PCB126 のビリルビン UGT および CYP4A1 への影響
6.3.3. PCB126 の脂質代謝への影響
6.3.4. PCB126 の糖中間代謝への影響
6.3.5. PCB126 による酸化的ストレスについて
6.3.6. 一次元および二次元電気泳動後のタンパク染色パターンを利用した PCB126 にレスポンスする蛋白質のスクリーニングを基盤とした研究展開
6.3.7. 結　び

第 7 章　油症の臨床的特徴と処置 ... 163

7.1. 内科的症状と所見 ... 奥村　恂 ... 165
7.1.1. 油症患者の全体像
7.1.2. 神経学的所見
7.1.3. 内分泌学的所見
7.1.4. 血液学的所見
7.1.5. 肝臓の所見
7.1.6. 血圧の変化
7.1.7. 油症の治療法

7.2. 過去 30 年間の油症患者皮膚症状の臨床経過 ... 中山樹一郎, 占部治邦, 利谷昭治, 旭　正一, 堀　嘉昭, 古江増隆 ... 182
7.2.1. 急性中毒期の皮膚症状
7.2.2. 油症皮膚症状の 30 年間の臨床的推移
7.2.3. 油症患者の皮膚症状の重症度と血中 PCB の関連性
7.2.4. 治　療

7.3. 呼吸器症状と免疫 ... 中西洋一 ... 195
7.3.1. 油症患者の呼吸器症状
7.3.2. 胸部 X 線写真像と臨床検査所見
7.3.3. 喀痰中の PCBs と呼吸器系における分布
7.3.4. 呼吸器系の病理学的変化
7.3.5. 油症における呼吸器感染症と免疫系の異常
7.3.6. 肺発癌と油症

7.4. 油症の眼障害と治療 ... 大西克尚, 向野利彦, 石橋達朗 ... 202
7.4.1. 油症患者の眼症状と治療
7.4.2. PCB を用いた動物実験

7.5. 油症の産科・婦人科的問題 ... 濵田悌二 ... 205
――妊娠, 胎児, 新生児, 授乳並びに女性性機能に及ぼす影響――
7.5.1. 妊娠並びに胎児・新生児に及ぼす油症の影響
7.5.2. 油症と女性性機能

7.5.3. 授乳に関する問題

7.6. 油症児童の発育 .... 吉村健清, 金子　聰 ... 212
　7.6.1. 経胎盤油症児の成長と発達
　7.6.2. 汚染ライスオイルを摂取した児童の成長
　7.6.3. 母乳経由で曝露した乳児の成長

7.7. 油症における口腔内所見 .... 橋口　勇, 赤峰昭文, 前田勝正 ... 218
　7.7.1. 油症患者にみられる口腔内所見
　7.7.2. 動物実験における口腔内所見

7.8. 油症のホルモン影響 .... 辻　　博 ... 232
　7.8.1. 油症における内分泌機能
　7.8.2. 油症における甲状腺機能
　7.8.3. 油症における甲状腺自己抗体

7.9. 油症患者ならびに死産児の剖検所見 .... 倉恒匡徳 ... 237
　7.9.1. 油症患者の剖検所見
　7.9.2. 死　産　児

第8章　油症患者の追跡検診 .... 廣田良夫, 片岡恭一郎, 廣畑富雄 ... 241

8.1. 追跡検診の概要 243

8.2. 自覚症状および徴候 244
　8.2.1. 対象，データ集計と解析
　8.2.2. 自覚症状や徴候の発現と血中PCB濃度との関連

8.3. 血液生化学検査所見 247
　8.3.1. データ集計と解析
　8.3.2. 血中PCBsとの関連

8.4. 血中PCBsと自覚症状，徴候，および中性脂肪との間に認める関連の解釈 250
　8.4.1. 曝露指標としての血中PCB濃度
　8.4.2. 検診データの質と妥当性
　8.4.3. 血中PCB濃度と自覚症状および徴候との関連
　8.4.4. 血中PCBsと血清中性脂肪の関連
　8.4.5. 血中PCBsと自覚症状，徴候，および血清中性脂肪との間に認める関連の解釈

第9章　PCBおよびPCDFの排泄促進 257

9.1. 動　物　実　験 .... 吉村英敏, 神村英利 ... 259
　9.1.1. 2, 3, 4, 7, 8-PenCDFの生体内運命
　9.1.2. 短期投与実験
　9.1.3. 長期投与実験
　9.1.4. スクアランの安全性評価

9.1.5. 追加実験

9.2. PCBs および PCDFs の体外排泄促進 .... 飯田隆雄 ... 272

   9.2.1. 油症原因油および油症患者組織中の PCBs, PCDFs およびその関連物質

   9.2.2. 血液，皮下脂肪および糞中の PCDFs および PCBs レベル

   9.2.3. コレスチラミン単独投与，米ぬか繊維とコレスチラミンの併用投与による治療の試み

   9.2.4. 台湾の Yucheng 患者の血中 PCDDs, PCDFs および Co-PCBs 濃度レベルとそれらの糞便中排泄量

   9.2.5. 台湾の Yucheng 患者における米ぬか繊維とコレスチラミンの併用投与による残留 PCDFs および PCBs の体外排泄促進

   9.2.6. PCDDs, PCDFs および Co-PCBs の皮脂を介した体外排泄

   9.2.7. 油症患者の血中 PCDDs, PCDFs および Co-PCBs 濃度レベルの経年変化

9.3. 絶食療法 .... 倉恒匡徳 ... 298

   9.3.1. 臨床効果

   9.3.2. 絶食による PCBs の移動に関する動物実験

第 10 章　油症患者の生存分析 303

10.1. 日本全体の死亡率と油症患者の死亡率の比較（O/E 比）............... 池田正人，吉村健清 ... 305

10.2. 油症患者の死亡と血清 PCB レベル，PCB パターンの関連 .... 池田正人，吉村健清 ... 308

10.3. 油症における出生性比 .... 吉村健清，金子　聰，早渕仁美 ... 312

   10.3.1. 緒　言

   10.3.2. 福岡事例

   10.3.3. 長崎事例

   10.3.4. 考　察

   10.3.5. 結　論

付　録 .... 倉恒匡徳 ... 317

付録 1. 油症の診断基準と治療指針など 319

付録 2. "奇病" の原因究明のために昭和 43 年に結成された九州大学油症研究班の臨床部会，分析専門部会，疫学部会の構成員 324

付録 3. 油症研究班，油症治療研究班の年表 326

付録 4. 九州大学油症治療研究班ならびに全国油症治療研究班が開催したセミナーその他検討会議 328

付録 5. ダーク油事件 329

第1章　油症ならびに油症研究の概要

倉恒匡徳

1. 油症の原因の究明など

1968年10月10日,福岡県に"奇病"が発生していることが新聞報道された。"奇病"は後に油症と呼ばれるようになったが,西日本一帯特に福岡県ならびに長崎県において多発し,1,800人以上の人がそれに罹ったことが知られている。"奇病"は九州大学医学部附属病院皮膚科において,塩素痤瘡(クロールアクネ)と診断された。

"奇病"の原因は,九州大学内に組織された研究班の臨床医,化学者,疫学者の緊密な協力により,北九州市のカネミ倉庫株式会社によって製造し市販されたライスオイル(米ぬか油)の摂取であることが,班結成後2週間も経たないうちに解明された。すなわち,研究班の分析専門部会により,患者の摂取したライスオイル中に,鐘淵化学工業株式会社によって製造されたPCBs(ポリクロロビフェニールあるいはポリ塩化ビフェニール)製品であるカネクロール400(以下KC-400と略す)が多量含まれていることが証明され,さらに患者の分泌物や皮下脂肪等からもKC-400が証明され,"奇病"はPCBsによる食中毒症であることが判明したのである。また同部会は,患者使用のライスオイルの中には,PCBs以外に毒物はないことも確認した。研究班の疫学部会は,患者の大多数は1968年2月上旬に製造出荷されたカネミ・ライスオイルを摂取しており,この特定時期の油のみが危険であり,他の時期に製造されたカネミ・ライスオイルは安全であることを証明した。これをうけて分析専門部会は,多くのカネミ・ライスオイルを分析し,1968年2月上旬に製造出荷されたライスオイルのみに高濃度のPCBsが含まれていることを立証し,疫学調査結果と化学分析結果は完全に一致したのである。疫学部会はさらに調査を進め,ライスオイル摂取以外に原因と考えられる要因は存在しないこと,さらに上記の特定ライスオイル摂取と奇病の重症度との間に,量反応関係があることも証明した。このように,"奇病"の原因は研究班の集学的協力により速やかにかつ完全に解明されたのである。

このライスオイルの汚染は,当初,カネミの製油部の工場にあったライスオイル脱臭のための脱臭タンク中のステンレスパイプに,ピンホールが発見されたので,これからKC-400が漏れたために起こったのであろうと考えられた。すなわち,ライスオイルを減圧下で加熱して脱臭するために,加熱されたカネクロールがこのステンレスパイプの中を流されていたのであるが,それがピンホールから漏れてライスオイルを汚染したと考えられたのである。このような汚染のメカニズムは,汚染の"ピンホール説"と一般に呼ばれている。しかしその後,熔接のエラーによってパイプに穴があき,大量のカネクロールが漏れ,オイルの高度の汚染が起こったことが明らかになった。これを"熔接エラー説"と呼び,現在はこれが正しい汚染のメカニズムであると考えられている。

油症は,史上初めて人類が経験した,PCBsの経口摂取による中毒症である。その発症機構を明らかにし,適切な治療法を開発して患者の治療に当たるとともに,患者の予後を正確に観察し記録しておくことは極めて大切なことである。折しも,PCBsによる地球規模の環境汚染の進展が,深刻な世界的問題になってきていたので,油症の研究はこの観点からも,世界の人々の大きな関心と期待

を集めたのである．これらの状勢を勘案し，政府は研究助成補助金を準備し，それを受けて1969年に，原因究明の使命を果たした九州大学油症研究班は九州大学油症治療研究班に再編成され，上記の目的を達成するために，新たな研究活動を開始し今日に到っているのである．以下，研究班の主要な研究成果について略記する．

2. 油症の発症機構に関する基礎的研究の成果

　油症患者が使った有毒なライスオイルは，PCBs（毒性の強いコプラナーPCBsを含む）だけでなく，PCBsを熱媒体として高温に加熱して使用したために生じたと考えられるPCDFs（ポリクロロジベンゾフラン）やPCDDs（ポリクロロジベンゾダイオキシン），PCTs（ポリクロロターフェニール），PCQs（ポリクロロクオーターフェニール）その他のPCB関連化合物をも含んでいることが分かった．これらの化合物の肝臓薬物代謝酵素に対する誘導効果について，広範な生化学的ならびに毒性学的研究が行なわれた．すなわちその毒性として，ラットに特徴的に発現する体重増加の抑制，脂質含量の増加を伴う肝肥大，および胸腺の萎縮が選ばれ，それらを指標として毒性を評価する方法が確立された．この方法により，PCBsやPCDFsなどの急性毒性は，それら化合物の3-メチルコラントレン型肝酵素誘導力に比例することが明らかにされた．これらの結果と，体内貯留性などを考慮して判断すると，油症を惹起した主役は，当初考えられたPCBsではなく，原因ライスオイル中の含量がPCBsの約1/200に過ぎないPCDFsが，むしろ圧倒的に重要な役割を演じており，油症はこれらPCB関連化合物による複合中毒であることが分かった．中でも2, 3, 4, 7, 8-ペンタクロロジベンゾフラン（PenCDFと略す）は最重要の原因物質であると結論された．

　ラット及びその肝ミクロゾームなどを用いた生体及び試験管内代謝実験により，PCBsの代謝と代謝物の毒性に関しても種々の知見が明らかにされた．その一つは，塩素置換数の少ないPCB成分は，比較的容易に代謝され体外に排泄されるが，塩素置換数が多くなるにつれて代謝され難くなり，体脂肪や肝臓中に貯留される傾向が増すということである．しかし，この代謝され難さは塩素の置換数のみでなく，その置換位置によっても大きく左右され，メタ，パラ位が塩素置換されたPCB成分は，総じて代謝され難いことが分かった．

　PCBsは主として水酸化反応によって代謝され，これはチトクロムP450により触媒される．その主たる水酸化の部位，及びそれを触媒するP450分子種は，いずれも塩素の置換構造により特定される．たとえばラットにおいて，オルト位に塩素置換のない3, 4, 3′, 4′-テトラクロロビフェニル（TCB）は，CYP1A1により5-OH体及び4-OH-3, 5, 3′, 4′-TCBに代謝される．これに対しオルト位置換の2, 5, 2′, 5′-TCBでは，CYP2B1による3-OH体，4-OH体の生成がみられる．これら水酸化反応の多くはエポキシドを中間体とし，これが転位して水酸化体となるが，エポキシドがグルタチオンと酵素的，非酵素的に反応してグルタチオン抱合体を生成し，これがさらに代謝されてメチルスルフィドとなり，ついで酸化されてメチルスルフォキシド，メチルスルフォンを生成する例も見いだされた．

　低毒性のPCBでは，代謝されて生成した水酸化体が母化合物より高毒性となる，いわゆる代謝活性化の例もあるが，高毒性のPCBの水酸化は，すべて解毒的であることが見いだされた．水酸化体やメチルスルフォン体の中には，母化合物たるPCB自身より高い血中濃度を維持しているも

のもあり，意外に高い体内貯留性が明らかにされた。

　ラットでの生化学的研究により，油症原因物質が多くの酵素などタンパク質の発現を増大したり低下させるなどの影響を及ぼすことが分かった。肝臓における糖の中間代謝酵素であるアルドラーゼ，グリセルアルデヒド-3-リン酸デヒドロゲナーゼ，その他5種の関連する酵素タンパク量がいずれも低下し，それに伴う酵素活性の低下が認められた。また，肝臓の全脂質およびリン脂質中に占めるアラキドン酸の組成が低下していた。分子シャペロンであるHSP70とHSP90が，肝臓において増加するとともに，ラット精巣の培養細胞ライディッヒ細胞においても増加を観察した。その他，54kDaセレン結合性タンパク質が誘導合成されることも認められている。

　ラットを用いた薬理学的研究により，PCBs曝露に対する最も鋭敏な生体の反応は肝酵素の誘導であり，それは例えば曝露動物に見られるヘキソバルビタール麻酔時間の短縮により，容易にかつ正確に示されることが分かった。PCBsは薬物代謝酵素を活性化することにより女性ホルモンの分解を促進することが考えられるが，動物実験ではそのようなことは認められず，むしろ女性ホルモンに協力的に働くことが示された。ただし，PCBs自体に女性ホルモン的作用は認められなかった。また，PCDFsやPCDDsに極めて強い酵素誘導作用があることが分かった。

　赤毛サルにKC-400，あるいは油症患者が摂取したKC-400に組成が近いKC-400 + PCDFを投与し，その影響が多くの専門家の共同研究により広範に調べられた。その結果，油症患者の主要病変のいくつかがサルに認められ，サルを油症モデルとして利用できると判断され，後述のように治療薬の開発にサルが用いられた。

　ラットにおいて，PCDFsは肝臓に対する発癌作用をもっていることが証明された。

3. 油症患者の臨床的研究の成果

　大学病院等で行なわれてきた油症患者の診療や，厚生省の毎年実施している患者の予後を知るための全国油症検診や，さらに死亡した患者の剖検をも含む広範な臨床的研究により，この疾患の臨床的特徴が明らかにされた。その主なものは以下のとおりである。

1) 多くの患者が様々な自覚症状を訴えるとともに，いくつかの特異な臨床所見を表した。例えば眼瞼浮腫だとか，マイボーム腺が肥大し大量のチーズ様物質を分泌するとか，アクネ様皮疹とか，角膜輪部，眼瞼結膜，皮膚，爪，口唇，歯肉，口腔粘膜などの色素沈着等である。時間の経過とともに，これらの症状や所見は徐々に良くなってきており，消失してしまった人もいるが，中には発病後30年経っても依然として認められる人もいる。

2) 皮膚病変を組織学的に検査してみると，毛嚢の著しい角化と囊胞状拡大，上皮基底細胞のメラニンの著増が認められた。

3) 血清トリグリセリド濃度の上昇がかなり長い間患者の多くに認められたが，コレステロールや燐脂質の濃度は正常であった。発病後20年も経つと血中PCBs濃度も血清トリグリセリド濃度も減少し正常値に近くなったが，それでも血中PCBs濃度と血清トリグリセリド濃度との間に，弱いながらも有意な正の相関が認められた。

4) 中毒の初期の段階でアルカリホスファターゼの軽度の上昇が認められたほか，通常の肝機能検査でははっきりした異常はほとんど認められなかった。しかし，中毒後数年経過したころに

検査してみると，血清ビリルビン濃度が有意に低下していることが分かった。また一人の油症患者から得られた肝臓のバイオプシー試料を電子顕微鏡で検査してみると，滑面小胞体の著しい増加と粗面小胞体の減少およびリポフスチン様顆粒と微小体の増加がみられた。これらのことから，油症患者では，肝臓の酵素誘導が起こっていると考えられた。

5) 多くの患者が頑固な自覚的神経症状をかなり長い間訴えた。すなわち四肢のジンジン感，頭痛および頭重感，関節痛，四肢の感覚低下等々である。しかし，小脳や脊髄，あるいは頭蓋内神経に関わる症状や所見は認められなかった。知覚神経の刺激伝導速度の低下が中毒初期の患者の一部に認められたが，運動神経の刺激伝導速度は正常範囲内にあった。

6) 中毒2年後の検査では，患者の40%が慢性気管支炎様の症状(慢性に持続する咳嗽と喀痰)を有しており，気道感染の合併も高率にみられた。PCBsならびに含硫黄PCB代謝物が多くの患者の肺や喀痰のなかに含まれていることが分かった。PCDFsが肺のクララ細胞に選択的に集積し影響を与えることも分かった。

7) 液性免疫も細胞性免疫もともに患者では損なわれていることが認められた。

8) 月経異常等，女性の性機能の異常が中毒初期の婦人の過半数に認められた。また副腎系ステロイドの増加傾向，性ステロイドとLHの減少傾向が認められた。中毒後16年たって行なわれた検査では，甲状腺機能の亢進が見られ，28年後の検査では，抗サイログロブリン抗体の出現頻度が血中PCB高濃度群は低濃度群に比して有意に高いことが認められた。

9) 中毒した母親から皮膚の黒い乳児が生まれた。これらの乳児では，皮膚の落屑や，粘膜の暗褐色の色素沈着，結膜からの分泌増加，出産時にすでに歯が萌出していることなどが認められた。しかし，痤瘡様皮疹は認められなかった。なお色素沈着は数ヵ月以内で消褪した。これらの乳児の多くは，SGA (small-for-gestational-age) であった。また，油症の母親の母乳を飲んで油症になったと判断される乳児が一人認められた。

10) 中毒した子供たちも大人と同じような臨床所見を示した。

11) 歯肉や頬粘膜の色素沈着はほとんどの患者に認められ，きわめて徐々に褪色していった。この所見は患者の15%において，発病後20年以上たっても依然として認められた。色素沈着の認められる粘膜は高濃度のPCBsを含んでいた。また，そのような粘膜を外科的に除去しても，1年以内に色素沈着が再現した。このことは，口腔粘膜の現在の色素沈着は，昔の色素沈着の残留物ではなく，粘膜やその他の組織に現在も残留しているPCBsやPCDFsやその他の関連化合物によって作り出された新しい色素沈着であることを物語っている。すなわち，残留しているこれら有害物質は徐々に低濃度になってきているが，依然として生体に有害作用を与え続けていることが分かるのである。色素沈着以外に，永久歯の萌出遅延，歯の数や歯根の形の異常なども観察された。

12) 患者は，今もなお，血液や組織中のPCQsやPCDFsの濃度が，正常人に比して著しく高い。また，患者特に重症患者の，血液や組織中に残留するPCBsのガスクロマトグラフのパターンは正常人のそれとは明らかに異なっており，その特異性は長年にわたって殆ど変わっていない。従ってこれらの事実は，油症の鑑別診断に用いられている。

油症患者は，体内に吸収したPCBsやPCDFsが，腸管，皮膚，母乳，喀痰等を通して排泄され，

極めて徐々に自然に回復している。それら臨床所見の変化や新たな研究成果を勘案し，油症診断基準や治療指針，さらに重症度の判定基準等も改訂されてきた。

4. 油症の治療法に関する研究の成果

油症は通常の治療法が奏功しない治療困難な病気である。その主たる理由は，患者の体内に吸収された強毒性のPCDFs等が，解毒されにくく，組織残留性も極めて高く，患者体内から速やかに排出されないためである。患者の苦痛を速やかに和らげるためにも，また，PCDFs等による発癌のリスクを除くためにも，これら残留PCDFs等を速やかに排泄することは，患者にとって極めて大切なことである。従って，本研究班はその方法を開発すべく，広範な動物実験や臨床実験を行なってきた。

A. 基礎的研究

1) PCBsによるヘキソバルビタール麻酔短縮作用を手がかりにした薬理学的研究により，マウスにコレスチラミンを経口投与するとPCBsの腸内吸収が著しく抑制されることを示唆する結果が得られた。活性炭やジエチルアミノエチル・セルローズはその作用が弱かった。また，PCB 1回投与後の回復期のラットを絶食させると，一時的に強い麻酔短縮が起こり，体内に沈着していたPCBsの動員が示唆された。活性炭との併用により，多少回復が早まる傾向も認められた。

2) 吸収された2, 4, 3′, 4′テトラクロロビフェニルは一部，ラットの小腸壁を通じて腸管内に排泄されることが分かった。また，油症患者の体内に残留する最も毒性の強いPenCDFも，一部が未変化のまま小腸から排泄されることが明らかになった。他のPCBsやPCDFsも同様に排泄されることが考えられ，それらの化合物の腸管からの再吸収の阻止が患者の治療にとり重要であることが分かった。

3) ラットを用いた実験で，PenCDFの糞中排泄を，スクワラン，パラフィン，活性炭，コレスチラミンはいずれも有意に促進することが確証された。

4) サルにPCBs, PCDFsを経口投与後，コレスチラミン，流動パラフィン，グルタチオン等を投与し，PCBsの糞中排泄効果が調べられたが，明確な結論が得られなかった。しかし，スクワラン投与は血液，肝臓，腎臓，心臓中に存在するPCDFsを減少させることが分かった。

5) ラットで，コレスチラミンと米ぬか繊維を併せて経口投与すると，PCBsの糞中排泄が著しく高まることが見いだされた。

B. 臨床的研究

1) 絶食療法は脂肪組織に残留しているPCBsを動かし，糞便中排泄を高め，油症の治療に有効であることが，日本ならびに台湾の油症患者に適用することにより分かった。特に神経症状の改善に役立つようである。

2) 上述のように，動物実験でコレスチラミンと米ぬか繊維の経口投与が有効であることが発見され，日本と台湾でその臨床試験が行なわれた。被験患者の糞便中に排泄される超微量の

PCDFs等の成分を正確に測定するという，世界最初のしかも困難を極めた臨床試験により，この方法が排泄促進に有効でありかつ安全であることが証明された。

5. 疫学的研究の成果

1) 各患者が摂取した有毒ライスオイルの量，その中に含まれるPCBs, PCQs, PCDFsの量，さらに油症の症状が現れるまでの潜伏期間に摂取したこれら化合物の平均量や最小発症量などが疫学調査により推定された。また，患者の重症度と摂取したライスオイルの総量との間には密接な正の相関があるが，1日当たり・体重kg当たりの油摂取量との間には相関が認められないことも分かった。これは，PCBs関連化合物のように体内残留性の著しく高い物質への曝露は，通常計算されている1日当たり・体重kg当たりの摂取量よりも，総摂取量によってより良く表現されることを物語っていると考えられる。

2) 油症患者に発生した死亡をコホート解析し，男では全部位の悪性新生物や肝臓癌，呼吸器の癌の死亡が有意に高かったが，女ではそのような高まりは認められず，いまだ結論を得るにいたっていない。

3) イタリア・セベソのダイオキシン被害者に見られたような出生児の性比の異常は，油症患者については認められなかった。

第2章 "奇病"の発生

倉恒匡徳

第2章 "奇病"の発生

　1968年10月10日，朝日新聞の地方版の夕刊が，突如として，福岡県に"奇病"が流行していることを報じた。そして"奇病"の特徴として，全身にひどいニキビ様皮疹が表れ，皮膚は黒ずみ，眼やにが増え，手足がしびれ，腰痛やその他いくつかの変わった臨床症状を呈すると報じたのである。しかも，この報道は，大牟田市や北九州市の数家族に発生した約40人ほどの患者の大多数が，ある特定の市販の米ぬか油(以下ライスオイルと呼ぶ)をとっているので，この油が"奇病"の原因ではなかろうかとも述べているのであった。さらに，以下のような奇病の流行に関する重要な事実も書かれていた。

　「大牟田市に住む両親と3人の子供からなるT.K.さんの家族は，ライスオイルが動脈硬化に良いというテレビ広告をみて，1968年の3月に，ある市販のライスオイルを使用し始めた。しかし，同年4月の終わりごろになると，家族全員が全身がかゆくなり，顔や胸，背中にニキビ様の発疹がでるようになった。皮膚は黒ずみ，大量の眼やにが出て急速に視力が衰えてきた。症状は悪化の一路をたどるので，一家は九州大学医学部附属病院の皮膚科を訪ねてみたが，病気の原因は明らかにされなかった。困り果てて，T.K.さんは大牟田保健所に相談に行き，使っているライスオイルになにか毒物が含まれているかもしれないので，ライスオイルを分析してくれるよう依頼をした。一方，1968年8月以後になると，九州大学皮膚科には，T.K.一家と同じ症状を示す患者が増加し，患者の診察に当った五島応安医師によれば，これらの患者のすべてが同年の春ごろからなんらかのライスオイルを使っているように思われるとのことであった。ライスオイルが原因ではないかと考え，五島医師と協力者は油の検査を開始している。また同医師は，彼の皮膚科だけでも30人の患者を治療しているので，この"奇病"の流行はかなり広く拡がっていくようだと言っている。」

　以上のような新聞記事は誠にショッキングなものであるが，かなりの調査を行なって書かれたもののようで，信頼性も高いことが読み取れた。事実，あとで読みなおしてみると，"奇病"の流行の特徴がこの最初の記事に網羅されていることが分かる。なお，この歴史的報道とも言える記事は，被害者周辺の主婦たちの話を耳にして，朝日新聞西部本社の大牟田，福岡，北九州の記者が，九大医学部に通院している患者の自宅を訪ねて調べ，半日でまとめたもののようである(1)。

　このニュースは，当然のことながら，たちまち福岡県ならびにその周辺地域の住民に深刻な恐怖を引き起こした。まもなく，患者家族が使ったライスオイルは北九州市にあるカネミ倉庫株式会社(以下カネミと略称する)の製品であることが分かった。そして，どの会社の製品であろうとも，ライスオイルを使ったことのある人々は，健康相談や身体検査のために保健所に殺到したのである。衛生行政当局は，この報道がなされる前には何も対策を講じていなかったが，この混乱状態に対処するために，緊急に適切な対策をとることを余儀なくされた。北九州市の衛生局はカネミを立入り検査し，ライスオイル製品の出荷を一時中止するよう勧告した。しかし，会社は自社の製品の安全性を確信し，勧告に従おうとしなかったのである。まもなく，"奇病"の流行は福岡県に止まらず西日本各県に拡がっていることが明らかとなった(図2.1)。さらに衛生当局により，この流行は新聞

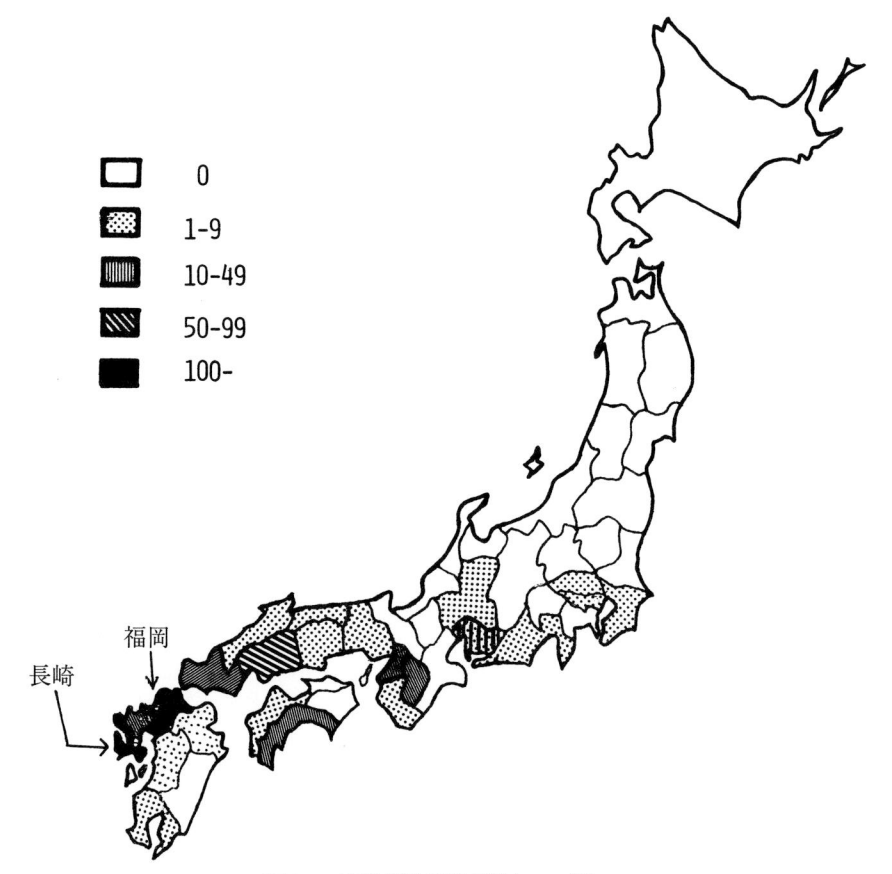

図 2.1. 府県別油症患者数(1973 年)

に報道されたように，1968 年の 2 月あるいは 3 月に始まっていたことも確認された．

　"奇病"の原因に関して九州大学医学部附属病院皮膚科の樋口謙太郎教授は，当初から，なんらかの有機塩素化合物が関わっていると確信しておられたようである．教授は最初 1968 年 6 月 7 日に，痤瘡様皮疹に罹った 3 歳の女の子を診察し，その後 8 月上旬に同様の病気に罹っているその女の子の両親と姉を診察された (2)．さらに同月，3 家族からなる 9 人の同様の患者を診られた．いずれの患者も塩素痤瘡に似た所見を呈していたので，教授は，有機塩素化合物あるいはある種の農薬に曝露したために起こったのではないかと強く考えられたようである．

文　献

1) 西村幹夫 (1972) 八ヶ月間の空白を追求する――一報道人のメモ――．朝日新聞社編，PCB――人類を食う文明の先兵，65-94，朝日新聞社．
2) 勝木司馬之助 (1969) 序言．福岡医誌 60, 403-407.

第 3 章 "奇病" の原因の究明

第 3 章 "奇病" の原因の究明

3.1. 究明のための準備

倉恒匡德

3.1.1. 研究班の結成

"奇病" の流行の重大性を考えると，まずはその原因を速やかに究明し，かつ患者に対し適切な治療を施すために，県内のすべての医療関係者ならびに衛生行政関係者が，一致協力してしかも緊急に最大限の努力をすることが必要であった。樋口皮膚科教授の要請をうけて，九州大学医学部附属病院長・勝木司馬之助教授は，1968 年 10 月 14 日，この緊急事態に対処するために，病院内に研究班を編成した。班の構成は，同病院のスタッフならびに九州大学薬学部や福岡県衛生部のスタッフからなっていた (1, 2)。研究班の最初の会合で，この研究班を「油症研究班」と呼ぶことが決められた。当時新聞紙上でもこの病気は "奇病" としか呼ばれていなかったので，"奇病" 研究班，あるいは "いわゆる奇病" 研究班と呼ぶのが自然であると思うが，それではやや奇抜でもあり稚拙でもあるので採用されず，といって他に良い呼称もみつからないので，止むなく "油症" という新語を作って命名されたものと推測するが，私はこの命名は不適切であると思う。なぜならば，"油症" というのは読んで字のごとく油に関係のある病気という意味であるが，"奇病" の原因が全く分かっていないのでそれを究明するために設けられた研究班に対し，すでに原因が判明しているかのような印象を与える名前をつけることは，研究班の目的と行為の間に矛盾があることを物語っていると思うからである。このことは，研究班がすでに，この病気がなんらかの食用油によって引き起こされたものであるということを，強く信じていたことを物語っている。一般的に言って，このような過信あるいは "とらわれ" は，病気の原因を公平に究明することに対し深刻な妨げになるものである。そしてこのことは，杞憂に終わらず，後述のように，診断基準の中で現実の問題として表れたのである。ともあれ，研究班はこのような矛盾を胎んで発足した。研究班はまた，十分な臨床検査を実施し適切な治療を行なうために "油症" の患者を優先的に九大附属病院に入院させることや，病院の中に "油症" の患者のために油症外来を設けることなど，重要な緊急措置を速やかに決定した (1)。

3.1.2. "奇病" のための診断基準と暫定的治療指針

研究班はまた，上記の会議において，この疾患の診断基準と暫定的な治療指針を至急に作成することを決め，後述のように 10 月 19 日に研究班が強化・再編成されて臨床部会が発足した際に検討され，成案を得，直ちに公表された (1) (付録 1, 表 1 を参照)。それらは，それぞれ，「油症」診断基準，油症患者の暫定的治療指針と名付けられた。これらの文書は大変重要でありかつ興味あるものである。特に前者はそうであった。なぜならば，まず第一に，それは，人類が未だかつて経験したことのないこの極めて特異な病気の初期症状等を明示しているからである。第二に，この診断基

準のおかげで患者を正しくかつ一様に診断することが可能になり，正確な症例が疫学調査に提供されうるようになったからである。研究班は，これらの大切な文書が県内の臨床家によく理解され，病気が正しく診断されるように，特別な努力をすることを惜しまなかった。すなわち，県衛生部の要請もあり，10月23日には県内各地の実地医師ならびに保健所医師への油症講習会が開催され，さらに県下4地区に臨床部会の専門家が派遣され，実際の検診が行なわれたのである(1)。

このように，速やかに診断基準が作られたことは大変有意義であったが，この診断基準には，疫学の立場からみると，極めて深刻な欠点が含まれていることもまた事実である。すなわち，「油症」診断基準は冒頭に，「<u>本基準は，西日本地区を中心に米ぬか油使用に起因すると思われる特異な病像を呈して発症した特定疾病(いわゆる「油症」)に対してのみ適用される</u>」と述べ，発症参考状況の第一に，「<u>米ぬか油を使用していること</u>」が挙げられているのである(付録1)。これをみても，研究班が"奇病"の原因として，米ぬか油すなわちライスオイルの摂取をいかに強く考えていたかが明白である。このような診断基準があれば，医者は，"奇病"に罹った患者を診ても，ライスオイルをとっていなければ，"奇病"と診断することに躊躇するであろう。その結果，ライスオイルをとった患者だけが集まることになる。原因を公正に追求する使命をもった研究班にとって，このことが深刻な障害になることは明らかである。たとえば，裁判などで，「このような診断基準に基づいて油症患者が診断されたのであれば，油症とライスオイル摂取が密接に相関していてもそれは至極当たり前のことであって，それが因果関係であるとどうして言えるのか？」と反論されれば，返答に困ることになるであろう。勿論ライスオイル摂取が原因ではないかという作業仮設を立ててそれを強く考えることは自由であり，その事自体に問題はないが，その作業仮設が真実であるかどうかを公正に疫学的に検証するためには，「ライスオイル摂取」ということが，診断の重要条件になっていては困るわけである。公正な原因究明を妨げるこのような問題点が，この診断基準に含まれていることは，後になって疫学者によって気付かれたが，すでに後の祭りであった。この深刻な問題は後ほどさらに検討することにする (3.3.5. を参照)。

3.1.3. ライスオイルがひ素によって汚染されているという発表

最初の研究班が1968年10月14日に結成され，その直後に開催された研究班会議で，久留米大学医学部の研究者から，ある"奇病"患者家族が使っていたカネミ・ライスオイルの中からひ素が検出されたという報告がなされた(2)。このことは新聞に報道され，人々を直ちに恐怖におとしいれた。翌日，福岡県衛生部はカネミ・ライスオイルの販売禁止の命令を出した。この"奇病"の症状や所見はひ素中毒のそれとはかなり異なるけれども，上記の発表は余りにも重要で，無視することは到底できない。九州大学薬学部裁判化学教室，同大学医学部公衆衛生学講座，福岡県衛生研究所，北九州市衛生研究所等の実験室が，直ちに，患者が使ったカネミ・ライスオイルにひ素が含まれているかどうかを確かめるために分析を開始した。しかし，どの実験室もひ素を同定することはできなかった。このような一致した否定的な結果は，10月17日，勝木班長ならびに九州大学薬学部の吉村英敏教授によって公表された。その後まもなく，久留米大学の研究者も前の発表を撤回したのである。

一方，10月17日に福岡市で，厚生省主催の会議が初めて開催され，事件に関する最新情報が交

表 3.1. 府県別届け出患者数[a]

地方	府県	患者数
近畿	京都	20
	大阪	71
	兵庫	12
中国	島根	12
	岡山	73
	広島	94
	山口	203
四国	徳島	90
	香川	19
	愛媛	13
	高知	57
九州	福岡	568
	佐賀	110
	長崎	136
	熊本	10
	大分	120
	宮崎	26
	鹿児島	21
計		1,655

[a]: 若干の疑症例を含む. （1968 年 10 月 16 日現在）

換された。会議には厚生省から野津　聖食品衛生課長，その他西日本各県から大学や衛生部の医師等が出席した。野津課長からは，この病気を心配し，5,000 人以上の人が保健所や病院に殺到し，その内約 1,600 人がこの病気に罹っていると診断されたことが報告された(表 3.1)。これにより，この"奇病"の流行とひ素汚染の報道が，いかに深刻にまた多くの人々にショックを与えたかということがよく分かるのである。

3.1.4. 研究班の強化

"奇病"の原因を速やかに解明するためには，研究班を強化することが不可欠であるように思われた。たまたま，勝木教授は 10 月 18 日，二人の教授の訪問をうけた。すなわち，水俣病の治療の研究に従事しておられた熊本大学医学部中毒研究所の高橋　等教授と九州大学農学部の食料化学工学科の食品製造工学講座の稲神　馨教授である。両教授とも"油症"外来で"奇病"の患者を見せてもらうために来訪されたのであった (2, 3)。患者の悲惨な状態を見て深く心を打たれた両教授と話しをしながら，勝木教授は，医学の専門家だけでなく医学以外の関連領域の専門家に，緊急かつ緊密に協力してもらうことが極めて大切であることに気付かれ，早速，稲神教授に研究班に加わるように頼まれたのであった。稲神教授は即答を避けられたが，数時間後，ライスオイルを分析するための小さい化学分析グループを作ってはと，勝木教授に対し助言されたのであった (2)。

勝木教授は当時，大学の学部や研究所の代表者から構成されている大学評議会のメンバーであった。翌10月19日の朝，教授は水野高明学長を訪ね，"奇病"の原因究明の緊急性を説明し支援を要請され，全面的な支持を得ることに成功された。さらに数人の学部長等の評議会メンバーに接触し，原因追求の難事業に援助して頂くよう頼まれ，全員から一致して快諾を得るのにも成功されたのである。このことは，我々にとって一つの驚きであった。と言うのも，当時，九州大学は，1968年6月上旬に米軍ジェット機が学内の建物に激突したのを機に学生紛争が燃え上がり，全学は混乱の極に達しており，教職員は皆キャンパスの秩序維持のために報われない努力をすることを余儀なくされ，心の余裕もエネルギーもない状態であったからである。さらに我々の予想に反して，様々の学部や研究所の多くの専門家が，勝木教授の要請をうけ，また所属する部局の責任者の了承をも得て，喜んで，研究班に加わられたのであった。その中には，稲神教授とその協同研究者も含まれていた。教授らは，ライスオイルに含まれているかもしれない毒物の同定のために努力を集中することができるように，本来の業務を10日間ほど完全に中止されたのであった(3)。すなわち，同教授が，努力を徹底的に集中しなければ，毒物の同定は容易に達成できないと考えておられたことは疑う余地のないことである。かくて，"奇病"の原因の全学をあげての集学的追求が可能になったのである。

10月19日の午後，再編強化された研究班が発足した。班長は勝木教授であり，樋口謙太郎教授と下野　修福岡県衛生部長が副班長であった。表3.2に示すように，研究班は三つの部会から構成されている。すなわち，臨床部会と分析専門部会，疫学部会である。臨床部会は，さらに三つの小委員会すなわち臨床小委員会と，臨床検査小委員会，検診小委員会から成り立っている。これらの部会，小委員会のメンバーは，付録2，表1，2，3に示してある。すでに述べたように，分析専門部会はその構成が極めてユニークである。医学以外の多くの専門家，すなわち食品製造工学，薬学，応用化学，農学の専門家が多数含まれている。また，疫学部会が研究班に設けられたことも注目に値する。なぜならば，当時日本では，病気の原因を究明するのに疫学的研究が必要であるということは，医学の専門家であっても十分には理解していなかったからである。その点，勝木教授はむしろ例外的であったと考えられる。教授は傑出した臨床家であるだけでなく，疫学的思慮に富む科学者でもあった。このことは，教授が久山研究という国際的に高く評価されている疫学研究をすでに開始しておられた事実からも明らかである。この研究は，脳血管疾患ならびにその他の成人病を対象としたコホート研究で，周到に計画され見事に展開された疫学研究である。我々は，研究班のかかえる困難な仕事を洞察し，疫学部会を設けられた勝木教授の見識に対し，深甚の敬意を表するものである。

10月19日に研究班が再編され，引き続き開かれた最初の班会議の終わりに，下関市の林兼産業株式会社の研究者の方々による特別報告があった。すなわち，1968年の2月から3月にかけて九州地方に流行し，200万羽以上の鶏が犠牲になったある流行病についての講演であった(付録5，ダーク油事件を参照)。話によると，病気に罹った鶏は，米国で発生した"chick edema disease（ひな浮腫病）(4)"によく似た奇妙な病変を示していたそうである。また，行政機関の行なった調査によると，損害をうけた養鶏業者たちは，林兼の製造した配合飼料か，あるいは東急エビス産業株式会社が製造した配合飼料か，そのどちらかを用いており，これら二つの会社は，ともに飼料の材料として，カネミのライスオイル製造の副産物であるいわゆる"ダーク油"を用いていたとのことであ

表 3.2. 強化された九州大学油症研究班の構成[a]

油症研究班
    班長：　勝木司馬之助教授，九州大学医学部附属病院長，内科学
    副班長：樋口謙太郎教授，九州大学医学部，皮膚科学
    副班長：下野　修，福岡県衛生部長

    部会：
      臨床部会：
        部会長：樋口謙太郎教授，九州大学医学部，皮膚科学
      分析専門部会：
        部会長：塚元久雄教授，九州大学薬学部長，生理化学
      疫学部会：
        部会長：倉恒匡徳教授，九州大学医学部，公衆衛生学

[a]：1968 年 10 月 19 日に編成される．

る。この飼料ならびに"ダーク油"は，それぞれ動物実験で有毒であることが証明されたが，研究者はまだその毒物を同定していないとのことであった．さらに，米国で流行したひな浮腫病の原因物質は，Cantrell 博士一門により，1, 2, 3, 7, 8, 9-ヘキサクロロジベンゾ-p-ダイオキシンであると同定されているという説明があった．このことは，後で考えてみると非常に重要なことであったのであるが，率直に言って，その時，我々はこの説明に対して誰もあまり注意を払わなかったと記憶している．というのも，我々が問題にしている"奇病"は，ひな浮腫病とは非常に異なっていて，両者に関連があるとは考えられなかったからである．しかし，ダイオキシン類は，"奇病"の患者にみられた痤瘡をつくる作用，それも著しく強い作用をもっていることが，1956 年すなわち"奇病"が発生する 10 年以上も前に，ハンブルグ大学病院皮膚科の研究者が行なった素晴らしい研究によって発見されており，かつその成果は国際的専門誌にすでに発表されていたのである (5, 6)．すなわち，実際には"奇病"とひな浮腫病との間には密接な関連があったのであるが，それについては当時誰も気がつかなかったのである．ともあれ，我々はこのようにして，"奇病"の原因はカネミの製品が関係しているのではと疑いながら，原因究明を開始したのであった．

3.2. ライスオイルの化学分析

吉村英敏，倉恒匡德

　いろいろの情報を綜合して，発病前に多くの患者がカネミのライスオイルを使っていたことは，ほぼ間違いないことのように思われた。従って，分析専門部会はまずライスオイルの化学分析にその努力を集中した。かなり沢山のライスオイルが，患者が使用した油として，衛生部や患者本人その他から我々に送られてきた。これらはすべて，勝木班長の思慮深い忠告により，九州大学医学部法医学教室に登録され，注意深く保管され，その上で化学分析や病理学的検査に廻された。この措置は，病気の原因の究明に使われた資料は裁判の場合に大切な証拠になりうるので，法律的な注意を十分に払って保存されなければならないという，班長のお考えに基づくものであった。勝木教授は，九州大学の内科の教授になられる前に，熊本大学の教授として水俣病の原因究明に深く関わっておられたので，その頃の経験がこの忠告をもたらしたものと思われる (7)。

　分析専門部会が発足した後は毎晩部会員は薬学部に集まり，意見や検査結果を述べ合って，熱のある議論が交わされた。そして，樋口教授の臨床的確信に基づくと，患者が使用したライスオイルの中に塩素系化合物とくに塩素系農薬が含まれている可能性が大であるので，その検出に最重点をおくことが合意されたのである。しかし，塚元久雄部長は極めて慎重な方で，他のタイプの毒物，たとえば無機の毒物も原因物質になる可能性があるので，それも見失ってはならないと考えられた。そのため，前述のようにすでにひ素による油の汚染は否定されていたのであるが，そのひ素をも含めて有害無機化合物を徹底的に分析するよう，放射化分析の専門家であった山田芳雄部会員(農学部)などに特別の役割を与えられたのである (8)。山田会員は試料を携え京都大学原子炉に赴き，中性子放射化分析を行なわれた (9)。

　まず最初に，当時水田に広く用いられていた除草剤ペンタクロロフェノールによって，ライスオイルが汚染されていることが強く考えられた。この作業仮説は極めて有望のように思われた。というのも，その昔樋口教授は，大牟田市の某化学工場で，ペンタクロロフェノールの製造に従事していた労働者に発生した職業性塩素痤瘡の診療に当たられたことがあり，この農薬の人間に対する造痤瘡性がはっきりしていたからである。また，米作に大量用いられていたこの農薬が，ライスオイルの原料である米ぬかを，なんらかの理由で汚染することは十分考えられることであったからである。しかし，分析専門部会員の一人である稲神　馨教授は，この化合物についてすでに研究されたことがあり，直ちにライスオイルを分析し，ペンタクロロフェノールは含まれていないことを立証された。このように，もっとも有望視された作業仮説は，あっという間に否定されてしまい，部会員一同はしばらくの間当惑状態に陥ったのである。他の塩素系農薬，たとえばDDTとかBHC，ディエルドリン，エンドリンその他2, 3の塩素化合物なども疑われたが，どれも痤瘡を造る作用を持っているとは思われなかった。工場労働者に痤瘡をつくることが知られている物質，たとえばクロロナフタリンやニトロクロロベンゼン，ある種の機械油，切削油その他も疑われた。しかし，PCBsに

ついては，その患者油への混入が示されるまで部会で議論されたことは全くなかったように思う。そして，現在問題になっているポリクロロジベンゾフラン（PCDFs）やポリクロロジベンゾダイオキシン（PCDDs）についても，前述のように，ハンブルグ大学の Kimmig や Schulz によってその強烈な造痤瘡性が 10 年以上も前に報告されていたにもかかわらず，ほとんど話題になることはなかった。

分析専門部会の全員が，大学の混乱状態の中で 10 日ほど一致協力して必死になって研究した後，突如として大きな突破口が開かれた。食品製造工学の専門家である稲神教授とその協同研究者によって，ある患者家族が使用したカネミ・ライスオイルの中に，大量の PCBs が含まれていることが発見されたのである。教授はカネミのライスオイル製造工場を県職員とともに視察し，ライスオイル製造の最終段階で油に残る臭いを除くために，熱媒体が使われていることに注目された。すなわち，油を密閉タンクにいれ，3〜4 mmHg の減圧下で 200°C 以上に加熱して脱臭するが，この加熱のために，鐘淵化学工業株式会社製造の塩素含有量 48% の PCBs 混合体であるカネクロール 400（以下 KC-400 と略す）という熱媒体が使用されていることに注目されたのである（図 3.1, 3.5 参照）。もし，この KC-400 が問題のライスオイル中に混入しているとすれば，そのライスオイルの不鹸化物分画中に抽出されてくるはずである。このことを確かめるには，ハロゲンに高感度な電子捕獲型検出器（ECD）を付したガスクロマトグラフによる分析が最も簡便・確実と考えられる。今でこそ，このガスクロマトグラフ装置はわが国のほとんどの化学研究室で見ることができるが，当時はまだ

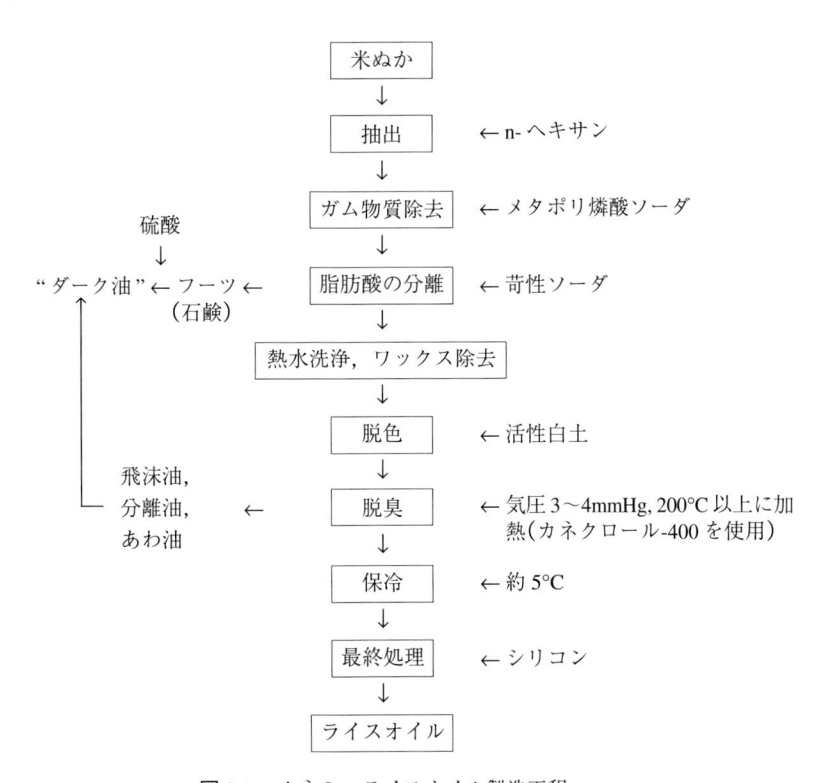

```
                         米ぬか
                           ↓
                          抽出      ← n-ヘキサン
                           ↓
                       ガム物質除去   ← メタポリ燐酸ソーダ
      硫酸               ↓
        ↓
"ダーク油" ← フーツ ←    脂肪酸の分離  ← 苛性ソーダ
           (石鹸)          ↓
                      熱水洗浄，ワックス除去
                           ↓
                          脱色      ← 活性白土
                           ↓
       飛沫油，
       分離油，     ←       脱臭      ← 気圧 3〜4mmHg, 200°C 以上に加
       あわ油                           熱(カネクロール-400 を使用)
                           ↓
                          保冷      ← 約 5°C
                           ↓
                         最終処理    ← シリコン
                           ↓
                        ライスオイル
```

図 3.1. カネミ・ライスオイル製造工程

それ程普及しておらず，九州大学で設置されていたのは医学部法医学教室と薬学部薬剤学教室のみであった。分析専門部会の事務局を引き受けていた吉村は，稲神教授からの緊急依頼をうけ，薬剤学教室の装置は吉村自身が使用中であり，法医学教室に連絡し装置の利用を至急お願いした。法医学教室では当時大学院学生であった小嶋　亨氏(現広島大学医学部教授)が，幸運にも有機塩素系農薬などを本装置で分析中であり，早速に稲神教授の要望に応えることができたのである。その結果，同教授がカネミから収去してこられた KC-400 のガスクロマトグラムのピークパターンと，患者が使用したライスオイルの不鹸化物のピークパターンとがよく一致し，両者の比較から，患者の油は KC-400 によって高度に汚染されていることが立証されたのである。当時は，PCBs の定量方法が確立されていなかったので，KC-400 の濃度は有機塩素濃度から計算して 2,000〜3,000 ppm であると推定された。なお，この有機塩素濃度は衛生試験法収載の方法に準じ，金属ナトリウムによる還元で生じる塩素イオンを，ホルハルト法にて滴定して定量した (8)。患者油中の成分組成は，KC-400 のそれと全く同じではないが，実際的にはあまり違わないと考えられ，KC-400 の塩素濃度が 48% であることから，塩素含量を 2 倍して混入 KC-400 の濃度としたのである。しかしその後，患者油中には PCB の二量体 PCQ が PCB のほぼ同量混入していることが判明し(第 4 章参照)，患者油中の KC-400 の実際の濃度は，1,000〜1,500 ppm と訂正すべきであることが分かった。また山田芳雄部会員は，前述のように，油の放射化分析を担当されたのであるが，γ 線スペクトロメトリーにより，市販の普通の米ぬか油には顕著なピークは全く認められないにもかかわらず，患者の使用したライスオイルには大きな ^{38}Cl に基づくピークが認められ，ピークから計算した塩素の量は，稲神教授の測定値とよく一致することを確認された (9)。

さて，稲神教授のこの素晴らしい発見がどのようにしてなされたかを知ることは，大変興味のあることである。教授ならびに朝日新聞社の現科学部部長である西村幹夫氏によれば，経緯は次のようである (3, 11, 12, 13)。

1) 稲神教授はかねてから，食品製造工学の教授として，自然油脂に含まれる抗酸化物質の研究に従事しておられた。従って，教授の実験室には，そのような研究に関し十分な経験をもつ研究者が沢山働いており，かつそのような研究のために必要な機械設備が備わっていた。

2) 西村幹夫氏は，当時北九州市の朝日新聞西部本社の記者であったが，患者が使用した油を信頼できる研究室で緊急に分析してもらうことが不可欠であると確信し，北九州市に住む "奇病" の患者が使ったカネミ・ライスオイルの 1 ビンを入手し，1968 年 10 月 16 日すなわち稲神教授が油症研究班に加わる前に，それを教授の研究室に持ってゆき，毒物の分析を依頼した。教授は，油症研究班に持っていくようにと勧められたが，西村氏はそれを教授の研究室に置いておいた。

3) この油を分析し，通常の食用油と異なり，不鹸化物を沢山含んでいることがすぐに分かった。この不鹸化物は強酸に抵抗し，ヘキサンには溶けるがアルコールやベンゼン，エーテルには溶けないこと，またステロールやビタミン E とも異なっていることが判明した。

4) 不鹸化物を教授の実験室にあった水素炎検出器のついたガスクロマトグラフで調べてみると，数個のシャープでないピークが表れ，類似したいくつかの化合物の集合体が含まれていることが分かった。

5) 教室の会合では，上述の所見から，皆は油がなんらかの多環炭化水素(熱伝導剤あるいは塩素系農薬など)によって汚染されているのではないかと推測した。稲神教授はその後，勝木班長の要請をうけて，油症研究班に加わった。

6) 患者は，1968 年 2 月上旬のわずか 3 日間位の非常に短い間に出荷されたカネミ・ライスオイルを消費しているようだという疫学部会の調査結果(3.3.3 項を参照)を重要視し，稲神教授は，汚染があったとすれば，それはライスオイルの製造過程の最後の段階で起こったに違いないと考えられた(図 3.1)。それというのも，もし汚染がもっと早い製造段階，例えばライスオイルの原料である米ぬかの製造あるいは処理段階などで起こったのであれば，製品の汚染は時間的にもっと拡がり，おそらく 10 日間以上にわたって油が汚染されたことが考えられるからである。このように考え，教授は油の中に含まれているかもしれない塩素化合物，それもとくに油製造の最終段階において油の脱臭に使われたに違いない熱媒体に注目された。

7) カネミが使用したと推測される熱媒体を調べるために，教授は勝木班長にカネミ工場の査察を提案し，行政の手配により，10 月 29 日に工場に立ち入り，工場で使われていた熱媒体の一部を入手されたのである。翌日の朝から，前述のように，稲神教授の協同研究者と九州大学医学部法医学教室の小嶋 亨医師とが協力して，患者の使用したカネミ・ライスオイルの 4 試料と毒性のない普通のライスオイル 1 試料の分析が開始された。法医学教室で小嶋医師の手により良好な運転状態に保守管理されていたエレクトロン・キャプチャー検出器付きガスクロマトグラフを用いて分析が行なわれたのである。夜を日についでの実験の結果，患者が使用した 4 試料のライスオイルすべての中に KC-400 の存在が認められ，コントロールのライスオイルには認められなかった。この結果は，10 月 31 日に勝木班長に報告された。

以上のように，この画期的な発見の背後には，稲神教授の勝れた専門知識と経験，卓抜した科学的洞察力と行動力，そしてそれらを花咲かせた研究者達の献身的な協力，さらにまた勝れた判断力と行動力をもった新聞記者の努力等があったのである。

勝木班長は 11 月 2 日上記の発見を公表し，この研究結果は近々開催される分析専門部会で徹底的に検討されるであろうと付言された。そして 11 月 4 日に，その専門部会は開催された。会では一種の安堵感と満足感がただよい，議論もまたこれまでになく活発であった。それまでに集められたすべての研究成果が厳しく再検討され，ライスオイルに含まれていた KC-400 が，おそらく"奇病"の最も重要な原因であろうと，そしてひ素その他の無機物質の役割は否定できると結論付けられた。この結論は直ちに，勝木班長と塚元分析専門部会長から，メディアに対して発表された。これは，研究班が研究を開始してから，僅か 2 週間後のことである。もし，"奇病"の原因追求が医師だけで行なわれていたならば，そして稲神教授のような食品製造工学の専門家や薬学や農学，応用化学等の専門家の参加がなかったならば，原因物質と考えられるものがこのように速やかに同定されることは決してなかったであろうと思う。集学的アプローチの重要性を示す良い事例である。

"奇病"の原因が患者油中の KC-400 であるとすれば，患者組織中にその存在を確認することが不可欠と考えられる。この観点から吉村らは，九大病院皮膚科で採取された患者数名の皮脂と皮下脂肪，同病院保管の死産児(皮下脂肪)，及び久留米大病院保管の患者胎盤と胎児(皮下脂肪)について，PCBs 含有の有無を検討した。その結果，上記いずれの抽出物にも高濃度の KC-400 の含有が示され

た(8)。また動物にKC-400を経口投与し，この"奇病"が動物実験的に再現できるかどうかを調べることも，KC-400の人に対する毒性がいま一つはっきりしていないので，緊急に実施されなければならないと考えられ，直ちに実施された。

　以上のようにKC-400がライスオイルの中に同定されてまもなく，九州大学工学部の篠原　久教授と協同研究者は，我々の研究班とは別に，北九州市長の委嘱を受け，カネミのライスオイル製造工場を査察し，1968年11月16日に，ある1つの脱臭タンクの中にあったコイル状のステンレススチール製パイプにピンホールがあいていることを発見した。このパイプの中を加熱したKC-400が流されていたので，当然のことながら，これらのピンホールから漏れたKC-400がライスオイルを汚染したのであろうと考えられたのである。このように，ライスオイルの汚染のメカニズムも明らかになり，"奇病"の原因は完全に解明されたかに見えた。しかし，後になって，汚染の真のメカニズムは，このピンホールでないことが判明したのである(3.4.6項参照)。

3.3. "奇病"の原因を究明するための疫学調査

倉恒匡德

3.3.1. 疫学調査の準備

1968年10月19日夜，疫学部会が油症研究班の中に設けられたその直後，疫学部会の最初の会議が開催され，病因究明のためにとるべき基本方針を議論し，決定した。それまでに集められていた"奇病"の流行に関する主な疫学情報は，次のようなものであった。

a) 患者はある特定の所帯に発生しているようだ。しかも，年齢や性に関係なく発病しているように思われる。
b) 患者所帯の多くは，カネミ製の缶入りライスオイルを使っているようだ。
c) 患者所帯の近くに住んでいても，このライスオイルを使用していない所帯には，患者は発生していないようだ。
d) "奇病"は主として，福岡市や北九州市や大牟田市のような大きな都市で発生しているようだ。

幸いにして，マックメーン教授らの有名な疫学書 (14) を読み，疫学の原理と基本的な方法を習得し，疫学調査をやってみたいと大いに意気込んでいた少数ではあるが極めて有能な若い研究者が，疫学部会に対し協力してくれた。なにを，いかになすべきかを決めるのに，あまり時間を要しなかった。そしてまずは，次のような調査を一致協力して行なうことが，部会員全員の合意により決められたのである。

a) "奇病"の分布を明らかにする。
b) 患者の摂取したライスオイルの製造，出荷，購入，消費までの徹底的な調査。
c) "奇病"に罹った患者と罹っていないコントロールに面接し，ケース・コントロール研究を行ない，複数存在するかもしれない原因を見過ごすことなく究明する。

我々はまた，他の部会と密接な連絡を取らねばならないが，他の部会の影響を受けることなく，全く独立して上記の調査を行なうことにも同意した。そして，たとえ病気の原因物質が他の部会の研究により速やかに判明しても，疫学調査は中断しないこと，またどんな病気であっても，その原因を立証するためには疫学的証拠が完全に揃っていることが必要であるので，我々は我々が必要と考える疫学調査をすべて完了するまでは，最善の努力を尽くすことを確認した。事実，すでに述べたように，疫学部会が活動を始めて2週間も経たないうちに，分析専門部会が患者の使ったカネミ・ライスオイルの中にKC-400を発見するという輝かしい成果を挙げたが，我々はそれに幻惑されることなく，その後3ヵ月以上もひたすら調査研究を続け，必要と考える疫学調査をすべて完成させたのであった。

3.3.2. 患者の分布

いかなる疾病であろうとも，その原因を疫学的に追求するためには，何よりもまず，その疾病の分布，すなわち年齢的，性的，時間的，場所的，職業的分布等を明らかにしておくことが大切である。従って，"奇病"の新しい患者が診断されると，漏れなくかつ迅速に，行政を通じて疫学部会に報告してもらう体制がまず作られた。それらの報告された症例を分析し，患者の分布が容易に決定されていったのである。もっとも，それはかなり時間のかかる作業であり，分布を正確に把握するために必要な数の患者を集めるのに，3ヵ月以上もかかったのである。かくて，1969年1月20日までに，合計325人の"奇病"患者が集められた。これらの患者は，九州大学医学部附属病院に設けられた"油症"外来，あるいは，遠隔地でこの病気を心配している人々のために設けられた出張"油症"外来で検査された約1,000人の中から本病だと診断された患者である。一つの専門家グループが一定の診断基準(付録1，表1)に基づき，すべての患者を診断しているので，診断の信頼性・均一性は疑いもなく非常に高いと考えられる。

これら325人の患者を調べ，この病気の分布の特徴が明らかになった。

a) 325人の患者は，男158人と女167人からなっていた。男女等しく罹っている。
b) 福岡県における性別，年齢階級別り患率を求めてみると，高齢者はやや低いが，ほぼ全年齢にわたって罹っていることが分かる(表3.3)。
c) これらの患者は，112所帯に属していた。1所帯当たりの患者数は2.9人で，明らかに家族集積性が認められた。
d) 1967年12月に発病したと述べた4人の患者を除き，患者のほとんどは，1968年2月から10月の間に発病したと供述した。図3.2に示すように，患者発生には著明な時間的集積性があり，夏に発生の大きなピークが認められた。そして，夏以後は，対策を全く講じていないにもかかわらず，患者発生は自然に急速に減少している。患者の発生はこのように爆発的であり，決し

表3.3. 性別，年齢階級別患者数とり患率
(福岡県，1969年1月20日現在)

年齢階級	男		女	
	患者数	り患率[a]	患者数	り患率[a]
0〜 9	37	11.4	27	8.6
10〜19	38	8.9	28	6.6
20〜29	28	9.1	36	10.3
30〜39	30	9.6	39	11.9
40〜49	11	5.4	23	9.3
50〜59	9	5.4	11	7.2
60〜69	4	3.5	3	2.4
70+	1	1.7	0	0.0
計	158	8.3	167	8.1

[a]: 対100,000人

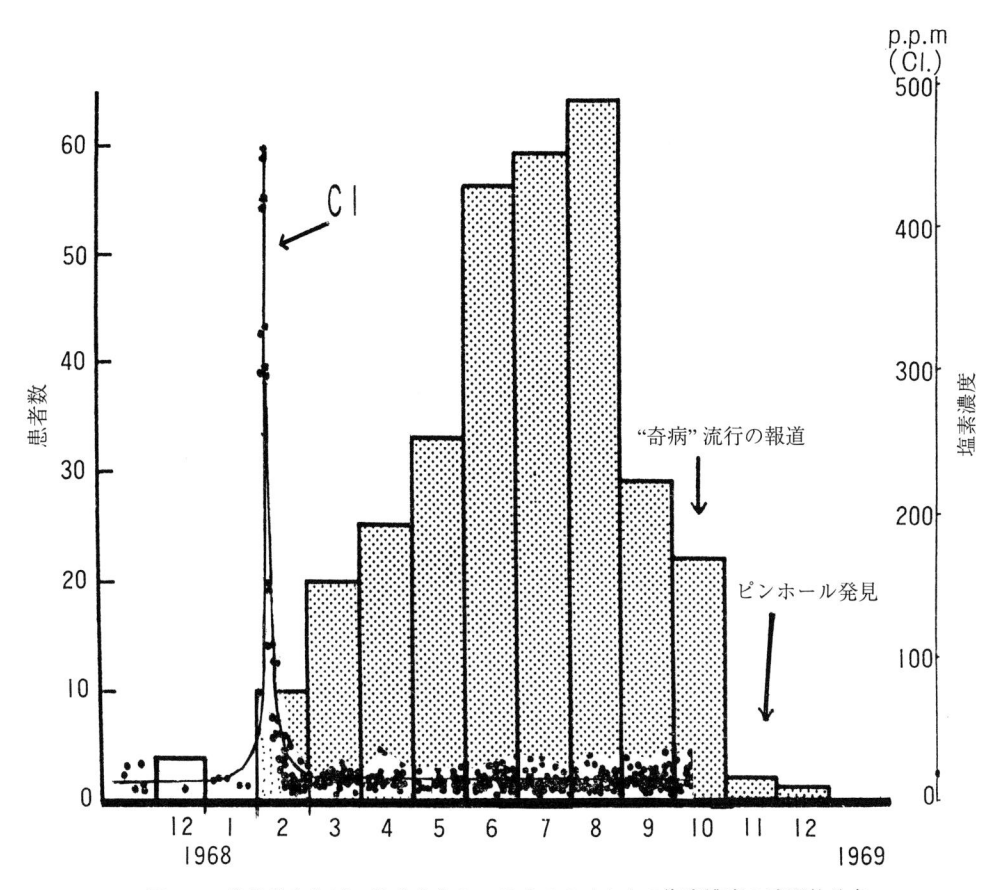

図 3.2. 患者発生とビン詰めカネミ・ライスオイル中の塩素濃度の時間的分布

て散発的ではない。

e) 患者数は福岡市や北九州市のような大都市と，田川のような特定の地域に非常に多い。り患率を求めてみると，田川と添田地区が飛び抜けて高い。これらの地区はかつて炭坑で栄えた所であるが，他の旧炭坑地区にはそのような高いり患率は認められない。農業地域は患者の発生は明らかに少ない(表 3.4)。

以上のような患者分布の特徴から推測できることは，患者たちは，男も女も老いも若きもほぼ等しく，しかもおそらくは家庭において，この病気を引き起こした要因に曝露したに違いないということである。従って，ある種の食中毒が原因として強く考えられたのである。更に，患者の発病がほぼ 1968 年の限られた期間に起こっており，しかも夏に単一の巨大なピークを造って患者が発生していることは，原因への曝露が軽度で散発的なものではなく，高度で集中的で単一の曝露であったことを示している。

3.3.3. 患者の使用したライスオイルの追跡

当時，九州地方では数種類のライスオイルが市販されていた。しかし，疫学部会が調査を開始し

表 3.4. 保健所別患者数とり患率
(福岡県, 1969 年 1 月 20 日現在)

保健所	社会経済的特徴	患者数	り患率[a]
福岡市	U	68	9.1
北九州市	U, I	113	10.8
大牟田市	U, I, C	14	7.2
久留米	U	4	2.5
直方	C	4	4.4
飯塚	C	2	1.1
田川	C	72	44.5
宮田	C	1	2.1
大隈	C	2	4.8
添田	C	16	58.9
粕屋	C	18	14.4
遠賀	C	1	1.0
宗像	A	4	6.6
朝倉	A	0	0.0
筑紫	A	3	2.6
糸島	A	0	0.0
三井	A	0	0.0
三潴	A	0	0.0
山門	A	3	2.1
八女	A	0	0.0
黒木	A	0	0.0
浮羽	A	0	0.0
京都	A	0	0.0
築上	A	0	0.0
早良支所	U	0	0.0

A: 農業　C: 炭坑　I: 工業　U: 都市
[a]: 対 100,000 人

た頃, それらの中でカネミのライスオイルのみが, 原因として疑われていたのである。そこでまず, 患者が発病前に実際どのようなライスオイルを使っていたかを, 徹底的に調べてみることにした。福岡県内の保健所の職員の献身的な協力によって, 325 人の患者のすべてを訪問し, 患者ならびに同居人に面接し, 一定の調査票を用いて, 健康状態, 油の使用状態, その他の生活条件について質問がなされた。なんらかのライスオイルを使用したことがあると判明した場合は, さらにその油の製造者, 商品名, 購入場所, 購入月日, 油の消費量, 油の使用期間, 油の容器にスタンプされたロット番号等が調べられた。市販のカネミ・ライスオイルには 2 種類の容器, すなわち, 缶入り (16.5 kg) とビン入り (1.65 kg) があったので, 容器の種類も尋ねたのである。

ところで, 上記の調査を始めてまもなく, 我々の調査とは別に, 福岡市中央保健所(所長: 今村英夫博士)がいち早く独自の調査を行ない, "奇病" に罹った患者の多くが非常に特殊なカネミ・ライスオイル, すなわち, 1968 年 2 月上旬に製造あるいは出荷された缶入りカネミ・ライスオイルを実際に使用していたことを, 見いだしていることを知ったのである。同保健所は管内の "奇病" 患者を迅速かつ徹底的に調査し, 1968 年 2 月 8 日に福岡市の F 社から 2 缶のカネミ・ライスオイルを

第3章 "奇病"の原因の究明

共同購入しそれを分けて使ったある電力会社の8人の従業員の31人の家族のうち，27人が"奇病"に罹っていることを見いだした．さらに，F社から同じ日に同じカネミ・ライスオイルの1缶を共同購入して使用した，別のグループの家族では，27人中18人が発病していることも判明した．そして，これら合計3缶は，F社の仕入台帳を調べることにより，1968年2月6日にカネミから出荷されてF社に入荷した20缶の一部であることが確認されたのである．

以上のような重要な事実に基づき，我々はカネミに対し，1968年2月中に製造されたライスオイル（缶入りとビン入り油の両方）の出荷記録のコピーを提供するように要求し，カネミはそれに応じたのである．この記録を調べることにより，この特定期間に製造されたライスオイルが出荷後どこに卸されていったか，油の流れのほとんどすべてが分かるとともに，出荷の日付・出荷量等も詳細に把握することができた．このようにして，患者の使用したライスオイルの追及は，患者に対する面接とカネミの出荷記録の検査という両面から行なわれたのである．その結果，1968年2月5日あるいは6日に製造あるいは出荷された缶入りカネミ・ライスオイルが，福岡市以外の地域の多くの人に売られており，それを使用した人々の中にこの病気の患者が多数発生していることが判明した．また，この特定の油は，レストランやベーカリーやその他業務用にいろいろな店にも売られていたが，それらの店のお客に，この病気に罹った人がいるかどうかは，ほとんど追求不可能であった．図3.3はこれらの調査全体とその結果を表している．すなわち，この特定油がどこに，どれだけ出荷され，それを使った人々の中にどの程度患者が発生しているかを示している．

このようにして，325人の患者すべてが，缶入りかビン入りかのカネミ・ライスオイルを使用していることが分かった．しかも，患者がどこに住んでいようとも，缶入りライスオイルを使った170人の患者の内166人（97.6％）は，1968年2月5日あるいは6日に製造あるいは出荷された極めて

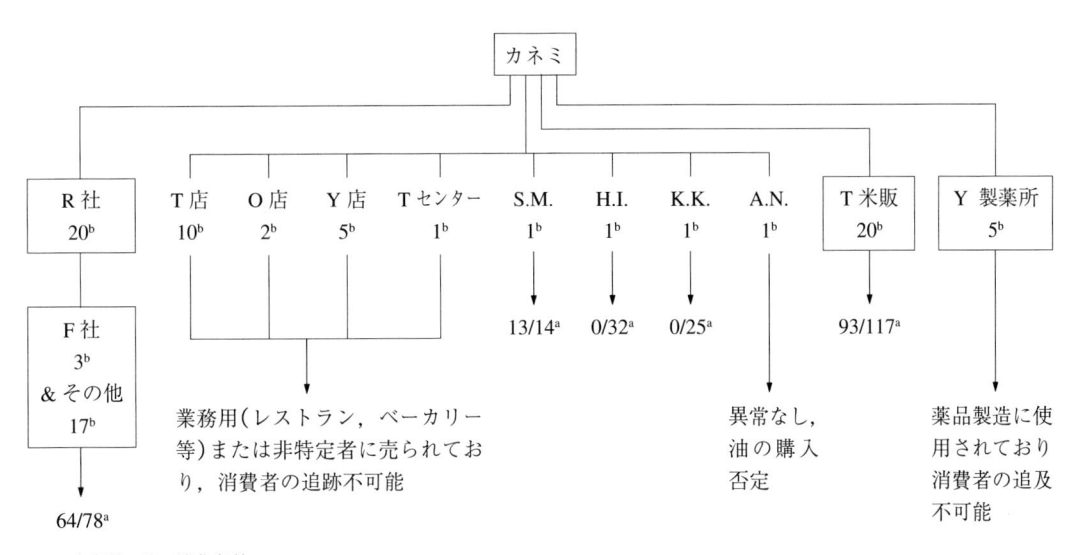

[a]：患者数／油の消費者数
[b]：出荷された油の缶数

図3.3. 1968年2月5,6日に製造あるいは出荷されたカネミ・ライスオイルの追跡

```
                          325 人の患者
                ┌─────────────────┴─────────────────┐
               170                                 155
          (缶入りライス                         (ビン入りライス
          オイルのみ使用)                       オイルのみ使用)
         ┌──────┴──────┐                   ┌──────┴──────┐
        166            4                  143           12
   1968年2月5,6日製   製造,出荷日不明の   1968年2月5～15日  1968年2月5～15日
   造あるいは出荷され  ライスオイル使用    に出荷されたライス に出荷されたライス
   たライスオイルを使                     オイルの使用の可能 オイルの使用の可能
   用                                    性あり           性不明
```

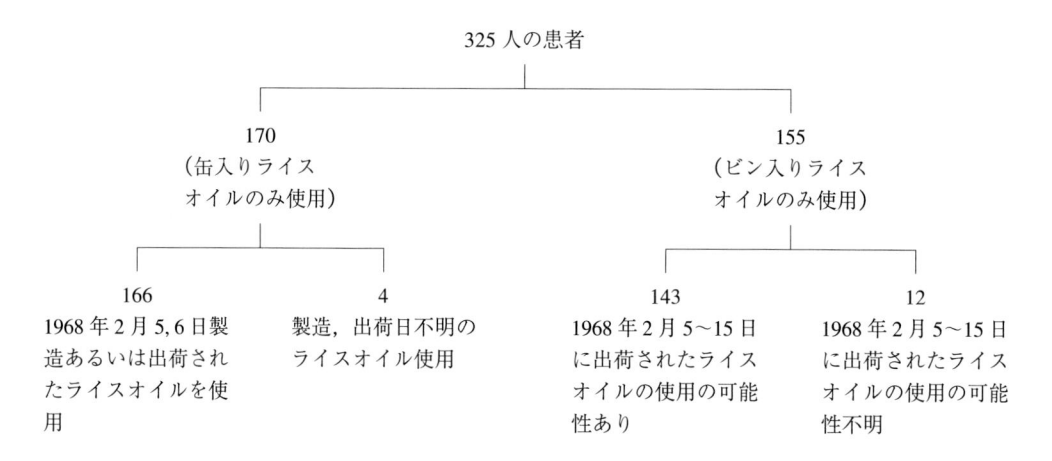

図 3.4. 使用したカネミ・ライスオイルの種類別患者数

特異な油を使っていたのである。これは，患者達の家に残されていた缶にスタンプされていたロット番号とカネミの出荷記録を照合して判明したことである。残り 4 名の患者については，缶入りカネミ・ライスオイルを使用したことがあることは確認できたが，その油の製造・出荷の日付を確認することはできなかった(図 3.4)。この特定缶入りライスオイルの使用者の発病率は，実に 63.9% という高率であった。

残り 155 人の患者は，ビン入りカネミ・ライスオイルのみを使っており，その油の製造・出荷日は確認できなかった。というのも，使用した古いビンが全く残っていなかったからである。しかし，カネミが 1968 年 2 月 5 日から 15 日の間に出荷したビン入りライスオイルが，患者達がいつもビン入りライスオイルを買うことにしている小売店に到達していたかどうかは，カネミの出荷記録を調べることにより調査が可能であった。こうして調べてみると，155 人の内 143 人 (92.3%) については，上記の特定時期のビン入りライスオイルが，いつも買いつけている小売店に到着していることが分かった。残り 12 人については，そのような可能性を確認できなかった(図 3.4)。このように，この極めて特異な病気の患者が，これまたこのように極めて特異なカネミのライスオイルに密接に関連しているということは，誠に驚くべきことである。この関連はおそらく因果関係に基づく関連に違いないと推測された。

カネミのライスオイルは一種のサラダオイルで，成人病に有効であると宣伝されていた。しかも，国内の大手の油脂メーカーが売り出している普通のサラダオイルよりもやや高価であった。従って，その愛好者達はしばしば，ビン入り油より安価な缶入りライスオイルを共同で買い，それを自分たちで分けて使っていたのである。その購入・分配の記録がきちんと残されており，我々の調査に非常に役立ったことは，誠に幸いであった。

3.3.4. 特定時期以外のカネミ・ライスオイルを常用していた人の "奇病" の危険度

問題の時期以外の時に造られたカネミ・ライスオイルが安全であるかどうかを調べることは，大変重要に思われた。そこで，さらに調査を行ない，カネミ・ライスオイルを常用しているが，特定

時期の油はとっていない人が，"奇病"に罹っていないかどうかを調べてみた。調査により，あるアパートに住む29所帯113人の人々が，1967年12月から1968年9月にかけて，ある業者からカネミの缶入りライスオイルを共同購入して分けて使っているが，1968年の1月から4月にかけては共同購入しなかったということが分かった。これらの人々の中の8人が，1968年1月から10月の間に，皮膚病に罹っていた。彼らがかかった病院や診療所に保存されていた診療記録をすべて慎重に調べてみたが，"奇病"に罹ったことのある人はいなかった。かくて，特定時期のカネミ・ライスオイルのみが危険であることが分かったのである。

3.3.5. ケース・コントロール研究

病因究明のためにケース・コントロール研究は不可欠である。上述の調査結果は，この"奇病"が非常に特殊なカネミ・ライスオイルの摂取により起こったことを明瞭に示すものであるが，その他の要因が，第一義的あるいは第二義的病因として存在しているかもしれないという可能性を，完全に否定することはできない。そのような他の未知の大切な要因を見過ごさないように，二つのケース・コントロール研究が，疫学部会が結成された直後に，計画され実施されたのである。県内のすべての保健所に全面的に協力していただき，調査は迅速かつ徹底的に行なわれた。

第一のケース・コントロール研究では，研究初期すなわち1968年の10月下旬ごろに"奇病"と確診されていた121人の患者(男53人，女68人)をケースとし，121人の健康人(男53人，女68人)をコントロールとして行なわれた。コントロールは，ケースの一人一人に，性，年齢，住所をマッチさせて，ケースの近くに住む人々の中からランダムに選ばれた。そして，職業，病歴，一般健康状態，習慣，食事，ペット，その他日常生活の特徴等について，60の質問項目を用意し，本人に面接して調べられた。これらの質問項目は，疫学関係者だけで決めたのではなく，臨床家，中毒専門家，薬学者，公衆衛生専門家等の意見を聞いて決められたのであった。表3.5は調査結果の主要部分を示すものであるが，調べた60項目のうちただ1つの項目，すなわち，"天婦羅をほぼ毎日食べる"という習慣のみが，コントロール群に比してケース(患者)群に，有意に高頻度に認められた。しかし，この食習慣は，発病に関係しているとは考えられるが，主要な病因であるとはとても考えられなかった。なぜならば，そのような習慣をもっている患者は，患者全体の5分の1にすぎなかったからである。

もう一つのケース・コントロール研究では，患者が発生した69の患者所帯をケース群とし，患者所帯の住所とマッチさせて，1患者所帯に対し3非患者所帯を選んで得られた総数207の非患者所帯をコントロール群として，面接により油脂の使用状態を調べて比較した。表3.6に示すように，"米ぬか油の常用"という項目のみが，コントロール群に比しケース群には有意に高率に認められた。すなわち，患者所帯群の96%は米ぬか油，それもカネミ・ライスオイルを常用していたが，コントロール群では31%が常用していたに過ぎなかった。なお，最初の面接の時には，米ぬか油の使用を否定したり，不確かであると答えた所帯が少数あったが，後に再度尋ねてみると，ライスオイルを使っているが，ライスオイルが米ぬか油であることを知らなかったので，否定的に，あるいは不確かであると答えたことが分かった。すなわち，事実上，69患者所帯のすべてが，カネミ・ライスオイルを常用していたのである。これらの結果は，このライスオイルが"奇病"に密接に関連してい

表 3.5. 生活習慣等に関するケース・コントロール研究の結果

質問項目	ケース群 %	コントロール群 %
魚による蕁麻疹	5.0	7.5
アスピリンによる蕁麻疹	0.0	4.2
他の薬剤等による蕁麻疹	7.5	6.6
自宅に風呂あり	84.7	85.5
毎日風呂にはいる	73.0	70.6
ペットがいる	18.3[a]	36.5[a]
自宅の広さ——19坪以下	66.9	66.1
農薬取扱い	2.5	6.6
肝油服用	10.8	8.3
ビタミン剤服用	23.2	18.3
保健薬服用	9.1	7.5
飲料水——水道	81.3	74.7
外食をする	28.1	30.6
家族と同じ食事をとる	88.8	89.6
緑葉野菜をほぼ毎日食べる	63.1	58.9
牛乳をほぼ毎日飲む	49.0	39.0
バターをほぼ毎日食べる	22.4	24.9
卵をほぼ毎日食べる	64.7	59.8
フライ・天ぷらをほぼ毎日食べる	22.4[a]	11.6[a]
油いためをほぼ毎日食べる	21.6	29.1
魚をほぼ毎日食べる	21.6	29.1
マヨネーズをほぼ毎日食べる	10.8	10.8
インスタントラーメンをほぼ毎日食べる	10.8	10.0

[a]: $p < 0.05$

表 3.6. 家庭で用いる油脂に関するケース・コントロール研究

油脂	ケース群 所帯数	ケース群 %	コントロール群 所帯数	コントロール群 %
バター	35	50.7	105	50.7
マーガリン	44	63.8	127	61.4
ごま油	21	30.5	85	41.1
菜種油	10	14.5	77	37.2
米ぬか油	66	95.7[a]	64	30.9[a]
ラード	12	17.4	38	18.4
他の食用油	13	18.8[a]	117	56.5[a]

ケース群　　　：69 患者所帯
コントロール群：207 非患者所帯
[a]: $p < 0.01$

ることをはっきりと示しているのである。しかしながら、この関連の信頼性については、慎重に考えなくてはならない。なぜならば、前述(3.1.2項)の如く、診断基準に問題があるからである。

すなわち、前にも述べたように、"米ぬか油を使用していること"ということが、"奇病"の診断基準の発症参考状況のトップに挙げられているので(付録1、表1)、このような診断基準に基づいて診断すれば、ライスオイルを使ったことはないとか、使ったかどうかはっきりしないと医師に答えた者は、"油症"とは診断されないであろう。従って、ライスオイルを使った所帯の割合が、コントロール群よりも患者所帯群に高率に認められることは、当たり前のことである。それ故、上述の調査結果は、真実を示すものではなく、診断基準の欠点が作り出した人工的産物に過ぎないのかもしれず、ライスオイルの使用が真に"奇病"に関係があるとは、確信をもって言えないのである。そうではあるが、これらのケース・コントロール研究の結果は大切な意味をもっていると思う。なぜならば、様々な専門家が"奇病"の原因となりうるのではないかと考えて想定した60の作業仮設要因のうち、"米ぬか油の使用"と"天婦羅をほぼ毎日食べる"という食習慣以外の要因は、すべて否定されたからである。"米ぬか油の使用"という要因以外の仮設要因が否定されたことは、他に原因となるような要因はまずないということであり、このこと自体我々の研究目的にとって極めて大きな意義をもっているのである。さらに付言して説明すれば、もし診断基準の中に、"米ぬか油を使用していること"が重要な発症参考状況として書かれていなかったならば、以下の二つのこと、すなわち、

① ライスオイルの使用が"奇病"に関係がある
② ライスオイルの使用以外に"奇病"に関係する要因はまず存在しない

ということを、はっきりと言えるのであるが、"米ぬか油使用"が重要発症参考状況として書かれていたために、①のことは確信をもって言うことができず、言えるのは②だけになってしまったのである。すなわち、診断基準の欠点のために、ケース・コントロール研究の成果の価値が半減してしまったのである。なお、一般的に言って、ある要因がある病気の原因であるかどうかを調べるときには、他の要因(他の研究者等が原因ではないかと考えるような諸要因)をも公平に調べて、それらの要因が否定できるか否かを確かめておくことが不可欠であり、そのために、ケース・コントロール研究が大変役にたつのである。我々の調査はそのことを示す良い例であると思う。

以上のようなケース・コントロール研究を行なった時に、患者が経験した中毒初期の症状や所見についても質問して調べた。表3.7に示すように、ニキビ様皮疹、眼やに、爪の黒変、皮膚の黒変、上眼瞼の浮腫などが、最も頻繁に見られた症状や所見であった。黄疸、手足のけいれん、発熱などは頻度が比較的少なかった。

以上の疫学調査結果は、倉恒らにより1969年と1972年に詳細に発表された(15, 16)。

3.3.6. 量反応関係

因果関係を証明するためには、量反応関係を示すことが必要である。そのためには、患者一人一人の特定ライスオイルの摂取量が分からなければならない。患者一人一人のビン入りカネミ・ライスオイルの個人消費量を推定することはほとんど不可能であったが、特定の缶入りカネミ・ライスオイルの個人消費量を、年齢や性、食事の摂取量、調理中ならびに調理後の油のロス等を無視して、

表 3.7. 油症患者の中毒初期症状ならびに所見[a]

症状と所見	%	
	男 (n = 89)	女 (n = 100)
爪の黒変	83.1	75.0
毛穴に一致した黒点	64.0	56.0
手掌の発汗過多	50.6	55.0
ニキビ様皮疹	87.6	82.0
かゆみ	42.7	52.0
皮膚色の変化	75.3	72.0
手足の腫脹	20.2	41.0
粘膜の色素沈着	56.2	47.0
眼やに	88.8	83.0
眼粘膜の充血	70.8	71.0
一過性視力減退	56.2	55.0
黄疸	11.2	11.0
上眼瞼の浮腫	71.9	74.0
脱力感	58.4	52.0
手足のしびれ	32.6	39.0
発熱	16.9	19.0
難聴	18.0	19.0
手足のけいれん	7.9	8.0
頭痛	30.3	39.0
嘔吐	23.6	28.0
下痢	19.1	17.0

[a]: 1968 年 10 月 31 日現在

表 3.8. カネミ・ライスオイル使用量と発病および重症度との関係

油の使用量	発病なし		軽症		重症		計	
	人数	%	人数	%	人数	%	人数	%
720 ml 未満	10	12.0	39	49.0	31	39.0	80	100.0
720〜1,440 ml	0	0.0	14	31.0	31	69.0	45	100.0
1,441 ml 以上	0	0.0	3	14.0	18	86.0	21	100.0

大雑把に推定することは可能であった。なぜならば，缶入り油を共同で購入し分配した記録が残っていたからである。表 3.8 に示すように，問題の特定カネミ・ライスオイルを用いた 146 人の患者の内 80 人は，一人 720 ml 未満の油を消費していた。これらの少量使用者の"奇病"有病率は 88% であった。これに対し，720 ml 以上使用していた人達の有病率は 100% であった。また，重症者の含まれる割合は，油の摂取量の増加とともに明らかに高まっていることも分かった。このように，大雑把ながら量反応関係は明瞭に示された。なお，重症度は年齢により有意に異なるので，146 人の全患者の年齢構成を標準にして，上述の有病率を標準化してみたが，量反応関係はほとんど変化しなかった (17)。

3.3.7. カネミ・ライスオイルに含まれる PCBs の時間的分布

"奇病" に罹った患者が使っていたカネミ・ライスオイルに KC-400 という PCBs 混合物が含まれていたという分析専門部会の研究結果と，極めて特定の時期に製造されたあるいは出荷されたカネミ・ライスオイルだけが "奇病" の原因であるという疫学的研究結果が，ぴったりと一致し，"奇病" の原因が完全に立証されるためには，どうしても問題の 1968 年 2 月上旬の特定時期に製造された油だけが KC-400 に汚染されていることを確認しておかなくてはならない。このために，分析専門部会は 1967 年 10 月から 1968 年 10 月の間に出荷されたビン入りカネミ・ライスオイルの 109 試料を集めて分析した。その結果，ガスクロマトグラフ分析により，1968 年 2 月 7 日から 10 日の間に製造されあるいは出荷された試料のみが，KC-400 により高度に汚染されていることが証明された (8)。なお疫学調査で問題になった 2 月 5 日，6 日という特定日に製造されたビン入り油については，残念ながら試料が得られなかったので分析できなかった。

倉恒は分析専門部会員でもあったので，塚元分析専門部会長と協議し，より広範な調査を計画した。すなわち，分析専門部会員の九州大学工学部上野景平教授の指導のもとに，福岡県衛生部によって収去されていた多数のビン入りカネミ・ライスオイルから，月別にランダムに選んだ 479 サンプルの塩素濃度を，カウントメーターを用いて X 線蛍光法により測定することを計画したのである (カウントメーターで PCBs そのものの測定はできないけれども，PCBs に含まれる塩素の測定はできる)。残念ながらカウントメーターはその当時九州大学にはなかったが，九州電力株式会社の研究所に良好な状態で動いていると聞き，勝木班長を通じてその使用方を社長にお願いし快諾を得たので，研究所の柳瀬健次郎主任研究員に分析して頂いたのである。分析は，試料や器具の食塩による汚染に最大の注意を払いつつ，失敗を繰り返しながら慎重に行なわれ，1968 年 2 月 7 日から 10 日にかけて製造あるいは出荷された油だけが大量の塩素(最大 462 ppm)を含んでいることが再確認されたのである(図 3.2) (18)。2 月 5 日，6 日に製造された油の試料は，この場合も入手できなかったので分析できなかった。かくて，疫学部会の研究結果と，分析専門部会の研究結果は完全に一致し，"奇病" の原因は，1968 年 2 月上旬に製造・出荷されたカネミ・ライスオイルの摂取であり，その他に原因はないことが確証されたのである。

3.4. 結論とその他関連事項

倉恒匡徳

3.4.1. 結論など

　以上述べた様々な臨床的，化学的，疫学的調査研究の結果は，すべて一致して，また完璧に，"奇病"の原因は，PCBs の一商品である KC-400 により汚染された特定時期のカネミ・ライスオイルを摂取したために起こった一種の食中毒症であることを証明した。一番最初の研究班会議で，早々と"奇病"を"油症"あるいは"いわゆる油症"と呼ぶことが決められたが (3.1.1)，それが間違っていなかったことが証明され，誠に幸いであった。疾患は改めて，"油症(塩化ビフェニール中毒症)"と命名された (1)。

　かくて，油症が人類の未だかつて経験したことのない，経口摂取した PCBs による中毒症であることが分かり，その発症機構を究明し，一刻も早く有効な治療法を開発することが，研究班の新たな使命になった。"油症研究班"は"油症治療研究班"に再編され，新たな努力が開始されたのである。班長は樋口謙太郎教授で，1969 年 4 月に発足した (19, 付録 3)。折しも PCBs による環境汚染が世界の大問題となり，この観点からも油症の研究は世界の注目を集めることになったのである。

3.4.2. KC-400 の人に対する造痤瘡性

　油症の原因はすっかり明らかになったように思われたが，なおいくつかの疑問点が残っていた。その一つは，KC-400 の人に対する造痤瘡性である。それまですでに，KC-400 は純粋な PCBs の混合物であり，不純物は非常に少ないことが知られていた。文献では，米国製の PCB 混合物である Aroclor の蒸気を吸入した労働者に痤瘡が見られたという報告があったが (20)，KC-400 のような純粋の PCBs に，人あるいは動物に対して痤瘡を引き起こす作用があるのかどうか，確信が持てなかったのである。そこで，カネミ工場から入手した KC-400 や，患者が使用していたカネミ・ライスオイルを，通常のマウスやヌードマウスあるいはリス猿などに食べさせてみたが，油症に特有な皮膚病変はなかなか再現されなかった (21, 22)。そのため，KC-400 が本当に人間に対して病原性を持っているのか大変危惧されたのである。しかし，幸いなことに，大阪府立公衆衛生研究所・職業衛生部長，原　一郎博士から，某コンデンサー製造工場でカネクロールに曝露した労働者に痤瘡が見られたということを教えて頂いた。このご教示により，我々は KC-400 が人間に対して造痤瘡性を持っていることを確信した。また我々は，原博士に博士の観察結果を公表して頂くようお願いし，博士はそれに応えて下さったのである (23, 24)。

3.4.3. 油症の原因物質は PCBs 以外のものではないかという疑問の提起

　2 年ほどして，油症が PCBs による食中毒症であるという我々の結論に対し，外国から疑問の声

が上がった。1971年，バークレイのカリフォルニア大学の，海洋資源研究所のR. W. Riseborough博士が倉恒に手紙をよこし，油症はPCBs単独で引き起こされたものか，それとも，KC-400に含まれているかもしれないPCDFs (ポリクロロジベンゾフラン) あるいはPCDDs (ポリクロロジベンゾダイオキシン) との共同作用で，引き起こされたものか，どう考えるかと質問してきたのである。博士は，ハンブルグ大学皮膚科の研究者によって1957年に発見されたPCDFsやPCDDsの極めて強い毒性について (5, 6) 言及するとともに，市販のPCB混合物にはこれらの化合物が微量含まれており，その量の多寡によりPCB混合物の毒性が大きく変わるという，オランダのVos博士らの最新の重要な知見 (25) についても言及していた。

手紙は，当時油症治療研究班長をしておられた田中　潔教授（薬理学）にお回しし，検討して頂いた。教授はこの疑問に答えるために動物実験を行なわれ，その結果，「3, 4, 3', 4'-テトラクロロビフェニールの結晶をオリーブ油にとかして，家兎の耳の内側に塗布すると，カネクロール400と全く同じ皮膚変化を生じた。これはPCBに含まれる不純物が皮膚毒性発揮に必要だという説を否定するものである。」という結論を下されたのである (26, 27)。

我々は，油症患者が，未使用のKC-400ではなく，熱媒体として加熱されたKC-400によって汚染されたライスオイルを摂取して発病しているのであるから，どうしても，患者が摂取した有毒ライスオイルそのものを分析し，PCDFsやPCDDsが含まれていないかどうかを確かめなければ，Dr. Riseboroughの質問に答えることはできないと考えた。そこで，協同研究者長山淳哉君と増田義人君に計り，患者使用のライスオイルと，KC-400その他のカネクロール製品の再分析を計画したのである。カネクロールは純度が非常に高いことが知られていたので，かりにPCDFsやPCDDsが含まれていても，その濃度は無視できるぐらい低いものであろうと予想された。当時これらの化合物の分析方法は確立されていなかったので，分析は困難を極めたがなんとか成功し，予想外に多くのPCDFsが患者使用のライスオイルに，さらに患者の組織中にも，そして各種カネクロールにも含まれていることが証明されたのである (28, 29, 30)。しかもその後の研究により，油症の最も重要な原因物質はPCDFsでありPCBsではないことが判明した（第4章，第6章を参照）。このようにして，Dr. Riseboroughの質問は極めて適切であり，我々の研究にとっても益するところが大きかったことが明らかになったのである。

3.4.4. 長崎県の油症

福岡県の"奇病"の流行の原因が解明されてまもなく，長崎県で起こっていた同じような流行の原因も，長崎県衛生部の調査により，カネミ・ライスオイルの摂取によることが明らかになった。長崎県衛生部の，当時の大塚喜久雄課長のお話によると，長崎県においても，衛生部職員全員が一致協力して，県内で発生した患者の食習慣や生活状態について，広範な疫学調査を実施されたようである (31)。調査により，県内に500人以上の患者が発生しており，そのほとんどは，長崎市の西100 kmにある五島列島の玉之浦町や奈留町のような遠隔地の住民であり，しかも1968年2月9日と10日に出荷された100缶ものカネミ・ライスオイルが，これら遠隔地に到着していたという驚くべき事実が明らかになった。残念ながら，調査が行なわれた時点において，これらのライスオイルは全く残っていなかったので分析できず，油中のPCBsについては確実には知ることができない。し

かしながら，3.3.7項で述べたように，また図3.2に示したように，これらの油がPCBsによりかなり汚染されていたことは間違いないと考えられる。なお，大塚喜久雄氏は，我々が長崎県で発生した「黒い赤ちゃん」を調査する際に積極的に援助して頂き，その他数々の貴重な情報を提供して頂き大変お世話になった。ここに記して心から感謝の意を表します。

ところで，福岡県の患者もそうであったが，ライスオイルは成人病に良いといわれていたので，長崎県の患者もまたそれを信じ，カネミ・ライスオイルを共同購入して使用したのであった。それも初めての購入で，この災難に遭われたと聞いている。誠に不幸な犠牲者の方々である。このように，長崎県は福岡県とともに油症患者が最も多く発生した県であるが，福岡県に九州大学油症治療研究班があり福岡県衛生部と協力して研究・検診・治療が行なわれてきたように，長崎県においても，長崎油症研究班が設立され，長崎県衛生部と密接に協力して中毒の本態を究明するとともに，患者に対し適切な健康管理と治療を行なうために，長年にわたり研究活動等が続けられてきている(付録3を参照)。

3.4.5. 台湾の油症研究者等との協力

1979年3月，台湾で，多くの点で油症に極めてよく似た病気が多発した。当時，行政院衛生署防疫処長であった許書刀博士が，1979年9月，東京大学医学部衛生学教室の山本俊一教授と大井 玄助教授の協力のもと，この病気がPCBsによって汚染された市販のライスオイルの摂取により起こったものであることを見いだされた(32)。1979年11月末，許書刀博士が日本の油症について知るために我々の研究室に来訪され，その機会に，我々は台湾の油症についてその概要を知ることができた。また，博士から研究協力の要請をうけ，我々は喜んでそれに応じたのである。すなわち，第一薬科大学増田義人教授は，台湾油症の患者の血液や患者の用いたライスオイル，さらにそのライスオイルを製造した工場の土や工場労働者の血液などをも分析して協力した。その結果，どの試料も異常に高濃度のPCBsを含んでいることが立証された。それ以来今日まで，台湾油症に関わる研究者，医師，衛生行政官との密接な協力関係が，我々との間に保たれてきているのである。

増田教授は上記の分析の後まもなく，行政院衛生署から招待され，PCBsの分析方法について衛生署の化学者に対して指導を行なった。また，今村基雄博士も，1981年に博士の絶食療法を台湾の油症患者に適用することを台湾政府に申し出た結果，王金茂衛生署長から公式に招聘され，現地に赴き献身的に診療を行なった(9.3節を参照)。患者の強い希望を受けて，博士は翌年再度台湾に赴いて治療をし，患者に非常に感謝されたのである。(感謝の印に博士の胸像が患者達から博士に贈られたと聞いている)。さらにまた，より詳しい情報を相互に交換するために，台湾油症の研究者が日本に招聘された。すなわち，1983年4月に，倉恒とニューヨーク大学のNorton Nelson教授が福岡市で共同開催した，"ポリクロロビフェニール，ポリクロロジベンゾフラン，ポリクロロジベンゾダイオキシン，ならびに関連化合物の毒性に関する日米合同セミナー"に，招聘したのである(33)。(ちなみに，故Nelson教授は故ケネディ大統領の科学顧問として米国の環境汚染対策を指導した人物であるが，油症について深い関心を持っておられ，福岡市には度々来られ，油症患者の自宅を訪問し患者の生の声を聞き健康状態を調べるとともに，我々に対しても貴重な助言をして下さった方である)。より最近では，1991年6月に開催された全国油症治療研究班会議(班長：吉村英敏教授)

に，国立成功大学医学院附設医院院長・徐澄清教授その他の研究者が出席され，研究協力の緊密化が計られた。その結果，福岡県保健環境研究所の飯田隆雄博士一門により開発された，米ぬかファイバーとコレスチラミンの経口投与の治療効果，すなわち患者の体内に残留している塩化ジベンゾフラン等の糞便中排泄促進効果を確かめるために，台湾の油症患者の協力を得て臨床試験を実施することが計画され，徐教授の援助のもとにそれが実現したのである。そして，我々にとって喜びにたえないことは，糞便を採集しその中に含まれている超微量のPCDFsやPCDDs, PCBsその他の関連物質を正確に定量するという，世界最初のしかも困難を極めたこの臨床試験が見事に完了し，新治療法が有効であることが証明されたことである (9.2節を参照)。人類が経験したこれら2つの誠に悲惨かつ貴重な中毒事件から，できるだけ多くのことを学びとるために，また犠牲者の苦痛を速やかに和らげるために，二つの国の研究当事者が密接に協力することが極めて大切であることは疑いのないことである。

3.4.6. 問題のライスオイルの汚染のメカニズム

問題のライスオイルがKC-400によってどのようにして汚染されたかについて，二つの対立する説がある。すなわち，"ピンホール説"と"熔接エラー説"である。

a) "ピンホール説"

前にも簡単にふれたように，1968年11月6日，すなわち九州大学の研究班により患者が使用したカネミ・ライスオイルがKC-400によって汚染されていることが発見されてまもなく，カネミの工場が存在する北九州市の市長は，九州大学工学部の篠原　久教授らに対し，汚染のメカニズムを明らかにするために，カネミの製油部の工場の検査を依頼した。KC-400は，ライスオイル製造工程の最終段階で，油の脱臭のために，脱臭タンクの中で約3mmHgという減圧下で油を200℃以上に加熱するために熱媒体として用いられていたのであるから(図3.1)，篠原教授らはそれらのタンクを細心の注意を払って検査された。その際6号タンクは特に重要であると考えられたようである。というのも，この古いタンクは1967年の終わりに修理され，1968年2月初めに，すなわち我々の疫学調査により汚染された問題のライスオイルが製造されたと判明している時期と同じ頃に，再使用が始まっていたからである。200℃以上に加熱されたKC-400が通されていたこの6号タンク内のコイル状のステンレスパイプに，$5kg/cm^2$の加圧空気を送って調べた結果，1968年11月16日に，パイプに3つのピンホールが空いていることが発見された(タンクの構造に関しては，図3.5を参照)。最大のホールは，2mm×7mmの大きさであった(34)。

1968年12月26日，篠原教授と宗像助教授は，北九州市の小倉警察署長から，タンクを再検査し，汚染のメカニズムについて専門家としての意見を出すように依頼された。教授らは上述の3つのピンホールを再確認するとともに，彼らの協力者であった九州大学工学部徳永洋一助教授は，これら3ホールの近くのパイプをX線写真ならびに顕微鏡により検査し，多くの小さな貫通した穴が存在しタール状の物質が詰まっていることを発見された。また，教授らは現場実験を繰り返し行ない，金相学的・冶金学的検査を重ね，穴に詰まった物質の分析も行ない，これらの穴が自然に開口して自然に閉じる可能性を詳しく検討し，その結果，これら二つの可能性はどちらもそれほど小さくはな

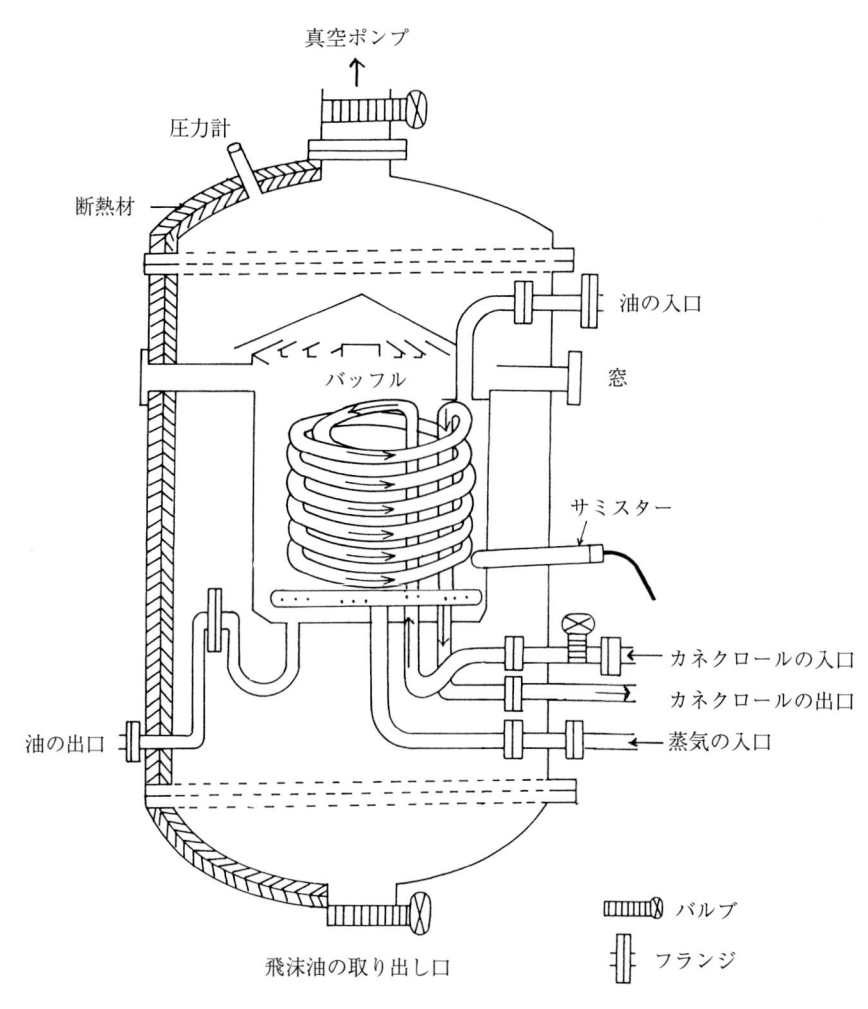

図 3.5. カネミ倉庫株式会社製油部ライスオイル精製工場の脱臭タンクの構造
（鐘淵化学工業株式会社提供の資料による）

く，かつ，有毒ライスオイルに含まれていたカネクロールの量は，6号タンクのパイプに発見されたこれらの穴から漏れたものとして説明できるであろうという推論が，極めて慎重になされたのである．しかし，10ヵ月も前の1968年2月上旬という特定の時期に，これらの穴が実際に存在していたということは，誰も立証できないことであると述べ，結論づけるためには不確定要因が余りにも大きいことが指摘された．また，これらの穴は，KC-400を加熱することにより発生した酸によって，ステンレスパイプが腐食してできたものであると判断された．以上の考え方は，福岡地方検察庁の小倉支部により，ライスオイルの汚染のメカニズムとして最も合理的なものであると受け取られ，その結果としてカネミが訴追されたのである．またこのような汚染のメカニズムは，一般には"ピンホール説"と呼ばれ，その後油症の被害者団体が提訴したいくつかの民事損害賠償訴訟において，裁判所により妥当なものと考えられ採用されたのである．しかしながら，かなり多くの人々が，

この説には重大な欠陥があるとして，それに反対してきた (35, 36, 37, 38)。倉恒が考える主要な欠点3つを以下に述べる。

1) 篠原教授らも言っておられるように，1968年11月に発見されたこれらのピンホールが，ライスオイルがカネクロールにより汚染された1968年2月初めのごく短い期間に，実際に存在していたという証拠は全くない。

2) 福岡高等裁判所によると (34)，上記の短い期間に漏れたと考えられるカネクロールの総量は約280 kgと推定されている。穴がもしあったならば，その穴はピンホールではなくかなり大きいものであったに違いない。そうでなければ，そのような短時間のしかも大量の漏れは起こりえないからである。そのように大きな穴，それも一つあるいは複数あったかもしれない穴が，自然にかつ急速に形成され，その後まもなく自然に，急速に，同時期に，また完全に閉まるということが起こる確立は，極めて小さいはずである。(ビン入りライスオイルの汚染がごく短期間であったという分析結果を想起されたし)。しかも，パイプを腐食させた酸が存続しその腐食作用が発揮され続けていたことを考えると，この確率はさらに小さくなると考えられる。

3) もし小さいピンホールからカネクロールが漏れたのであれば，ライスオイルの汚染は軽度のものであったに違いない。そして，患者の発生も少数かつ散発的であったと考えられる。これは，3.3.2項で説明した"奇病"患者の爆発的発生という疫学的所見に全く反している。

b) "熔接エラー説"

"ピンホール説"を受け入れ，いくつかの民事訴訟では，鐘淵化学工業株式会社に，カネクロールの腐食作用について適切な注意を喚起することを怠ったという過失があったと判定され，膨大な損害賠償金(100億円にもなると言われる)を原告に支払うよう命令がだされ，支払われた。1979年10月，鐘淵はある民事訴訟において，ライスオイルの汚染はピンホールによるものではなく，熔接エラーによるものであると主張した。"ピンホール説"に対してかねてから厳しい疑いの目を投げかけてきた加藤八千代氏(カネミの社長の姉)の主張 (36, 37) や，カネミの脱臭工場のかつての一主任の告白に基づき，鐘淵は，カネミの従業員がカネミの脱臭工場の1号脱臭タンクのステンレススチールパイプのコイルに不注意にも穴を空けたことが汚染の原因であると主張したのである。すなわち，1号脱臭タンクの中に温度計(サミスター)を装填するために，タンクの熔接をしていたときに，タンク内にあるステンレスパイプのコイルに誤って穴を空けてしまい，大量のカネクロールがパイプから流れだしてライスオイルを汚染し，工場責任者はその汚染の事実を知りながら，汚染油を減圧加熱脱臭すれば漏れたカネクロールを除去できると考えて脱臭し，その安全性を十分に調べることもなく，出荷が滞っていたので急いで出荷したというのである。この汚染のメカニズムは"熔接エラー説"と呼ばれている。1986年5月，福岡高等裁判所はこれを認め，"ピンホール説"を否定し，鐘淵の過失もまた否定された。最高裁判所は1987年3月，原告・被告に対し和解を勧告し，両者はそれに従ったのである。それまで，汚染のメカニズムについては，両者間で熾烈な論争が展開されていたが，それ以後は今日まで，論争は完全に消滅している。この事実は，熔接エラー説が真実であることを示しているように思われるのである。

3.4.7. 患者の悲しみや苦しみなど

　油症の原因は速やかに解明されたが，この疾患は極めて難治な疾患で，治療に長年月を要することがまもなく分かってきた。原因が分かってまもなく，1,2年のうちにかなり良くなるのではないかという楽観的な意見もあったが，事実はその反対であった。患者の苦痛を和らげるために懸命の努力が臨床家によってなされたが，それにもかかわらず，一旦経口的に体内に大量取り込まれて脂肪組織に溶けこんだPCDFs等のPCB関連人工毒物は，残留性が高く，脂肪組織から動かず，長年月にわたって患者を苦しませ続けたのである(第7章参照)。さらに，我々にとって誠に残念なことは，患者に不信感を抱かせるような対応をした医師がいたことである(39)。患者さんの話によれば，肉体的にも，精神的にも，そして社会的にも深く傷つけられた，それも全く理由もなく不当に傷つけられたこれらの被害者・犠牲者に対し，心から同情しつつ治療するのではなく，単なる学問的興味から患者に対して冷たく対応する医者がいたとのことである。さらに残念なことは，すでに述べたように，"奇病"の患者が家族発生しており，子供まで罹っていることに注意すれば，それが一種の食中毒ではないかと疑って然るべきであるが，県内の医師の誰からも食中毒の疑いとして保健所に届け出がなされていなかったことである。食品衛生法により，食中毒患者もしくはその疑いのある者を診断した医師は，直ちに最寄りの保健所に届け出なければならないことになっているにもかかわらず，届け出が全くなされなかったのである。これでは医師に対する信頼がなくなるのも当然であろう。もし，流行の初期段階において，"奇病"の発生が"食中毒の疑い"として保健所に報告されていたならば，災害の規模は著しく小さくなっていたことが考えられる。誠に痛恨の極みである。

　以上のような事実のために，患者達は心ない医師に対するだけでなく，油症治療研究班自体に対しても，不信感を抱くようになっていった。研究班に協力して「実験材料」になるのは，まっぴら御免だというのである。有効な治療法がなかなか見つからなかったことも，患者の失望・不信感を強めたに違いない。そして，患者の悲しみ，苦痛，怒りは，患者の心を理解しない一般人の患者に対する心ない態度によっても，強められたのである。患者の一人，紙野柳蔵氏は，"人間侮蔑とのたたかい"という一文のなかで，"我々を真に苦しめるものはPCBではなく人であることを理解してほしい"と述べておられる(39)。この胸の張り裂けるような叫びは，患者の本当の悲しみは，患者以外のなんぴとも理解することができないものであることをよく示していると思う。

　このように，患者と研究班をとりまく雰囲気は，少なくとも一時期はあまり協力的ではなかった。不幸なことではあるがこのことは事実である。しかし，どのように思われようとも，研究班員はみな自分のベストを尽くして，より良い治療法の開発を目指してひたすら献身してきた。その姿勢は，他の研究者からみると愚直としか見えなかったであろう。私自身，"まだ油症の研究をしているのですか？　ご苦労さんですね"，と呆れ顔をして言われたことが何度もあるのである。というのも，この仕事は，もともと労多くして報われることの少ない仕事なのである。人類がPCBsのような人工の有機塩素化合物に曝露するようになったのは，人類の長い歴史の中でみると，ごくごく最近のことである。人間の進化の歴史のなかで，これらの化合物を処理する能力を人間の体は十分には開発していないのである。もともと体が処理し難い，したがって一旦体に入るとなかなか出ていかない，

しかも解毒することも容易でない有機塩素化合物が，油症の患者を苦しませ続けているのである。夢のような治療法が簡単に見つかるはずもない。それに油症の患者は世界に沢山いるわけでもない。研究者は誰しも，世界中の人々を苦しめているような病気の治療法を開発して，輝かしい称賛を世界の人々から与えられることを夢みる。賢い研究者は，油症の治療というような，労多くして功少ない問題に取り組もうとはしないものである。

　1983年，私が臨床医でもないのに油症治療研究班長を仰せつかった時に，20人ほどの油症の患者さんならびに油症弁護団の弁護士さん達と我々研究班員が懇談する機会が与えられた。患者の研究班に対する強い不信感を少しでも無くしたいという，福岡県衛生部・栗原羊一課長の真摯な強い要請に基づいて実現した初めての懇談会であった。予想どおり，研究班に対する厳しい不満・不信感に満ちた難詰の言葉が我々に浴びせかけられた。研究班に協力しても，データ集めのための実験材料になるだけではないかというのである。私は，我々の真意を説明するとともに，患者さんが入院して人体実験の材料に進んでなる位の積極的な協力がなければ，新しい治療法などは見つからないと述べ，非難だけでは創造は生まれないと訴えた。このように，研究班に対する不信感は厳しかったのである。しかし有難いことに，患者さんの中には，一言の不満も洩らさず，愚直な我々の真意を理解し，我々を励まし続けて下さった方々がおられた。我々が頼めばいつでも快く，"人体実験"の被験者に何度でもなって下さった方々がおられたのである（9.2, 9.3節を参照）。我々が長年研究し続けてこられたのは，まさにこれらの患者さんの心のこもった，文字どおりの献身的協力があったからである。ここに記して，これらの患者さんに対し，心からの感謝と敬意を捧げる。

文　献

1) 勝木司馬之助（1969）序言．福岡医誌 60, 403–407.
2) 勝木司馬之助（1973）カネミライスオイル事件余聞．学士会会報 720, 9–13.
3) 稲神　馨（1992）"他大学の協力を"，"九大油症研究班を充実せよ"．九大農学部農芸化学同窓会誌, 147–153.
4) Schmittle, S. C., Edwards, H. M., Morris, D. A.（1958）Disorder of chickens probably due to a toxic feed: Preliminary report. J.A.V.M.A. 132, 216–219.
5) Schulz, K. H.（1957）Klinische und experimentelle Untersuchungen zur Ätiologie der Chloracne. Arch. klin. exp. Dermat. 206, 589–596.
6) Kimmig, J., Schulz, K. H.（1957）Berufliche Akne（sog. Chlorakne）durch chlorierte aromatische zyklische Äther. Dermatologica 115, 540–546.
7) 勝木司馬之助，樋口謙太郎，塚元久雄，等（1969）油症事件を顧みて．九大医報 38, 6, 72–80.
8) 塚元久雄，牧角三郎，広瀬　広，等（1969）油症患者が使用したライスオイル中の有毒物質の化学的検索．福岡医誌 60, 496–512.
9) 山田芳雄（1992）アイソトープとともに歩んで．Isotope News 9, 30–34.
10) 五島応安，樋口謙太郎（1969）油症（塩化ビフェニール中毒症）の皮膚科学的症候論．福岡医誌 60, 409–431.
11) 稲神　馨（1994）倉恒への私信．
12) 西村幹夫（1972）八ヶ月間の空白を追求する．朝日新聞社編，PCB——人類を食う文明の先兵, 65–94, 朝日新聞社．
13) 西村幹夫（1995）倉恒への私信．
14) MacMahon, B., Pugh, T. F., Ipsen, J.（1960）Epidemiologic methods. Boston, Little, Brown and Company.
15) 倉恒匡徳，森川幸雄，廣畑富雄，等（1969）油症の疫学的研究．福岡医誌 60, 513–532.
16) Kuratsune, M., Yoshimura, T., Matsuzaka, J. et al.（1972）Epidemiologic study on Yusho, a poisoning caused by

ingestion of rice oil contaminated with a commercial brand of polychlorinated biphenyls. Environ. Health Perspect. Experimental Issue No. 5, 119–128.
17) 吉村健清 (1971) 油症における重症度の解析ならびに摂取油量調査. 福岡医誌 62, 104–108.
18) Kuratsune, M. (1989) Yusho, with reference to Yu-Cheng. In: Kimbrough, R. D., Jensen, A. A. eds. Halogenated biphenyls, terphenyls, naphthalenes, dibenzodioxins and related products. Amsterdam, New York, Oxford, Elsevier. 381–400.
19) 樋口謙太郎 (1971) 序言. 福岡医誌 62, 1–2.
20) Meig, J. W., Albom, J. J., Kartin, B. L. (1954) Chloracne from an unusual exposure to Arochlor. J.A.M.A. 154, 1417–1418.
21) 稲神 馨, 古賀友英, 菊池昌弘, 等 (1969) ヘアレスマウスにおける油症患者使用油投与実験. 福岡医誌 60, 548–553.
22) 西住昌裕, 河内清司, 倉恒匡徳 (1969) 油症の実験病理学的研究. 福岡医誌 60, 539–543.
23) 原 一郎 (1969) 某電気コンデンサー工場でクロロジフェニールに暴露した労働者の健康管理. 大阪府公衆衛生研究所研究報告, 労働衛生編, No. 7, 26–31.
24) Hara, I. (1985) Health status and PCBs in blood of workers exposed to PCBs and their children. Environ. Health Perspect. 59, 85–90.
25) Vos, J. G., Koeman, J. H., Van der Maas, H. L., et al. (1970) Identification and toxicological evaluation of chlorinated dibenzofuran and chlorinated naphthalen in two commercial PCBs. Food Cosmet. Toxicol. 8, 625–633.
26) 小松冨美子, 菊池昌弘 (1972) 結晶 Tetrachlorobiphenyl 塗布によるウサギ皮膚の変化. 福岡医誌 63, 384–386.
27) 田中 潔 (1972) 序言. 福岡医誌 63, 347–351.
28) Nagayama, J., Masuda, Y., Kuratsune, M. (1975) Chlorinated dibenzofurans in Kanechlors and rice oils used by patients with Yusho. Fukuoka Acta Med. 66, 593–599.
29) Nagayama, J., Kuratsune, M., Masuda, Y. (1976) Determination of chlorinated dibenzofurans in Kanechlors and "Yusho Oil". Bull. Env. Cont. Tox. 15, 9–13.
30) Nagayama, J., Masuda, Y., Kuratsune, M. (1977) Determination of polychlorinated dibenzofurans in tissues of patients with Yusho. Fd. Cosmet. Toxicol. 15, 195–198.
31) 大塚喜久雄 (1969, 1995) 倉恒への私信.
32) Hsu, S. T., Ma, C. I., Hsu, S.K.H., et al. (1985) Discovery and epidemiology of PCB poisoning in Taiwan: A four-year follow-up. Environ. Health Perspect. 59, 5–10.
33) Japan-U. S. A. Joint Seminar on Chlorinated Biphenyls, Dibenzofurans, Dibenzodioxins and Related Compounds. (1985) Environ. Health Perspect. 59, 3–181.
34) 福岡高裁 (1986) カネミ油症損害賠償請求事件控訴審判決. 判例時報 No. 1191, 28–58.
35) 神力達夫 (1980) ピンホール説は正しいか——判決を導いた九大鑑定への疑問. 油脂 33, 79–85.
36) 加藤八千代 (1979) 私が抱いた数々の疑問——黙すべき時があり語るべき時がある. 油脂 32, 11, 38–43.
37) 加藤八千代 (1985) カネミダーク油・油症事件——隠された事実からのメッセージ, 幸書房.
38) 倉恒匡徳 (1985) 油症ピンホール説に対する疑問. 日本公衆衛生雑誌 32, No. 10, 698.
39) 紙野柳蔵 (1972) 人間侮蔑とのたたかい. 朝日新聞社編, PCB——人類を食う文明の先兵, 13–40, 朝日新聞社.

第4章　油症を起こした原因化学物質

増田義人

4.1. ライスオイル中の毒性化合物

　油症事件が発生した1968年に，患者の家庭から集められたライスオイル中の毒性有機塩素化合物を最初に分析したときは，電子捕獲検出器付きガスクロマトグラフによる分析法，赤外線吸収スペクトル法，塩素を滴定で測定するホルハルド法及び放射化分析法によるものであった(1)。ライスオイルの加熱に使用された熱媒体であるカネクロール-400（KC-400）には塩素が48%含まれていた。したがって，上記の方法でライスオイルには1,000〜1,500 ppmの塩素が含まれていると分析されたので，ライスオイル中のPCB含量はその2倍の2,000〜3,000 ppmであろうと推定された。蛍光X線分析法により，このライスオイルを製造したカネミ倉庫から2月の初めに出荷されたライスオイ

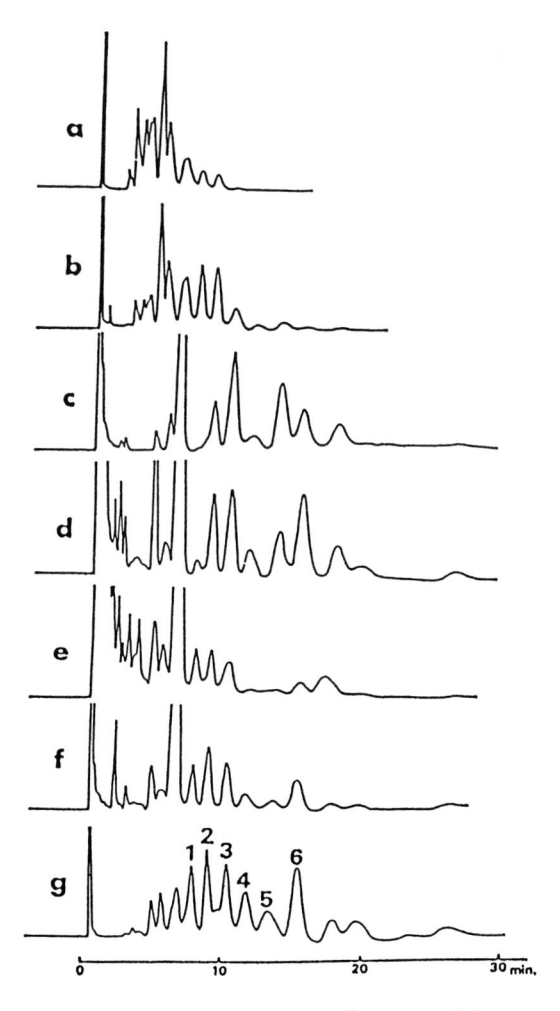

図4.1. 福岡油症関連のPCBガスクロマトグラム（5% SE-30充塡ガラスカラム，2 m）
a: KC-400, b: カネミ製ライスオイル, c及びd: 典型的油症患者の血液,
e: タイプC油症患者の血液, f: 一般人の血液, g: KC-500 + KC-600（1:1）. 増田ら(3)

ルには 500 ppm までの塩素が検出されたが，他の月に出荷されたライスオイルにはわずかの塩素が検出されるのみであった。1968 年 2 月の 5 日または 6 日に製造されたこのライスオイルは数年後に電子捕獲検出器付きガスクロマトグラフで再度分析された。この場合には PCB の全ピークの高さによる方法または完全塩素化して十塩化ビフェニルとして定量分析する方法が用いられ，より正確に濃度が求められた (2)。このライスオイル中の PCB 濃度は 800〜1,000 ppm であり，初めて分析された値の 1/2 から 1/3 となった。図 4.1 に示しているように，そのライスオイル中 PCB のガスクロマトグラムパターンは未使用の KC-400 のパターンと少し異なり，保持時間の比較的小さい部分の PCB ピークが割合に少なくなっていた (3)。これはライスオイルに混入された PCB が脱臭工程等において減圧下で加熱される操作がより強く行なわれたために，低沸点部分の PCB が比較的多く消失したために生じたものと考えられる (4)。

　Vos らはヒナの胚の生育実験により，PCB 製品はその中の不純物である PCDF の含量によりその毒性が強められていることを発見した (5)。したがって，PCB 混合物の毒性を評価するときは，その中の混在物である PCDF 含量が重要な意味を持つことになる。活性アルミナによるカラムクロマトグラフ法は PCDF を大量の PCB より分離するのに有効であることを見いだした。このアルミナカラムクロマトグラフ法によりライスオイルの PCB から PCDF を分離することに成功したので，電子捕獲検出器付きガスクロマトグラフ装置によりライスオイル中の PCDF を初めて定量分析することができた (2)。その結果ライスオイルには PCDF が 5 ppm 含まれていた。この値は未使用の KC-400 がライスオイルに混入されたとしたときの 250 倍の高濃度であった (6)。この高濃度 PCDF の発見は，後に宮田らにより確認された (7)。このようなライスオイル中 PCDF の濃度増大は次のようにして発生したと考えられている。カネミ工場のライスオイル脱臭工程で熱媒体として使用された KC-400 は長期間 200°C 以上に加熱され，その間 PCB は徐々に PCDF に変化していった。このようにして PCDF 濃度が増大した KC-400 は加熱パイプの溶接ミスにより生じた穴(3.4.6 参照)を通してライスオイルに混入したものといわれている。高温加熱により PCB が PCDF に変化すること

表 4.1. 油症ライスオイル及び KC-400 中の PCB, PCDF, PCQ 濃度と濃度比

	濃度 (ppm)			濃度比 (%)	
	PCBs	PCDFs	PCQs	PCDFs/PCBs	PCQs/PCBs
油症ライスオイルの工場出荷日					
1968 年 2 月 5 日	968	7.4	866	0.76	89
1968 年 2 月 9 日	151	1.9	490	1.3	320
1968 年 2 月 10 日	155	2.3	536	1.4	350
1968 年 2 月 11 日	43.7	0.48	—	1.1	—
1968 年 2 月 15 日	12.3	0.085	—	0.69	—
1968 年 2 月 18 日	1.8	0.012	—	0.67	—
未使用 KC-400	999,800	33	209	0.003	0.021
使用した KC-400	968,400	510	31,000	0.052	3.2
使用した KC-400	999,000	277	690	0.028	0.069
使用した KC-400	971,900	20	28,000	0.002	2.9

Kashimoto, Miyata (11)

は宮田，樫本 (8) 及び長山ら (9) により確認された。ライスオイル中の五及び六塩化 PCDF の濃度は減圧下高温に加熱する脱臭工程により更に増大させられたと考えられる (10)。ライスオイル及び KC-400 に含まれる PCB 及び PCDF の濃度及びそれらの比率は表 4.1 に示されている (11)。

台湾油症 2 検体のライスオイルに含まれている PCB と PCDF 及び PCQ はそれぞれ 80，43.9 と 0.10，0.141 及び 48，17.3 ppm であると分析された。これらの濃度は福岡油症のライスオイルの 1/10〜1/20 に相当する (12)。台湾油症ライスオイルのガスクロマトグラムパターンは KC-500 のパターンに似ている。一方，福岡油症ライスオイルのガスクロマトグラムパターンは KC-400 と KC-500 の混合物のガスクロマトグラムに似ている。これらのガスクロマトグラムを 図 4.2 に示してい

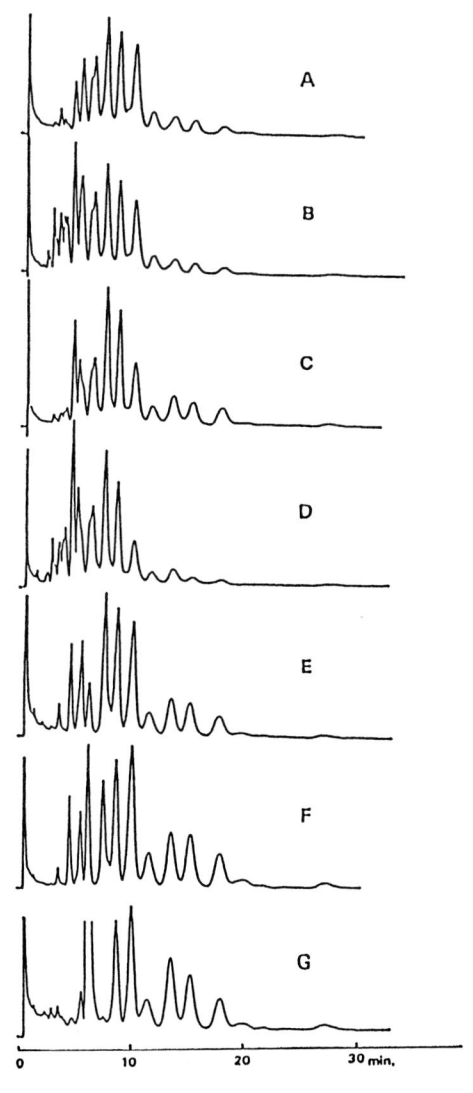

図 4.2. 台湾及び福岡油症関連の PCB ガスクロマトグラム (5% SE-30 充填ガラスカラム，2 m) A: KC-500，B: KC-400 + KC-500 (1: 1)，C: 台湾油症のライスオイル，D: 福岡油症のライスオイル，E 及び F: 台湾油症患者の血液，G: 福岡油症患者の血液．Masuda et al. (13)

る (13)。台湾油症の PCB は福岡油症の PCB より塩素数が多いものが割合に多く含まれている。

これらライスオイルの PCDF には 40 種以上の同族体があり，その中には毒性が高い 2, 3, 7, 8-tetra-, 2, 3, 4, 7, 8-penta-, 1, 2, 3, 4, 7, 8- hexa- 及び 1, 2, 3, 6, 7, 8-hexa-CDF が含まれている (14, 15)。ライスオイル中には PCB 74 種と四から八塩化の PCDF 47 種の同族体が定量分析された (16)。ライスオイル中の主な PCDF 同族体は表 4.2 に示されている。その後，PCB 及び PCDF の前処理によく使用されているアルカリ分解の過程で塩素数の多い PCDF は分解されやすいことが見いだされた。アルカリによる PCDF の分解が生じない条件を用いた改良法で分析すれば，PCB が 160 ppm 含まれているライスオイルには七塩化 PCDF が主な成分であることが分かった (17)。

油症事件直後では，放射化分析法及び蛍光 X 線分析法の塩素を測定する方法により，ライスオイル中の PCB は 2,000〜3,000 ppm であると考えられていた。しかし，その後ガスクロマトグラフ法で PCB の測定ができるようになり，ライスオイル中の PCB 濃度は約 1,000 ppm であると訂正され，初めの PCB 濃度の 1/2〜1/3 に相当することになった。このようになったので，ライスオイルには PCB 及び PCDF 以外に多量の塩素化合物の存在を考えなければ説明できなくなった。十万種以上の同族体からなる PCQ はガスクロマトグラフの PCB 測定条件においては，保持時間が非常に長くてピーク幅が非常に広いピークとして現れていた。したがって，PCQ はガスクロマトグラフ法では測定されずに，放射化分析法や蛍光 X 線分析法による塩素の測定では分析されていた。PCQ の定量分析は，PCQ を PCB 二量体骨格の 6 種類の十八塩化クアターフェニルにする完全塩素化法で行なわれた (18)。宮田らの測定によれば，表 4.1 に示しているように，塩素数が 5 から 10 個の PCQ 同族体が 866 ppm の高濃度でライスオイルに含まれていると分析された (19, 20)。ライスオイル中に PCQ が存在することは Kamp ら (21) 及び 山口，増田 (22)により確認された。

ポリ塩化クアターフェニルエーテル (PCQE)，すなわち 2 個の PCB のエーテル結合体，及びポリ塩化ターフェニル (PCT) もライスオイルの PCQ フラクションに微量成分として検出された (19)。PCQE の生成は KC-400 が高温に加熱されているときに PCQ の生成と並行して起こっている (20, 23)。油症原因油には PCB, PCQ 及び PCT がそれぞれ 110, 380 及び 7.2 ppm 含まれていた (24)。ポリ塩化セキシフェニル，すなわち PCB の三量体，も約 70 ppm がライスオイル中に存在していた。その分析法はライスオイルをゲルパーミエーションクロマトグラフィにかけ，ポリ塩化セキシフェニルを PCQ と共に分離させ，その定量分析は高速液体クロマトグラフィで行なった (22)。ライスオイルの PCDF フラクションからポリ塩化ナフタレン (14) 及びポリ塩化フェニルジフェニルジベンゾフラン (25) が微量ながら検出された。樫本らは PCB を 169 ppm 含むライスオイルに 0.13 ppm の PCDD 及び 1.41 ppm のコプラナ PCB 3 種を検出した (17)。田辺らも PCDD 及びコプラナ PCB を定量分析した (16)。その濃度は表 4.2 に示している。

多くの研究機関により PCDD, PCDF, PCB の各異性体の毒性が 2, 3, 7, 8-tetra-CDD (TCDD) の毒性と比較検討された (26, 27, 28)。PCDD/PCDF 及び PCB の TCDD に対する毒性相当係数は北大西洋条約機構 (NATO) (29) 及び世界保健機関 (WHO) (30, 31) により提案されている。この毒性相当係数にそれぞれの異性体の濃度をかけた値が TCDD の毒性に換算した量，すなわち TCDD 毒性相当量 (TEQ) として用いられている。TEQ に換算されている毒性の強さを理解するために，計算に用いられた各異性体の毒性相当係数は表 4.2 に示している。

第 4 章　油症を起こした原因化学物質

表 4.2. ライスオイル中の PCDD, PCDF, PCB 異性体の濃度及び TEQ（TCDD 毒性相当量）濃度

	濃度 (ppb)	TEQ (ppb)
2, 3, 7, 8-Tetra-CDD	nd	0
他の四塩化 PCDDs	3	0
1, 2, 3, 7, 8-Penta-CDD	7	3.5
他の五塩化 PCDDs	77	0
1, 2, 3, 4, 7, 8-Hexa-CDD	8	0.8
1, 2, 3, 6, 7, 8-Hexa-CDD	40	4
1, 2, 3, 7, 8, 9-Hexa-CDD	23	2.3
他の六塩化 PCDDs	203	0
1, 2, 3, 4, 6, 7, 8-Hepta-CDD	185	1.9
他の七塩化 PCDD	160	0
八塩化 PCDD	120	0.1
全 PCDDs	826	12.6
2, 3, 7, 8-Tetra-CDF	660	66
他の四塩化 PCDFs	2,570	0
1, 2, 3, 7, 8-Penta-CDF	525	26
2, 3, 4, 7, 8-Penta-CDF	1,350	675
他の五塩化 PCDFs	3,580	0
1, 2, 3, 4, 7, 8-Hexa-CDF	890	89
1, 2, 3, 6, 7, 8-Hexa-CDF	170	17
2, 3, 4, 6, 7, 8-Hexa-CDF	165	16.5
他の六塩化 PCDFs	1,259	0
1, 2, 3, 4, 6, 7, 8-Hepta-CDF	255	2.6
1, 2, 3, 4, 7, 8, 9-Hepta-CDF	11.5	0.1
他の七塩化 PCDFs	42	0
八塩化 PCDF	76	0
全 PCDFs	11,600	892
3, 3′, 4, 4′-Tetra-CB	11,500	5.75
3, 3′, 4, 4′, 5-Penta-CB	630	63
3, 3′, 4, 4′, 5, 5′-Hexa-CB	27	0.27
2, 3′, 4, 4′, 5-Penta-CB	32,000	3.2
2, 3, 3′, 4, 4′-Penta-CB	28,000	2.8
2, 3, 3′, 4, 4′, 5-Hexa-CB	2,950	1.5
他の Mono-ortho PCBs	91,800	0
Di-ortho PCBs	135,100	0
Tri-ortho PCBs	7,580	0
他の PCBs	71,000	0
全 PCBs	380,000	76.5
全量	392,400	981

2 検体の平均値で示す．
Tanabe et al. (16) のデータより．

4.2. 油症患者による毒性化合物摂取状況

　PCB, PCDF 及び PCQ がそれぞれ 920, 5 及び 866 ppm の濃度で含まれているライスオイルを摂取した油症患者 141 名の調査より，ライスオイルの平均摂取量は全期間で 688 ml，症状が現れるまでの潜伏期間では 506 ml であった。したがって，患者一人当たりの PCB, PCDF 及び PCQ の全摂取量はそれぞれ 111, 0.6 及び 439 mg と推定された (32)。ライスオイル中の TEQ 濃度は 0.98 ppm と推定 (表 4.2) されているので，一人の患者が摂取する TEQ 量は全期間で 0.62 mg, 潜伏期間では 0.456 mg と計算された。表 4.3 には油症患者が摂取したライスオイル量及び TEQ の量を示している。患者一人当たりの最も少ない摂取量も表 4.3 に記入している。潜伏期間における最少摂取量, 28 ng/kg/日，は特定の油症患者 (体重 56 kg) の潜伏期間 135 日より計算された。臨床症状の重症度及び血液中 PCB 濃度は全体のライスオイル摂取量とは有意の相関関係を示したがライスオイルの体重当たり一日摂取量とは有意の関係はなかった (33)。この事実は，蓄積性の毒性化合物がだんだんと蓄積されて，患者体内の毒性化合物濃度は順次増大し，油症の症状を発現するにいたったことを示していると思われる。

　台湾油症患者の PCB, PCDF 及び PCQ の一人当たりの全摂取量はそれぞれ 473, 3.84 及び 490 mg であり，潜伏期間中の摂取量はそれぞれ 302, 1.26 及び 192 mg であった (12)。これらの摂取量は福岡油症患者の摂取量とそれぞれほぼ同じ値であった。これは台湾油症患者の毒性油の摂取量は福岡油症患者の摂取量の約 20 倍 (34) であったが，台湾油症患者が摂取したライスオイル中の PCB, PCDF, PCQ 濃度は福岡油症患者のライスオイルのそれぞれ 1/10～1/20 であったからである (12)。

表 4.3. ライスオイル及び TEQ の推定油症患者摂取量

摂取量	ライスオイル	TEQ
一人当たり平均全摂取量	688 ml*	0.62 mg*
	(195–3,375)	(0.18–3.04)
潜伏期間の一人当たり平均摂取量	506 ml*	0.456 mg*
	(121–1.934)	(0.11–1.74)
1 日，1 kg 当たり平均摂取量	0.171 ml/kg/日*	154 ng/kg/日*
	(0.031–0.923)	(28–832)
潜伏期間の一人当たり最少摂取量	121 ml	0.11 mg
潜伏期間の 1 日，1 kg 当たり最少摂取量	0.031 ml/kg/日	28 ng/kg/日

* 範囲は括弧内に示す．
TEQ はライスオイル中濃度を 0.98 ppm, ライスオイルの比重を 0.92 として計算した．
Hayabuchi et al. (32) のデータより．

4.3. 油症患者の体組織及び血液中の毒性化合物

4.3.1. ポリ塩化ビフェニル（PCB）

1968年に油症事件が起こった直後において，油症患者の皮下脂肪，脂肪組織，喀痰及びその他の組織中のPCBはガスクロマトグラフィにより同定された（1, 35, 36, 37）。しかし，PCB成分の複雑さのために，PCBの定量分析は不確実であった。その後，改良されたよい分析方法により，油症患者の脂肪組織及び肝臓中のPCBが測定された。表4.4に油症患者の脂肪組織及び肝臓のPCB濃度をまとめておく（4, 35, 38, 39, 40）。油症事件直後の患者脂肪組織のPCB濃度は数十ppmに達するような高濃度であったと推定される。この高いPCB濃度は翌年には急に減少し数ppmとなった。しかし，この患者のPCB濃度は一般の人よりも2～3倍高い濃度のまま最近まで続いている。肝臓中のPCBレベルは脂肪中のレベルよりかなり低い状態である。

血液中PCBの確実な定量分析は油症事件から5年が経過した1973年頃から可能になった。その時以後，油症患者の血液中PCBが数多く分析され，それらの濃度を表4.5に示している。油症患者の血液中PCBレベルは一般人のレベルよりわずか2または3倍高い状態であった。しかしながら，油症患者のPCBガスクロマトグラムパターンは一般の人のそれとは異なっていた（4）。特徴的なタ

表 4.4. 油症患者及び一般人の組織中PCB濃度

例	性	年齢	死亡または手術の時期	PCB濃度 (ppm, 湿重量当たり)	
				脂肪組織	肝臓
1[a]	女	死産児	1968年10月	0.02	0.07
2[b]	男	17位	1968年11月	76（顔）	—
				13（腹）	—
3[b]	?	成人	1968年11月	46	—
4[a]	男	17	1969年7月	1.3	0.14
5[a]	男	25	1969年7月	2.8	0.2
6[a]	男	73	1969年11月	3.8	0.07
7[a]	女	48	1970年12月	0.7	0.07
8[a]	男	46	1972年5月	4.3	0.08
9[c]	男	72	1975年4月	0.2	0.07
10[a]	男	59	1977年3月	1.2	0.006
11–21[d]	男女	40–75	1984年11月	0.7–2.7	—
22–28[e]	男女	43–55	1986年2月	1.0–5.7	—
一般人					
A (N=31)[c]	男女	0–61	1981年	1.39[f]	0.05[f]
				(0.09–13)	(0.01–0.2)
B (N=10)[d]	男女	23–83	1984年11月	0.09–1.1	—
C (N=11)[e]	男女	29–61	1986年2月	0.44–1.3	—

[a]: 増田ら (4), [b]: 五島, 樋口 (35), [c]: 増田, 倉恒 (38), [d]: 大神ら (39), [e]: 飯田ら (40), [f]: 平均値, 範囲は括弧内.

表 4.5. 油症患者及び一般人の血液中 PCB 濃度

油症患者または一般人	採血時期(年)	場所	血液中 PCB 濃度 (ppb)		文献
			例数	平均 ± S.D.	
油症患者	1972	福岡	25	4.8 ± 2.9	高松ら (41)
一般人			11	2.8 ± 1.5	
油症患者 A	1973	福岡	24	8.9 ± 5.8	増田ら (3)
油症患者 B			15	4.0 ± 2.1	
油症患者 C			2	2.0	
一般人			37	2.8 ± 1.6	
油症患者 A	1973	福岡	43	7.2 ± 4.9	幸田, 増田 (42)
油症患者 B			26	4.3 ± 3.1	
油症患者 C			3	1.7 ± 0.2	
一般人			9	2.1 ± 0.8	
油症患者	1973–74	長崎	23	4.6 ± 3.1	馬場ら (43)
一般人			26	2.3 ± 1.0	
油症患者		五島	29	7.2 ± 4.7	
一般人			28	4.1 ± 1.5	
油症患者	1973–78	玉之浦	186	7.8 ± 6.0	馬場ら (44)
未認定患者			254	4.4 ± 3.0	
油症患者		奈留	86	5.7 ± 4.5	
未認定患者			89	3.3 ± 2.1	
油症患者		長崎	29	3.6 ± 2.3	
未認定患者			41	1.5 ± 1.1	
油症患者(母親)	1974	五島	18	11.2 ± 7.3*	安部ら (45)
油症患者(小児)			30	6.7 ± 4.3*	
一般人 (小児)			14	3.7 ± 2.0*	
油症患者(男)	1975–78	久留米	10	16.5 ± 15.5*	高松ら (46)
一般人 (男)			13	6.1 ± 1.7*	
油症患者(女)			13	6.9 ± 4.8*	
一般人 (女)			15	4.6 ± 1.7*	
油症患者 A	1979	福岡	31	9.6 ± 6.4	飯田ら (47)
油症患者 B			4	4.7 ± 5.2	
油症患者 C			29	2.6 ± 1.1	
一般人			23	2.9 ± 1.0	
油症患者 A	1979	筑後	11	6.2 ± 4.9	高松ら (48)
油症患者 B/C			20	2.7 ± 1.4	
一般人			18	3.3 ± 1.2	
油症患者	1983	福岡	18	3.1 ± 1.4**	Masuda et al. (49)
油症患者	1984		26	3.5 ± 2.6**	
一般人	1983		27	0.8 ± 0.9**	
油症患者	1983	長崎	25	7.2 ± 0.8	奥村ら (50)
一般人			7	1.9 ± 0.1	
油症患者	1984	長崎	11	6.5 ± 2.4	大神ら (39)
一般人			10	1.2 ± 0.6	
油症患者	1988–89	長崎	27	6.4 ± 3.2	Ohgami et al. (51)
一般人			22	2.3 ± 0.9	
油症患者	1990	長崎	22	5.4 ± 2.5	Ohgami et al. (52)
油症患者	1991		16	6.6 ± 2.8	
油症患者	1992		23	4.8 ± 2.5	
一般人			20	2.1 ± 0.7	

*血清中濃度　**7 種 PCB 異性体の濃度

イプは次の3種類に分けられた。すなわち，タイプA：油症特有，タイプB：タイプAとタイプCの中間，タイプC：一般人の血液中PCBのパターン，である(53)。タイプAのPCBを示す油症患者のPCB濃度はタイプCの一般人のPCB濃度より高いことが多い。図4.1に油症患者および一般人の血液中のPCBガスクロマトグラムを示している。典型的な油症患者は1のピーク(図4.1のg)が比較的小さく，5のピークが大きい特徴的ガスクロマトグラム(タイプA)を示す(4)。表4.6には油症患者から1983年に採取した血液中PCBの各異性体の濃度を示しており，曝露されていない人の各PCB異性体濃度とは異なる。すなわち，2, 3′, 4, 4′, 5-penta-CBの濃度が比較的低く，2, 3, 3′, 4, 4′, 5-hexa-CBの濃度が割合に高いのが特徴である(54)。この特徴的な異性体ごとの濃度比が油症診断基準の一つとして採用されている(55)。

長崎県では特有なタイプA, B, Cの代わりにCB%の比が油症患者の評価によく使われている(56)。CB%の比，すなわちガスクロマトグラムの2, 3, 3′, 4, 4′, 5-hexa-CB/2, 3′, 4, 4′, 5-penta-CBの濃度比はCB%，すなわち全PCB濃度に対する各PCB濃度百分率，から計算によって求められた(57)。典型的油症患者では2, 3′, 4, 4′, 5-penta-CBの濃度が比較的低く，2, 3, 3′, 4, 4′, 5-hexa-CBの濃度が割合に高い状態である。したがって，CB%の比が高いほどより典型的な油症患者である。一般の人の血液中PCB，特に2, 3′, 4, 4′, 5-penta-CBの濃度は1974年から1980年にかけてだんだんと減少していることを飯田らが観察している(58)ので，油症患者と一般人におけるこのPCBの濃度差は減少している。しかしながら，典型的油症PCBガスクロマトグラムパターンは事件後25年経過した1994年においてもまだ残っている。福岡油症によく似ている1979年に発生した台湾油症の患者血液のPCBが事件直後の1980年から分析されてきた。事件直後の台湾油症の患者からのPCBガスクロマトグラムは台湾油症を起こしたライスオイルのPCBによく似ていた。そのガスクロマトグラムを図4.2に示す。しかし，そのガスクロマトグラムパターンは10年以内に福岡油症のPCBパターンに似たものに変わってくるだろうと考えられた(12)。PCBレベルが156～397ppbと非常に高い3人の台湾油症患者におけるPCB異性体の生体半減期が求められた(59)。1980年から1991年までの2, 3′, 4, 4′, 5-hexa-CB, 2, 2′, 4, 4′, 5, 5′-hexa-CB及び2, 3, 3′, 4, 4′, 5-hexa-CBの半減期はそれぞれ1.16, 4.28及び4.21年と計算された。事件後14年の1982年から1991年の間における13人の福

表4.6. 油症患者血液(1983年採血)中のPCB異性体濃度

	濃度 (ppt)		濃度比
	油症患者 (N = 18) 平均 ± S.D.	一般人 (N = 27) 平均 ± S.D.	油症 / 一般
2, 3′, 4, 4′, 5-Penta-CB	55 ± 44	71 ± 95	0.77
2, 2′, 4, 4′, 5, 5′-Hexa-CB	1,086 ± 678	348 ± 430	3.12
2, 3, 3′, 4, 4′-Penta-CB	38 ± 26	27 ± 35	1.41
2, 2′, 3, 4, 4′, 5′-Hexa-CB	522 ± 294	139 ± 160	4.02
2, 3, 3′, 4, 4′, 5-Hexa-CB	836 ± 343	50 ± 33	16.7
2, 2′, 3, 4, 4′, 5, 5′-Hepta-CB	311 ± 239	91 ± 124	3.42
2, 2′, 3, 3′, 4, 4′, 5-Hepta-CB	198 ± 142	45 ± 55	4.4
全PCB	3,080 ± 1,440	763 ± 922	4.04

Masuda et al. (49)

岡油症患者の同じ PCB 異性体の半減期が求められ，その中央値はそれぞれ 16, –34 及び 84 年であった。したがって，事件発生から今までの全期間において，患者体内 PCB は生体半減期が 10 年程度の非常にゆっくりとした状態で減少していると考えられた (60)。台湾油症患者で見られたように血液中 PCB 濃度が 1,000 ppb 程度と高い場合は PCB の減少は半減期が 1～4 年と比較的に速い。一方，事件後 14 年の福岡油症患者で見られるように PCB 濃度が 1 ppb 程度であった場合は半減期が 10 年以上と非常にゆっくりした速度で減少する。曝露されたあとの 10 年間において，2, 3′, 4, 4′, 5-penta-CB の半減期が比較的に短く，消失速度が割合に速いことは油症患者の特有な PCB パターンを形成する一つの要因になっていると考えられる。台湾油症患者の事件後及び福岡油症患者の事件後 14 年からの PCB 異性体の減少を図 4.3 に示す (61)。事件後 5,100 日 (14 年) の時点における台湾油症と福岡油症の血液中 PCB 濃度は同じ程度であるので，図 4.3 より人体における 28 年間の PCB 減少状態を推定できる。

　油症患者体内で検出された PCB のうち，2, 3, 3′, 4, 4′, 5-hexa-CB はラットの肝臓で強い酵素誘導作用があり，また，強い胸腺萎縮作用を示した (62, 63)。それで，2, 3, 3′, 4, 4′, 5-hexa-CB は油症症状発現に最も強く関与した PCB 異性体の一つであると考えられている。最近，樫本ら (17) 及び田辺ら (16) は油症患者の組織中に毒性が非常に強いコプラナ PCB を検出した。そのうちの 3, 3′, 4, 4′, 5-penta-CB 濃度は腸管で 330 及び 410 ppt であり，脂肪組織では 720 ppt であった。コプラナ PCB3 種のレベルは脂肪組織内では他の PCB に比較して非常に低く，その濃度の全 PCB に対する割合は，油症患者では 0.06～0.6% であり，一般人では 0.03～0.08% であった (17)。しかしながら，3, 3′, 4, 4′, 5-penta-CB の TEQ 係数は PCB 異性体のうちでは非常に大きいので，この PCB 異性体のダイオキシン様毒性は人体脂肪組織に存在する多くの PCB 異性体のうちでは最も強い。それらの TEQ は

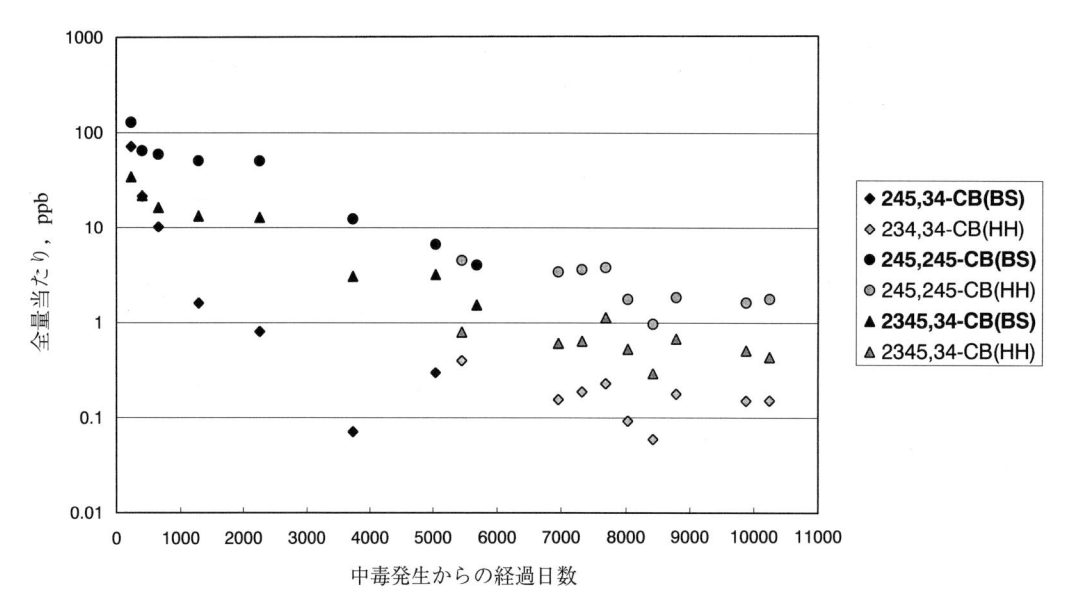

図 4.3. 福岡及び台湾油症患者における PCB 異性体の減衰状態
BS: 台湾油症患者，HH: 福岡油症患者

表4.7に示している。表4.7によると1977年からの13年間では3, 3′, 4, 4′, 5-penta-CB のレベルは2, 3, 3′, 4, 4′, 5-hexa-CB に比べて低くなっているように見える。それで，後者の TEQ レベルは1990年の油症患者血液では最も高い値になっている。平川らは1986年に油症患者及び一般人から切除した皮下脂肪からコプラナ PCB を検出した (64)。皮下脂肪の 3, 3′, 4, 4′, 5-penta-CB の濃度は油症患者7名では70 ppt，一般人8名では135 ppt であった。この油症患者で比較的に低い濃度は1990年に採取した油症患者の血液においても見られた (65)（表4.7）。

ここまでに述べてきたように，油症患者の体内には，ライスオイルの中に存在する数多く PCB 異性体のうちからほんの数種類の異性体だけが残留していた。大部分の PCB 異性体は排泄されるか，PCB の水酸化体またはメチルスルホン体に代謝されることにより消失している。ライスオイル中の PCB が代謝されて変化した PCB メチルスルホン体を油症患者の体組織中より検出した (66, 67)。PCB メチルスルホン体の脂肪ベース濃度は肺で高く 0.67 ppm であり，脂肪組織では 0.07 ppm と比較的に低い。これは同じ試料で未変化の PCB 濃度が肺で 0.8 ppm，脂肪組織で 1.3 ppm であったのとは対照的である (68)。PCB メチルスルホン体のある種の同族体は人体の酵素状態を誘導または変化している。その代謝物である 3-methylsulfone-3′, 4, 4′, 5-penta-CB がヒトのリンパ細胞の培養において，TCDD によって誘導された多環炭化水素水酸化酵素 (AHH) を強く抑制することが観察された (69, 70)。同じ PCB メチルスルホン体は多環炭化水素 (Ah) に感受性が強い系統のマウスの肝ミクロゾームではメチルコランスレンで誘導された AHH 活性を抑制したが，Ah に感受性がない系統のマウスではその AHH 活性を強く高めた (71)。ある種の 3-methylsulfone-PCB のアミノピリン-N-デメチラーゼ，7-エトキシクマリン-O-デエラーゼ及びベンゾ (a) ピレン水酸化酵素の誘導作用はメチルスルホン体に代謝される前の PCB のそれらの酵素誘導作用よりも強かった。しかし，4-methylsulfone-PCB ではその酵素誘導作用の強化は小さかった (72, 73)。また，油症患者の体組織から検出された 3- 及び 4-methylsulfone-PCB はラットに対しサイロキシンレベルを減少させる作用がある (74)。したがって，体内にはあきらかに PCB メチルスルホン体が蓄積されているので，油症患者の健康状態はこれにより影響を受けている可能性がある。ヒト血清には 4-hydroxy-3, 5-dichloro-PCB が検出され，その濃度は 0.6 ppb であり，PCB レベルの 1/4 程度であった (75)。マウスやラットの動物実験によると PCB 水酸化体はトランスサイレチン蛋白と結合し，血液中のサイロキシン輸送が妨害されている (76)。それ故に，血液及び組織中のサイロキシンレベルは変動されているものと推定される。実際に，事件後16年の1984年に採取された油症患者の血液ではサイロキシンレベルが有意に高かった (77, 78)。

4.3.2. ポリ塩化ジベンゾフラン（PCDF）

ライスオイルが PCDF で汚染されていることを1975年に確認した (79) 後，長山らは油症患者体組織にも PCDF が存在することを初めて証明した (80)。ライスオイルに存在する三から六塩化 PCDF 混合物のうち主に五から六塩化 PCDF が患者の組織中に残留していた。合成された PCDF 混合物を標準物質とし，そのガスクロマトグラム上のピーク高さで定量する方法で測定された組織中の PCDF 濃度を表4.8に示す。肝臓よりも脂肪組織中に非常に多く存在する PCB とは対照的に，PCDF はこれら両組織中に同じ程度の濃度で残留していた。毒性がある PCDF 同族体の肝臓に蓄積しやすい性

表 4.7. 油症患者及び一般人の脂肪組織及び血液中の TEQ 濃度

	使用TEQ ファクター	TEQ 濃度（ppt）		
		油症患者		一般人
		脂肪組織* 1977 年 （全量当たり）	血液** 1990/91 年 （脂肪当たり）	血清** 1991/92 年 （脂肪当たり）
2, 3, 7, 8-Tetra-CDD	1	0.9	2.25	3.10
1, 2, 3, 7, 8-Penta-CDD	0.5	9.0	3.60	4.58
1, 2, 3, 4, 7, 8-Hexa-CDD	0.1	0.08	0.29	0.43
1, 2, 3, 6, 7, 8-Hexa-CDD	0.1	16.0	3.57	3.88
1, 2, 3, 7, 8, 9-Hexa-CDD	0.1	0.08	0.54	0.83
1, 2, 3, 4, 6, 7, 8-Hepta-CDD	0.01	0.06	0.17	0.46
Octa-CDD	0.001	0.23	0.53	1.14
全 PCDD		26.35	10.94	14.41
2, 3, 7, 8-Tetra-CDF	0.1	4.4	0.0	0.47
2, 3, 4, 7, 8-Penta-CDF	0.5	850.0	120.75	8.70
1, 2, 3, 7, 8-Penta-CDF	0.05	1.45	0.08	0.04
1, 2, 3, 4, 7, 8-Hexa-CDF	0.1	130.0	15.25	1.19
1, 2, 3, 6, 7, 8-Hexa-CDF	0.1	14.0	3.44	0.83
2, 3, 4, 6, 7, 8-Hexa-CDF	0.1	0.08	0.0	0.0
1, 2, 3, 7, 8, 9-Hexa-CDF	0.1	—	0.42	0.34
1, 2, 3, 4, 6, 7, 8-Hepta-CDF	0.01	0.95	0.17	0.09
1, 2, 3, 4, 7, 8, 9-Hepta-CDF	0.01	—	0.03	0.0
Octa-CDF	0.001	—	0.0	0.0
全 PCDF		1,000.9	140.14	11.64
3, 3′, 4, 4′-Tetra-CB	0.0005	0.35	0.01	0.01
3, 3′, 4, 4′, 5-Penta-CB	0.1	72.0	4.50	14.15
3, 3′, 4, 4′, 5, 5′-Hexa-CB	0.01	3.8	1.26	0.92
全コプラナ PCB		76.20	5.77	15.07
2, 3, 3′, 4, 4′-Penta-CB	0.0001	0.25	0.35	1.00
2, 3, 4, 4′, 5-Penta-CB	0.0005	—	1.56	1.38
2, 3′, 4, 4′, 5-Penta-CB	0.0001	0.37	1.41	4.23
2′, 3, 4, 4′, 5-Penta-CB	0.0001	—	0.0	0.07
2, 3, 3′, 4, 4′, 5-Hexa-CB	0.0005	16.9	16.69	8.04
2, 3, 3′, 4, 4′, 5′-Hexa-CB	0.0005	—	4.38	1.81
2, 3′, 4, 4′, 5, 5′-Hexa-CB	0.00001	—	0.05	0.08
2, 3, 3′, 4, 4′, 5, 5′-Hepta-CB	0.0001	—	0.24	0.09
全モノオルソ PCB		17.52	24.68	16.70
2, 2′, 3, 3′, 4, 4′, 5-Hepta-CB	0.0001	3.5	2.49	1.92
2, 2′, 3, 4, 4′, 5, 5′-Hepta-CB	0.00001	0.7	0.57	0.82
全ジオルソ PCB		4.2	3.05	2.74
全 PCB		97.92	33.50	34.51
全 TEQ		1,125.2	184.6	60.6

* Tanabe et al. (16) のデータより．
** Masuda et al. (65)

第 4 章　油症を起こした原因化学物質

表 4.8.　油症患者(男性)の脂肪組織及び肝臓中の PCB 及び PCDF 濃度

例	年齢(歳)	死亡時期	組織	濃度 (ppb)				百分率(%)PCDF/PCB
				PCB		PCDF		
				全量当たり	脂質当たり	全量当たり	脂質当たり	
1	17	1969 年 7 月	脂肪組織	1,400	3,400	13	30	0.9
			肝臓	50	4,700	25	2,300	50
2	25	1969 年 7 月	脂肪組織	1,300	8,500	6	40	0.5
			肝臓	60	5,600	10	1,100	17
3	46	1972 年 5 月	脂肪組織	1,200	2,100	7	1	0.6
			肝臓	30	3,500	3	300	10

Nagayama et al. (79)

質はサル及びラットの肝臓においても見られた (81)。

各 PCDF 異性体は対応するクロルフェノールとクロルベンゼンよりそれぞれ単一化合物として合成された (82) ので、それらを標準物質とする定量分析の方法により各 PCDF 異性体の濃度を求めることができた。油症患者はライスオイルに含まれる 40 種以上の PCDF 同族体 (14) を摂取したにもかかわらず、特有な PCDF 異性体数種のみが患者の組織から検出された (15, 83)。残留している PCDF 同族体の大部分はジベンゾフラン骨格の両側である 2, 3, 7, 8 の位置が塩素で置換されたものであり、人体から排出されたすべての PCDF 同族体は塩素で置換されていない連続した 2 個の炭素原子をジベンゾフランのどちらかのベンゼン環に持っている。両側の位置に塩素置換された PCDF 同族体は福岡油症患者だけでなく台湾油症患者の体組織からも検出された。そのガスクロマトグラムを図 4.4 に示す。肝臓で最も濃度が高い PCDF 同族体は福岡油症患者では 2, 3, 4, 7, 8-penta-CDF であり、台湾油症患者では 1, 2, 3, 4, 7, 8- hexa-CDF であった。油症患者の脂肪組織、肝臓、母乳、血液から検出された主な PCDF 同族体の濃度を表 4.9 に示す。樫本らは塩素数が多い PCDF の分解を防止できる新しい前処理法を用いて PCDF 同族体を定量分析した。したがって、表 4.9 の 4 の例に見られるように六及び七塩化 PCDF の濃度が他の分析結果より大きくなっている (17)。1986 年以後の分析では高分離能ガスクロマトグラフと高分解能質量分析計を結合した装置が大部分の試料の分析に使用されている。したがって、PCDF 同族体を定量分析する感度が上昇し、ppt レベルの濃度まで表 4.9 に表示されている。2, 3, 4, 7, 8-penta-CDF 及び 1, 2, 3, 4, 7, 8-hexa-CDF が 25 及び 72 ppb までの高濃度で、事件後 1 年の 1969 年に死亡した患者の肝臓及び脂肪組織から検出された。その後、そのような高い濃度の PCDF は油症患者の体組織には見られなかった。ただし、例外的に六塩化 PCDF が 1977 年の肝臓で 8.4 ppb 検出されている。油症患者では一般人よりも高い PCDF 濃度が 1986 年まで続いていた。その時の患者の PCDF 濃度は一般人の 5～65 倍高い状態であった。その間、患者の PCB レベルは一般の人の 2～3 倍高いだけの状態であった (88)。PCDF 濃度は肝臓と脂肪組織では同じ程度であるのに対し、PCB 濃度が肝臓では脂肪組織よりも非常に小さいことは注目すべきである。PCDF 同族体濃度が肝臓において比較的に高い状態は一般の人においても見られた (7)。3 人の台湾油症患者の血液中 PCDF 濃度は 1980 年から 1989 年にかけて調査することで、人体における PCDF の濃度動態を研究できた (91)。2, 3, 4, 7, 8-penta-CDF, 1, 2, 3, 4, 7, 8-hexa- CDF 及

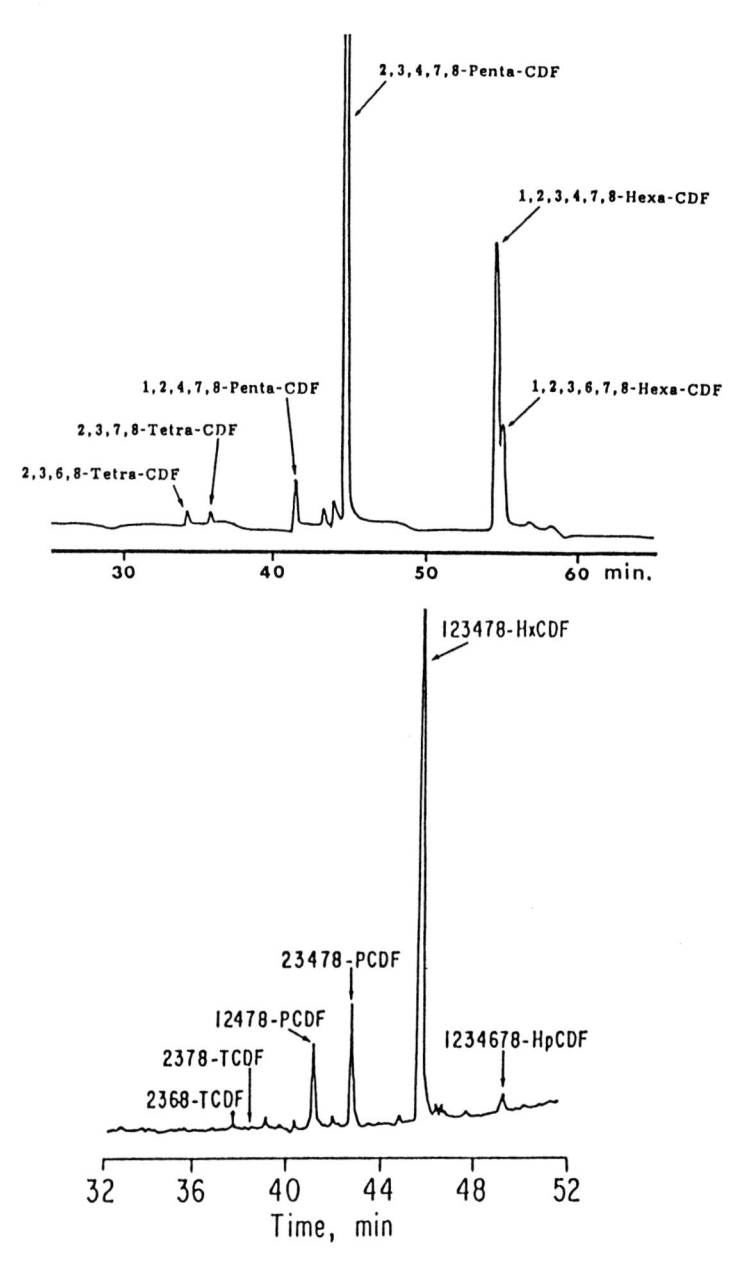

図 4.4. 福岡及び台湾油症患者の肝臓中 PCDF のガスクロマトグラム
（OV-101 ガラスキャピラリーカラム）
上図：福岡油症患者，下図：台湾油症患者
Masuda et al. (49), Chen and Hite (84)

表 4.9. 油症患者体組織中の PCDF 異性体濃度

	組織	採取時期(年)	PCB (ppm)	PCDF 異性体濃度(全量当たり ppb)			
				2, 3, 7, 8–	2, 3, 4, 7, 8–	1, 2, 3, 4, 7, 8–/ 1, 2, 3, 6, 7, 8–	1, 2, 3, 4, 6, 7, 8–
1	肝臓	1969	1.4	0.3	6.9	2.6	
2	肝臓	1969	0.2	0.02	1.2	0.3	
	脂肪組織		2.8	0.3	5.7	1.7	
3	肝臓	1969		1.6	16.4	21.8	9.8
	脂肪組織			0.5	8.7	7.4	0.5
4	肝臓	1969	0.22	0.11	25	72	140
	腸管		3.6	0.13	5.2	7.2	15
5	肝臓	1972	0.03	<0.01	0.3	0.03	
	脂肪組織		4.3	nd	0.8	0.2	
6	脂肪組織	1975	0.2	nd	0.1	0.5	
7	肝臓	1977	0.06	nd	1.49	5.31	1.39
	脂肪組織		3	0.002	1.45	1.99	0.22
	肺		0.016	0.002	0.365	0.41	0.05
8	肝臓	1977	0.036	0.047	2.3	8.4	1.5
	脂肪組織		1.8	0.044	1.7	1.3	0.095
9	膿瘍	1977	2.44	nd	2.76	1.86	0.17
10	コメド	1982	0.2	nd	0.36	0.39	0.1
11	子宮	1985	0.005	nd	0.026	0.031	nd
12	脂肪組織 (N = 7)	1986	1.0 ~5.7	nd ~0.018	0.16 ~3.0	0.066 ~1.22	
13	脂肪組織 (N = 6)	1986	1.2 ~5.7	0.018 ~0.034	0.1 ~1.74	0.11 ~1.44	nd ~0.11
	血液 (N = 6)		0.003 ~0.022		0.0002 ~0.0066	0.0002 ~0.0061	0.0002 ~0.0006
14	母乳	1988		0.0047 ~0.024*	0.67 ~0.793*	0.347 ~0.598*	0.0179 ~0.063*
15	母乳	1990		0.0023 ~0.0182*	0.212 ~0.429*	0.1076 ~0.177*	0.0023 ~0.020*
16	血液 (N = 83)	1995	0.789* ± 0.663	0.003* ± 0.003	0.230* ± 0.297	0.128* ± 0.171	0.010* ± 0.007
一般人							
17	脂肪組織	1981		0.0027	0.00423	0.0216	0.0043
18	脂肪組織 (N = 11)	1986	0.44 ~1.3	nd ~0.019	nd ~0.039	nd	
19	脂肪組織 (N = 3)	1986	0.071 ~1.3	0.004 ~0.012	0.013 ~0.027	0.009 ~0.035	nd ~0.019
	血液 (N = 3)		0.002 ~0.004		0.00005 ~0.00009	0.00004 ~0.0001	0.00008 ~0.0001
20	母乳 (N = 9)	1991		0.0008 ~0.0029*	0.0037 ~0.0123*	0.0034 ~0.0085*	0.001 ~0.0025*
21	血液 (N = 39)	1995	0.339* ± 0.223	0.001* ± 0.001	0.014* ± 0.006	0.013* ± 0.007	0.007* ± 0.002

*脂質当たり　　nd: 検出されない　　1, 2, 5, 6: Kuroki and Masuda (83)　　3, 17: Kuroki et al. (85)　　4: 樫本ら (17)
7, 11: Ryan et al. (86)　　8: Tanabe et al. (16)　　9, 10: 黒木ら (87)　　12, 18: 飯田ら (40)　　13, 19: Iida et al. (88)
14, 15, 20: 松枝ら (89)　　16, 21: 飯田ら (90)

び 1, 2, 3, 4, 6, 7, 8-hepta-CDF の濃度が 1980 年にはじめて採血された試料ではそれぞれ 15, 43 及び 5ppb であったものが，生体半減期はそれぞれ 2.1, 2.6 及び 2.3 年とゆっくりした速度で減少した。これらの PCDF の半減期は非常に残留性が高い PCB 異性体の同じ患者における半減期，例えば 2, 2′, 4, 4′, 5, 5′-hexa-CB の 4.28 年及び 2, 3, 3′, 4, 4′, 5-hexa-CB の 4.21 年よりも短かった。福岡油症患者 10 名の 1982 年から 1990 年間までの間に 3～6 回の採血による PCDF 同族体分析では，2, 3, 4, 7, 8-penta-CDF 及び 1, 2, 3, 4, 7, 8-hexa-CDF の半減期の中央値はそれぞれ 9.6 及び 7.8 年であり，それらの範囲はそれぞれ 5.7～36 年及び 4.3～54 年であった。図 4.5 には台湾油症患者の事件直後から及び福岡油症患者の事件後 14 年からの PCDF 異性体の減衰状態を示す。この図より人体における PCDF 濃度が 28 年間に 50ppb から 1ppb 程度に減少する状態を見ることができる。

　その後も同じ患者から血液が採取され，PCB, PCDF 異性体の濃度が測定された。台湾油症患者 3 名及び福岡油症患者 5 名のデータから PCB, PCDF 異性体の長期間における濃度変化が調査できた (92)。表 4.10 には台湾油症患者では事件直後からの 16 年間，福岡油症患者では事件後 14 年からの 15 年間における PCDF 3 種及び PCB 6 種の異性体の生体半減期を示す。PCDF 異性体ははじめの 15 年間は半減期 2.5～3.5 年でゆっくり減衰していたが，後半の 15 年間は半減期 3.5～7.7 年とさらにゆっくりと減少するようになった。同じ患者において，2, 3′, 4, 4′, 5-penta-CB を除く 5 種の PCB 異性体ははじめの 15 年間では半減期が 4.2～6.0 年であったものが，後半の 15 年間では 9.1～18.4 年と非常にゆっくりと減少している。人体では 5 種の PCB 異性体は PCDF よりも長期間残留することを示している。2, 3′, 4, 4′, 5-penta-CB は人体には蓄積されるが，その濃度減衰速度は他の PCB 異性体よりも速く，事件後 10 年頃では一般人のこの異性体の濃度より低くなるという特異な PCB 異性体である。事件後 15 年頃の福岡油症患者の血液中 2, 3, 4, 7, 8-penta-CDF 濃度は同じ事件後 15 年

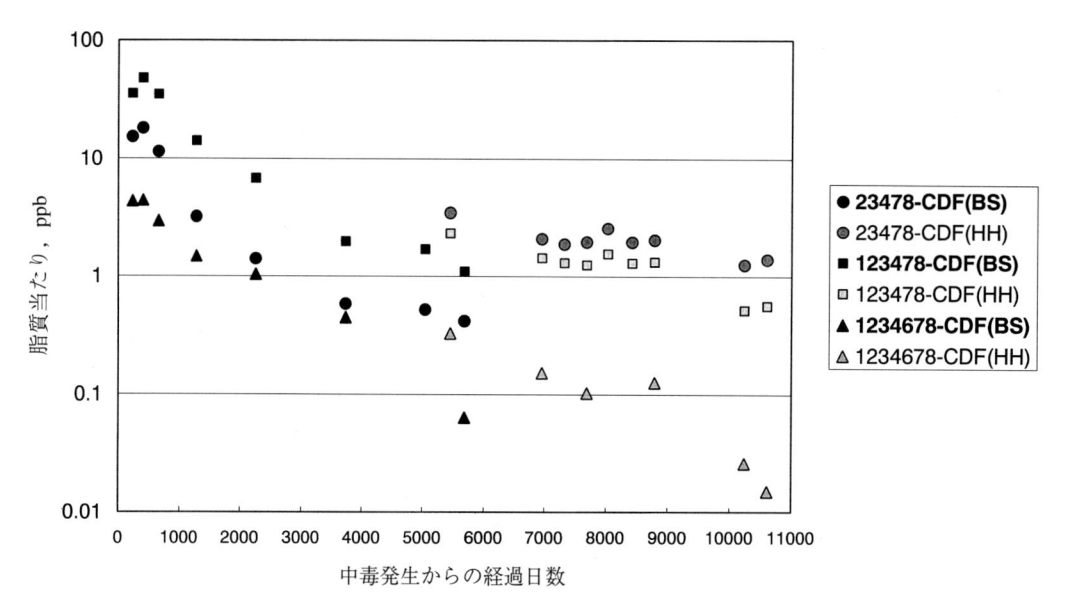

図 4.5. 福岡及び台湾油症患者における PCDF 異性体の減衰状態
BS: 台湾油症患者, HH: 福岡油症患者

第 4 章　油症を起こした原因化学物質

表 4.10. 台湾及び福岡の油症患者における PCDF, PCB 異性体の体内半減期

	半減期(年)									
	台湾油症患者 (中毒発生後 0.6〜15.6 年)				福岡油症患者 (中毒発生後 14.0〜29.1 年)					
	BS	SS	RK	中央値	KK	TS	YUM	TH	HH	中央値
2, 3, 4, 7, 8-Penta-CDF	2.7	3.6	2.9	2.9	14.3	7.7	6.1	5.2	11.4	7.7
1, 2, 3, 4, 7, 8-Hexa-CDF	2.7	3.6	3.5	3.5	6.5	4.5	3.9	5.1	6.9	5.1
1, 2, 3, 4, 6, 7, 8-Hepta-CDF	2.6	2.5	2.2	2.5	6.6	2.6	3.5	3.5	3.4	3.5
平均	2.7	3.2	2.9	3.0	9.1	4.9	4.5	4.6	7.2	5.4
2, 3′, 4, 4′, 5-Penta-CB	1.6	1.9	1.5	1.6	19.5	6.9	33.7	17.6	10.4	17.6
2, 2′, 4, 4′, 5, 5′-Hexa-CB	3.4	4.2	4.2	4.2	9.1	7.4	16.0	12.9	7.4	9.1
2, 2′, 3, 4, 4′, 5′-Hexa-CB	4.4	4.5	5.5	4.5	12.8	8.9	13.7	31.0	9.5	12.8
2, 3, 3′, 4, 4′, 5-Hexa-CB	3.8	5.6	5.3	5.3	9.4	8.5	21.5	13.2	14.4	13.2
2, 2′, 3, 3′, 4, 4′, 5-Hepta-CB	4.7	6.0	5.9	5.9	18.4	12.3	−237.5	13.3	443.7	18.4
2, 2′, 3, 4, 4′, 5, 5′-Hepta-CB	4.3	6.0	6.0	6.0	16.7	12.2	20.4	10.3	224.6	16.7
平均	3.7	4.7	4.7	4.6	14.3	9.4	21.1 −237.5 を除く	16.4	118.3	14.6

Masuda, Y. (92)

頃の台湾油症患者におけるその異性体の平均濃度の 3.8 倍であった。台湾油症患者と同様に減衰すると仮定して、福岡油症患者の事件直後の 2, 3, 4, 7, 8-penta-CDF の濃度を求めると 60 ppb となる。福岡油症患者の体内では 2, 3, 4, 7, 8-penta-CDF がダイオキシンとしての毒性である TEQ の約 70% を占めている(表 4.7)ので、事件直後の福岡油症患者の TEQ は 40 ppb / 脂質 の高濃度であったものと推定される。それが約 30 年の間に半減期が平均 4.5 年程度で減少し、現在では 600 ppt / 脂質 程度に減少している。飯田らの血液中 PCDF の分析結果では、1995 年における福岡油症患者 83 名の TEQ 濃度は平均 156 ppt/脂質 であった (90)。

　各 PCDF 異性体のラットにおける毒性が評価された (93)。油症患者に残留しているすべての PCDF 異性体がラットでは AHH 及び DT ジアホラーゼに対し強い酵素誘導作用を示し、強い胸腺萎縮及び肝臓肥大を生じた。PCDF 異性体では 2, 3, 7, 8 の位置のうち少なくとも 3 個が塩素で置換されたものは、強い酵素誘導の増加作用がある。2, 3, 7, 8-tetra-CDF 及び 2, 3, 4, 7, 8-penta-CDF は 1 μg/kg の低い用量で AHH 及び DT ジアホラーゼ活性の有意の増加を示した。Safe らは PCDF の異性体の構造と動物におけるそれらの毒性について次のようにまとめた (27)。すなわち、PCDF 異性体の構造による AHH 活性の強さはそれらの異性体により生じた胸腺萎縮、体重減少、免疫毒性の強さに対し有意の相関関係を示した。2, 3, 4, 7, 8-penta-CDF は動物における酵素誘導作用毒性に関して、多くの PCDF 異性体のうちでは最も強いものである。したがって、油症症状の発現には 2, 3, 4, 7, 8-penta-CDF が最も重要な化合物であると考えられている。油症患者が摂取したライスオイルの中には 2, 3, 4, 7, 8-penta-CDF が 1,350 ppb の濃度で含まれており、ライスオイルの一人当たり平均全摂取量は 688 ml である。したがって、854 μg の 2, 3, 4, 7, 8-penta-CDF が 688 ml のライスオイルの中に含まれていたことになる。患者の体重を 60 kg とすると、この異性体の体重当たりの全摂取量

は 14 µg/kg となる。この用量はラットで酵素誘導を起こした用量 1 µg/kg の 10 倍以上である。毒性のある PCDF が油症患者の体組織や肝臓には蓄積されているが，職業により PCB に汚染された作業者には蓄積されていないことから，樫本らは PCDF が油症発現の主な原因物質であると結論づけている (94)。油症患者における PCB，PCQ，または PCDF の脂肪組織中濃度と頭痛，アクネ様皮疹，マイボーム腺異常等との統計学的研究において，女性患者の皮下脂肪中の PCDF 濃度と臨床所見の指数との間に最も高い相関関係が見られた (95)。

PCDD 及び PCDF の各異性体の 2, 3, 7, 8-tetra-CDD に対する相対的毒性 (TEQ 係数) は多くの研究機関により評価された (26, 29, 96)。PCDD 及び PCDF に対する国際 TEQ 係数 (29) 及び PCB に対する WHO の TEQ 係数 (30) を用いて，油症患者に残留している PCDD, PCDF, PCB の毒性寄与を計算して，表 4.7 に示している。脂肪組織及び血液中の PCDF は全 TEQ のそれぞれ 87 及び 76% と大きな毒性関与があり，また，全毒性のそれぞれ 76 及び 65% は 1 つの異性体である 2, 3, 4, 7, 8-penta-CDF によって生じていると考えられた。しかしながら，一般人の血清では 3, 3′, 4, 4′, 5-penta-CB が全毒性の 23% と最も関与が大きく，PCDD, PCDF, PCB 等の他の異性体の毒性を超えている。

4.3.3. ポリ塩化クアターフェニル (PCQ) 及びポリ塩化ターフェニル (PCT)

油症患者の体組織に存在する七，八，及び九塩化物で大部分が構成されている PCQ はそのガスクロマトグラフでは非常に幅広いピークを示す (97)。そのように多種類の化合物が微量で存在する PCQ の定量分析は，PCQ 混合物を完全塩素化して十八塩化クアターフェニルの 6 種の骨格異性体にすることにより可能になった (18)。油症患者の体組織中の PCQ 濃度はこのようにして測定された。表 4.11 には油症患者及び一般人の脂肪組織，肝臓，血液，頬粘膜，毛髪，皮脂等に含まれている PCQ 濃度を示す。タイプ A の PCB を持っている典型的な油症患者では，体組織や血液中の PCQ 濃度はその中の PCB 濃度と同程度であるか，その 1/2 から 1/4 程度の状態であった。1969 年の脂肪組織で測定された 2,400 ppb もの高濃度 PCQ は，1972 年または 1986 年の脂肪組織ではもう見られず，その時は 207 ppb 程度になっているので，PCQ 濃度も時間経過と共に減少しているものと考えられる。しかしながら，油症患者の体組織や血液中の PCQ 濃度は一般人の対応する濃度よりいつも明らかに高く，現在まで続いている。事件から 18 年後の 1986 年における患者の脂肪組織や血液の TEQ レベルは一般人のそれらの濃度より 100 倍以上高かった。また，一般人の血液中 PCQ レベルは大部分が検出限界の 0.02 ppb 以下である。対照的に油症患者の血液中 PCB レベルは一般人よりも 2〜3 倍高い状態であった。PCB のガスクロマトグラム上のパターンによる油症患者の 3 種のタイプ，A: 典型的油症，B: A と C の中間，C: 一般人と同様，に分類すると，表 4.11 に示しているように，患者血液中の PCQ 及び PCB 濃度はどちらも PCB のタイプ A, B, C 順に減少していた。1973 年から 1980 年における油症患者の PCQ 濃度と PCB 濃度との相関係数は 0.8 よりも大きく，PCQ 濃度と PCB パターンとの相関係数も 0.6 より大きかった (102)。日本で PCB に職業曝露された作業者では血液中の PCB レベルは 33 ppb と高いにもかかわらず PCQ は検出されるレベルではなかった (94)。油症患者の血液中 PCQ 濃度はライスオイル摂取量をよく反映しているので，PCB のタイプと濃度の場合と同様に血液中 PCQ 濃度も油症診断基準の一つとして採用されている (55)。

PCQ はラットで肝ミクロゾームの薬物代謝酵素活性を増大させ，また，副腎皮質コルチコイドの

第 4 章 油症を起こした原因化学物質

表 4.11. 油症患者の体組織及び血液中の PCB 及び PCQ 濃度

	組織	採取時期 （年）	PCB タイプ	濃度(全量当たり, ppb)	
				PCB	PCQ
1	脂肪組織	1969	A	5,091	2,400
	肝臓		A	226	218
	脂肪組織	1972	A	6,091	1,444
	肝臓		A	69	144
	腸管	1975	A	3,472	1,770
	肝臓		A	114	52
	腸管	1977	A	3,630	1,125
	肝臓		A	68	27
	腸管	1977	B	1,273	25
	肝臓		C	18	1
2	血液 (n = 29)	1979	A	7.3 ± 4.5	3.04 ± 2.11
	血液 (n = 15)		B	5.4 ± 3.6	1.39 ± 1.34
	血液 (n = 8)		C	2.7 ± 1.2	0.28 ± 0.19
3	血液 (n = 56)	1979		5.6 ± 4.4	2.0 ± 2.0
4	血液 (n = 11)	1979	A	6.2 ± 4.9	0.09 〜 5.85
	血液 (n = 20)		B/C	2.7 ± 1.4	< 0.02 〜 0.42
5	血液 (n = 31)	1979	A	9.6 ± 6.4	2.9 ± 2.3
	血液 (n = 4)		B	4.7 ± 5.2	2.0 ± 3.4
	血液 (n = 29)		C	2.6 ± 1.1	0.02 ± 0.03
6	血液 (n = 10)	1979		5.3 ± 3.4	3.9 ± 2.7
7	血液 (n = 91)	1979		0.6 〜 18	< 0.02 〜 3.2
8	血液 (n = 194)			5.2	0.50
9	頬粘膜 (n = 27)	1983		279 ± 41	66 ± 13
	血液 (n = 25)			7.2 ± 0.82	0.79 ± 0.13
10	血液 (n = 230)	1983		5.1 ± 3.9	0.65 ± 0.98
	血液 (n = 199)	1984		4.3 ± 3.0	0.57 ± 0.83
11	脂肪組織 (n = 11)	1984		1,579 ± 657	207 ± 112
	血液			6.45 ± 2.38	1.39 ± 0.64
12	脂肪組織 (n = 11)	1986		1,579 ± 627	207 ± 106
	血液 (n = 32)			5.36 ± 2.51	1.34 ± 1.11
	毛髪 (n = 13)			28.9 ± 18.1	0.53 ± 0.36
13	血液 (n = 27)	1988/89		6.41 ± 3.17	0.61 ± 0.52
	毛髪			25.9 ± 19.3	0.44 ± 0.38
14	血液 (n = 124)	1988		5.4 ± 5.0	0.34 ± 0.46
	血液 (n = 135)	1989		4.6 ± 3.3	0.54 ± 0.62
	血液 (n = 150)	1990		4.5 ± 2.8	0.47 ± 0.52
15	血液 (n = 22)	1990		5.4 ± 2.5	0.65 ± 0.55
	皮膚脂質			581 ± 325	29 ± 12.9
	血液 (n = 16)	1991		6.6 ± 2.8	1.31 ± 0.86
	皮膚脂質			676 ± 309	25.9 ± 11.7
	血液 (n = 23)	1992		4.8 ± 2.5	0.57 ± 0.36
	皮膚脂質			863 ± 463	53.4 ± 23.7
一般人					
1	脂肪組織 (n = 3)	1978		248 〜 1,478	1.3 〜 2.7
	肝臓 (n = 3)			18 〜 71	0.6 〜 0.8

表 4.11. 続く

	組織	採取時期(年)	PCBタイプ	濃度(全量当たり, ppb)	
				PCB	PCQ
2	血液 (n = 29)	1979		2.3 ± 1.5	< 0.02
3	血液 (n = 60)	1979		2.0 ± 1.3	< 0.02
4	血液 (n = 18)	1979		3.3 ± 1.2	< 0.02
5	血液 (n = 23)	1979		2.9 ± 1.0	0.02 ± 0.03
6	血液 (n = 10)	1979		3.4 ± 1.3	< 0.02
9	頬粘膜 (n = 7)	1983		64.9 ± 16	< 4
	血液 (n = 7)			1.86 ± 0.13	< 0.02
11	脂肪組織 (n = 10)	1984		410 ± 280	1.74 ± 1.27
	血液			1.2 ± 0.63	< 0.02
12	脂肪組織 (n = 40)	1986		778 ± 670	1.4 ± 0.96
	血液 (n = 32)			2.43 ± 1.74	< 0.02
	毛髪 (n = 19)			8.06 ± 5.60	< 0.1
13	血液 (n = 22)	1988/89		2.25 ± 0.92	< 0.02
	毛髪			9.41 ± 5.55	< 0.10
15	血液 (n = 20)	1990/91		2.1 ± 0.7	< 0.02
	皮膚脂質			324 ± 104	< 10

1, 2: Kashimoto et al. (97)　　3: Kashimoto et al. (94)　　4: 高松ら (48)　　5: 飯田ら (47)　　6: 飯田ら (24)
7: 馬場 (98)　　8: 開ら (99)　　9: 奥村ら (50)　　10: 益田ら (100)　　11: 大神 (39)　　12: Ohgami et al. (56)
13: Ohgami et al. (51)　　14: 力岡ら (101)　　15: Ohgami et al. (52)

レベルを減少させた。しかし, そのような活性能は PCB 及び PCDF のそれらの活性能よりも非常に低かった (103)。ある特定の骨格を持つ PCQ をラットに 1 匹当たり 10 mg 投与すると, DT ジアホラーゼ活性を増加させ, また, 4,4′-PCQ を投与すると, 胸腺の萎縮が見られた (104)。メスのカニクイサルに PCQ を 20 週間, 5 mg/日の用量で投与すると, 免疫抑制, 肝臓肥大, および肝臓細胞の過剰肥大が観察された。しかし, PCQ を 0.5 mg/日の用量で投与すると, 対照群と比較して特別な変化は見られなかった (105)。PCQ はラット及びサルで PCB に比べて毒性が非常に少ないことが分かった (106) ので, PCQ はライスオイルと共に実際に患者に摂取され 20 年以上も蓄積されているにもかかわらず, 油症症状の原因物質は主に PCDF であり, PCQ ではないと考えられている。

　PCT は福岡の油症患者 10 名の血液より検出された。その濃度の平均と標準偏差は 0.62 ± 0.59 ppb で, 濃度範囲は 0.16〜2.2 ppb であった。対照として調べられた一般人 10 名の PCT 濃度の平均と標準偏差は 1.2 ± 0.78 ppb, 範囲は 0.2〜2.69 ppb であった (24)。油症患者の血液中 PCT ベルは一般人よりも低かった。

4.4. 油症から見た PCDD/PCDF 及び PCB のリスクアセスメント

PCDD 及び PCDF の TEQ に換算した 1 日摂取量が日本 (107), カナダ (108, 109), ドイツ (110,

111),イタリア(112)及びオランダ(113)で調査され,その値はそれぞれ 1.3, 1.52/1.2, 1.3/1.2, 3.8–7.0,及び 1 pg/kg/日であった。TEQ の全摂取量の 90% 以上は食品からであり,その他の空気,水,土等からの摂取量は全摂取量の 10% 以下であった。高山らは日本沿岸で採取された魚類と市販の魚類に含まれている PCDD, PCDF 及びコプラナ PCB を分析し,その濃度は沿岸魚ではそれぞれ 1.60〜4.3, 2.40〜7.6 及び 290〜1,500 ppt であり,また,市販魚ではそれぞれ 0.04〜1.5, 0.01〜3.7 及び 0.4〜170 ppt であった(114)。PCDD/PCDF 及びコプラナ PCB の TEQ 濃度はその平均と標準偏差がそれぞれ沿岸魚では 0.87 ± 0.28 ppt 及び 9.4 ± 7.3 ppt,また,それぞれ市販魚では 0.33 ± 0.25 ppt 及び 0.22 ± 0.24 ppt であった。注目すべきはコプラナ PCB の TEQ レベルが PCDD/PCDF の TEQ レベルより非常に大きいことである。大阪における 100 種以上の食品が分析され,食品を通して摂取される PCDD, PCDF 及びコプラナ PCB の摂取量が調査された(115, 116)。食品を通して成人一人が摂取する PCDD, PCDF 及びコプラナ PCB の量はそれぞれ 2.41, 2.16 及び 51 ng であり,それを TEQ に換算した量はそれぞれ 40, 135 及び 660 pg であった。食品から摂取する全 TEQ 量の 60% は魚介類によるものであることは注目すべきである。成人の体重を 60 kg として計算すると,体重 1 kg 当たりの TEQ 摂取量の PCDD/PCDF 及びコプラナ PCB によるものはそれぞれ 3 及び 11 pg/kg/日 である。日本人のコプラナ PCB からの TEQ 一日摂取量(11 pg/kg/日)はオランダで求められたコプラナ PCB の TEQ 摂取量の中央値及び 95% 値がそれぞれ 1.4 及び 2.5 pg/kg/日であること(113)よりもかなり大きい値である。WHO が世界各国の母乳中の PCDD/PCDF 濃度を調査し,その TEQ レベルは脂質あたり濃度で 5 から 40 pg/g の範囲であった(117)。母乳中 TEQ レベルが比較的に高いのはヨーロッパ中央部の国々及び南ベトナムであり,それより少し低い国は日本,北欧諸国,カナダ及びアメリカであり,東欧諸国,東南アジアの国々及びニュージーランドでは更に低いレベルであった。母乳を摂取している世界の乳幼児が体重 1 kg 当たりに毎日 150 ml の母乳を飲んでいるとすると,TEQ に換算した値では 24〜185 pg/kg/日 の範囲で摂取しているものと推定される。ドイツで 728 検体の母乳試料に含まれる PCDD/PCDF を分析し,TEQ 濃度を測定すると,平均値では 30.6 pg/g 脂質であり,その範囲は 5.6〜87.1 pg/g 脂質 であった(118)。母乳中の脂肪含量を 3% とすると,乳児の TEQ 摂取量は 138〜392 pg/kg/日と推定される。この TEQ の値は PCDD と PCDF のみの濃度で計算したものであり,PCB のダイオキシン様毒性は含まれていない。日本の乳児のあるグループでは PCDD/PCDF 及び PCB より計算した TEQ レベルが 100〜530 pg/kg/日 と推定された。この中でコプラナ PCB による TEQ は全体の 60% 以上を占めることになった。油症患者の母乳は濃度が高い場合で 539 pg/g 脂質 までの TEQ を含んでおり,この中では 82% が PCDF によるダイオキシン様毒性である。もしこの乳児が 150 ml/kg/日の母乳を摂取しているとすると,油症の母親から 3.3 ng/kg/日 の TEQ を摂取しているものと推定される(89)。TCDD に対する許容 1 日摂取量(ADI)または耐容 1 日摂取量(TDI)(119, 120)はオランダ,ドイツ,カナダ,スウェーデン及び WHO では 1 から 10 pg/kg/日 の範囲内で決められた。これらの値は長期間の動物実験による無作用量(NOEL)である 1 ng/kg/日(121)に安全係数 100〜1,000 を用いて求められている。日本政府により都市焼却炉におけるダイオキシンのリスクをはじめて評価した 1984 年では,ダイオキシン摂取量 100 pg/kg/日 を評価指針(EI)として焼却炉の安全性を検討した(122)。ここで説明した ADI, TDI 及び EI 並びにヒトの TEQ 摂取量を図 4.6 に示した。油症患者が摂取した TEQ の平均摂取量及

び最低摂取量も，一般人の TEQ 摂取量と比較しやすいように，図 4.6 に併せて表示した．油症限度である 0.1 ng/kg/日 は，0.1 ng/kg の摂取を人間の寿命と考えられる約 60 年間継続した場合に TEQ 総量が油症の最低摂取量である 0.11 mg（表 4.3）に到達することになる摂取量である．もし TEQ 摂取量が 0.1 ng/kg/日 以下であったならば，TEQ 蓄積量は一生の間には油症最低摂取量には達しないことになる．油症患者の TEQ 平均摂取量及び最低摂取量（154 及び 28 ng/kg/日）を一般人の TEQ 摂取量 1～19 pg/kg/日 と比べると，10,000 倍程度の差がある．しかし，摂取期間が大きく異なる．油症患者では 71 日及び 135 日間の摂取であるのに対し，一般人は一生涯にわたる摂取である．油症患者に残留している PCB, PCDF, PCDD による TEQ レベルは一般人のレベルの 3～200 倍高いだけである．油症患者の血液や脂肪組織中の TEQ 濃度が 185～2,000 pg/g 脂質 であるのに対し，一般人の母乳中 TEQ レベルは 10～60 pg/g 脂質 であった（118）．事件後 23 年の 1991 年における血液中 PCB がタイプ A の典型的な油症患者の例では，血液中 TEQ レベルは一般人の血清中レベルよりわずか 3 倍高いだけであった．しかし，PCDF の濃度は油症患者が一般人より 12 倍高かった（表 4.7）．一般人において母乳を飲んでいる乳児の TEQ 摂取量で最も多い場合の 530 pg/kg/日 を油症患者の最低摂取量である 28 ng/kg/日 と比べると，その差は 53 倍であり，その他の例では摂取量の差は数百倍程度である．摂取期間が乳児では数ヵ月であるのに対し，油症患者では 1～5 ヵ月であるので，両者の毒性化合物の摂取期間は大体同じ程度である．したがって，TEQ 摂取量の差のみで毒性影響の比較ができる．油症における 28 ng/kg/日 の TEQ 摂取量は症状があらわれた最低量であるので，この量の 1/10 または 1/100 の TEQ 摂取量においても，乳児には受容体との結合または酵素誘導により生じた異変等の弱い症状が起こることもあり得るのではないかと思われる．油症患者は皮膚，眼

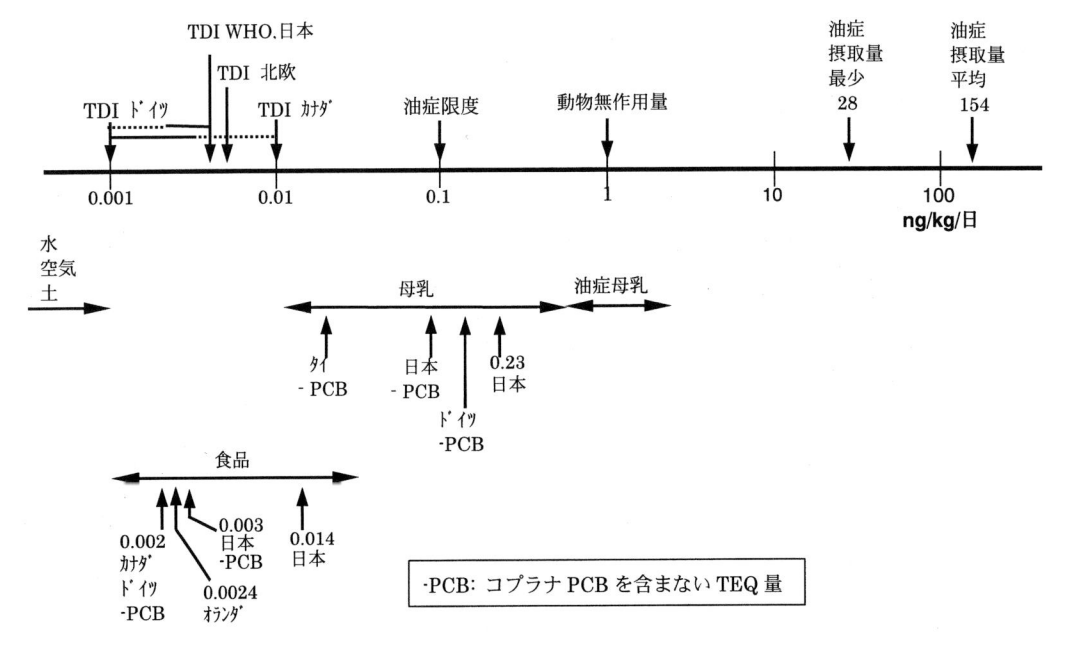

図 4.6. ダイオキシン類 TEQ の規制値と人体摂取量の関連図
Masuda (61)

第 4 章 油症を起こした原因化学物質

などの特有なひどい症状の他にも多くの全身症状に悩まされている。たいていの症状は油症の初期から発現していたが，血清サイロキシン（78），血清トリグリセライド（123, 124），及びリンパ球のAHH活性（125）などのレベルが異常に高い状態はPCB，PCDFに曝露した初期から15〜20年経過した時点まで継続している。Pluimらは一般人におけるPCDD/PCDFのサイロイドホルモン濃度に及ぼす影響を調査した（126）。母乳を飲んで育った健康な乳児38名を母親の母乳中PCDD/PCDF濃度により2つのグループに分けた。生後1及び11週齢の乳児の血液中全サイロキシン濃度は，PCDD/PCDFが母乳中に多く含まれていたグループの方が有意に高かった。この乳児における血清中全サイロキシンレベルの増加は，体内のサイロキシン制御システムによりもたらされたものであろう。PCDD/PCDF濃度が高い方のグループにおいて，母乳中のPCDD/PCDF濃度から計算したTEQ摂取量は170 pg/kg/日と推定されている。この値は油症患者の最低摂取量である28 ng/kg/日よりも2桁少ない摂取量である。この摂取量によって実際に新生児のサイロキシンホルモンを増加させる影響が見られたことになる。

文 献

1) 塚元久雄，牧角三郎，広瀬 広，等（1969）油症患者が使用したライスオイル中の有毒物質の化学的検索．福岡医誌 60, 469–512.
2) Nagayama, J., Masuda, Y. Kuratsune, M.（1975）Chlorinated dibenzofurans in Kanechlors and rice oils used by patients with Yusho. Fukuoka Acta Med. 66, 593–599.
3) 増田義人，香川梨絵，島村京子，等（1974）油症患者及び一般人の血液中のポリ塩化ビフェニール．福岡医誌 60, 25–27.
4) 増田義人，香川梨絵，倉恒匡徳（1974）油症患者及び一般人のポリ塩化ビフェニール．福岡医誌 60, 17–24.
5) Vos, J. G., Koeman, J. H., Van der Maas, H. L., et al.（1970）Identification and toxicological evaluation of chlorinated dibenzofuran and chlorinated naphthalene in two commercial PCBs. Food Cosmet. Toxicol. 8, 625–633.
6) Nagayama, J., Kuratsune, M., Masuda, Y.（1976）Determination of chlorinated dibenzofurans in Kanechlors and "Yusho oil", Bull. Environ. Contam. Toxicol. 15, 9–13.
7) Miyata, H., Kashimoto, T., Kunita, N.（1977）Detection and determination of polychlorodibenzofurans in normal human tissues and Kanemi rice oils caused "Kanemi Yusho". J. Food Hyg. Soc. 18, 260–265.
8) 宮田秀明，樫本 隆（1978）PCB関連物質に関する研究（第4報）ポリ塩化ジベンゾフランの生成について．食衛誌 19, 78–84.
9) 長山淳哉，倉恒匡徳，増田義人（1981）ポリ塩化ビフェニールの加熱によるポリ塩化ジベンゾフランの生成．福岡医誌 72, 136–141.
10) Miyata, H., Kashimoto, T.（1979）Investigation on organochlorinated compounds in Kanemi rice oil that caused the "Yusho". J. Food Hyg. Soc. 20, 1–9.
11) Kashimoto, T., Miyata, H.（1987）Difference between Yusho and other kind of poisoning involving only PCBs, In: Wade, J. S. ed. PCBs and the Environment Vol. 3. Florida, CRC Press, 1–26.
12) Masuda, Y., Kuroki, H., Haraguchi, K., et al.（1986）PCDFs and related compounds in humans from Yusho and Yucheng incidents. Chemosphere 15, 1621–1628.
13) Masuda, Y., Kuroki, Y., Yamaryo, T., et al.（1982）Comparison of causal agents in Taiwan and Fukuoka PCB poisonings. Chemosphere 11, 199–206.
14) Buser, H. R., Rappe, C., Garå, A.（1978）Polychlorinated dibenzofurans（PCDFs）found in Yusho oil and used Japanese PCB. Chemosphere 7, 439–449.
15) Rappe, C., Buser, H. R., Kuroki, H., et al.（1979）Identification of polychlorinated dibenzofurans（PCDFs）retained in patients with Yusho. Chemosphere 8, 259–266.

16) Tanabe, S., Kannan, N., Wakimoto, T., et al. (1989) Isomer-specific determination and toxic evaluation of potentially hazardous coplanar PCBs, dibenzofurans and dioxins in the tissues of "Yusho" and PCB poisoning victim and in the causal oil. Toxicol. Environ. Chem. 34, 215–231.

17) 樫本　隆, 宮田秀明, 高山孝司, 等 (1987) 高分解能 MS-SIM 法による油症患者組織及び原油中の PCDFs, Coplanar PCBs, PCDFs. 福岡医誌 78, 325–336.

18) 前田浩一郎, 樫本　隆 (1978) PCQ 定量法の検討 PCQ の完全塩素化法の検討. 大阪府立公衆衛生研究所報 9, 89–94.

19) Miyata, H., Kashimoto, T., Kunita, N. (1978) Studies on the compounds related to PCB (V). Detection and determination of unknown organochlorinated compounds in Kanemi rice oil caused the Yusho. J. Food Hyg. Soc. 19, 364–371.

20) Miyata, H., Murakami, Y., Kashimoto, T. (1978) Studies on the compounds related to PCB (VI). Determination of polychlorinated quaterphenyl (PCQ) in Kanemi rice oil caused the "Yusho" and investigation on the PCQ formation. J. Food Hyg. Soc. 19, 417–425.

21) Kamps, L. R., Trotter, W. J., Young, S. J., et al. (1978) Polychlorinated quaterphenyls identified in rice oil associated with Japanese "Yusho" poisoning, Bull. Environ. Contam. Toxicol. 20, 589–591.

22) 山口早苗, 増田義人 (1985) 高速液体クロマトグラフィーによる油症油中のポリクォーターフェニルの分析. 福岡医誌 76, 132–136.

23) 山領智子, 宮崎徳光, 増田義人, 等 (1979) ポリ塩化ビフェニールの加熱によるポリ塩化クオーターフェニルの生成. 福岡医誌 70, 88–92.

24) 飯池隆雄, 深町和美, 高橋克巳, 等 (1985) 油症原因油および油症患者血液中の PCB, PCQ および PCT. 福岡医誌 76, 126–131.

25) 黒木広明, 大村裕子, 原口浩一, 等 (1989) 油症原因ライスオイルから Polychlorinated Phenyldibenzofurans (PCPDFs) の検出. 福岡医誌 80, 190–195.

26) Barnes, D. G., Bellin, J., Cleverly, D. (1986) Interim procedures for estimating risks associated with exposures to mixtures of' chlorinated dibenzodioxins and dibenzofurans (CDDs and CDFs). Chemosphere 15, 1895–1903.

27) Safe, S., Phil, D. (1990) Polychlorinated biphenyls (PCBs), dibenzo-p-dioxins (PCDDs), and related compounds: Environmental and mechanistic considerations which support the development of toxic equivalency factors (TEFs). Critic. Rev. Toxicol. 21, 51–88.

28) Safe, S. (1994) Polychlorinated biphenyls (PCBs): Environmental impact, biochemical and toxic responses and implications for risk assessment. Critic. Rev. Toxicol. 24, 87–149.

29) Kutz, F. W., Barnes, D. G., Bottimore, D. P., et al. (1990) The international toxicity equivalency factor (1-TEF) method of risk assessment for complex mixtures of dioxins and related compounds. Chemosphere 20, 751–757.

30) Ahlborg, U. G., Becking, G. C., Birnbaum, L. S., et al. (1994) Toxic equivalency factors for dioxin-like PCBs. Chemosphere 28, 1049–1067.

31) Liem, A.K.D., Theelen, R.M.C. (1997) Dioxins: Chemical analysis, exposure and risk assessment. Thesis in The National Institute of Public Health and the Environment, Bilthoven, The Netherland, p. 82.

32) Hayabuchi, H., Yoshimura, T., Kuratsune, M. (1979) Consumption of toxic oil by 'Yusho' patients and its relation to the clinical response and latent period, Food Cosmet. Toxicol. 17, 455–461.

33) Hayabuchi, H., Ikeda, M., Yoshimura, T., et al. (1981) Relationship between the consumption of toxic rice oil and long-term concentration of polychlorinated biphenyls in the blood of Yusho patients. Food Cosmet. Toxicol. 19, 53–55.

34) Lan, C. -F, Chen, P. H. -S., Shich, L. -L., et al. (1981) An epidemiological study on polychlorinated biphenyls poisoning in Taichung area. Clinical Med. (Taipei) 7, 96–100 (in Chinese).

35) 五島応安, 樋口謙太郎 (1969) 油症(塩化ビフェニール中毒症)の皮膚科学的症候論. 福岡医誌 60, 409–431.

36) 小島　亨 (1971) 喀痰及び組織中の塩化ビフェニール. 福岡医誌 62, 25–29.

37) 菊池昌弘, 御鍵侃治, 橋本美智雄, 等 (1971) いわゆる油症患者の 2 剖検例. 福岡医誌 62, 89–103.

38) 増田義人, 倉恒匡徳 (1979) 油症を起こしたライスオイル中の毒性物質. 福岡医誌 70, 229–237.

39) 大神太郎, 野中薫雄, 吉田彦太郎, 等 (1987) 油症患者の血液および皮下脂肪組織 Polychlorinated biphenyls (PCB), polychlorinated quaterphenyls (PCQ) の濃度と性状について. 福岡医誌 78, 337–342.

40) 飯田隆雄，中川礼子，竹中重幸（1989）油症患者および健常者の皮下脂肪組織中の Polychlorinated Dibenzofurans（PCDFs）．福岡医誌 80, 296–301.
41) 高松　誠，井上義人，安部純子（1974）血液中 PCB の診断学的意義．福岡医誌 65, 28–31.
42) 幸田　弘，増田義人（1975）九州大学附属病院油症外来患者の血中 PCB と臨床症状との関係．福岡医誌 66, 624–628.
43) 馬場強三，力岡有二，吉田一美（1978）油症認定者と一般健康者のポリ塩化ビフェニールについて，衛生化学 24, 111–113.
44) 馬場強三，浅田要一郎，馬場　資（1979）PCB 汚染地区住民の血液 PCB について．長崎県衛生公害研究所報 19, 105–114.
45) 安部純子，井上義人，高松　誠（1975）PCB 汚染油を摂取した母親から生まれた油症児の血漿中 PCB について．福岡医誌 66, 605–609.
46) 高松　誠，溝口敬子，平山八郎，等（1979）漁民油症患者の血漿中 PCB 濃度とガスクロマトグラムパターンの特徴的所見．福岡医誌 70, 223–228.
47) 飯田隆雄，芥野岑男，高田　智，等（1981）ヒトの血液中におけるポリ塩化ビフェニールおよびポリ塩化クアテルフェニールについて．福岡医誌 72, 185–191.
48) 高松　誠，沖真理子，前田勝義，等（1981）油症患者における血中 PCQ レベルと PCB パターンの関連について．福岡医誌 72, 192–197.
49) Masuda, Y., Kuroki, H., Haraguchi, K., et al.（1985）PCB and PCDF congeners in the blood and tissues of Yusho and Yu-cheng patients. Environ. Health Perspect. 59, 53–58.
50) 奥村秀彦，益田宣弘，赤峰昭文，等（1987）油症患者の頬粘膜における PCB, PCQ 濃度，PCB パターンおよび CB% 比について．福岡医誌 78, 358–364.
51) Ohgami, T., Nonaka, S., Irifune, H. et al.（1991）A comparative study on the concentrations of polychlorinated biphenyls（PCBs）and polychlorinated quaterphenyls（PCQs）in the blood and hair of "Yusho" patients and inhabitants of Nagasaki prefecture. Fukuoka Acta Med. 82, 295–299.
52) Ohgami, T., Watanabe, M., Tanaka, K., et al.（1993）Polychlorinated biphenyls（PCBs）and polychlorinated quaterphenyls（PCQs）concentrations in skin surface lipids and blood of patients with Yusho. Fukuoka Acta Med. 84, 212–216.
53) Masuda, Y.（1985）Health status of Japanese and Taiwanese after exposure to contaminated rice oil. Environ. Health Perspect. 60, 321–325.
54) 増田義人，山口早苗，黒木広明，等（1985）最近の油症患者血液中ポリ塩化ビフェニール異性体．福岡医誌 76, 150–152.
55) 倉恒匡徳，青野正男，吉田彦太郎（1987）序言．福岡医誌 78, 181–192.
56) Ohgami, T., Nonaka, S., Murayama, F. et al.（1989）A comparative study on polychlorinated biphenyls（PCB）and polychlorinated quaterphenyls（PCQ）concentrations in subcutaneous fat tissue, blood and hair of patients with Yusho and normal control in Nagasaki prefecture. Fukuoka Acta Med. 80, 307–312.
57) 鵜川昌弘，中村彰夫，樫本　隆（1973）PCB の数値化法に関する研究．食衛誌 14, 415–424.
58) 飯田隆雄，深町和美，高橋克巳，等（1985）健常者の血中 PCB 濃度およびガスクロマトグラムピークパターンの経年変化．福岡医誌 76, 137–144.
59) 増田義人，黒木広明，原口浩一，等（1991）台湾 PCB 中毒患者の血液中 PCDF 及び PCB の濃度減衰．福岡医誌 82, 262–268.
60) 増田義人，黒木広明，原口浩一，等（1993）油症患者血液中 PCDF の濃度推移．福岡医誌 84, 236–242.
61) Masuda, Y.（1996）Causal agents of Yusho, In: M. Kuratsune et al ed. YUSHO, A human disaster caused by PCBs and related compounds. Kyushu University Press. 49–80.
62) Yoshihara, S., Kawano, K., Yoshimura, H., et al.（1979）Toxicological assessment of highly chlorinated biphenyl congeners in the Yusho patients. Chemsphere 8, 531–538.
63) Masuda, Y., Yoshimura, H.（1984）polychlorinated biphenyls and dibenzofurans in patients with Yusho and their toxicological significance: A review. Am. J. Ind. Med. 5, 31–44.
64) 平川博仙，松枝隆彦，飯田隆雄，等（1991）油症患者および対照者の皮下脂肪組織中の中 CoplanarPCBs, PCDFs 及び PCDDs．福岡医誌 82, 274–279.

65) Masuda, Y., Schecter, A, Päpke, O. (1998) Concentrations of PCBs, PCDFs and PCDDs in the blood of Yusho patients and their toxic equivalent contribution. Chemosphere 37, 1773–1780.
66) Haraguchi, K., Kuroki, H., Masuda, Y. (1986) Capillary gas chromatographic analysis of methylsulphone metabolites of polychlorinated biphenyls retained in human tissues. J. Chromatog. 361, 239–252.
67) Haraguchi, K., Kuroki, H., Masuda, Y. (1986) Determination of PCB-methylsulfone congeners in Yusho and control patients. Chemosphere 15, 2027–2030.
68) 原口浩一, 増田義人, Bergman, A., 等 (1991) PCB メチルスルホン：バルト海アザラシと油症患者組織における残留成分の比較. 福岡医誌 82, 269–273.
69) Kiyohara, C., Mohri, N., Hirohata, T., et al. (1990) *In vitro* effects of methylsulfonyl polychlorinated biphenyls and 7, 8-benzoflavone on aryl hydrocarbon hydroxylase activity in human lympho-blastoid cells. Pharmacol. Toxicol. 66, 273–276.
70) Nagayama, J., Kiyohara, C., Mohri, N., et al. (1989) Inhibitory effect of methylsulphonyl polychlorinated biphenyls on aryl hydrocarbon hydroxylase activity. Chemosphere 18, 701–708.
71) Kiyohara, C., Hirohata, T., Mohri, N., et al. (1990) 3-Methylsulfonyl- 4, 5, 3′, 4′-tetrachlorobiphenyl and 7, 8-benzoflavone on mouse liver aryl hydrocarbon hydroxylase activity *in vitro*. Toxicol. In Vitro 4, 103–107.
72) Kato, Y., Haraguchi, K., Kawashima, M., et al. (1995) Characterization of hepatic microsomal cytochrome P-450 from rats treated with methylsulphonyl metabolites of polychlorinated biphenyl congeners, Chem.-Biol. Interactions 95, 269–278.
73) Kato, Y., Haraguchi, H., Tomiyasu, K., et al. (1997) Structure-dependent induction of CYP2B1/2 by 3-methylsulfonyl metabolites of polychlorinated biphenyl congeners in rats. Environ. Toxicol. Pharmacol. 3, 137–144.
74) Kato, Y., Haraguchi, K., Shibahara, T., et al. (1998) Reduction of thyroid hormone levels by methylsulfonyl metabolites of polychlorinated biphenyl congeners in rats. Arch. Toxicol. 72, 541–544.
75) 黒木広明, 原口浩一, 斎藤秀美, 等 (1993) 血液中における PCB 水酸化物の残留性. 福岡医誌 84, 248–256.
76) Brouwer, A. (1991) Role of biotransformation in PCB-induced alterations in vitamin A and thyroid hormone metabolism in laboratory and wildlife species. Biochemical Soc. Transactions 19, 731–737.
77) 村井宏一郎, 辻 博, 梶原英二, 等 (1985) 油症患者の甲状腺機能. 福岡医誌 76, 233–238.
78) Murai, K., Okamura, K., Tsuji, H., et al. (1987) Thyroid function in "Yusho" patients exposed to polychlorinated biphenyls (PCB). Environ. Research 44, 179–187.
79) Nagayama, J., Masuda, Y., Kuratsune, M. (1975) Chlorinated dibenzofurans in Kanechlors and rice oils used by patients with Yusho. Fukuoka Acta Med. 66, 593–599.
80) Nagayama, J., Masuda, Y., Kuratsune, M. (1977) Determination of polychlorinated dibenzofurans in tissues of patients with 'Yusho'. Food Cosmet. Toxicol. 15, 195–198.
81) Kuroki, H., Masuda, Y., Yoshihara, S., et al. (1980) Accumulation of polychlorinated dibenzofurans in the livers of monkeys and rats. Food Cosmet. Toxicol. 18, 387–392.
82) Kuroki, H., Haraguchi, K., Masuda, Y. (1984) Synthesis of polychlorinated dibenzofuran isomers and their gas chromatographic profiles. Chemosphere 13, 561–573.
83) Kuroki, H., Masuda, Y. (1978) Determination of polychlorinated dibenzofuran isomers retained in patients with Yusho. Chemosphere 7, 771–777.
84) Chen, P. H., Hite, R. A. (1983) Polychlorinated biphenyls and dibenzofurans retained in the tissues of a deceased patient with Yucheng in Taiwan. Chemosphere 12, 1507–1516.
85) Kuroki, H., Haraguchi, K., Masuda, Y. (1987) Polychlorinated dibenzofuran (PCDF) congeners in the tissues of patients with Yusho and normal Japanese. Chemosphere 16, 2039–2046.
86) Ryan, J. J., Schecter, A., Masuda, Y., et al. (1987) Comparison of PCDDs and PCDFs in the tissues of Yusho patients with those from the general population in Japan and China. Chemosphere 16, 2017–2025.
87) 黒木広明, 大間美和, 原口浩一, 等 (1987) 油症患者の皮脂, 皮下膿瘍中の PCB 及び PCDF 分析. 福岡医誌 78, 320–324.
88) Iida, T., Hirakawa, H., Matsueda, T., et al. (1992) Levels of polychlorinated biphenyls and polychlorinated dibenzofurans in the blood, subcutaneous adipose tissue and stool of Yusho patients and normal subjects. Toxicol.

第4章 油症を起こした原因化学物質

Environ. Chem. 35, 17–24.
89) 松枝隆彦，飯田隆雄，平川博仙，等 (1993) 油症患者及び対照者の母乳中 PCDDs, PCDFs 及び Coplanar PCBs 濃度の比較．福岡医誌 84, 263–272.
90) 飯田隆雄，平川博仙，松枝隆彦，等 (1997) 油症患者 83 名の血液中 PCDDs, PCDFs 及び Coplanar PCBs 濃度．福岡医誌 88, 169–176.
91) Ryan, J. J., Levesque, D., Panopio, L. G., et al. (1993) Elimination of polychlorinated dibenzofurans (PCDFs) and polychlorinated biphenyls (PCBs) from human blood in the Yusho and Yu-Cheng rice oil poisonings. Arch. Environ. Contam. Toxicol. 24, 504–512.
92) Masuda, Y. (1999) Fate of exposed PCDFs and PCBs in patients with Yusho PCB poisoning. Organohalogen Compounds 44, 27–30.
93) Yoshihara, S., Nagata, K., Yoshimura, H., et al. (1981) Inductive effect on hepatic enzymes and acute toxicity of individual polychlorinated dibenzofuran congeners in rats. Toxicol. Appl. Toxicol. 59, 580–588.
94) Kashimoto, T., Miyata, H., Kunita, S., et al. (1981) Role of polychlorinated dibenzofuran in Yusho (PCB poisoning). Arch. Environ. Health 36, 321–326.
95) 中川礼子，高橋克巳 (1991) PCB 及びその関連化合物体内残留濃度の油症診断への適用に関する研究．福岡医誌 82, 280–294.
96) Ahlborg, U.G., Håkannsson, H., Wærn, et al. (1988) Nordisk Dioxinrisk Bedomining. p. l-129, Nordisk Ministcrrad, Copenhagen.
97) Kashimoto, T., Miyata, H., Kunita, N. (1981) The presence of polychlorinated quaterphenyls in the tissues of Yusho patients. Food Cosmet. Toxicol. 19, 335–340.
98) 馬場強三，白井玄爾，西村 昇，等 (1979) 血液中の PCQ について．長崎県衛生公害研究所報 20, 78–82.
99) 開 泰二，白井玄爾，中村和人 (1982) 油症検診者の血中 PCB および PCQ について．長崎県衛生公害研究所報 24, 141–143.
100) 益田宣弘，近藤幸ース，本村秀章，等 (1984) 油症検診者の血中 PCB および PCQ (昭和 58 年度，昭和 59 年度)．長崎県衛生公害研究所報 26, 168–169.
101) 力岡有二，馬場強三，伊豫屋偉夫 (1990) 油症検診受診者の血中 PCB および PCQ (昭和 63 年度〜平成 2 年度)．長崎県衛生公害研究所報 33, 67–68.
102) 片岡恭一郎，大久保彰人，篠原志郎，等 (1983) 福岡県における油症検診データの統計解析．福岡医誌 74, 296–301.
103) Hori, S., Obana, H., Tanaka, R., et al. (1986) Comparative toxicity in rats of polychlorinated biphenyls (PCBs), polychlorinated quaterphenyls (PCQs) and polychlorinated dibenzofurans (PCDFs) present in rice oil causing "Yusho". Eisei Kagaku 32, 13–21.
104) Takenaka, S., Iida, T., Nagase, M. (1985) Accumulation, excretion and effects on hepatic enzymes of polychlorinated quaterphenyl congeners in rats. J. Pharmacobio-Dyn. 8, 571–577.
105) Hori, S., Obana, H., Kashimoto, T., et al. (1982) Effect of polychlorinated biphenyls and polychlorinated quaterphenyls in cynomolgus monkey (Macaca fascicularis). Toxicology 24, 123–139.
106) Kunita, H., Hori, S., Obana, H., et al. (1985) Biological effect of PCBs, PCQs and PCDFs present in the oil causing Yusho and Yu-Cheng. Environ. Health Perspcct. 59, 79–84.
107) Ono, M., Kashima, Y., Wakimoto, T., et al. (1987) Daily intake of PCDDs and PCDFs by Japanese through food. Chemosphere 16, 1923–1928.
108) Birmingham, B., Gilman, A., Grant, D., et al. (1989) Multimedia exposure analysis for Canadian population: Detailed exposure estimation. Chemosphere 19, 637–642.
109) Birmingham, B., Thorpe, B., Frank, R., et al. (1989) Dietary intake of PCDD and PCDF from food in Ontario, Canada. Chemosphere 19, 507–512.
110) Beck, H., Dross, A., Mather, W. (1992) PCDDs, PCDFs and related contamination in the German food supply. Chemosphere 25, 1539–1550.
111) Fürst, P., Fürst, C., Groebel, W. (1990) Levels of PCDDs and PCDFs in food-stuffs from the Federal Republic of Germany. Chemosphere 20, 787–792.
112) Di Domenico, A. (1990) Guidelines for the definition of environmental action alert thresholds for

polychlorodibenzodioxins and polychlorodibenzofurans. Regul. Toxicol. Pharmacol. 11, 8–23.
113) Theelen, R. M. C., Liem, A. K. D., Slob, W., et al. (1993) Intake of 2, 3, 7, 8 chlorine substituted Dioxins, Furans, and planar PCBs from food in the Netherlands: Median and distribution. Chemosphere 27, 1625–1635.
114) 高山幸司, 宮田秀明, 味村真弓, 等 (1991) 日本の沿岸魚及び市販魚中の PCDDs, PCDFs 及び Coplanar PCBs. 衛生化学 37, 125–131.
115) 高山幸司, 宮田秀明, 青笹 治, 等 (1991) 日本における食事経由ダイオキシン関連物質の摂取量. 食衛誌 32, 525–532.
116) 宮田秀明 (1991) ダイオキシン関連物質による食品および人体への汚染, 環境化学 1, 275–290.
117) Yrjänheikki, E. (1989) Levels of PCBs, PCDDs and PCDFs in breast milk. Results of WHO-coordinated inter laboratory quality control studies and analytical studies. Environmental Health 34, 1–92.
118) Somogy, A., Beck, H. (1993) Nurturing and breast-feeding: Exposure to chemicals in breast milk. Environ. Health Perspect. 101 (Suppl. 2), 45–52.
119) Barnes, D. G. (1989) Characterization of the risks posed by CDDs and CDFs. Chemosphere 18, 33–39.
120) Ahlborg, U. G., Kimbrough, R. D., Yrjänheikki, E. J. (1992) Tolerable daily intake of PCDDs and PCDFs. Executive summary. Toxic Substances J. 12, 101–131.
121) Kociba, R. J., Schwetz, B. A. (1982) Toxicity of 2, 3, 7, 8-tetrachlorodibenzo-p-dioxin (TCDD). Drug Metabo. Rev. 13, 387–406.
122) 鈴木武夫, 合田 健, 竹下隆三, 等 (1984) 廃棄物処理に係るダイオキシン等の問題について. 厚生省専門家会議報告 pp. 1–16.
123) 奥村 恂, 増田義人, 中牟田澄子 (1974) 油症患者における血中 PCB と血清トリグリセライドとの関係. 福岡医誌 65, 84–87.
124) Hirota, Y., Kataoka, K., Tokunaga, S., et al. (1993) Association between blood polychlorinated biphenyl concentration and serum triglyceride level in chronic "Yusho" (Polychlorinated biphenyl poisoning) patients. Occup. Environ. Health 65, 221–225.
125) 長山淳哉, 清原千香子, 福田篤志, 等 (1987) 油症患者の芳香族炭化水素水酸化酵素活性に関する研究. 福岡医誌 78, 301–304.
126) Pluim, H. J., de Vijlder, J. J. M., Olie, K., et al. (1993) Effects of pre- and postnatal exposure to chlorinated dioxins and furans on human neonatal thyroid hormone concentrations. Environ. Health Perspect. 101, 504–508.

第 5 章　PCBs, PCDFs, PCDDs ならびに関連化学物質の毒性

西住昌裕

第 5 章　PCBs, PCDFs, PCDDs ならびに関連化学物質の毒性

油症発生の初期の頃から，K 会社で製造されたある種の米ぬか油が，油症の発症に係わっているのではないかとの疑いがもたれていたが，数ヵ月後にカネクロール（KC）400（PCBs の一商品名）が，この米ぬか油に含まれていたことが判明した。従って，油症に関連した初期の毒性研究としては，油症患者が摂取していたと考えられる米ぬか油ないし KC400 を鶏のヒナ，マウス，ラット，モルモット，ウサギ，サルなどに投与して，油症患者にみられる皮膚や肝臓の病変がみられるかどうかの試験が行なわれた。その後，米ぬか油には KC400 のほかにも KC300, KC500, KC600, さらには微量ながらポリ塩化ジベンゾフラン（PCDFs）などの新たな関連化学物質が含まれていることが判明するにつれ，これら多くの汚染物質の毒性研究が，毒性学，病理組織学，毒化学の立場から行なわれるようになった。

これら毒性研究の一部は，化学的に精製された化合物を使用したものもあるが，PCBs に関連した毒性研究の多く，特に初期の研究では，ポリ塩化ビフェニールのうち三〜六塩化物の混合物を使用している。従って，ある毒性の発現を特定の塩化ビフェニール化合物と関連づけることは困難である。この章では，油症発症に関連した PCBs, PCDFs, その他の関連物質の実験動物に対する毒性研究の概略を述べることとする。

5.1.　急性・亜急性ならびに慢性毒性

油症患者の臨床像を PCBs, PCDFs, その他の関連物質それぞれの毒性に区分して説明することは困難であるが，患者の症状と血液，組織中のこれら化学物質の定量的分析結果を対比させつつ，一定量の PCBs ないし関連化学物質を実験動物に投与した場合の毒性学的変化をみることにより，発症に関与した物質を推定する研究が行なわれた。

油症関連の研究が進むにつれ，工業用製品としての PCBs 中には微量ではあるが，PCBs から変化したと考えられる PCDFs が含まれ，しかもこの化学物質は PCBs よりも毒性が強いと考えられるようになってきた。これら一連の関連化学物質の毒性の比較で，同じ種類の動物にその化合物のクラスの中で最も毒性の強い異性体を投与した場合，dibenzo-p-dioxin > dibenzofuran ≫ biphenyl 〜 naphthalene の順だと報告されている (1)。

油症に関連した初期の研究で，KC400（主成分は四塩化物で，三および五塩化物を含む）の経口 LD_{50} 値は，CF-1 マウスで雄雌共に約 2.0 g/kg (2)，ポリ塩化ジベンゾフラン（主成分は五塩化および四塩化ジベンゾフラン）の経口 LD_{50} 値は，CF-1 マウスの雄で 200 mg/kg, 雌で 400 mg/kg と報告された (3)。

これら化学物質の毒性に対する感受性は，動物によりかなり相違があると言われ，一般に感受性は雌および若い動物に高いとされている。ニワトリ，モルモット，ヒト以外の霊長類は毒性が現れ易い。実際に，わが国でも 1968 年に数百万羽のヒナが被害を受けたダーク油事件 (4) が発生し，そ

表 5.1. PCBs および関連物質による傷害

傷　害	急性期	慢性期	備　考
1. 胸腺(萎縮)	+++	+++	若い動物
2. 脾臓(萎縮)	+	±	死亡例で
3. 骨髄(萎縮)	+++	++	死亡例で
4. 肝臓			
壊死	±〜+++	±〜++	動物種で異なる
過形成	±	±〜++	動物種で異なる
5. 胆嚢(過形成)	−	±〜++	動物種で異なる
6. 胃・大腸(過形成)	−〜±	−〜++	動物種で異なる
7. 腎臓(過形成)	−〜++	−〜++	動物種で異なる
8. 皮膚・皮脂腺(過形成・異形成)	−	−〜+++	動物種で異なる
9. 甲状腺(肥大)	−	+	動物種で異なる
10. 副腎(萎縮)	++	+	死亡例で
11. 睾丸(萎縮)	±〜++	±〜++	死亡例で

注：−：変化なし，±：僅かな変化，+：軽度の変化，++：中等度の変化，+++：高度の変化

の後調査の結果，ヒナ餌の原料としての油は油症の原因となった油の製造所で製造され，汚染時期も一致することが判明した。また，類似のヒナの中毒 Chick edema disease が米国でも既に 1957 年に発生 (5) している。

　PCBs および関連化学物質の臓器に対する傷害は，その投与量，期間のほか動物種，性，年齢などによって異なるが，投与条件を同一にし，相対的毒性面も考慮して比較すれば，同一動物種では比較できると思われる(表 5.1)。

　致死的な急性中毒例では，体重減少が共通の変化である。マウス，ラット，モルモットでは，体重減少と共に活動性が低下し，死に至る。鳥類，特に鶏ヒナでは，細胞外の体液増加(皮下の水腫，腹水，胸水，心嚢水腫)のため，死亡時には体重増加を来す。興味深いのは，これら化学物質の中で，PCDFs ないし PCDDs の小動物への 1 回投与では，死亡までに 2〜3 週，イヌやサルなど大きい動物ではもっと長い期間を要することである。マウス，ラットなどで急性中毒例でも死に至らないPCBs 中毒の症状は，ただ体重減少ないし体重増加の抑制がみられることで，もちろん摂餌量および飲水量の減少を伴う。鶏ヒナに対し，油症患者使用の米ぬか油を飼料の 5% の割合で混じて与えた実験では，17 日目に努力呼吸，腹部膨満で死亡し，KC400 を 400 ppm の濃度で含む飼料を与えても，同じ症状を示し，腹水，心嚢水腫，腎水腫を認めている (6)。

　KC400 を 0.1 g/kg 体重の割合で 1〜3 ヵ月投与した場合，マウス (7)，ラット (2) 共に体重増加の抑制，飼料摂取の減少，活動の不活溌化，眼瞼の腫脹が起こる。サルでは，KC400 の 0.5 mg/kg 体重の 3 ヵ月の投与で，体重減少，脱毛，眼瞼腫脹，眼脂の出現を見ている (8, 9)。亜急性中毒実験での死亡例では，胸腺の萎縮に伴う重量減少，肝腫大に伴う重量増加が顕著で(図 5.1)，脾臓，腎臓，睾丸の重量低下も時にみられる(表 5.2)。

　肝腫大は実験動物のすべてにみられ，肝重量の増加は PCBs および関連化学物質の毒性の指標とみなし得る。肝の腫大は組織学的には，肝細胞の肥大ないし過形成であり，超微形態学的には，小胞体，殊に滑面小胞体の増殖が主体で(図 5.2)，これは肝ミクロゾーム酵素活性増加の形態的裏付け

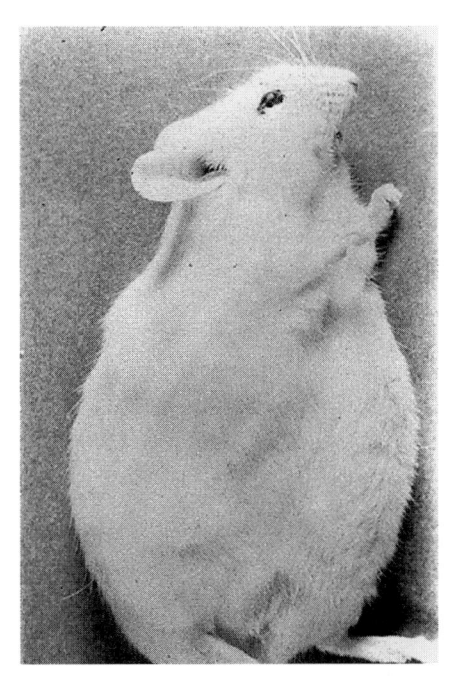

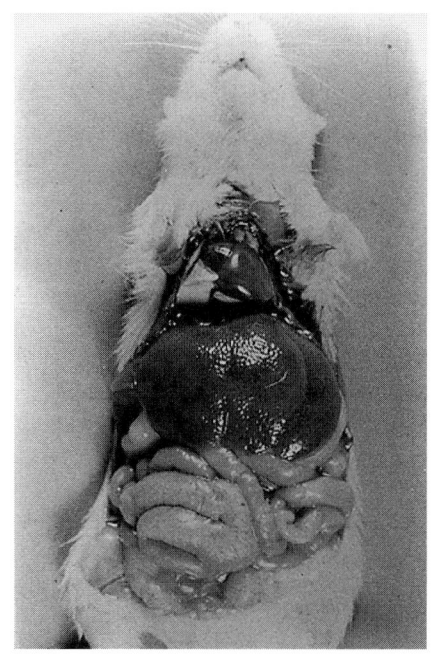

第 5 章　PCBs, PCDFs, PCDDs ならびに関連化学物質の毒性

図 5.1.　PCDFs 投与マウス(0.5 g/kg, 経口 1 回投与)の死亡例
左：腹水と腫大肝による腹部の膨隆
右：腹部を開放して，著明に腫大した肝，皮下脂肪の欠如，腹水残存を示す.

表 5.2.　PCBs による臓器重量の変化

脳	↔	
心臓	↑	死亡例(心 / 体重比で)
肺臓	↔	
肝臓	↑↑	死亡例，非死亡例とも
脾臓	↑	少量投与で
	↓	大量投与で
胸腺	↓↓↓	
腎臓	↓	死亡例(絶対重量で)
副腎	↑	死亡例(副腎 / 体重比で)
睾丸	↓	死亡例で，動物種に関連

注：↔：変化なし，↑：軽度増加，↑↑：中等度増加，↓：軽度減少，↓↓↓：著明減少.

となっている (10, 11)．この他，肝細胞には脂肪小滴の出現，ライソゾームの増加も認められる．マウス，ラット，鳥類の中毒に際して，ポルフィリン蓄積の指標として，長波長 (366 nm) の紫外線を肝臓などの組織に当て，赤味がかった蛍光を確認することも使用できる．

　胸腺の縮小，重量減少は幼弱の動物で顕著であり，顕微鏡的には皮質部のリンパ球層が菲薄化している(図 5.3)．この傷害は臨床面では，後に述べるように，免疫系の異常として現れてくる．3-メチルコラントレン型の肝酵素誘導作用を持つ PCB 同族体は，体重増加の抑制，肝腫大ばかりでなく，胸腺や脾の萎縮などの急性毒性が強いという (11)．

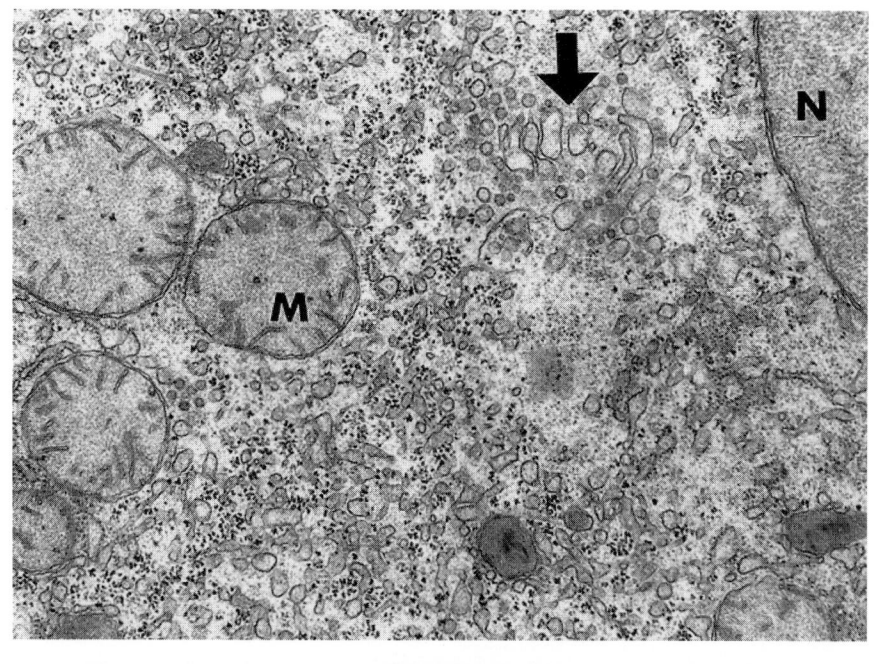

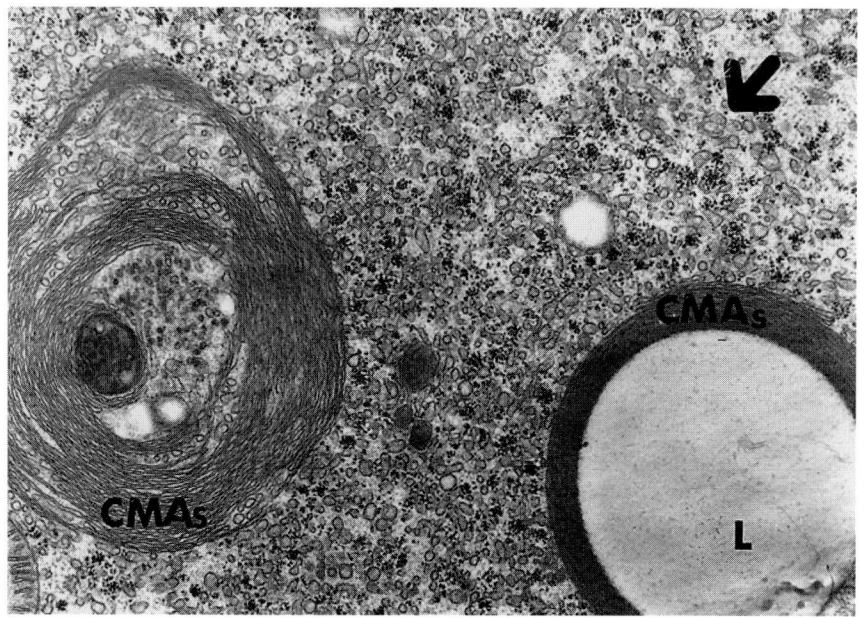

図 5.2. カネクロール 400 を 8 週間にわたり総量 2.0 g/kg 体重を経口投与したマウス肝の電顕像 滑面小胞体(矢印)の著明な増殖と拡張に注目されたい．また，同心円状に配列した膜構造物 (CMAs) の出現にも注目．脂肪小滴 (L) も所々に出現．
N：細胞核，M：ミトコンドリア，倍率 30,000 倍(上)，17,000 倍(下)．

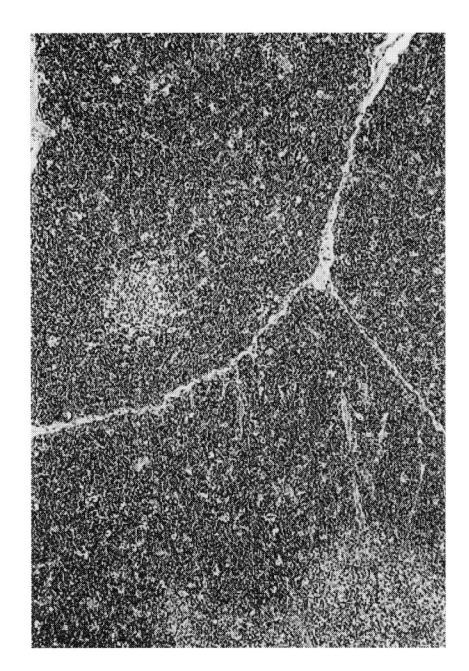

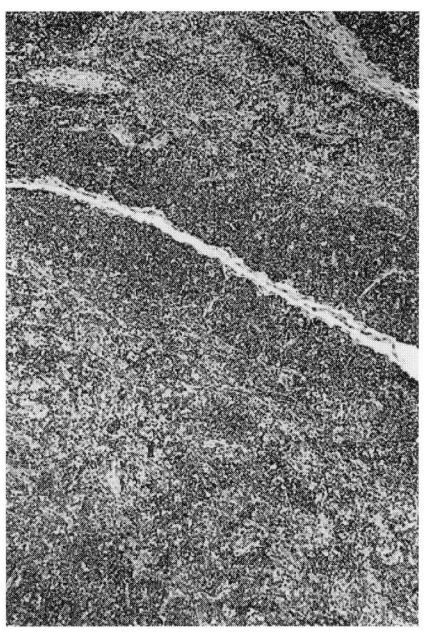

図 5.3. 胸腺組織の光顕像．左は正常ラット，右はカネクロール 400 を 2.5 g/kg 体重経口投与したラット．細胞の密度の高い皮質を持つ正常ラットに比較し，PCBs 投与ラットでは，細胞密度の低下と皮質の菲薄化に注目．ヘマトキシリン・エオジン染色．倍率 65 倍．

血液学的に，赤芽球系は白血球成分よりも鋭敏に反応し，曝露量ならびに曝露時間に依存性がある (12)。アカゲザルの実験で KC400 (0.25 mg/kg/日) ないし PCDFs (0.625 μg/kg/日) の 175 日間の投与で，両群共に軽度の貧血がみられた。これらの化合物の投与で死亡した動物では，骨髄の瀰漫性萎縮がみられた。

油症患者では，数ヵ月の曝露で症状としては比較的早く皮膚に変化がみられ，痤瘡様変化については次節で触れるが，牛のようなある種の動物では変化が認められ易く，診断的価値があるといわれる (12)。

胃粘膜の変化はサルで起こり易く，PCBs 投与での光顕，電顕上の変化 (13) のほか，TCDD の長期投与で炎症，潰瘍もみられるという。

呼吸器系では，PCBs のマウス，ラット，ビーグル犬への投与で，非繊毛細気管支上皮細胞(クララ細胞)の壊死を報告 (14) したものがあり，PCDFs は細気管支クララ細胞に強い傷害を惹起するという。

腎，尿路系の変化としては，腎髄質の集合管の終末部から腎盂にかけての移行上皮の過形成が指摘されている。光顕上の腎変化は大きくないが，電顕的に近位尿細管上皮細胞でミトコンドリアの変形・破壊，滑面小胞体の集合が認められる。

甲状腺の PCBs 投与後の変化として，ラットでは比較的小さい甲状腺濾胞の出現があり，超微形態学的には濾胞上皮の変化がみられるという (15)。

睾丸では，dioxins の投与により精細管の萎縮から異常多核細胞の出現までの多くの変化 (16) が

報告されている。しかし，これらの変化は一時的な中毒作用によるのか全身的な衰弱の一現象なのかは明らかではない。

　PCBs の神経系での毒性として，ラットで運動神経伝導速度の低下と節状脱髄の初期徴候が認められる (17)。他方，中枢神経機能の変化はみられていない。

　PCBs ならびに関連化合物の投与後に起こる血液化学面での変化の程度は，投与する量や期間，サンプル採取の時期によりかなり異なる。油症患者での最も明瞭な所見は血清トリグリセライド値の上昇であったが，ラット，ウサギでも同様に異常値が確認された (2, 18)。高トリグリセライド血症の機序としては，ヘパリン後血漿リポ蛋白リパーゼ活性の低下と血漿トリグリセライド除去能の傷害が想定されている。多くの研究でトリグリセライドと遊離脂肪酸は増加するが，他方，総コレステロールは一定の結果を示していない。また，血清蛋白，トランスアミナーゼ値の異常は死亡例で認められる。これらの値は肝機能の異常と共に動物の全身の機能衰退を表しており，その程度は動物の種差によっても異なる。

　PCBs によるポルフィリン代謝異常は，ヒナ鶏に PCBs の経口投与で肝性ポルフィリアが報告 (19) されている。PCBs，TCDD は実験動物や人で，ポルフィリン代謝異常を惹起する事実は知られていたが，油症患者についての検査は数少ない。これは油症患者の尿中ポルフィリンが増加していなかったことにもよるが，これは中毒発症後 10 年も経過した時期のことである (20)。台湾で発生した油症例では，1979 年の発生直後に 69 症例でウロポルフィリンが 3 倍ほどに増加していた (21)。しかし，齧歯類ではポルフィリアの発症，ウロポルフィリンの蓄積も遅れるのが特徴だと言われている。KC400 を dd-k マウスに投与した実験では，生じた肝性ポルフィリンの蓄積は 0.1% のグリセオフルビンで助長された。また，赤血球での ALA-D 活性は上昇したが，肝の ALA-D 活性は変化がなかったという (22)。これらのことから，PCBs 中毒の際の ALA-D 活性の異常は肝ポルフィリンの蓄積で起こる 2 次的なものだとみられている。佐野ら (23) は，化学的構造が明瞭な合成 PCB を用い，ヒナ鶏胎児期の肝培養細胞を使った実験を行なった結果，PCB がウロポルフィリノーゲン脱炭酸酵素を抑制し，ヘムの欠乏を来すが，これにはアポチトクローム P-450 の誘導もこの現象を助長しており，結果として ALA 合成酵素の生成が増加し，肝のウロポルフィリンが蓄積するのであろうと結論付けている。

5.2.　造アクネ性

　油症患者の初期症状として，痤瘡様皮疹，色素沈着，過角化が知られている。実験的にも，痤瘡様皮疹が生ずるかどうかが試験された。PCDFs の投与でラットの耳に生じた変化の報告 (24) はあるが，齧歯類では痤瘡様皮疹は通常は生じない。ヘアレスマウスに対して，油症患者が使用した米ぬか油を 10% 含む飼料を 10 週与えると過角化を伴う皮疹が生じた (25)。これは，7 週後，腹部下方に出現し他部位にも拡大した。PCBs を投与されたマウス，ラットの実験で眼瞼の組織学的変化として，一般的に毛嚢の囊腫状拡張と過角化が認められている。

　PCBs および関連化合物に対してウサギ耳介内面皮膚が鋭敏だとの報告 (26) があるが，3, 4, 3′,

4′-四塩化ビフェニルによるウサギ耳介内面皮膚の変化は，過角化，毛囊の拡大，角質様物質を含む囊腫形成として現れ (27)，KC400 による変化と同等と確認されている。また，ウサギ耳介の変化は，PCDD ≫ PCDFs > PCBs の順に強く現れた (28)。耳介内面皮膚の変化は塗布のみでなく，経口的に 0.1% の割合で KC400 を含む飼料の 3 ヵ月摂取でも生じている (18)。

皮膚の変化については，サルを使っての実験も行なわれている (8, 9, 29)。眼瞼結膜におけるマイボーム腺の変化が最も鋭敏な形態学的指標とされている。即ち，眼瞼の腫脹，マイボーム腺の角化性囊腫形成による腫大は PCBs 中毒の早期の変化である。PCBs 投与中止後 3 年経っても，マイボーム腺の変化は軽度になってはいるが，なお残存している (30)。クロール痤瘡，眼瞼や耳介の変化は，皆，皮脂腺および毛囊における変化が主体である。

KC400 投与サルの口腔内組織では，過角化，歯肉上皮増殖，固有層への囊腫形成がみられた (8, 9)。PCBs，PCQ，PCDFs のサルへの影響を比較した実験では，PCDFs 投与のみでマイボーム腺の貯溜囊腫，顔面での痤瘡様皮疹，背部の皮膚に毛孔部の角化，毛根部の変性がみられたという (31)。

ビーグル犬に PenCB (0.05 mg/kg 体重を 2 回) を投与して 50 日後にもマイボーム腺では導管管腔の拡大，腺房細胞の扁平上皮化生がみられた (32)。

動物でのハロゲン化芳香族化合物の痤瘡生成能は，その化合物の TCDD 受容体との親和性と関連性があるといわれている (33)。

5.3. 内分泌系への影響

油症患者で甲状腺，副腎，性腺の機能障害がかなり早期から報告されている (34, 35, 36, 37)。

実験的には，PCBs のエストロゲンに対する作用は卵巣摘出ラットでの子宮湿重量の測定により，PCBs 自体はエストロゲン様作用はみられなかったが，エストラジオールの子宮への作用を強める作用がある (38)。TCDD 投与により生殖機能失調状態にあるアカゲザルでは，血清中エストラジオールおよびプロゲステロンが減少する (39)。TCDD の影響として外因性エストラジオールの影響の低下はエストロゲン受容体レベルの低下を反映しており，その結果，組織でのエストラジオールの反応性が低下するものと説明されている。

PCBs あるいは TCDD 投与によりラット血中サイロキシンの低下が起こる (15, 40)。また，PCBs 投与ラットの甲状腺では超微形態学的に濾胞上皮で胞体の濾胞内への突出像がみられ，これがサイロキシンの低下に対応した代償性肥大像と説明されている。2, 3, 7, 8-TCDD および PCBs によって，グルクロン抱合サイロキシンの胆汁への排泄増加や血清サイロキシンの低下，血清 TSH の増加，甲状腺による I^{131} 摂取の増加，甲状腺重量の増加が報告されている (40, 41)。

飲料水 (250 ppm) で 10 週間 PCBs を与えたラットで，副腎の束状帯の機能亢進を示す血中コルチコステロン値の増加の報告がある一方，KC400 の飼料添加では，コルチコステロイドホルモン合成能の低下がみられるという。2, 3, 7, 8-TCDD は血清コルチコステロン値を抑制し，コルチコステロンやプロラクチンの日内リズムを変える (42)。

5.4. 免疫抑制作用

　PCBs が免疫系に影響を与える可能性は，鶏ヒナ，マウス，ラット，モルモット，ウサギ，サルなどで，PCBs 投与により胸腺の皮質部の萎縮を伴う重量減少，脾臓にも時に変化が報告されていることで (43)，早くから想定されていた。2, 3, 7, 8-TCDD や 2, 3, 7, 8-TCDF 投与での胸腺の変化も，PCBs による変化と類似している。

　PCBs 投与による液性免疫の抑制効果はアロクロールやクロフェン投与で確認されている (43)。油症に関連した研究では，日本および台湾の油症発生に関与した PCBs, PCQ, PCDFs の抗ヒツジ赤血球抗体 (SRBC) 反応への関与が報告 (31) されている。この研究では，ラットへの PCBs (1 mg) の 22 日間経口投与，サルへの PCBs (5 mg) の 20 週経口投与で SRBC への抗体反応が抑制されているが，PCQ では抑制がみられず，PCDFs (10 μg) の 22 日間の投与ラット，PCBs (5 mg) と PCDFs (20 μg) の混合投与サルでは強い免疫抑制作用がみられた。

　胎児期の PCBs 曝露の研究では，KC500 を経口投与された C3H マウスの幼マウスでヘルパー T 細胞活性の抑制がみられた (44)。交叉飼育により，胎児期の曝露と哺乳期の曝露の区別をした実験では，ヘルパー T 細胞活性は出生前に曝露した仔マウスでは生後 4 週で対照群の 20% に抑制されたが，生後哺乳時に曝露した仔マウスでは 50% まで抑制されていた。また，生後 4, 7, 11, 15 週の仔マウスで B 細胞活性は抑制がみられなかった。一般的に，PCDFs は胸腺への選択的抑制作用を惹起する。C3H の雌マウス腹腔内に 5 μg の PCDFs を投与して，4 週後の血液の T 細胞サブセットを解析すると，PCBs 投与の場合と比べて，抗 Thy-1, 2 陽性細胞の低値，Thy1/2 比の低下がみられた (45)。この抑制は漸次，常態に回復する傾向がみられている。

　KC500 を投与した場合，生体のビールス感染に対する抵抗性に関しては 100, 200, ないし 400 mg/kg 体重を 3 週間投与したマウスでは，単純ヘルペスに感染し易くなり，エクトロメリア・ビールス感染による死亡は 200 および 400 mg/kg 投与で増加した (46)。

　日本および台湾の油症患者の症状として，呼吸器感染症に罹り易いこと，血清 IgA, IgM など血清免疫グロブリン値の低下，IgG 上昇，遅延型高感受性の抑制などは，これまでの動物実験結果と符合している。

　PCBs 曝露後の免疫毒性の機作に関しては，抗体生成の抑制は Ah レセプターによって影響を受け，TCDD, TCDF, PCBs の免疫毒性は，Ah レセプターないし TCDD レセプターに特異的に結合することに関連しているとされ，Poland ら (47) により，肝細胞質ばかりでなく，その他の組織や細胞にもレセプターの存在が示されている。

5.5. 発癌性

　油症患者には，PCBs，PCDFsが長期に残存することから，これら化合物の発癌性の有無は重大な関心事である。

　今日までの研究で，発癌性がみられないとの報告もあるが，マウス，ラットへの長期経口投与で肝臓に小結節の生成ないし肝細胞性肝癌を生じるとの報告 (48, 49, 50, 51, 52, 53, 54) がある。肝癌のほかに線維性結合組織ならびに胆管の増殖を伴う腺線維症を生じたとの報告 (48, 54) もある。KCの肝腫瘍の生成能は塩素数の多い化合物で高いともいわれる(50, 52)。

　PCBsは肝腫瘍の発生を促進するプロモーターの働きがあることも報告 (53, 55, 56, 57, 58, 59, 60) されている。即ち，BHC，3′-methyl-4-DMBA，2-FAA，DENA，DMNA などの発癌物質投与後に PCBs を投与することで，発癌物質単独投与より短い期間で多数の腫瘍を生じることがマウスないしラットで示され，またPCDFsなどの不純物を含まないPCBsでも，プロモーターとしての作用がみられる (59)。このプロモーターとしての効果は雄より雌に，成熟ラットより離乳期のラットに著明だといわれる (61)。

　肝発癌に関しては，弱い発癌作用を有する物質と強い発癌促進作用を有する物質を区別するのが困難な場合がある。PCBsは，DNA付加体を形成し得る中間代謝物である arene oxide を経て代謝されるとの報告 (62) があるが，一方PCBsは肝ホモジェネートの有無に関係なく，サルモネラ系での突然変異原性がないとの報告 (63) もある。

　興味あることには，PCBsを 3′-methyl-4-DMBA，2-FAA，DENA のような肝発癌物質の投与前に投与しておくと，発癌抑制作用がみられる (56, 64) という事実である。この抑制作用は，胎児期ならびに母乳を通じてPCBsに曝露した幼弱ラットにDENAを投与する実験でも観察された (65)。20-methylcholanthrene による皮膚癌発生でも，PCBsによる抑制がみられる (66)。これらの結果の説明の一つとして，PCBsが肝ミクロゾーム系酵素を誘導し，これらの酵素が多くの癌原性物質を癌原性の低い代謝物に代謝するのではないかとの考えがある。PCBsの肝以外の臓器に対する癌原性は未だ報告がない。

　今日まで，PCDFsの発癌性の報告は 2, 3 あるに過ぎない。2, 3, 4, 7, 8-PenCDF の総量 200 mg を経口投与し，104週後まで生存した 8 匹のラットから，胆管肝癌を有する 1 匹と肝小結節を有する骨肉腫の 1 匹が報告され，同様に 1, 2, 3, 4, 7, 8-Hexa CDF を投与した 9 匹のラットから，肝小結節を有する 2 匹が観察されている (67)(図5.4)。また，これらPCDFsを皮下に投与した場合の約 1/3 のラットで，皮下ないし肝に腫瘍の発生がみられている (68)。2, 3, 4, 7, 8-PenCDF については，マウスで 20-MC による皮膚癌発生の促進作用が 0.5 ppm の濃度で観察されている (69)。

　ダイオキシン，特にTCDDによるラットやマウスでの肝発癌も報告されている (70, 71)。この他，甲状腺，肺，鼻腔上皮での腫瘍発生にも関連性が指摘され，DENA肝発癌の際のプロモーターとしての役割も論じられている (72)。

　油症患者に関しては，中間的な報告ではあるが，男性の肝癌，肺癌の死亡率が期待死亡率より有

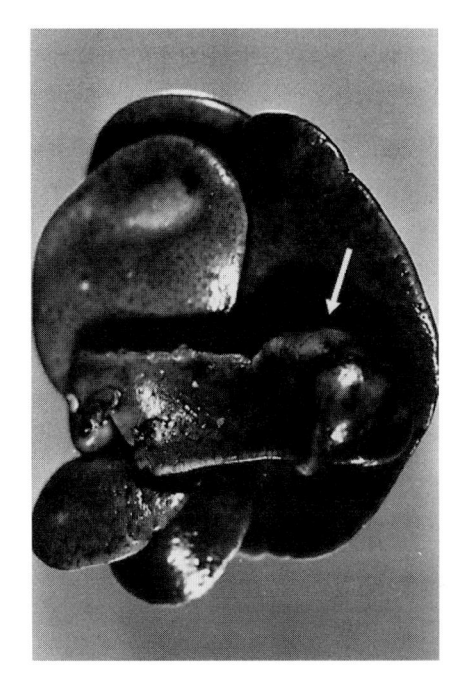

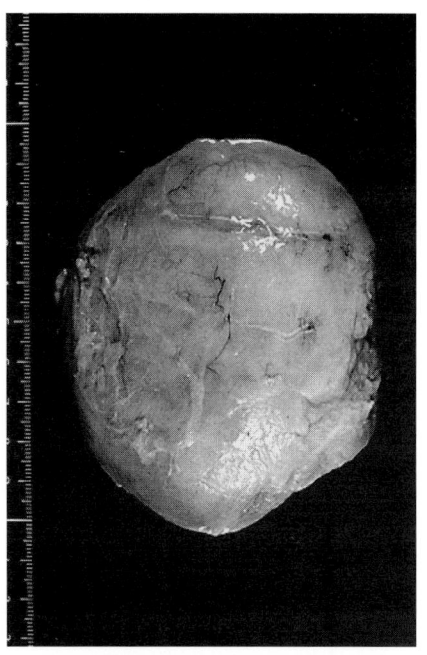

図 5.4. PCDFs投与ラットに生じた腫瘍
左：2, 3, 4, 7, 8-PenCDF を経口投与したラットの肝(右葉)に生じた黄褐色の腫瘍(矢印).
右：1, 2, 3, 4, 7, 8-HCDF を皮下投与したラットの側胸部皮下に発生した巨大な線維肉腫.

意に高いといわれている (73)。

5.6. 遺伝毒性，変異原性

　PCBs の遺伝毒性の研究の大多数で，アロクロールないしカネクロールが使用されている。主として，アロクロールを使ったPCBs のサルモネラ菌に対する突然変異原性試験では，ほとんど否定的結果である。KC300 ないし 500 を使った試験でも陰性であった (74, 75)。しかし，一塩化，二塩化，三塩化ニトロビフェニル・エーテル，またこれに対応したニトロソ，アミノ誘導体は，2, 4, 6-三塩化-4-ニトロビフェニル・エーテルを除いてサルモネラ菌に変異原性を示している (76)。

　KC500 は，サルモネラ菌を使った umu 試験で陽性 (75)，枯草菌の rec assay では陰性であった (74)。KC500 を皮下投与したマウス骨髄での小核試験では陰性であったが，経口投与では僅かに陽性を示した (77)。

　KC300 と 500 のカイコでの突然変異はみられなかった (74)。

　PCDFs の突然変異原性については，2, 8- および 3, 6-dichlorodibenzofuran, 2, 3, 7, 8-tetrachlorodibenzofuran, octachlorodibenzofuran いずれも突然変異原性がなかった(78)。PCDFs の pUC18 プラスミド DNA への影響が調べられ，PCDFs は pUC18 と反応することが示唆されている (79)。

　TCDD に関しては，初期の報告でサルモネラ試験で陽性とされたものもあるが，その後の報告で

は突然変異原性がなく，ニトロソ基で置換されたジベンゾ-p-ジオキシン類でサルモネラに対して変異原性を示す (80)。2, 3, 4, 7, 8-PenCDF, 3, 4, 5, 3′, 4′-PenCB, 2, 3, 7, 8-TCDD は，培養ヒトリンパ球を使った小核誘発試験ではいずれも TCDD 等価毒性に基づく毒性濃度に応じて小核の頻度が増加した (81)。

健康な人の体内に残存している PCBs ならびに，その関連物質の濃度比での混合物のヒト全血培養系で，7, 8-benzoflavone を添加しての姉妹染色体交換誘発試験を行なった結果，混合物の濃度と姉妹染色体交換誘発の頻度がよく関連していた (82)。

結論的に述べると，PCBs，PCDFs および関連化学物質の動物に対する毒性研究が油症の原因解明のために進められたが，その過程で多くの関連化学物質の予測しない広範囲の毒性が明らかにされてきた。しかし，それらの毒性の発現機作が十分に判明しているとは言い難い現状にある。

文　献

1) McConnell, E. E., McKinney, J. D. (1978) Exquisite toxicity in the guinea pig to structurally similar halogenated dioxins, furans, biphenyls, and naphthalenes. Toxicol. Appl. Pharmacol. 45, 298.
2) 田中　潔，藤田節治，小松冨美子，等 (1969) 塩化ビフェニル亜急性中毒実験――ことにラット血清脂質に及ぼす影響――. 福岡医誌 60, 544–547.
3) Nishizumi, M. (1978) Acute toxicity of polychlorinated dibenzofurans in CF-1 mice. Toxicol. Appl. Pharmacol. 45, 209–212.
4) Shoya, S., Kawasaki, M., Tsushio, Y., et al. (1969) Pathological changes of poisoning in chickens due to dark oil, an oily by-product of rice bran. Nat. Inst. Anim. Hlth. Quart. 9, 229–240.
5) Sanger, V. L., Scott, L., Handy, A., et al. (1958) Alimentary toxemia in chickens. J. Am. Vet. Med. Assoc. 133, 172–176.
6) 五島応安，坂口謙徳，小川清文 (1969) 油症患者使用ライスオイルならびにカネクロール 400 の鶏における毒性試験. 福岡医誌 60, 533–538.
7) 西住昌裕，河内清司，倉恒匡徳 (1969) 油症の実験病理学的研究. 福岡医誌 60, 539–543.
8) 吉原新一，小沢直記，吉村英敏，等 (1979) サルの PCB 中毒症に関する予備的研究. 福岡医誌 70, 135–171.
9) 吉村英敏，吉原新一，古賀信幸，等 (1981) サルの PCB 中毒症に関する研究(第 2 報). 福岡医誌 72, 155–184.
10) Nishizumi, M. (1970) Light and electron microscope study of chlorobiphenyl poisoning. Arch. Environ. Health 21, 620–632.
11) Yoshimura, H., Yoshihara, S., Ozawa, N., et al. (1979) Possible correlation between induction modes of hepatic enzymes by PCBs and their toxicity in rats. N. Y. Acad. Sci. 320, 179–192.
12) McConnell, E. E. (1989) Acute and chronic toxicity and carcinogenesis in animals. In: Kimbrough, R. D., Jensen, A. A. eds., Halogenated biphenyls, terphenyls, naphthalenes, dibenzodioxins and related products. pp. 161–193, Elsevier, Amsterdam.
13) Becker, G. M., McNulty, W. P., Bell, M. (1979) Polychlorinated biphenyl-induced morphologic changes in the gastric mucosa of the rhesus monkey. Lab. Invest. 40, 373–383.
14) 永田忍彦，Sham Lal，重松信昭 (1989) 3, 4, 5, 3′, 4′-Pentachlorinated Biphenyl 投与犬肺組織の形態学的検討. 福岡医誌 80, 255–257.
15) Collins, W. T., Capen, C. D., Kasza, L., et al. (1977) Effect of polychlorinated biphenyl (PCB) in the thyroid gland of rats — ultrastructural and biochemical investigation. Am. J. Pathol. 89, 119–136.
16) McConnell, E. E., Moore, J. A., Haseman, J. K., et al. (1978) The comparative toxicity of chlorinated dibenzo-p-

dioxins in mice and guinea pigs. Toxicol. Appl. Pharmacol. 44, 335–356.

17) 小川道子 (1971) 塩化ビフェニールによるニューロパチーの電気生理学的ならびに形態学的研究. 福岡医誌 62, 74–78.

18) 鵜沢春生, 伊東靖夫, 納富昭光, 等 (1971) 塩化ビフェニールによる高グリセライド血症の臨床的および実験的研究. 福岡医誌 62, 66–73.

19) Vos, J. G., Koeman, J. H. (1970) Comparative toxicologic study with polychlorinated biphenyls in chickens with special reference to porphyrin, edema formation, liver necrosis and tissue residues. Toxicol. Appl. Pharmacol. 17, 656–668.

20) 石本進士 (1983) 油症患者のポルフィリン代謝異常の予備的検討. 福岡医誌 74, 269–271.

21) Lü, Y. -C., Wong, P. -N. (1984) Dermatological, medical, and laboratory findings of patients in Taiwan and their treatments. Amer. J. Ind. Med. 5, 81–115.

22) 野中薫雄, 大神太郎, 山下和徳, 等 (1985) PCB のポルフィリン代謝に及ぼす影響——低濃度 Griseofulvin 投与マウスに対する KC400, glutathione の影響. 福岡医誌 76, 215–220.

23) Sano, S., Kawanishi, S., Seki, Y. (1985) Toxicity of polychlorinated biphenyl with special reference to porphyrin metabolism. Environ. Health Perspect. 59, 137–143.

24) Oishi, S., Morita, M., Fukuda, H. (1978) Comparative toxicity of polychlorinated biphenyls and dibenzofurans. Toxicol. Appl. Pharmacol. 43, 13–22.

25) 稲神 馨, 古賀友英, 菊池昌弘, 等 (1969) ヘアレスマウスにおける油症患者使用油投与実験. 福岡医誌 60, 548–553.

26) Jones, E. L., Krizek, H. A. (1962) A technic for testing acnegenic potency in rabbits applied to the potent acnegen, 2,3,7,8-tetrachlorodibenzo-p-dioxin. J. Invest. Dermatol. 39, 511–517.

27) 小松冨美子, 菊池昌弘 (1972) 結晶 Tetrachlorobiphenyl の塗布によるウサギ皮膚の変化. 福岡医誌 63, 384–386.

28) 西住昌裕, 倉恒匡徳, 増田義人 (1975) Polychlorinated Biphenyls, Polychlorinated Dibenzofuran および Polychlorinated Dibenzo-dioxin のウサギ耳塗布による過角化作用の比較. 福岡医誌 66, 600–604.

29) Allen, J. R. (1975) Response of the nonhuman primates to polychlorinated biphenyl exposure. Fed. Proc. 34, 1675–1679.

30) 向野利彦, 大西克尚 (1987) 慢性化した実験的 PCB 中毒サルのマイボーム腺病変の組織学的研究. 福岡医誌 78, 254–258.

31) Kunita, N., Hori, S., Obana, H., et al. (1985) Biological effect of PCBs, PCQs and PCDFs present in the oil causing Yusho and Yucheng. Environ. Health Perspect. 59, 79–84.

32) 向野利彦, 大西克尚 (1989) スクアランを投与した実験的 PenCB 中毒ビーグル犬におけるマイボーム腺病変の病理組織学的研究. 福岡医誌 80, 258–262.

33) Greenlee, W. F., Osborne, R., Dola, K. M., et al. (1985) Toxicity of chlorinated aromatic compounds in animals and humans: in vitro approach to toxic mechanisms and risk assessment. Environ. Health Perspect. 60, 69–76.

34) 渡辺 斌, 入江慎二, 中島敏郎, 等 (1971) 油症の内分泌機能. 福岡医誌 62, 159–162.

35) 永井諄爾, 古川ミチヨ, 東城朱実, 等 (1971) 尿 17 ケトステロイドの比色定量とガスクロマトグラフィーによるその分別定量——油症患者への応用——. 福岡医誌 62, 51–65.

36) 楠田雅彦, 永田行博, 中村正彦 (1975) 油症患者の下垂体の前葉機能. 福岡医誌 66, 635–639.

37) 村井宏一郎, 辻 博, 梶原英二, 等 (1985) 油症患者の甲状腺機能. 福岡医誌 76, 233–238.

38) 小松冨美子 (1972) 塩化ビフェニール (PCB) の女性ホルモン増強作用. 福岡医誌 63, 374–377.

39) Barsotti, D. A., Abrahamson, L. J., Allen, J. R. (1979) Hormonal alterations in female rthesus monkeys fed a diet containing 2, 3, 7, 8-tetrachlorodibenzo-p-dioxin. Bull. Environ. Contam. Toxicol. 21, 463–469.

40) Bastomsky, C. H. (1977) Enhanced thyroxine metabolism and high uptake goitres in rats after a single dose of 2, 3, 7, 8-tetrachlorodibenzo-p-dioxin. Endocrinology 101, 292–296.

41) Bastomsky, C. H. (1977) Goitres in rats fed polychlorinated biphenyls. Can. J. Physiol. Pharmacol. 55, 288–292.

42) Jones, M. K., Weisenburger, W. P., Sipes, I. G., et al. (1987) Circadian alteration in prolactin, corticosterone and thyroid hormone levels and down-regulation of prolactin receptor activity by 2, 3, 7, 8-TCDD. Toxicol. Appl. Pharmacol. 87, 337–350.

43) Vos, J. G., Luster, M. I. (1989) Immune alterations, In: Kimbrough, R. D., Jensen, A. A. eds., Halogenated biphenyls, terphenyls, naphthalenes, dibenzodioxins and related products. pp. 295–322, Elsevier, Amsterdam.
44) Takagi, Y., Aburada, S., Otake, T., et al. (1987) Effect of polychlorinated biphenyls (PCBs) accumulated in the dam's body on mouse filial immunocompetence. Arch. Environ. Contam. Toxicol. 16, 375–381.
45) 中西洋一，栗田幸男，鐘ヶ江秀明，等 (1985) 油症における呼吸器系ならびに免疫系の障害——経過ならびに発病機序について．福岡医誌 76, 196–203.
46) Imanishi, J., Nomura, H., Matsubara, M., et al. (1980) Effect of polychlorinated biphenyl on viral infections in mice. Infect. Immun. 29, 275–277.
47) Poland, A., Glover, E., Kende, A. S. (1976) Stereospecific, high affinity binding of 2, 3, 7, 8-tetrachlorodibenzo-p-dioxin by hepatic cytosol. J. Biol. Chem. 251, 4936–4945.
48) Kimbrough, R. D., Linder, R. E., Gaines, T. B. (1972) Morphologic changes in livers of rats fed polychlorinated biphenyls. Arch. Environ. Health 25, 354–364.
49) Kimura, N. T., Baba, T. (1973) Neoplastic changes in the rat liver induced by polychlorinated biphenyl. Gann 64, 105–108.
50) Ito, N., Nagasaki, H., Makiura, S., et al. (1974) Histopathological studies on liver tumorigenesis in rats treated with polychlorinated biphenyls. Gann 65, 545–549.
51) Kimbrough, R. D., Squire, R. A., Linder, R. E., et al. (1975) Induction of liver tumors in Shermann strain female rats by polychlorinated biphenyl Aroclor 1260. J. Natl. Cancer Inst. 55, 1453–1459.
52) Nagasaki, H., Tomii, S., Mega, T., et al. (1972) Hepatocarcinogenicity of polychlorinated biphenyls in mice. Gann 63, 805.
53) Ito, N., Nagasaki, H., Arai, M., et al. (1973) Histopathologic studies on liver tumorigenesis induced in mice by technical polychlorinated biphenyls and its promotive effects on liver tumor induced by benzene hexachloride. J. Natl. Cancer Inst. 51, 1637–1646.
54) Kimbrough, R. D., Linder, R. E. (1974) Induction of adenofibrosis and hepatoma of the liver in Balb/cd mice by polychlorinated biphenyls (Aroclor 1254). J. Natl. Cancer Inst. 53, 547–552.
55) Anderson, L. M., Ward, J. M., Fox, S.D., et al. (1986) Effects of a single dose of polychlorinated biphenyls to infant mice on N-nitrosodimethylamine-initiated lung and liver tumors. Int. J. Cancer 38, 109–116.
56) Kimura, N. T., Kanematsu, T., Baba, T. (1976) Polychlorinated biphenyl(s) as a promoter in experimental hepatocarcinogenesis in rats. Z. Krebsforsch. 87, 257–266.
57) Nishizumi, M. (1979) Effect of phenobarbital, dichlorodiphenyltrichloroethane, and polychlorinated biphenyls on diethylnitrosamine-induced hepatocarcinogenesis. Gann 70, 835–837.
58) Tatematsu, M., Nakanishi, K., Murasaki, G., et al. (1979) Enhancing effect of inducers of liver microsomal enzymes on induction of hyperplastic liver nodules by N-2-fluorenylacetamide in rats. J. Natl. Cancer Inst. 63, 1411–1416.
59) Preston, B. D., Van Miller, J. P., Moore, R. W., et al. (1981) Promoting effects of polychlorinated biphenyls (Aroclor 1254) and polychlorinated dibenzofuran-free Aroclor 1254 on diethylnitrosamine-induced tumorigenesis in the rat. J. Natl. Cancer Inst. 66, 509–515.
60) Pereira, M. A., Herren, S. L., Britt, A. L., et al. (1982) Promotion by polychlorinated biphenyls of enzyme-altered foci in rat liver. Cancer Lett. 15, 185–190.
61) Oesterle, D., Deml, E. (1983) Promoting effect of polychlorinated biphenyls on development of enzyme-altered islands in livers of weanling and adult rats. J. Cancer Res. Clin. Oncol. 105, 141–147.
62) Norback, D. H., Seymour, J. L., Knieriem, K. M., et al. (1976) Biliary metabolites of 2, 5, 2′, 5′-tetrachlorobiphenyl in the rat. Res. Commun. Chem. Pathol. Pharmacol. 14, 527–533.
63) Shahin, M. M., Andrillon, P., Goets, N., et al. (1979) Studies on the mutagenicity of p-phenylene diamine in Salmonella typhimurium, Presence of PCBs in rat liver microsomal fraction induced by Aroclor. Mutat. Res. 68, 327–336.
64) Makiura, S., Aoe, H., Sugihara, S., et al. (1983) Inhibitory effect of polychlorinated biphenyl on liver tumorigenesis in rats treated with 3′-methyl-4-dimethylaminoazobenzene, N-2-fluorenylacetamide and diethylnitrosamine. J. Natl. Cancer Inst. 53, 1253–1257.

65) Nishizumi, M. (1980) Reduction of diethylnitrosamine-induced hepatoma in rats exposed to polychlorinated biphenyls through their dams. Gann 71, 910–912.
66) 堀　真，藤田和夫，山城一純，等 (1985) 多塩素化芳香族化合物及びその類似物質の Methylcholanthrene-induced Mouse Skin Cancer の発生に及ぼす影響について．福岡医誌 76, 208–214.
67) 西住昌裕 (1991) 2, 3, 4, 7, 8-五塩化ジベンゾフランおよび 1, 2, 3, 4, 7, 8-六塩化ジベンゾフランのラットへの経口投与による発癌性．福岡医誌 82, 240–250.
68) 西住昌裕 (1989) Carcinogenicity of 2,3,4,7,8-pentachlorodibenzofuran and 1,2,3,4,7,8-hexachlorodibenzofuran in rats. Fukuoka Acta Med. 80, 240–245.
69) 広瀬寮二，堀　真，豊島弘行，等 (1989) 実験的動物発癌に及ぼす PCDF の影響——その濃度差の検討——．福岡医誌 80, 246–254.
70) Kociba, R. J., Keyes, D. G., Beyer, J. E., et al. (1978) Results of a two-year chronic toxicity and oncogenicity study of 2, 3, 7, 8-tetrachlorodibenzo-*p*-dioxin in rats. Toxicol. Appl. Pharmacol. 46, 279–303.
71) National Toxicology Program. (1982) Carcinogenesis bioassay of 2, 3, 7, 8-tetrachlorodibenzo-*p*-dioxin in Osborne-Mendel rats and B6C3F1 mice (gavage study) Tech. Rep. Ser. No.209; NIH Publ. No. 82–1765, Bethesda, MD.
72) Pitot, H. C., Goldsworthy, T., Campbell, H. A., et al. (1980) Quantitative evaluation of the promotion by 2, 3, 7, 8-tetrachlorodibenzo-*p*-dioxin of hepatocarcinogenesis from diethylnitrosamine, Cancer Res. 40, 3616–3620.
73) Ikeda, M., Kuratsune, M., Nakamura, Y., et al. (1987) A cohort study on mortality of Yusho patients — a preliminary report. Fukuoka Acta Med. 78, 297–300.
74) Kawachi, T., Yahagi, T., Kada, T., et al. (1980) Cooperative programme on long-term assays for carcinogenicity in Japan. In: Montesano, R., Bartsch, H., Tomatis, L. eds., Molecular and cellular aspects of carcinogen screening tests. IARC Scientific Publication No. 27, Lyon, IARC, 323–330.
75) Oda, Y., Nakamura, S., Oki, I., et al. (1985) Evaluation of the new system (umu-test) for the detection of environmental mutagens and carcinogens. Mutat. Res. 147, 219–229.
76) Miyauchi, M., Haga, M., Takou, Y., et al. (1983) Mutagenic activity of chlorinated 4-nitrobiphenyl ethers and their nitroso- and amino-derivatives. Chem. -Biol. Interact. 44, 133–141.
77) Watanabe, M., Honda, S., Hayashi, M., et al. (1982) Mutagenic effects of combinations of chemical carcinogens and environmental pollutants in mice as shown by the micronucleus test. Mutat. Res. 97, 43–48.
78) Schoeny, R. (1982) Mutagenicity testing of chlorinated biphenyls and chlorinated dibenzofurans. Mutat. Res. 101, 45–56.
79) 堀　真，鵜殿雅子，豊島弘行，等 (1959) PCDF の pUC18 Plasmid DNA に及ぼす影響．福岡医誌 82, 228–231.
80) Zeiger, E. (1989) Genetic toxicity. In: Kimbrough, R. D., Jensen, A. A. eds., Halogenated biphenyls, terphenyls, naphthalenes, dibenzodioxins and related products. pp. 227–237, Elsevier, Amsterdam.
81) Nagayama, J., Nagayama, M. (1993) Frequency of micronuclei induced in cultured lymphocytes by highly toxic organochlorine congeners. Fukuoka Acta Med. 84, 189–194.
82) 長山淳哉，長山真弓，和田健一，等 (1991) ヒトリンパ球の姉妹染色分体交換誘発性に対する有機塩素系化学物質の作用．福岡医誌 82, 221–227.

第 6 章　油症の生化学的研究

6.1. PCBと関連化学物質の代謝並びに代謝物の毒性

古賀信幸，吉村英敏

6.1.1. PCBの生体内動態

　一般に，PCBを含む環境汚染物質や医薬品のような脂溶性の高い化学物質(生体異物という)は，生体内に入ると種々の代謝反応を受けて，より水溶性の高い代謝物に変換され，尿中あるいは胆汁を介して糞中へと排泄される。代謝反応としては酸化，還元，加水分解，抱合などがあり，多くの薬物代謝酵素がこれらの反応にたずさわっている。

　PCBは，前述のように，著しく高い脂溶性を有しており，さらに生物学的にもかなり安定であることから，一旦生体内に取り込まれるとこれらを体外へ排泄するのは容易ではない。しかしながら，PCBの化学構造，すなわち置換された塩素数の違い，または塩素数が同じでも置換位置の違いにより，生体外への排泄の程度には顕著な差がみられる。さらに動物の種類によってもその排泄能は大きく異なることが報告されている。

　1971年吉村と大島はKanechlor 400をマウスに経口投与した後，PCB成分の各臓器への分布と消失速度を調べた(1)。その結果，四塩素化ビフェニル(TCB)は投与後3週あるいは4週以内にマウス体内からほとんど消失していたが，五塩素化ビフェニル(PenCB)及び六塩素化ビフェニル(HCB)は，投与後10週目でも少量がなお残留していることを見出した。同様に，Aroclor 1254をラットに投与した場合にも，高塩素化ビフェニルの方が組織への残留性が高いことが観察された(2)。翌年，Hutzingerらは単一のPCB同族体である4-一塩素化ビフェニル(MCB)，4, 4′-二塩素化ビフェニル(DCB)，2, 5, 2′, 5′-TCB及び2, 4, 5, 2′, 4′, 5′-HCBをラット，鳥類のハト及び魚類のカワマスに投与し，代謝物の生成を調べた。その結果，4-MCB，4, 4′-DCB及び2, 5, 2′, 5′-TCBについては，ラットとハトで一水酸化体の生成が認められるが2, 4, 5, 2′, 4′, 5′-HCBはいずれの動物でも代謝されないこと，さらにカワマスではいずれのPCB異性体も代謝されないことが明らかになった(3)。さらにMatthewsとAndersonはPCBの塩素数が代謝物の生成量にどのように影響するかを調べるため，置換塩素数1, 2, 5及び6個のPCBをラットに投与したところ，塩素数が増えるにつれて代謝物の生成量が減少することを報告した(4)。このように塩素数が多いPCBほど，代謝されにくくなり，結果的に体内に蓄積されることになる。

　PCBの生体内動態に影響する構造上の第2の重要な点は，塩素原子がビフェニル環のどの位置に置換されているかという点である。吉村らは塩素原子の置換位置が異なる3種類のTCB，すなわち2, 4, 3′, 4′-，2, 5, 2′, 5′-及び3, 4, 3′, 4′-TCBをラット1匹当たり25 mgを経口投与した後，糞中の代謝物量を比較した。8日間の糞を採取し代謝物量を定量したところ，2, 5, 2′, 5′-TCB ≫ 2, 4, 3′, 4′-TCB > 3, 4, 3′, 4′-TCBの順であった(5-7)。同様に，Sipesらは対称的構造をもつ4種類のHCB，すなわち2, 3, 5, 2′, 3′, 5′-，2, 3, 6, 2′, 3′, 6′-，2, 4, 5, 2′, 4′, 5′-及び2, 4, 6, 2′, 4′, 6′-HCBをイヌへ静脈注

射することによって，これらの糞中への排泄速度に及ぼす塩素置換位置の影響を調べた。その結果，排泄速度は 2, 3, 6, 2′, 3′, 6′-HCB > 2, 4, 6, 2′, 4′, 6′-HCB > 2, 4, 5, 2′, 4′, 5′-HCB ≫ 2, 3, 5, 2′, 3′, 5′-HCB の順であった (8)。これらの結果は，メタ位 (3, 3′, あるいは 5, 5′ 位)に塩素置換されると代謝されにくいことを示唆している。ただし，2, 3, 6, 2′, 3′, 6′-HCB はメタ位 (3 及び 3′ 位)に塩素置換されているが，メタ-パラ位(4 及び 5 位または 4′ 及び 5′ 位)に隣接する 2 つの水素があるため容易に代謝されたようである。

PCB の消失速度は動物種によってもかなり異なる。例えば，Sipes らは 2, 4, 5, 2′, 4′, 5′-HCB に対し，ラット，サル及びヒトがほとんど代謝活性を示さないのに比較し，イヌが高い代謝能を有することを見出した (9)。最近，有吉らはモルモットも本 HCB に対し比較的高い代謝能をもつことを報告した (10)。

6.1.2. PCB の *in vivo* 代謝

1959 年 Bloch と Cornish は PCB としては初めて 4-MCB をウサギに投与し，尿中から代謝物として 4′-hydroxy-4-MCB とそのグルクロン酸抱合体を見出した (11)。その後，1968 年にカネミ油症事件が起こるまでの約 10 年間，PCB 代謝に関する報告は全く出されていない。カネミ油症事件を契機として 1970 年以降，PCB の代謝研究がラット，ウサギ，マウス，サル，ヤギ，ウシ，魚類及びヒトなどで数多く蓄積されてきた。図 6.1.1 には PCB の代謝経路の概略を示す。代謝物の主要なものは一水酸化 (monohydroxy) 体であるが，この生成には肝小胞体に局在するチトクロム P450 (P450)

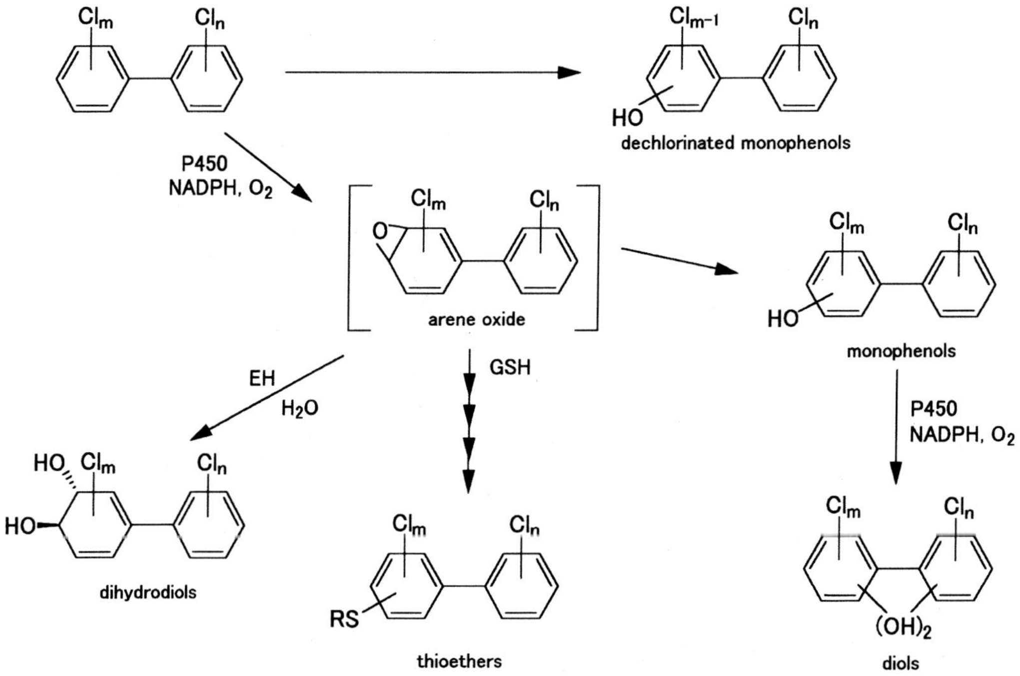

図 **6.1.1.** PCB の代謝経路
P450, cytochrome P450; GSH, glutathione; EH, epoxide hydrolase.

が，重要な役割を果たしている．これ以外にも二水酸化（ジオール）体，*trans*-ジヒドロジオール体及びメチルチオ（CH_3S）体，メチルスルフォキシド（CH_3SO）体，メチルスルフォン（CH_3SO_2）体などの S 含有代謝物が見つかっている．また，微量ではあるが母化合物から塩素原子が一個脱離し，さらに一水酸化された代謝物も報告されている．

わが国では，1968 年の油症事件発生から数年後に，九州大学薬学部の吉村らの研究グループによって Kanechlor 400 の主成分である 2, 4, 3′, 4′-, 2, 5, 2′, 5′- 及び 3, 4, 3′, 4′-TCB などの単一 PCB 異性体の代謝研究が開始された．その後，彼らの代謝研究は 2, 3, 4, 3′, 4′-PenCB, 3, 4, 5, 3′, 4′-PenCB, 2, 4, 5, 2′, 4′, 5′-HCB 及び 2, 4, 6, 2′, 4′, 6′-HCB などの高塩素化の PCB へと拡げられていった．図 6.1.2 には現在までに吉村らによって同定された PCB 代謝物の構造を示す．

1973 年，山本と吉村は 2, 4, 3′, 4′-TCB の代謝をラットで調べ，糞中から 5- 及び 3-hydroxy 体の分離・同定に成功した (6)．この報告は塩素が 3 個以上置換された PCB 代謝物の化学構造を完全に証明した最初のものであった．最近，筆者らは本 TCB の代謝をラットで再度検討し，上記 2 種の代謝物以外に，4 位の塩素が 5 位へと NIH 転位したと思われる 4-hydroxy-2, 5, 3′, 4′-TCB を糞中に新たに見出した (12)．

3, 4, 3′, 4′-TCB の代謝研究では，ラットに 25 mg/body を経口投与したところ，投与後 14 日間に未吸収分と思われる未変化体約 64% とともに糞中から 3 種類のフェノール性の代謝物が検出された．このうち主なものは 2-あるいは 5-hydroxy 体であろうと推定された．なお，抱合体はラット糞中及び尿中いずれからも検出されなかった (5, 13)．この報告から 10 年以上経過した 1987 年，吉村らは再度詳細に検討を加え，前述の主代謝物が 5-hydroxy 体及び 4 位の塩素が 5 位に NIH 転位したと思われる 4-hydroxy-3, 5, 3′, 4′-TCB であることを明らかにした (14)．数年後，さらにラット糞中から，微量代謝物として 4-hydroxy-3, 3′, 4′-三塩素化ビフェニル（TriCB）及び 3 種類のジオール体，すなわち 2, 5-dihydroxy-3, 4, 3′, 4′-TCB, 4, 4′-dihydroxy-3, 5, 3′, 5′-TCB 及び 5, 6-dihydroxy-3, 4, 3′, 4′-TCB が同定された (15)．これと時を同じくして，Klasson-Wehler らはマウスの尿，脂肪組織及び胎児体内から新たに上記主代謝物の 5- 及び 4-hydroxy 体以外に 6-hydroxy 体を検出したと報告した (16)．この 6-hydroxy 体は，筆者らがラットを用いた代謝研究では全く検出されなかったものでマウス特有の代謝物かもしれないが，現在のところは不明である．また，筆者らは本 TCB の新規代謝物として M-5 を見出し，そのメチル誘導体の分子量 336 から，一水酸化エポキシ体であると推定した (15)．しかしながら，最近，原口らはこれが間違いであり，実際は後述する S 含有代謝物の 6-CH_3S-3, 4, 3′, 4′-TCB であることを示した (17)．

次に，1975 年，吉村らは 2, 5, 2′, 5′-TCB をラットに経口投与あるいは腹腔内投与したところ，胆汁中に主代謝物として 3-hydroxy 体が，また少量であるが 4-hydroxy 体が排泄されることを明らかにした (7)．さらに尿中からも非常に微量であるが両代謝物を検出した．本 TCB の代謝に関しては，1972 年にすでに Hutzinger らの報告 (3) がある．それによると，ラット尿中から 1 種類の一水酸化体が検出されたが，糞中には多量の未変化体のみが排泄されていたという．しかしながら，現在までの研究成果は，2, 5, 2′, 5′-TCB を含む多くの PCB の水酸化体が主として胆汁を介して糞中に排泄されることを証明しており，Hutzinger らの研究結果の明らかな誤りが指摘される．一方，Gardner らは 2, 5, 2′, 5′-TCB をウサギに投与し，その糞中ではなく尿中から微量代謝物として新規な *trans*-

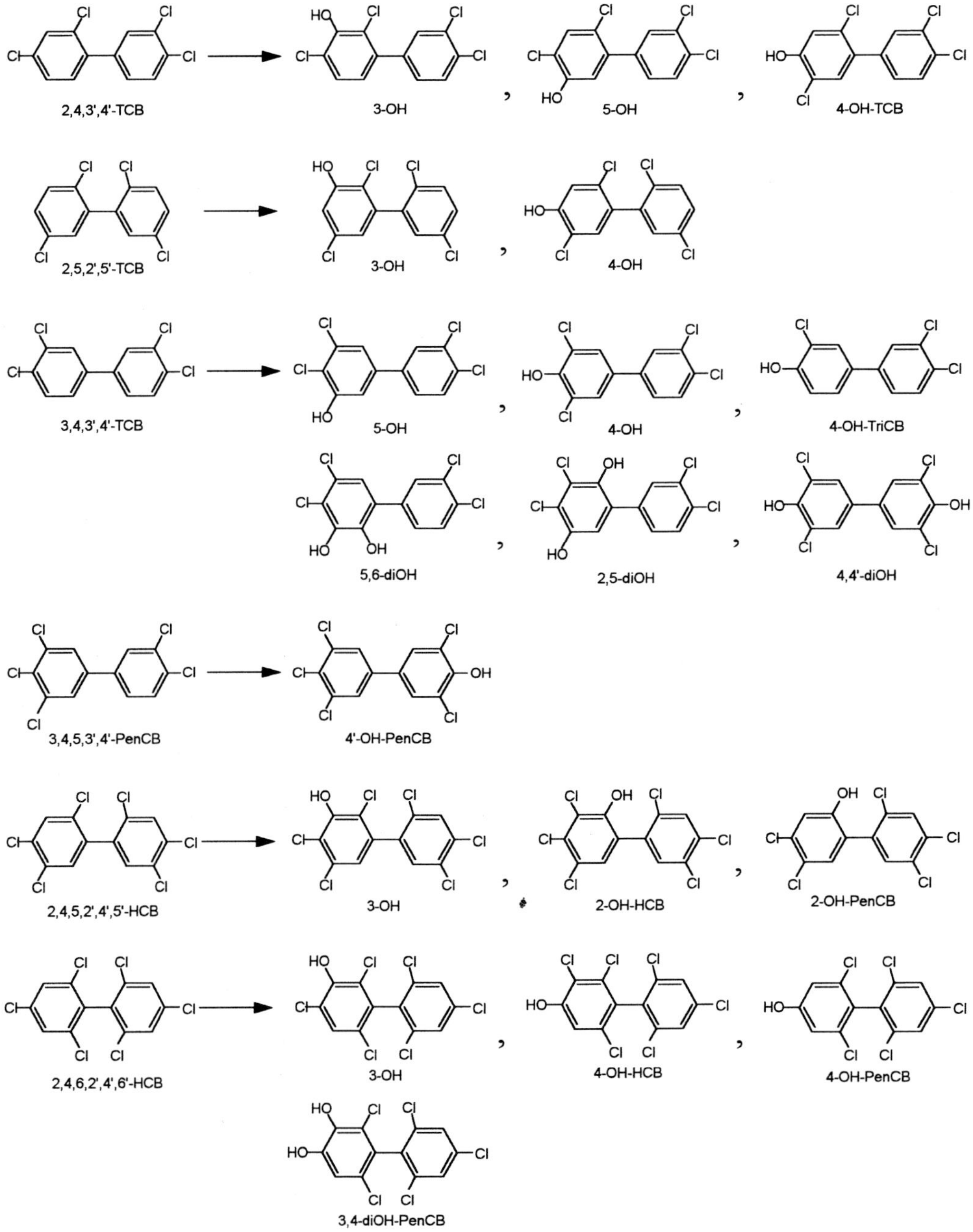

図 **6.1.2.** 吉村らによって同定された PCB 代謝物
TriCB, trichlorobiphenyl; TCB, tetrachlorobiphenyl; PenCB, pentachlorobiphenyl; HCB, hexachlorobiphenyl.

3, 4-dihydro-3, 4-dihydroxy-2, 5, 2′, 5′-TCB を検出した（18）。この代謝物は，吉村らの報告ではラット尿中には検出されていない。

　1976 年，山本らはラットにおける 2, 3, 4, 3′, 4′-PenCB の代謝について検討を加えた。投与後 8 日間の糞，尿及び組織を調べた結果，代謝物は全く検出されなかった（19）。この PenCB は前述の TCB

と同様に Kanechlor 400 の成分の 1 つであるとともに，油症患者の血清中 PCB 成分のうちで，健常者よりも濃度が低い成分として知られている (20)。山本らの報告から 17 年後，Klasson-Wehler らによりマウスとミンクでも検討され，その結果，2, 3, 4, 3', 4'-PenCB は代謝速度が非常に遅いものの 5 種類の代謝物へと変換されることが明らかにされた。それらの構造は 5-, 5'- 及び 2'-hydroxy 体とさらに NIH 転位した代謝物の 4-hydroxy-2, 3, 5, 3', 4'-PenCB 及び 4'-hydroxy-2, 3, 4, 3', 5'-PenCB であった (21)。興味あることに，4'-hydroxy 体とともに 4-hydroxy 体が比較的多く生成されており，塩素が 3 個置換している芳香環 (2, 3, 4-三塩素置換ベンゼン環) の方が 3', 4'-二塩素置換ベンゼン環より代謝されやすいという結果であった。ごく最近，原口らはラット糞中から上記 5 種類のうち 2'-hydroxy 体を除く 4 種類の水酸化体以外に，塩素が脱離した代謝物 4-hydroxy-2, 3, 3', 4'-TCB を新たに見出している (22)。

1976 年，Chen らは 2, 4, 5, 2', 5'-PenCB の代謝を報告した (23)。彼らは ^{14}C 標識した本 PenCB 0.6 mg/kg を雄性ラットに静脈注射したところ，投与した放射活性の 84% が 7 日間以内に排泄されること，また糞及び尿中の放射活性はいずれも代謝物であること，さらに主代謝物として 3'-hydroxy 体が，また微量代謝物として 3', 4'-dihydrodiol 体が生成されることを明らかにした。この結果は，メタ-パラ位 (3 及び 4 位または 3' 及び 4' 位) に隣接する 2 つの水素を有する PCB は，PenCB であっても非常に容易に代謝排泄されることを示している。

一方，小沢，吉村らにより初めて合成され，すべての PCB 中で最強の毒性を有することが明らかにされた 3, 4, 5, 3', 4'-PenCB は，哺乳動物では代謝されないものと考えられていたが (24)，1990

表 6.1.1. HCB 異性体の代謝物

HCB isomer	Animal	Metabolite	Reference
2, 3, 4, 2', 3', 4'-HCB	Rat	5-OH	Haraguchi et al. (26)
2, 3, 5, 2', 3', 5'-HCB	Rat	4-OH, 3-OH-2, 4, 5, 2', 3', 5'-HCB 6-OH, 4-OH-2, 5, 2', 3', 5'-PenCB	Kato et al. (27)
2, 3, 6, 2', 3', 6'-HCB	Rat	4-OH	Kato et al. (27)
2, 4, 5, 2', 4', 5'-HCB	Rabbit	3-OH, 4-OH-2, 3, 5, 2', 4', 5'-HCB 3-OH-2, 5, 2', 4', 5'-PenCB 4-OH-2, 5, 2', 4', 5'-PenCB	Sundstrom et al. (28)
	Rat	3-OH	Sundstrom et al. (28)
	Mouse	3-OH	Sundstrom et al. (28)
	Dog	metabolite (3-OH?)	Sipes et al. (9)
	Monkey	3-OH	Norback et al. (29)
	Dog	3-OH, 2-OH-4, 5, 2', 4', 5'-PenCB 2-OH-3, 4, 5, 2', 4', 5'-HCB	Ariyoshi et al. (30)
2, 4, 6, 2', 4', 6'-HCB	Rat	3-OH	Goto et al. (31)
	Rat	3-OH	Kato et al. (27)
	Dog	3-OH, 4-OH-2, 6, 2', 4', 6'-PenCB 3, 4-diOH-2, 6, 2', 4', 6'-PenCB 4-OH-2, 3, 6, 2', 4', 6'-HCB	Ariyoshi et al. (32)

HCB, hexachlorobiphenyl; PenCB, pentachlorobiphenyl.

年，筆者らは本 PenCB 投与ラットの 5 日間の糞中より 4′-hydroxy-3, 4, 5, 3′, 5′-PenCB の分離・同定に成功した (25)。なお，その量は 5 日間で投与量のほんの 1.3% にすぎなかった。最近，原口らは，ラット糞中から新たに 5′-hydroxy 体と 4′-hydroxy-3, 4, 5, 3′-TCB を見出した (26)。

HCB 異性体の代謝に関しては比較的報告が多く，1970 年代の半ばから，ラット，ウサギ，マウス，サル及びイヌを用いて検討されている。表 6.1.1 には同定された HCB 代謝物のうち水酸化体のみを示している (26–32)。他の PCB 異性体と同様に一水酸化体が主代謝物であるが，monohydroxy-PenCB もよく見受けられる。この代謝物は塩素が 1 個脱離した一水酸化体で，同様な代謝物は 2, 3, 5, 2′, 3′, 5′-HCB (27)，2, 4, 5, 2′, 4′, 5′-HCB (28, 30) 及び 2, 4, 6, 2′, 4′, 6′-HCB (32) に加え，前述のように 3, 4, 3′, 4′-TCB (14–16)，2, 3, 4, 3′, 4′-PenCB (22) 及び 3, 4, 5, 3′, 4′-PenCB (26) でも観察されている。この代謝物の生成メカニズムの詳細は現在のところ不明のままである。

このように PCB 代謝物は水酸化体が中心であるが，1976 年三尾らによって全く新しい構造の PCB 代謝物が発見された (33)。彼らは 2, 5, 2′, 5′-TCB (2 mg/body) をマウスに腹腔内投与し，投与後 6 日間の糞中に 4 種類の代謝物を検出し，それらが 3- と 4-CH$_3$S 体及び 3- と 4-CH$_3$SO$_2$ 体であることを明らかにした。その後，このような S 含有代謝物はバルト海のアザラシの脂肪層 (34, 35)，さらには死亡した油症患者 (36) や油症以外で死亡したヒト (37) の肺，肝及び脂肪組織からも検出されている。これらの化学的特徴をみると，① 低塩素化体(4 個以下)に限らず，高塩素化体(5 個以上)も多く見られること，② 隣接したメタ-パラ位 (3 及び 4 位または 3′ 及び 4′ 位)に 2 個の水素を有する PCB すなわち 2, 5-二塩素置換のものが多いことがあげられる (22, 38, 39)。この生成メカニズムについては後述する。さらに，2, 5, 2′, 5′-TCB 投与マウスの肺と腎からは CH$_3$SO$_2$ 基が 2 個置換された 4, 4′-diCH$_3$SO$_2$–2, 5, 2′, 5′-TCB (40) が，ごく最近では 3, 4, 3′, 4′-TCB 投与ラット糞中から 6-CH$_3$SO$_2$-3-CH$_3$S-4, 3′, 4′-TriCB が新たに見つかっている (17)。このように今や S 含有代謝物は水酸化体と並び，PCB 代謝における重要な代謝物となっている。

6.1.3. PCB の *in vitro* 代謝

肝ミクロゾームや精製した P450 分子種を用いた *in vitro* 系での代謝研究は，生体異物がどのような P450 分子種を中心とした薬物代謝酵素系で代謝されているかを知る上で必須である。これまでに哺乳動物から鳥類，魚類，植物及び微生物まで数百種類もの P450 分子種が報告されており，哺乳動物だけでも生体異物の代謝に関与するものが約 100 種類はあるといわれている (41)。

しかしながら，PCB 代謝に関与する P450 についての報告は非常に少ない。現在までのところ，3 つの P450 サブファミリー（CYP1A，2B 及び 2A）のものが重要であることが明らかにされている。表 6.1.2 には再構成系(すなわち精製 P450，精製 NADPH-P450 還元酵素，NADPH 生成系及びリン脂質を含有する系)を用いて，PCB 代謝(水酸化反応)を触媒することが証明された P450 分子種を示している (42–45, 51–56)。

歴史的にみると，1981 年の Kaminsky らの報告 (42) が最も重要であろう。彼らは 10 種類の DCB 異性体を用いて，これらの化学構造とその代謝に関与する P450 分子種を調べた。その結果，ラット P450 1A1 (CYP1A1) は 3, 3′-, 3, 4-, 3, 5- 及び 4, 4′-DCB のようにオルト位に塩素が置換されていない DCB を主に水酸化した。一方，CYP2B1 は 2, 2′- や 2, 6-DCB などのようにオルト位に 2 個塩

素置換がある DCB のみを選択的に代謝した。なお，2, 3-, 2, 4'- 及び 2, 5-DCB のようにオルト位に 1 個塩素置換された DCB は両 P450 分子種によって水酸化された。この報告は，P450 分子種と PCB 異性体の化学構造が密接に関係していることを明確に示した最初のものであった。

その後，筆者らは TCB 異性体について検討し，3, 4, 3', 4'- 及び 3, 5, 3', 5'-TCB のような coplanar PCB はラット CYP1A1 によって代謝されること，また，2, 5, 2', 5'-TCB がラット CYP2B1 及び CYP2B2 によって比較的容易に代謝されることを明らかにした（43, 44）。前述のように，1982 年 Sipes らは難代謝性の 2, 4, 5, 2', 4', 5'-HCB に対し，イヌが高い代謝能を有することを報告したが，彼らはその 5 年後，フェノバルビタール（PB）前処理したイヌ肝から 1 種類の P450 分子種 (CYP2B11) の精製に成功した。この分子種はラットの P450 分子種に比べ，はるかに高い HCB の水酸化活性を有していることが明らかとなった (45)。この分子種についてはさらにそれをコードする DNA 及び対応タンパク質の一次構造が明らかにされ，このような高い触媒活性がどのアミノ酸に由来するかといった点が詳細に検討されている (46–49)。

最近，筆者らはハムスターが肝ミクロゾームによる 2, 5, 2', 5'-TCB 代謝において，ラットやモルモットと異なるパターンを示すことを報告した (50)。すなわち，ラットやモルモットでは 3-水酸化活性しか観察されなかったが，ハムスターでは 3-水酸化活性だけではなく新たに 4-水酸化活性も認められた。引き続き，PB 前処理ハムスター肝より新規な P450 分子種 (HPB-1) の単離に成功した (51)。この分子種は PB 誘導性であり，その N-末端アミノ酸配列より CYP2B サブファミリーに属すると思われるが，ハムスター肝における 2, 5, 2', 5'- 及び 2, 5, 3', 4'-TCB の 3-水酸化反応の主役であることが判明した (51, 52)。ただし，この活性はラット CYP2B1 に比べると 10 分の 1 以下と低いものであった。一方，4-水酸化活性に関しては，3-メチルコラントレン（MC）誘導性の 2 種の P450 (CYP1A2, CYP2A8) のうち，CYP2A8 により触媒されることが明らかとなった (53)。なお，この報告は CYP1A と CYP2B 以外に，CYP2A サブファミリーに属する P450 分子種が PCB 代謝に関与することを初めて明らかにしたものとなった。さらにモルモット肝から精製された P450GP-1 (CYP2B18) は，2, 5, 2', 5'- と 2, 5, 3', 4'-TCB の 3-水酸化反応をよく触媒した (52, 54)。

塩素数が 5 個以上になると，PCB 自体の溶解度が低くなることから in vitro 系での代謝研究はかなり困難になるのであるが，有吉らは 2, 4, 5, 2', 4', 5'-HCB の再構成系での代謝物の検出に成功した (55)。P450 としてイヌ CYP2B11，モルモット CYP2B18 及びヒト CYP2B6 (cDNA-expressed) を用いて検討した結果，いずれの P450 分子種も 3-hydroxy 体を生成することが明らかとなった。なお，この活性の強さは CYP2B11 ≫ CYP2B6 = CYP2B18 の順であった。また，CYP2B11 及び CYP2B18 は 3-hydroxy 体以外に 2-hydroxy-3, 4, 5, 2', 4', 5'-HCB 及び 2-hydroxy-4, 5, 2', 4', 5'-PenCB をそれぞれ 3-hydroxy 体と同程度生成したが，CYP2B6 はこれらの生成活性を有していなかった。この報告はヒト P450 分子種による PCB 代謝を示した最初のものである。

以上の結果をまとめると，3 (3')，4 (4') あるいは 5 (5') 位に塩素置換された PCB (coplanar PCB) は，CYP1A 及び 2A に属する P450 によって主に 4-hydroxy 体へ，一方，2 (2')，5 (5') あるいは 6 (6') 位に塩素置換された PCB は CYP2B に属する P450 によって主に 3-hydroxy 体へ水酸化されると言うことができる。

表 6.1.2. PCB の水酸化反応を触媒するチトクロム P450 分子種

CYP	Animal	PCB congener	Metabolite	Reference
1A1	Rat	3, 3′-DCB	4-OH	Kaminsky et al. (41)
		3, 4-DCB	4′-OH	
		3, 5-DCB	4-OH	
		4, 4′-DCB	3-OH	
		3, 4, 3′, 4′-TCB	4-OH, 5-OH	Ishida et al. (42)
		3, 5, 3′, 5′-TCB	4-OH	Koga et al. (43)
		2, 5, 3′, 4′-TCB	4-OH	Matsusue et al. (55)
1A2	Hamster	2, 5, 3′, 4′-TCB	4-OH	Koga et al. (51)
2A8	Hamster	2, 5, 2′, 5′-TCB	4-OH	Koga et al. (52)
		2, 5, 3′, 4′-TCB	4-OH	Koga et al. (51)
2B1	Rat	2, 2′-DCB	3-OH (or 5-OH)	Kaminsky et al. (33)
		2, 6-DCB	3′-OH, 4′-OH	
		2, 5, 2′, 5′-TCB	3-OH	Ishida et al. (42)
		2, 5, 3′, 4′-TCB	3-OH	Matsusue et al. (55)
2B2	Rat	2, 5, 2′, 5′-TCB	3-OH	Ishida et al. (42)
2B11	Dog	2, 4, 5, 2′, 4′, 5′-HCB		Duignan et al. (44)
2B18 (GP-1)	Guinea pig	2, 4, 5, 2′, 4′, 5′-HCB	3-OH	Ariyoshi et al. (54)
		2, 5, 2′, 5′-TCB	3-OH	Koga et al. (53)
		2, 5, 3′, 4′-TCB	3-OH	Koga et al. (51)
2B6	Human	2, 4, 5, 2′, 4′, 5′-HCB		Ariyoshi et al. (54)
HPB-1	Hamster	2, 5, 2′, 5′-TCB	3-OH	Koga et al. (50)
		2, 5, 3′, 4′-TCB	3-OH	Koga et al. (51)

DCB, dichlorobiphenyl; TCB, tetrachlorobiphenyl; PenCB, pentachlorobiphenyl; HCB, hexachlorobiphenyl.

6.1.4. PCB 代謝物の生成機構

PCB をはじめとする芳香族化合物の主な代謝経路は芳香環の水酸化であるが，その水酸化機構として次の2つの経路が考えられている。まず，①アレンオキシド体を生成した後，転位を起こして生成する経路，次に②芳香環の C-H 結合に酸素原子が挿入されて生成する経路(直接水酸化)，である。前者のアレンオキシド体の生成はしばしば，水素あるいは塩素原子の NIH 転位をもたらす。これまでにも NIH 転位を起こしたと思われる多くの代謝物が，種々の PCB 異性体で見つかっている。例えば，4, 4′-DCB からは 4-hydroxy-3, 4′-DCB (57) が，3, 4, 3′, 4′-TCB からは 4-hydroxy-3, 5, 3′, 4′-TCB (14) が，2, 4, 3′, 4′-TCB からは 4-hydroxy-2, 5, 3′, 4′-TCB (12) が，2, 3, 4, 3′, 4′-PenCB からは 4-hydroxy-2, 3, 5, 3′, 4′-PenCB と 4′-hydroxy-2, 3, 4, 3′, 5′-PenCB (21, 22) が，3, 4, 5, 3′, 4′-PenCB からは 4′-hydroxy-3, 4, 5, 3′, 5′-PenCB (25) が，2, 3, 5, 2′, 3′, 5′-HCB からは 3-hydroxy-2, 4, 5, 2′, 3′, 5′-HCB (27) が，さらに 2, 4, 5, 2′, 4′, 5′-HCB からは 4-hydroxy-2, 3, 5, 2′, 4′, 5′-HCB (28) などが生成されている。このような代謝物はいずれもメタ-パラ位の 3, 4-オキシド体が中間体であることを示唆している。一般的にこの部位は酸化を受けやすいといえるが，オルト-メタ位の 2, 3-オキシド体の生成

を示唆する結果が1992年有吉らによって初めて報告された(30)．それによると，PB前処理イヌ肝ミクロゾームによる2, 4, 5, 2′, 4′, 5′-HCBの代謝物として，3-hydroxy体とともに2-hydroxy-3, 4, 5, 2′, 4′, 5′-HCBが同定されている．後者は2, 3-オキシド体を経由して2位の塩素が3位にNIH転位して生成されたものと考えられる．

一般に，アレンオキシド体は非常に反応性が高いことから，酵素的あるいは化学的に反応して，*trans*-ジヒドロジオール体へと変換したり，グルタチオン(GSH)抱合体となったり，あるいは細胞内の核酸やタンパク質などの生体高分子に共有結合したりする．前出のGardnerらはウサギ尿中より，3-及び4-hydroxy体以外に*trans*-3, 4-dihydro-3, 4-dihydroxy-2, 5, 2′, 5′-TCBを見出したが，この報告はPCB代謝において3, 4-オキシド体が中間体として生成されていることを示唆した最初のものであった．その後，ForgeとAllenはGC/MSを用いてこのTCB代謝物としての3, 4-オキシド体の検出に成功し，そのことを裏付けた(58)．一方，PCBの代謝的共有結合に関してもいくつか報告がある(59–63)．例えば，島田らは3, 4, 3′, 4′-TCBがラットCYP1A1により代謝され，生体高分子としてウマ肝アルコール脱水素酵素，ヒトヘモグロビン，ウシ血清アルブミン及びCYP1A1自身のチオール基に共有結合すること，一方，2, 4, 2′, 4′-と2, 4, 2′, 5′-TCBはラットCYP2B1により代謝され，上記生体高分子への共有結合を起こすことを明らかにした(61–63)．

1983年Prestonらは2, 5, 2′, 5′-TCB代謝における3-hydroxy体の生成が3, 4-オキシド体を経由しない直接水酸化の機構で進行していることを提唱した(64)．彼らは2, 5, 2′, 5′-TCBの3, 4-オキシ

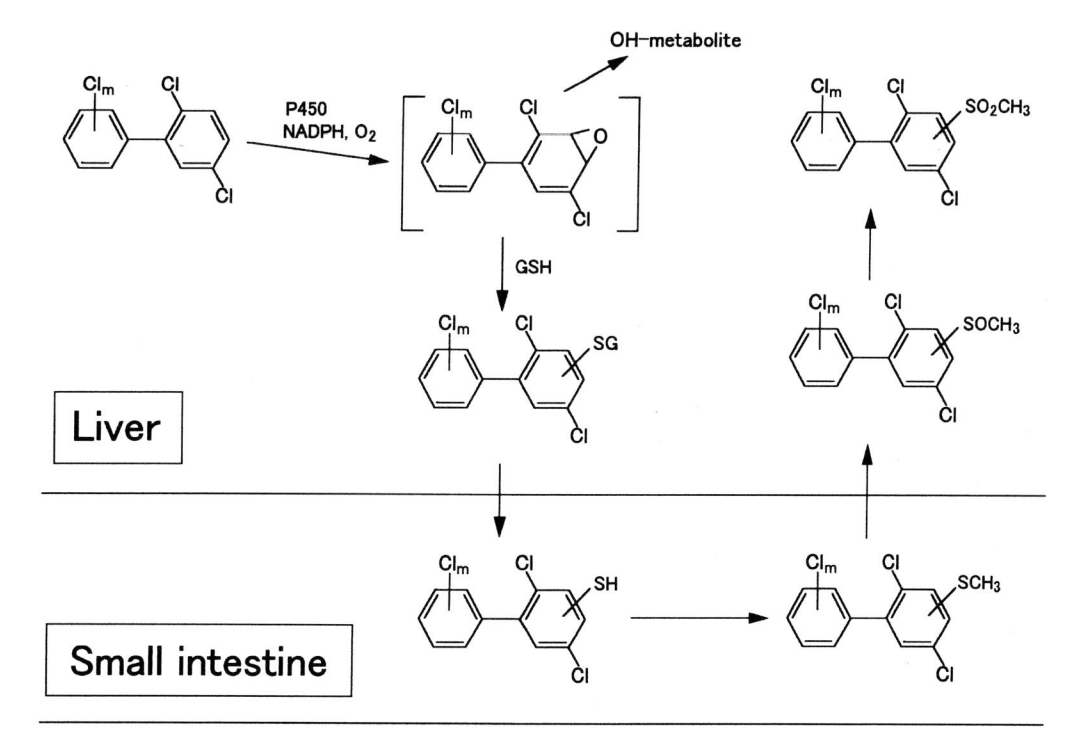

図 6.1.3. PCBのS含有代謝物の生成経路
P450, cytochrome P450; GSH, glutathione

ド体 (3, 4-epoxy-2, 5, 2′, 5′-TCB) を合成し，これを NADPH 存在下，PB 前処理ラット肝ミクロゾームと反応させたり，あるいはラットに投与して代謝物を調べたところ，主代謝物である 3-hydroxy 体はいずれの場合にもあまり生成されず，ほとんどが 4-hydroxy 体であったという。

次に PCB 代謝物として重要な S 含有代謝物の生成経路を図 6.1.3 に図示する。S 含有代謝物の生成には，水酸化体生成の場合とは異なり，P450 をはじめ多くの代謝酵素が関与していると考えられている。Bakke らは 2, 4′, 5-TriCB を用いた精力的な研究結果より，次のような経路を提唱した (65–67)。まず最初に PCB は肝小胞体に局在する P450 によって中間体のアレンオキシド体へと酸化され，さらに転位により水酸化体へと代謝されるが，一方，アレンオキシド体の一部は細胞内 GSH と反応し，GSH 抱合体となる。続いて，この抱合体は胆汁を介して腸管内に排泄されるが，ここで腸内細菌が有する 2 つの酵素すなわち γ-glutamyl transpeptidase と dipeptidase によってグルタミン酸とグリシンが遊離して，システイン抱合体へと変換される。システイン抱合体はさらに細菌の C-S lyase により C-S 結合が切断され，チオール体となる。次にチオール体は腸内細菌の酵素 S-methyl-transferase により CH_3S 体へとメチル化され，一部は糞中へ排泄される。残りは再吸収されて肝臓において酸化され，CH_3SO 体さらには CH_3SO_2 体になると考えられている。

2, 5-二塩素置換 PCB の S 含有代謝物の場合，動物組織中には必ずと言っていいほど 3-CH_3SO_2 体とともに 4-CH_3SO_2 体が検出される (37, 68)。この事実は中間体として 3, 4-オキシド体が生成されていることを強く示唆している。また最近では，2, 5-二塩素置換 PCB ではない 3, 4, 3′, 4′-TCB や 3, 4, 5, 3′, 4′-PenCB 投与ラットの肝，脂肪組織及び糞より 2, 3-あるいは 5, 6-オキシド体の生成を示す S 含有代謝物が報告されている (17, 26)。

6.1.5. PCB 代謝物の毒性

PCB のうち coplanar PCB は実験動物において，体重減少(体消耗)，脾臓や胸腺の萎縮，免疫力低下，皮膚角質化，脂質代謝異常，水腫，催奇形性，発がん性及び致死などの種々の毒性を示す。このような毒性はまず PCB が細胞可溶性画分に存在する Ah-receptor に結合することによって発現すると考えられているが，ある種の PCB の場合，母化合物より強い急性毒性を有する代謝物が生成されることが知られている。このことを代謝活性化というが，PCB 代謝における最初の例は 1973 年山本と吉村によって報告された (6)。

彼らは，2, 4, 3′, 4′-TCB 及びその主代謝物である 5-hydroxy-2, 4, 3′, 4′-TCB について，CF-1 マウスにおける LD_{50} (50% 致死量)を調べ，5-hydroxy 体が母化合物の 5 倍もの強い急性毒性を有していることを明らかにした。この報告の 6 年後，Stadnicki と Allen は 2, 5, 2′, 5′-TCB とその代謝物の培養細胞 L-929 の増殖に及ぼす影響を調べ，母化合物よりも，代謝物である 4-hydroxy 体及び 3, 4-オキシド体の添加の方が細胞の成長をより強く阻害することを明らかにした (69)。これらの報告は PCB の毒性評価をする場合，それらの代謝物の毒性評価がより重要であることを示している。

その後，吉村らは体重変化，肝臓，脾臓及び胸腺の重量変化，及び肝薬物代謝酵素の誘導などを急性毒性の指標とする毒性評価法を確立し，PCB 異性体の一水酸化体の毒性評価を試みた。まず最初に，3, 4, 3′, 4′-TCB の主代謝物である 5-hydroxy 体及び 4-hydroxy-3, 5, 3′, 4′-TCB を雄性 Wistar ラットに投与し，急性毒性を母化合物と比較したところ，両水酸化体では全く毒性がみられない，あ

るいははるかに弱いことが明らかになった (14)。また，PCB 中で最強の毒性を示す 3, 4, 5, 3′, 4′-PenCB の主代謝物である 4′-hydroxy-3, 4, 5, 3′, 5′-PenCB についても，同様に毒性評価したところ，母化合物と異なり，ほとんど毒性を示さなかった (25)。このように coplanar PCB の主代謝物は上記急性毒性の指標に関しては解毒代謝物と評価された。

一方，2, 5, 2′, 5′-TCB の主代謝物 3-hydroxy 体についても同様な方法で毒性評価がなされた (70)。本 TCB は PB 型の酵素誘導能を有しているが毒性は低い。その結果，母化合物では 0.82 mmol (240 mg/kg) をラットに 1 回腹腔内投与後，肝重量の増加，総肝脂質の減少，benzo[a]pyrene 3-水酸化活性及び benzphetamine N-脱メチル化活性の増加などの有意な変化が観察されたが，等モルの 3-hydroxy 体 (253 mg/kg) 投与の場合，有意な変化は全く観察されなかった。これらの結果から，3-hydroxy-2, 5, 2′, 5′-TCB も解毒産物と評価された。

さらに，S 含有代謝物についても上記と同様な検討が加えられた。原口らは 1985 年 2, 5, 2′, 5′-TCB の S 含有代謝物が肝酵素誘導作用を有することを初めて示した (71)。また最近，加藤らは 2, 5, 3′, 4′-TCB や 2, 5, 2′, 4′, 5′-PenCB などの 2, 5-二塩素置換 PCB の 3-CH_3SO_2 体が母化合物よりはるかに強い PB 型の肝酵素誘導能を有していることを明らかにした (72–74)。CH_3SO_2 体の毒性についてはさらに後述する。

1986 年頃から PCB 代謝物が甲状腺ホルモンや他のステロイドホルモンと類似した作用を有することが報告されてきた。Brouwer と共同研究者らは一水酸化体のうち，特に 4-hydroxy 体が血中の主要な甲状腺ホルモン結合タンパクである transthyretin に高い親和性を有していることを明らかにした (75–77)。この transthyretin は retinol 結合タンパクとともにビタミン A の血中での輸送系を形成していることから，4-hydroxy 体が transthyretin に結合すると，血中の甲状腺ホルモンとビタミン A の血中レベルの減少をもたらすことになる。その後，多くの PCB 異性体の 4-hydroxy 体が血中に高濃度で残留するという結果が数多く報告されてきている (17, 21, 22, 78)。また最近では，ヒト組織に残留しやすい 2, 5-二塩素置換 PCB の 3-及び 4-CH_3SO_2 体が血中総甲状腺ホルモン量を有意に減少させることが報告された (79, 80)。

さらに，ある種の PCB 代謝物はエストロゲン様作用を有することが明らかになった (81–83)。例えば，4-hydroxy-2′, 4′, 6′-TriCB は 4-hydroxy-2′, 6′-DCB, 4-hydroxy-3, 5, 4′-TriCB，及び 4, 4′-dihydroxy-3, 5, 3′, 5′-TCB などの水酸化体に比べ，エストロゲン受容体への親和性がずっと高いことが報告された。これらの報告は PCB の水酸化体及び S 含有代謝物がいずれも内分泌攪乱作用を有することを示すものである。

また，Lund らは 2, 5, 2′, 5′-TCB の S 含有代謝物である 4, 4′-diCH_3SO_2-2, 5, 2′, 5′-TCB がラットやマウスの肺可溶性画分に存在する特定のタンパク質に親和性を有すること (84) を，さらに Larsen らは同じ代謝物がラット腎可溶性画分に存在する主要な尿タンパク質である α_{2u}-globulin へ結合すること (85) を報告した。しかしながら，この高い親和性がどのような毒性と関連しているかは現在のところ不明である。

加藤らは PCB 異性体の CH_3SO_2 体が細胞間コミュニケーションを阻害することを明らかにした (86)。哺乳動物の細胞はギャップ結合というチャネルを通していろんな情報をやりとりしているが，このことを細胞間コミュニケーションという。これまでにも，細胞間コミュニケーションを阻害す

るものとして，2, 3, 7, 8-tetrachlorodibenzo-*p*-dioxin（TCDD），coplanar PCB 及び DDT などの発ガンプロモーターが知られており，PCB の CH_3SO_2 体も同様に発ガンプロモーターとして作用しうる可能性が示唆された。

このように，PCB 代謝物の毒性評価は PCB の毒性発現機構を解明するためにますます重要となってきている。

6.1.6. PCDF の代謝

1978 年，黒木と増田は油症患者の肝臓及び脂肪組織に特定の異性体，すなわち 2, 3, 6, 8- と 2, 3, 7, 8-tetrachlorodibenzofuran（TCDF），1, 2, 4, 7, 8- と 2, 3, 4, 7, 8-pentachlorodibenzofuran（PenCDF），及び 1, 2, 3, 4, 7, 8- と 1, 2, 3, 6, 7, 8-hexachlorodibenzofuran が他の PCDF 成分に比べ高濃度で残留していることを見出した (87)。中でも，2, 3, 4, 7, 8-PenCDF は PCDF 中で最も毒性が強いといわれている異性体であり，両組織中で最高の濃度で検出された。これらの事実は，PCDF においても置換塩素数の違い及び置換された部位の違いにより体外への排泄速度が大きく左右されること，また隣接した 2 個の水素原子をもつ PCDF 異性体は容易に代謝されることを示している。

多くの研究者によって，PCDF の代謝物がいくつか報告されている。PCB の場合と同様に，主代謝物として一水酸化体及びジオール体が，さらに，量的には少ないものの一水酸化体でかつ塩素が一個脱離したもの及び S 含有代謝物も検出されている (88-93)。一方，PCDF に特有な代謝物として，フラン環のエーテル結合が開裂した代謝物が 2, 3, 7, 8-TCDF 投与ラットの胆汁中より見出された (94)。

Brewster と Birnbaum は 1 ヵ所だけ塩素置換位置が異なる 2 つの PenCDF すなわち 1, 2, 3, 7, 8- と 2, 3, 4, 7, 8-PenCDF の代謝され易さをラットで比較した。その結果，2, 3, 4, 7, 8-PenCDF の方が 1, 2, 3, 7, 8-PenCDF よりはるかに代謝されにくいことが明らかになった (95, 96)。この事実は PCDF の 1 位(あるいは 9 位)よりは，4 位(あるいは 6 位)の方が P450 による酸化を受けやすい部位であることを示唆している。

さらに，PCDF 代謝に関する特徴として，① 量的には少ないが，PCB の場合と同様に塩素が NIH 転位を起こした代謝物が生成される，② 各芳香環への置換塩素数が少なくとも 3 個になると極端に代謝されにくくなる，という 2 点を挙げることができる。

6.1.7. PCDD の代謝

1986 年，樫本らは高分解能 MS-SIM 分析法を用いて，油症原因油及び油症患者の肝と腸につき PCDD を測定したところ，5 個から 8 個の塩素が置換された PCDD の存在を明らかにした (97)。興味あることに，五塩素化体（PenCDD），六塩素化体，七塩素化体及び八塩素化体（OctaCDD）の存在比をみると，原因油では 1 (13,000 ppt) : 4 : 4 : 1，油症患者の肝では 1 (63 ppt) : 21 : 11 : 349 であった。これらのことから六塩素化体以上の高塩素化 PCDD は体内残留性が高いこと，特に OctaCDD は顕著であることが明らかである。この報告が発表されるまで油症原因油中には PCDD が含まれていないと考えられていたこともあり，わが国の研究者による PCDD 代謝に関する報告は全くない。

Tulp と Hutzinger は PCDD 異性体として，1- と 2-monochlorodibenzo-*p*-dioxin（MCDD），2, 3- と 2,

7-dichlorodibenzo-*p*-dioxin, 1, 2, 4-trichlorodibenzo-*p*-dioxin（TriCDD）及び 1, 2, 3, 4-TCDD をラットに投与したところ，いずれの PCDD の場合にも糞中より一水酸化体及びジオール体が検出されたと報告した（98）。また，尿中より MCDD の S 含有代謝物も微量ながら検出したという。これらの PCDD はいずれも塩素が一方の芳香環にのみ置換されたもので，容易に代謝されたものと思われる。

PCDD に限らず PCB 及び PCDF を含めたすべての異性体中で最強の毒性を示すといわれる 2, 3, 7, 8-TCDD の代謝研究は比較的多く，次のような成果が報告されている（99–107）。すなわち，① 動物における 2, 3, 7, 8-TCDD の代謝速度は *in vivo* 系及び *in vitro* 系のいずれの場合にもかなり遅いこと，② 母化合物より極性の高い代謝物（例えば，一水酸化体やグルクロン酸抱合体）が生成されること，などである。その中で，Sawahata らは 2, 3, 7, 8-TCDD の代謝物 2 種類の同定に成功した（102）。彼らは ^{3}H-標識した 2, 3, 7, 8-TCDD をラット遊離肝細胞とともに 37°C で 8 時間インキュベートした後，上清中の放射活性を HPLC で追跡したところ，2 種類の代謝物を見出し，それらが 1-hydroxy-2, 3, 7, 8-TCDD 及び 2-hydroxy-3, 7, 8-TriCDD であることを明らかにした。さらに，Poiger らはイヌに 2, 3, 7, 8-TCDD を投与した後，胆汁中の代謝物を調べ，5 種類のフェノール性代謝物（水酸化体）を検出するとともに，そのうちの 1 つが NIH 転位を示す代謝物の 2-hydroxy-1, 3, 7, 8-TCDD であることを明らかにした（103）。このように，PCDD の場合も PCDF とほとんど同様な代謝パターンで進行すると考えることができる。

一方，油症患者の肝臓に高濃度残留していた Octa CDD の急性毒性は先の 2, 3, 7, 8-TCDD に比べ，ほとんど問題にならないほど弱いとされているが，Birnbaum と Couture は，ラットにおける体内動態を調べ，次のことを明らかにした。すなわち，① 小腸からの吸収はかなり悪く，投与量の 10% 以下であること，② 代謝物は糞，尿及び各臓器中から全く検出されないこと，③ 主要な貯蔵部位は肝臓であり，次いで脂肪組織，皮膚の順であること，などが明らかとなった（108）。

文　献

1) 吉村英敏，大島美奈子（1971）カネクロール成分のマウスにおける残留性について．福岡医誌 62, 5–11.
2) Grant, D. L., Philips, W. E. J., Villeneuve, D. C. (1971) Metabolism of a polychlorinated biphenyl (Aroclor 1254) mixture in the rat. Bull. Environ. Contam. Toxicol. 6, 102–112.
3) Hutzinger, O., Nash, D. M., Safe, S., et al. (1972) Polychlorinated biphenyls: Metabolic behavior of pure isomers in pigeons, rats, and brook trout. Science 178, 312–314.
4) Matthews, H. B., Anderson, M. W. (1975) Effect of chlorination on the distribution and excretion of polychlorinated biphenyls. Drug Metab. Dispos. 3, 371–380.
5) Yoshimura, H., Yamamoto, H. (1973) Metabolic studies on polychlorinated biphenyls. I. Metabolic fate of 3, 4, 3′, 4′-tetrachlorobiphenyl in rats. Chem. Pharm. Bull. 21, 1168–1169.
6) Yamamoto, H., Yoshimura, H. (1973) Metabolic studies on polychlorinated biphenyl. III. Complete structure and acute toxicity of the metabolites of 2, 4, 3′, 4′-tetrachlorobiphenyl. Chem. Pharm. Bull. 21, 2237–2242.
7) 吉村英敏，山本弘明，米沢和明（1975）PCB の代謝に関する研究（第 7 報）．2, 5, 2′, 5′-テトラクロロビフェニルのラットにおける代謝．福岡医誌 66, 555–562.
8) Sipes, I. G., McKelvie, D. H., Collins, R. (1979) Excretion of hexachlorobiphenyls and 2, 4, 5, 2′, 4′, 5′-Hexabromobiphenyl in the dog. Toxicol. Appl. Pharmacol. 48, A155.
9) Sipes, I. G., Slocumb, M. L., Perry, D. F., et al. (1982) 2, 4, 5, 2′, 4′, 5′-Hexachlorobiphenyl: Distribution, metabolism, and excretion in the dog and the monkey. Toxicol. Appl. Pharmacol. 65, 264–272.
10) Ariyoshi, N., Oguri, K., Koga, N., et al. (1997) Metabolism of 2, 4, 5, 2′, 4′, 5′-hexachlorobiphenyl in guinea pigs.

Xenobiotica 27, 973–983.
11) Bloch, W. D., Cornish, H. H. (1959) Metabolism of biphenyl and 4-chlorobiphenyl in the rabbit. J. Biol. Chem. 234, 3301–3302.
12) Koga, N., Shin'yama, A., Ishida, C., et al. (1992) A new metabolite of 2, 4, 3′, 4′-tetrachlorobiphenyl in rat feces. Chem. Pharm. Bull. 40, 3338–3339.
13) 吉村英敏, 山本弘明 (1974) PCB の代謝に関する研究 (第4報). カネクロール 400 の一成分 3, 4, 3′, 4′-テトラクロロビフェニルの生体内変化. 福岡医誌 65, 5–11.
14) Yoshimura, H., Yonemoto, Y., Yamada, H., et al. (1987) Metabolism in vivo of 3, 4, 3′, 4′-tetrachlorobiphenyl and toxicological assessment of the metabolites in rats. Xenobiotica 17, 897–910.
15) Koga, N., Beppu, M., Ishida, C., et al. (1989) Further studies on metabolism *in vivo* of 3, 4, 3′, 4′-tetrachlorobiphenyl in rats: identification of minor metabolites in rat faeces. Xenobiotica 19, 1307–1318.
16) Klasson-Wehler, E., Bergman, A., Brandt, I., et al. (1989) 3, 3′, 4, 4′-Tetrachlorobiphenyl: Excretion and tissue retention of hydroxylated metabolites in the mouse. Drug Metab. Dispos. 17, 441–448.
17) Haraguchi, K., Kato, Y., Masuda, Y., et al. (1997) Metabolism of 3, 3′, 4, 4′-tetrachlorobiphenyl via sulphur-containing pathway in rat: liver-specific retention of methylsulphonyl metabolite. Xenobiotica 27, 831–842.
18) Gardner, A. M., Chen, J. T., Roach, J. A. G., et al. (1973) Polychlorinated biphenyls: Hydroxylated urinary metabolites of 2, 5, 2′, 5′-tetrachlorobiphenyl identified in rabbits. Biochem. Biophys. Res. Commun. 55, 1377–1384.
19) Yamamoto, H., Yoshimura, H., Fujita, M., et al. (1976) Metabolic and toxicologic evaluation of 2, 3, 4, 3′, 4′-pentachlorobiphenyl in rats and mice. Chem. Pharm. Bull. 24, 2168–2174.
20) Kuroki, H., Masuda, Y. (1977) Structures and concentrations of the main components of polychlorinated biphenyls retained in patients with Yusho. Chemosphere 6, 469–474.
21) Klasson-Wehler, E., Lindberg, L., Jonsson, C.-J., et al. (1993) Tissue retention and metabolism of 2, 3, 4, 3′, 4′-pentachlorobiphenyl in mink and mouse. Chemosphere 27, 2397–2412.
22) Haraguchi, K., Kato, Y., Masuda, Y., et al. (1998) Hydroxylation and methylthiolation of mono-ortho-substituted polychlorinated biphenyls in rats: Identification of metabolites with tissue affinity. Chem. Res. Toxicol. 11, 1508–1515.
23) Chen, P. R., McKinney, J. D., Matthews, H. B. (1976) Metabolism of 2, 4, 5, 2′, 5′-pentachlorobiphenyl in the rat. Qualitative and quantitative aspects. Drug Metab. Dispos. 4, 362–367.
24) Yoshimura, H., Yoshihara, S., Ozawa, N., et al. (1979) Possible correlation between induction modes of hepatic enzymes by PCBs and their toxicity in rats. Ann. N. Y. Acad. Sci. 320, 179–192.
25) Koga, N., Beppu, M., Yoshimura, H. (1990) Metabolism *in vivo* of 3, 4, 5, 3′, 4′-pentachlorobiphenyl and toxicological assessment of the metabolite in rats. J. Pharmacobio-Dyn. 13, 497–506.
26) 原口浩一, 広瀬由美子, 増田義人, 等 (1999) 3, 3′, 4, 4′, 5-Penta- および 2, 2′, 3, 3′, 4, 4′-Hexachlorobiphenyl の代謝研究. 福岡医誌 90, 210–219.
27) Kato, S., McKinney, J. D., Matthews, H. B. (1980) Metabolism of symmetrical hexachlorobiphenyl isomers in the rat. Toxicol. Appl. Pharmacol. 53, 389–398.
28) Sundstrom, G., Hutzinger, O., Safe, S. (1976) The metabolism of 2, 2′, 4, 4′, 5, 5′-hexachlorobiphenyl by rabbits, rats and mice. Chemosphere 5, 249–253.
29) Norback, D. H., Mack, E., Reddy, G., et al. (1981) Metabolism and biliary excretion of 2, 4, 5, 2′, 4′, 5′-hexachlorobiphenyl in the rhesus monkey (Macaca mulatta). Res. Commun. Chem. Pathol. Pharmacol. 32, 71–85.
30) Ariyoshi, N., Koga, N., Oguri, K., et al. (1992) Metabolism of 2, 4, 5, 2′, 4′, 5′-hexachlorobiphenyl with liver microsomes of phenobarbital-treated dog, the possible formation of PCB 2, 3-arene oxide intermediate. Xenobiotica 22, 1275–1290.
31) Goto, M., Hattori, M., Sugiura, K. (1975) Metabolism of pentachloro- and hexachlorobiphenyls in the rat. Chemosphere, 177–180.
32) Ariyoshi, N., Yoshimura, H., Oguri, K. (1993) Identification of *in vitro* metabolites of 2, 4, 6, 2′, 4′, 6′-hexachlorobiphenyl from phenobarbital-treated dog liver microsomes. Biol. Pharm. Bull. 16, 852–857.
33) Mio, T., Sumio, K., Mizutani, T. (1976) Sulfur-containing metabolites of 2, 5, 2′, 5′-tetrachlorobiphenyl, a major component of commercial PCB's. Chem. Pharm. Bull. 24, 1958–1960.

34) Jensen, S., Jansson, B. (1976) Methylsulphone metabolites of PCB and DDE. AMBIO 5, 257–260.
35) Haraguchi, K., Athanasiadou, M., Bergman, A., et al. (1992) PCB and PCB methyl sulfones in selected groups of seals from Swedish waters. AMBIO 21, 546–549.
36) Haraguchi, K., Kuroki, H., Masuda, Y., et al. (1984) Determination of methylthio and methylsulphone polychlorinated biphenyls in tissues of patients with 'Yusho'. Food Chem. Toxicol. 22, 283–288.
37) Haraguchi, K., Kuroki, H., Masuda, Y. (1986) Capillary gas chromatographic analysis of methylsulphone metabolites of polychlorinated biphenyls retained in human tissues. J. Chromatogr. 361, 239–252.
38) Haraguchi, K., Kato, Y., Kimura, R., et al. (1997) Comparative study on formation of hydroxy and sulfur-containing metabolites from different chlorinated biphenyls with 2-substitution in rats. Drug Metab. Dispos. 25, 845–852.
39) Klasson-Wehler, E., Hovander, L., Lund, B.-O. (1996) 2, 2′, 4, 5, 5′-Pentachlorobiphenyl: Comparative metabolism in mink (Mustela vison) and mice. Chem. Res. Toxicol. 9, 1340–1349.
40) Bergman, A., Brandt, I., Darnerud, P. O., et al. (1982) Metabolism of 2, 2′, 5, 5′-tetrachlorobiphenyl: formation of mono- and bis-methyl sulphone metabolites with a selective affinity for the lung and kidney tissues in mice. Xenobiotica 12, 1–7.
41) Nelson, D. R., Koymans, L., Kamataki, T., et al. (1996) P450 superfamily: update on new sequences, gene mapping, accession numbers and nomenclature. Pharmacogenetics 6, 1–42.
42) Kaminsky, L. S., Kennedy, M. W., Adams, S. M., et al. (1981) Metabolism of dichlorobiphenyls by highly purified isozymes of rat liver cytochrome P-450. Biochemistry 20, 7379–7384.
43) Ishida, C., Koga, N., Hanioka, H., et al. (1991) Metabolism in vitro of 3, 4, 3′, 4′- and 2, 5, 2′, 5′-tetrachlorobiphenyls by rat liver microsomes and highly purified cytochrome P-450. J. Pharmacobio-Dyn. 14, 276–284.
44) Koga, N., Nishimura, N., Kuroki, H., et al. (1994) Metabolism of 3, 5, 3′, 5′-tetrachlorobiphenyl by rat liver microsomes and purified P4501A1. Xenobiotica 24, 775–783.
45) Duignan, D. B., Sipes, I. G., Leonard, T. B., et al. (1987) Purification and characterization of the dog hepatic cytochrome P-450 isozyme responsible for the metabolism of 2, 4, 5, 2′, 4′, 5′-hexachlorobiphenyl. Arch. Biochem. Biophys. 255, 290–303.
46) Graves, P. E., Elhag, G. A., Ciaccio, P. J., et al. (1990) cDNA and deduced amino acid sequences of a dog hepatic cytochrome P450IIB responsible for the metabolism of 2, 2′, 4, 4′, 5, 5′-hexachlorobiphenyl. Arch. Biochem. Biophys. 281, 106–115.
47) Hasler, J. A., Harlow, G. R., Szklarz, G. D., et al. (1994) Site-directed mutagenesis of putative substrate recognition sites in cytochrome P450 2B11: Importance of amino acid residues 114, 290, and 363 for substrate specificity. Mol. Pharmacol. 46, 338–345.
48) Liu, J., He, Y. A., Halpert, J. R. (1996) Role of residue 480 in substrate specificity of cytochrome P450 2B5 and 2B11. Arch. Biochem. Biophys. 327, 167–173.
49) Harlow, G. R., He, Y. A., Halpert, J. R. (1997) Functional interaction between amino-acid residues 242 and 290 in cytochromes P-450 2B1 and 2B11. Biochim. Biophys. Acta 1338, 259–266.
50) Koga, N., Kikuichi-Nishimura, N., Yoshimura, H. (1995) Effect of cytochrome P450 inducers on liver microsomal metabolism of tetrachlorobiphenyls in rats, guinea pigs and hamsters. Biol. Pharm. Bull. 18, 705–710.
51) Koga, N., Kikuichi-Nishimura, N., Hara, T., et al. (1995) Purification and characterization of a newly identified isoform of cytochrome P450 responsible for 3-hydroxylation of 2, 5, 2′, 5′-tetrachlorobiphenyl in hamster liver. Arch. Biochem. Biophys. 312, 464–470.
52) Koga, N., Kikuichi, N., Kanamaru, T., et al. (1998) Metabolism of 2, 3′, 4′, 5-tetrachlorobiphenyl by cytochrome P450 from rats, guinea pigs and hamsters. Chemosphere 37, 1985–1904.
53) Koga, N., Kikuichi, N., Kanamaru, T., et al. (1996) Hamster liver cytochrome P450 (CYP2A8) as a 4-hydroxylase for 2, 5, 2′, 5′-tetrachlorobiphenyl. Biochem. Biophys. Res. Commun. 225, 685–688.
54) Koga, N., Kanamaru, T., Kikuichi, N., et al. (1998) Guinea pig liver cytochrome P450 responsible for 3-hydroxylation of 2, 5, 2′, 5′-tetrachlorobiphenyl. Bull. Environ. Contamin. Toxicol. 60, 898–903.
55) Ariyoshi, N., Oguri, K., Koga, N., et al. (1995) Metabolism of highly persistent PCB congener, 2, 4, 5, 2′, 4′, 5′-hexachlorobiphenyl by human CYP2B6. Biochem. Biophys. Res. Commun. 212, 455–460.
56) Matsusue, K., Ariyoshi, N., Oguri, K., et al. (1996) Involvement of cytochrome b_5 in the metabolism of

tetrachlorobiphenyls catalyzed by CYP2B1 and CYP1A1. Chemosphere 32, 517–523.
57) Safe, S., Jones, D., Hutzinger, O. (1976) Metabolism of 4, 4′-dihalogenobiphenyls. J. Chem. Soc. Perkin Trans. 1, 357–359.
58) Forgue, S. T., Allen, J. R. (1982) Identification of an arene oxide metabolite of 2, 2′, 5, 5′-tetrachlorobiphenyl by gas chromatography-mass spectroscopy. Chem. -Biol. Interactions 40, 233–245.
59) Schmoldt, A., Herzberg, W., Benthe, H. F. (1977) On the inhibition of microsomal drug metabolism by polychlorinated biphenyls (PCB) and related phenolic compounds. Chem. -Biol. Interactions 16, 191–200.
60) Hesse, S., Mezger, M., Wolff, T. (1978) Activiation of [^{14}C]chlorobiphenyls to protein-binding metabolites by rat liver microsomes. Chem. -Biol. Interactions 20, 355–365.
61) Shimada, T., Sato, R. (1980) Covalent binding of polychlorinated biphenyls to rat liver microsomes in vitro: Nature of reactive metabolites and target macromolecules. Toxicol. Appl. Pharmacol. 55, 490–500.
62) Shimada, T., Imai, Y., Sato, R. (1981) Covalent binding of polychlorinated biphenyls to proteins by reconstituted monooxygenase system containing cytochrome P-450. Chem. -Biol. Interactions 38, 29–44.
63) Shimada, T., Sawabe, Y. (1983) Activation of 3, 4, 3′, 4′-tetrachlorobiphenyl to protein-bound metabolites by rat liver microsomal cytochrome P-448-containing monooxygenase system. Toxicol. Appl. Pharmacol. 70, 486–493.
64) Preston, B. D., Miller, J. A., Miller, E. C. (1983) Non-arene oxide aromatic ring hydroxylation of 2, 5, 2′, 5′-tetrachlorobiphenyl as the major metabolic pathway catalyzed by phenobarbital-induced rat liver microsomes. J. Biol. Chem. 258, 8304–8311.
65) Bakke, J. E., Bergman, A., Larsen, G. L. (1982) Metabolism of 2, 4′, 5-trichlorobiphenyl in the mercapturic acid pathway. Science 217, 645–647.
66) Bakke, J. E., Feil, V. J., Bergman, A. (1983) Metabolism of 2, 4′, 5-trichlorobiphenyl in rats. Xenobiotica 13, 555–564.
67) Bakke, J. E., Bergman, A. L., Brandt, I., et al. (1983) Metabolism of the mercapturic acid of 2, 4′, 5-trichlorobiphenyl in rats and mice. Xenobiotica 13, 597–605.
68) Mizutani, T., Yamamoto, K., Tajima, K. (1978) Sulfur-containing metabolites of chlorobiphenyl isomers, a comparative study. J. Agric. Food Chem. 26, 862–866.
69) Stadnicki, S. S., Allen, J. R. (1979) Toxicity of 2, 2′, 5, 5′-tetrachlorobiphenyl and its metabolites, 2, 2′, 5, 5′-tetrachlorobiphenyl-3, 4-oxide and 2, 2′, 5, 5′-tetrachlorobiphenyl-4-ol to cultured cells in vitro. Bull. Environ. Contamin. Toxicol. 23, 788–796.
70) 埴岡伸光, 佐伯和枝エレーナ, 石田忠三, 等 (1991) 2, 5, 2′, 5′-Tetrachlorobiphenyl とその主代謝物 3-hydroxy-2, 5, 2′, 5′-tetrachlorobiphenyl のラットに対する毒性評価. 福岡医誌 82, 191–196.
71) Haraguchi, K., Kuroki, H., Masuda, Y., et al. (1985) Toxicological evaluation of sulfur-containing metabolites of 2, 5, 2′, 5′-tetrachlorobiphenyl in rats. Chemosphere 14, 1755–1762.
72) Kato, Y., Haraguchi, K., Kawashima, M., et al. (1995) Characterization of hepatic microsomal cytochrome P-450 from rats treated with methylsulphonyl metabolites of polychlorinated biphenyl congeners. Chem. -Biol. Interactions 95, 269–278.
73) Kato, Y., Haraguchi, K., Kawashima, M., et al. (1995) Induction of hepatic microsomal drug-metabolizing enzymes by methylsulphonyl metabolites of polychlorinated biphenyl congeners in rats. Chem. -Biol. Interactions 95, 257–268.
74) Kato, Y., Haraguchi, K., Tomiyasu, K., et al. (1997) Structure-dependent induction of CYP2B1/2 by 3-methylsulfonyl metabolites of polychlorinated biphenyl congeners in rats. Environ. Toxicol. Pharmacol. 3, 137–144.
75) Brouwer, A., Van den Berg, K. J. (1986) Binding of a metabolite of 3, 4, 3′, 4′-tetrachlorobiphenyl to transthyretin reduces serum vitamin A transport by inhibiting the formation of the protein complex carrying both retinol and thyroxin. Toxicol. Appl. Pharmacol. 85, 301–312.
76) Brouwer, A., Klasson-Wehler, E., Bokdam, M., et al. (1990) Competitive inhibition of thyroxin binding to transthyretin by monohydroxy metabolites of 3, 4, 3′, 4′-tetrachlorobiphenyl. Chemosphere 20, 1257–1262.
77) Brouwer, A. (1991) The role of enzymes in regulating the toxicity of xenobiotics. Role of biotransformation in PCB-induced alterations in vitamin A and thyroid hormone metabolism in laboratory and wildlife species. Biochem. Soc. Transact. 19, 731–737.

78) Bergman, A., Klasson-Wehler, E., Kuroki, H. (1994) Selective retention of hydroxylated PCB metabolites in blood. Environ. Health Perspec. 102, 464–469.
79) Kato, Y., Haraguchi, K., Shibahara, T., et al. (1998) Reduction of thyroid hormone levels by methylsulfonyl metabolites of polychlorinated biphenyl congeners in rats. Arch. Toxicol. 72, 541–544.
80) Kato, Y., Haraguchi, K., Shibahara, T., et al. (1999) Reduction of thyroid hormone levels by methylsulfonyl metabolites of tetra-and pentachlorinated biphenyls in male Sprague-Dawley rats. Toxicol. Sci. 48, 51–54.
81) Korach, K. S., Sarver, P., Chae, K., et al. (1988) Estrogen receptor-binding activity of polychlorinated hydroxybiphenyls: conformationally restricted structural probes. Mol. Pharmacol. 33, 120–126.
82) Jansen, H. T., Cooke, P. S., Porcelli, J., et al. (1993) Estrogenic and antiestrogenic actions of PCBs in the female rat: *in vitro* and *in vivo* studies. Reprod. Toxicol. 7, 237–248.
83) Connor, K., Ramamoorthy, K., Moore, M., et al. (1997) Hydroxylated polychlorinated biphenyls (PCBs) as estrogens and antiestrogens: structure-activity relationships. Toxicol. Appl. Pharmacol. 145, 111–123.
84) Lund, J., Brandt, I., Poellinger, L., et al. (1985) Target cells for the polychlorinated biphenyl metabolite 4, 4'-bis (methylsulfonyl)-2, 2', 5, 5'-tetrachlorobiphenyl. Characterization of high affinity binding in rat and mouse lung cytosol. Mol. Pharmacol. 27, 314–323.
85) Larsen, G. L., Bergman, A., Klasson-Wehler, E. (1990) A methylsulfonyl metabolite of a polychlorinated biphenyl can serve as a ligand for α_{2u}-globulin in rat and major-urinary-protein in mice. Xenobiotica 20, 1343–1352.
86) Kato, Y., Kenne, K., Haraguchi, K., et al. (1998) Inhibition of cell-cell communication by methylsulfonyl metabolites of polychlorinated biphenyl congeners in rat liver epithelial IAR 20 cells. Arch. Toxicol. 72, 178–182.
87) Kuroki, H., Masuda, Y. (1978) Determination of polychlorinated dibenzofuran isomers retained in patients with Yusho. Chemosphere 7, 771–777.
88) Veerkamp, W., Wever, J., Hutzinger, O. (1981) The metabolism of some polychlorinated dibenzofurans by rats. Chemosphere 10, 397–403.
89) Poiger, H., Buser, H. R., Schlatter, C. (1984) The metabolism of 2, 3, 7, 8-tetrachlorodibenzofuran in the rat. Chemosphere 13, 351–357.
90) Poiger, H., Pluess, N., Buser, H. R. (1989) The metabolism of selected PCDFs in the rat. Chemosphere 18, 259–264.
91) Pluess, N., Poiger, H., Schlatter, C., et al. (1987) The metabolism of some pentachlorodibenzofurans in the rat. Xenobiotica 17, 209–216.
92) Kuroki, H., Hattori, R., Haraguchi, K., et al. (1989) Metabolism of 2, 8-dichlorodibenzofuran in rats. Chemosphere 19, 803–808.
93) Kuroki, H., Haraguchi, K., Masuda, Y. (1990) Metabolism of polychlorinated dibenzofurans (PCDFs) in rats. Chemosphere 20, 1059–1064.
94) Burka, L. T., McGown, S. R., Tomer, K. B. (1991) Identification of the biliary metabolites of 2, 3, 7, 8-tetrachlorodibenzofuran in the rat. Chemosphere 21, 1231–1241.
95) Brewster, D. W., Birnbaum, L. S. (1987) Disposition and excretion of 2, 3, 4, 7, 8-pentachlorodibenzofuran in the rat. Toxicol. Appl. Pharmacol. 90, 243–252.
96) Brewster, D. W., Birnbaum, L. S. (1988) Disposition of 1, 2, 3, 7, 8-pentachlorodibenzofuran in the rat. Toxicol. Appl. Pharmacol. 95, 490–498.
97) 樫本 隆, 宮田秀明, 高山幸司, 等 (1987) 高性能 MS-SIM 法による油症患者組織および原油中の PCDDs, Coplanar PCBs, PCDFs. 福岡医誌 78, 325–336.
98) Tulp, M. T. M., Hutzinger, O. (1978) Identification of hydroxylated chlorodibenzo-*p*-dioxins, chlorodibenzofurans, chlorodiphenyl ethers and chloronaphthalenes as their methyl ethers by gas chromatography mass spectrometry. Biomed. Mass Spectrom. 5, 224–231.
99) Poiger, H., Schlatter, C. (1979) Biological degradation of TCDD in rats. Nature 281, 706–707.
100) Olson, J. R., Gasiewicz, T. A., Neal, R. A. (1980) Tissue distribution, excretion, and metabolism of 2, 3, 7, 8-tetrachlorodibenzo-*p*-dioxin (TCDD) in the golden syrian hamster. Toxicol. Appl. Pharmacol. 56, 78–85.
101) Ramsey, J. C., Hefner, J. G., Karbowski, R. J., et al. (1982) The *in vivo* biotransformation of 2, 3, 7, 8-tetrachlorodibenzo-*p*-dioxin (TCDD) in the rat. Toxicol. Appl. Pharmacol. 65, 180–184.

102) Sawahata, T., Olson, J. R., Neal, R. A. (1982) Identification of metabolites of 2, 3, 7, 8-tetrachlorodibenzo-*p*-dioxin (TCDD) formed on incubation with isolated rat hepatocytes. Biochem. Biophys. Res. Commun. 105, 341–346.

103) Poiger, H., Buser, H.-R., Weber, H., et al. (1982) Structure elucidation of mammalian TCDD-metabolites. Experientia 38, 484–486.

104) Kleeman, J. M., Olson, J. R., Chen, S. M., et al. (1986) Metabolism and disposition of 2, 3, 7, 8-tetrachlorodibenzo-*p*-dioxin in rainbow trout. Toxicol. Appl. Pharmacol. 83, 391–401.

105) Olson, J. R. (1986) Metabolism and disposition of 2, 3, 7, 8-tetrachlorodibenzo-*p*-dioxin in guinea pigs. Toxicol. Appl. Pharmacol. 85, 263–273.

106) Wroblewski, V. J., Olson, J. R. (1985) Hepatic metabolism of 2, 3, 7, 8-tetrachlorodibenzo-*p*-dioxin (TCDD) in the rat and guinea pig. Toxicol. Appl. Pharmacol. 81, 231–240.

107) Wroblewski, V. J., Olson, J. R. (1988) Effect of monooxygenase inducers and inhibitors on the hepatic metabolism of 2, 3, 7, 8-tetrachlorodibenzo-*p*-dioxin in the rat and hamster. Drug Metab. Dispos. 16, 43–51.

108) Birnbaum, L. S., Couture, L. A. (1988) Disposition of octachlorodibenzo-*p*-dioxin (OCDD) in male rats. Toxicol. Appl. Pharmacol. 93, 22–30.

6.2. 実験動物におけるPCBおよび関連化学物質による肝臓酵素の誘導作用と毒性

吉原新一, 吉村英敏

6.2.1. 序論

　医薬品や環境汚染物質など本来生体内には存在しない外来性の化学物質(生体異物; Xenobiotics)が体内に侵入した場合，生体はそれを速やかに体外に排泄するための自己防御機構を備えている。その最も重要なものが肝などにおける薬物(異物)代謝酵素の働きである(前節6.1参照)。そしてPCBの曝露をうけた動物に見られる最も顕著な生化学的応答の一つが，肝のミクロソームに存在する薬物代謝酵素系(Mixed function oxidase system; MFO)に対する強力でかつ長期にわたる酵素誘導作用である(1, 2)。この酵素系はヘムたんぱく質の一種であるチトクロムP-450 (P450)とその還元酵素であるフラビンたんぱく質のNADPH-P450還元酵素により構成されるが，ともにPCBによる誘導をうける。また，このほかにも種々の肝酵素が影響をうけることが知られている。PCB曝露の結果起こるMFO誘導作用は，侵入した生体異物の代謝，排泄の促進を図るための一種の適応現象と考えられるが，このMFOを構成するP450分子種の中には医薬品や環境汚染物質などの生体異物ばかりでなく，ステロイドや脂肪酸，さらには脂溶性ビタミンなど生理的に重要な一部の内因性物質を基質とするものもあり生体恒常性への影響が危惧される。

　MFOによる代謝の本来的意義は脂溶性の高い基質化合物の酸化による極性の増大化を通して水溶性を高め，体外への排泄促進をはかるところにあるが，基質の化学構造の変換を伴うため結果的に生物活性の変化がもたらされる。通常本来の活性が減弱される(代謝的不活性化; 薬効低下や解毒)ことが多いが，時としてかえって生物活性が増大したり，新たに活性を獲得する(代謝的活性化; 薬効増大や毒性化)ようになるケースもある。このような事実を背景として考えれば，これらの代謝活性を長期にわたり高レベルで維持し続けるPCBによるMFOの誘導現象が，生体にとって何らかの有害な影響をもたらすであろうことは容易に想像しうる。従って油症の毒性発現機構を明らかにする基礎的研究の重要な柱の一つとして，PCBやPCDFなどの油症原因物質によるMFOをはじめとする数種の肝酵素に対する誘導作用と毒性との関連性について，実験動物を用いて検討を加えた。

6.2.2. PCB混合物(カネクロール)による肝MFOに対する誘導作用

　ある種の化合物の前投与によって薬物代謝活性が高まるという酵素誘導現象は，MFOの本態がミクロソーム画分のP450であるということが明らかにされる (3) 以前に，発癌性多環芳香族炭化水素の一種である3-メチルコラントレン (MC) (4) やバルビツール酸系催眠薬のフェノバルビタール (PB) (5) について既に知られていた。しかし，環境汚染物質として注目されはじめていたPCBに，同様の酵素誘導作用があることが見いだされたのは1968年Risebroughら (6) によってである。彼

らは Monsanto 社の PCB 製品の一つアロクロール 1260（AC-1260）を前投与したハトの肝ではエストラジオールの代謝が促進されることを見いだした。一方，油症事件発生後間もなくして，小松および田中 (7) は油症原因物質となったカネクロール 400（KC-400）や KC-500 を前投与したラットで，催眠薬ヘキソバルビタールによる睡眠時間が短縮されることを観察した。相前後して藤田ら (1) により KC-400, KC-500 および KC-600 など塩素化度が異なる PCB 製品で前処理したラット肝ミクロソームによる，p-ニトロフェネトールの O-脱エチル化，p-クロロ-N-メチルアニリンの N-脱メチル化およびアニリン水酸化などの薬物代謝活性が，代謝反応の種類によって程度は異なるもののいずれも顕著に増加することが見いだされた。

　現在までラットやマウスなどの実験動物の肝 MFO に対する酵素誘導剤としては多種多様な化合物が報告されているが，それらの多くは以下に述べるような幾つかの特徴点に基づいて PB 型もしくは MC 型のどちらかに大別しうる (8)。PB 型誘導剤はエチルモルヒネやベンズフェタミンなどを含む幅広い基質の代謝活性を増大するのに対して，MC 型誘導剤は発癌性多環芳香族のベンツピレンなど比較的限られた化合物の代謝能を上昇させるという特徴がある。さらにこれら PB 誘導性 P450 と MC 誘導性 P450 では基質特異性の他に，P450 を特徴付ける分光学的性質，即ち還元型ヘムに一酸化炭素（CO）が配位した時の差スペクトルのピーク位置が前者では 450 nm 付近を与える（PB P450）のに対して後者は 448 nm 付近を示す（MC P448）という特徴がある。その後現在に至りラット肝ミクロソーム中には 20 種を超える薬物代謝型 P450 分子種が存在すること，そのうち P450 2B1 と P450 2B2 は PB 型誘導剤によって誘導される主要分子種であり，一方 P450 1A1 と P450 1A2 は MC 型誘導剤によって誘導される主要分子種であることが明らかにされた。つまり，MFO 誘導剤としての特徴は，結局はそれによって誘導される P450 分子種の違いに帰せられることが判った。

　しかし，P450 の分子多様性が未だ充分には明らかにされていなかった 1973 年，Alvares ら (9) は AC-1254 で前処理したラット肝ミクロソームでは，PB P450 の指標活性の一つと考えられていたエチルモルヒネの N-脱メチル化活性と MC P448 の指標活性であるベンツピレンの 3-位水酸化（AHH）活性の両者が増加することを見いだした。そして，その CO 差スペクトルが 448 nm を示すことなどから，AC-1254 で誘導される P450 分子種は MC P448 とは異なる性質のものであるか，または AC-1254 は PB P450 と MC P448 の両者を誘導しうるのか，いずれにしても PCB は従来にない新しいタイプの誘導剤ではないかと報告した。しかしながら，上記のような誘導特性を示す AC-1254 が平均塩素含量 54% を与える種々の PCB 混合物からなる製品であることを考慮するともう一つ新たな可能性が考えられた。つまり，PCB 混合物製品中の個々の PCB には実は PB 型誘導能をもったものと MC 型誘導能を持ったものとが混在するのではないかという可能性である。

　そこで我々はこの疑問に答えるべく，まず平均塩素含量 48% の PCB 混合物製品である KC-400 中の主要構成 PCB 数種を化学的に別途合成し，KC-400 とこれら単一 PCB との MFO 誘導能の比較検討から着手した。そしてその結果は表 6.2.1 に示すように，KC-400 の誘導能は Alvares らが報告した AC-1254 のそれと同じく PB と MC を同時投与した時のパターンを示したのに対し，個々の PCB は PB 型誘導能を示すもの（4, 4′-dichlorobiphenyl; 2, 5, 2′, 5′-tetrachlorobiphenyl（TCB）; 2, 4, 3′, 4′-TCB）と MC 型誘導能を示すもの（3, 4, 3′, 4′-TCB; 3, 4, 5, 3′, 4′-pentachlorobiphenyl（PenCB）; 3, 4, 5, 3′, 4′, 5′-hexachlorobiphenyl（HCB））とに分類しうることが明らかとなった (10)。即ち，観察された

第 6 章　油症の生化学的研究

表 6.2.1. KC-400 および各種単一 PCB が及ぼすラット肝薬物代謝酵素系に対する誘導作用

前処理	アミノピリン N-脱メチル化	アニリン水酸化	チトクロム P-450 量	チトクロム b_5 量	NADPH-チトクロム C 還元酵素活性
未処理	100 ± 2	100 ± 1	100 ± 3	100 ± 6	100 ± 1
MC	115 ± 13	174 ± 7[a]	157 ± 8[a]	118 ± 13	107 ± 9
PB	214 ± 11[a]	202 ± 9[a]	242 ± 10[a]	154 ± 9[a]	195 ± 7[a]
MC + PB	230 ± 2[a]	281 ± 8[a]	326 ± 14[a]	159 ± 2[a]	214 ± 0[a]
未処理	100 ± 2	100 ± 3	100 ± 4	100 ± 6	100 ± 2
4, 4′-DCB	210 ± 7[a]	161 ± 7[a]	176 ± 1[a]	152 ± 5[a]	143 ± 4[a]
2, 5, 2′, 5′-TCB	153 ± 4[a]	142 ± 5[a]	160 ± 7[a]	146 ± 1[a]	138 ± 3[a]
2, 4, 3′, 4′-TCB	197 ± 12[a]	198 ± 6[a]	203 ± 9[a]	164 ± 6[a]	179 ± 13[a]
3, 4, 3′, 4′-TCB	99 ± 2	140 ± 4[a]	172 ± 1[a]	94 ± 2	95 ± 0
3, 4, 5, 3′, 4′-PenCB	84 ± 14	162 ± 1[a]	182 ± 1[a]	120 ± 10	94 ± 4
3, 4, 5, 3′, 4′, 5′-HCB	107 ± 9	199 ± 9[a]	163 ± 9[a]	105 ± 3	108 ± 2
DecaCB	186 ± 4[a]	148 ± 2[a]	174 ± 5[a]	122 ± 1[a]	116 ± 2[a]
KC-400	215 ± 11[a]	297 ± 21[a]	277 ± 15[a]	187 ± 19[a]	196 ± 13[a]

PB (90mg/kg) は 1 日 1 回 2 日間皮下投与，MC (40mg/kg) は 1 日 1 回 2 日間腹腔内投与し，最終投与 24 hr 後に屠殺．DCB, 2, 5, 2′, 5′-TCB, Deca CB および KC-400 は各 100 mg/kg を，3, 4, 3′, 4′-TCB は 50 mg/kg を 1 日 1 回 3 日間腹腔内投与し，初回投与後 5 日目に屠殺．また，2, 4, 3′, 4′-TCB (100 mg/kg), 3, 4, 5, 3′, 4′-Pen CB (0.5 mg/kg) および 3, 4, 5, 3′, 4′, 5′-HCB (1mg/kg) は，1 回腹腔内投与し，5 日目に屠殺し実験に供した．
アミノピリン N-脱メチル化，アニリン水酸化および NADPH-チトクロム C 還元酵素の各活性ならびにミクロソーム中のチトクロム P-450 およびチトクロム b_5 の各含量はいずれも未処理ラットの各数値(100)に対する相対値(3〜7 匹のラットの平均値 ± 標準誤差)として示した．
[a]: 未処理ラットに比し統計的に有意な差($P < 0.05$).
文献 10) より引用．

AC-1254 や KC-400 などの PCB 混合物製品が PB と MC の両者の誘導能を合わせ持つという一見ユニークな性質は，それぞれのタイプの誘導能を示す個々の単一 PCB の混在によってもたらされていることが結論された．

6.2.3.　単一 PCB による肝 MFO および DT-ジアホラーゼの誘導と毒性

個々の単一 PCB の多くは MFO 誘導能に関して PB 型と MC 型のどちらかに大別しうるという我々の結論とほぼ同じ結果が，アメリカの研究者グループによっても独立して報告された(11)．そして MC 型 MFO 誘導能に関する構造活性相関については，少なくともビフェニル骨格の 3, 4, 3′ および 4′ 位への塩素置換を要するというのも，この時点で両グループが到達した共通の認識であった．他方，Poland と Glover (12) は肝性ポルフィリン症の生化学的背景に関する研究の過程で，鶏胚肝の AHH 活性や δ-アミノレブリン酸合成酵素活性が用量依存的に 2, 3, 7, 8-tetrachlorodibenzo-p-dioxin (TCDD; ダイオキシン)によって強く誘導されることを見いだした．さらに彼らは MC P448 の指標活性でもある AHH 活性の誘導能に関する構造活性相関について詳細に検討を加えた結果，dibenzo-p-dioxin 類 (13) をはじめ dibenzofuran 類 (13), azoxybenzene 類 (14) および biphenyl 類 (15) など，各種のハロゲン置換芳香族化合物のうち平面構造(コプラナー：coplanar)を取りうるものが AHH 誘導能(MC 型誘導能)を示すことを明らかにした．その後この構造活性相関は肝サイトソール中に存在する受容体タンパク質(Ah-レセプター)に対する親和性と関連すること，さらにこの Ah-レセプ

ターがダイオキシン類による毒性発現にも関与している可能性が示唆された (16)。

しかし一方，個々の単一 PCB の毒性に関する研究は 1970 年代後半にかかるまで余り多く見受けられないが，わずかに Goldstein らは対称的位置に塩素置換を有する 5 種の 6 塩素化ビフェニル (2, 3, 4, 2′, 3′, 4′-, 2, 3, 6, 2′, 3′, 6′-, 2, 4, 5, 2′, 4′, 5′-, 2, 4, 6, 2′, 4′, 6′- および 3, 4, 5, 3′, 4′, 5′-HCB) について，ヒヨコを用いた毒性研究を行なっている (17, 18)。その結果，MC 型誘導能を持つ 3, 4, 5, 3′, 4′, 5′-HCB においてのみ胸腺の萎縮や水腫など 2, 3, 7, 8-tetrachlorodibenzofuran (TCDF) と類似した毒性が発現されることを認めている。

そこでこれらの背景をもとに，我々は PCB による酵素誘導作用と毒性との関連性を明らかにすべく，PB 型もしくは MC 型に分類される数種の単一 PCB の誘導能と急性毒性についてラットを用いて検討を開始した (19)。その結果は図 6.2.1 (右) に示すように，MFO 誘導能に関しては 2, 5, 2′, 5′- および 2, 4, 3′, 4′-TCB と 2, 3, 4, 3′, 4′-PenCB は未処理群 (1.0) に比し PB P450 の指標活性であるベンズフェタミン N-脱メチル化活性 (BZ 脱メチル化) (20) を増加させるのに対して，3, 4, 5, 3′, 4′-PenCB および 3, 4, 5, 3′, 4′, 5′-HCB は MC P448 の指標活性であるベンツピレン 3-水酸化 (AHH) 活

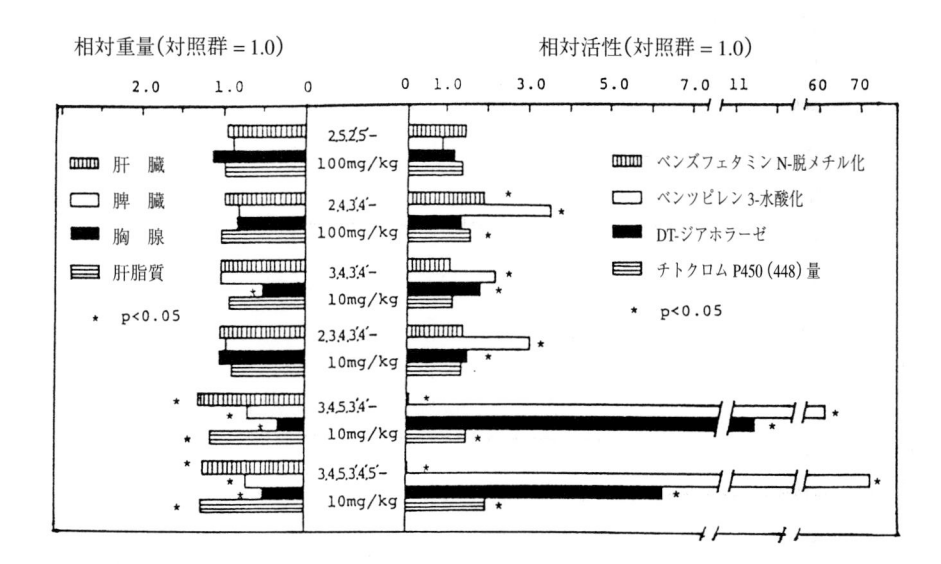

図 6.2.1. 各種単一 PCB が及ぼすラット肝薬物代謝酵素活性ならびに臓器重量への影響
(右) 各酵素活性およびチトクロム P450 (448) 含量は以下に示す対照群の各数値 (平均値±標準偏差) に対する相対値として示した.
ベンズフェタミン N-脱メチル化活性，12.93 ± 1.52 nmol HCHO 生成 / mg タンパク / 15 分間; ベンツピレン 3-水酸化活性，1.35 ± 0.06 nmol 3-OH ベンツピレン生成 / mg タンパク / 5 分間; DT-ジアホラーゼ活性，0.583 ± 0.072 μmol DCPIP 還元 / mg タンパク / 1 分間; ナトクロム P450 (448) 含量，0.144 ± 0.008 nmol/ mg タンパク.
(左) 各臓器重量 (g/100g 体重) および肝脂質量 (mg/g 肝重量) は以下に示す対照群の各数値 (平均値±標準偏差) に対する相対値として示した.
肝臓重量，3.60 ± 0.25; 脾臓重量，0.558 ± 0.091; 胸腺重量，0.252 ± 0.058; 肝脂質量，44.79 ± 4.98.
文献 19) より引用.

性 (20) を著しく増大させた。また，MC 型 PCB の原型とみなされる 3, 4, 3′, 4′-TCB は 10 mg/kg の腹腔内単回投与では弱い誘導能しか示さなかったが，50 mg/kg では充分に強い誘導能が認められた。これらの結果は概ね表 6.2.1 のそれと一致するものであった。

さらに MC 型 PCB の酵素誘導能に関して新たに明らかになった興味深い点が，DT-ジアホラーゼ [NAD(P)H: (quinone-acceptor) oxidoreductase, EC 1.6.99.2] に対する強力な誘導作用である。サイトソールに局在するフラビン酵素の一種であるこの DT-ジアホラーゼについては，NADH および NADPH の両者をほぼ等しく電子供与体としてキノン類をヒドロキノンにまで還元することによりキノンやセミキノン・ラジカルの毒性を軽減することが知られている (21)。また以下に述べるように，ある種のニトロ化合物の還元を触媒しうることなども知られているが，生理的意義の詳細は余り明らかではない。この酵素の誘導現象については 2, 3, 7, 8-TCDD (22) や MC (23) によって誘導されることは知られていたが，MC 型 PCB による誘導は今回初めて明らかとなった。またその誘導能は 3, 4, 5, 3′, 4′-PenCB において最も強く，ついで 3, 4, 5, 3′, 4′, 5′-HCB，3, 4, 3′, 4′-TCB の順となり，各 MC 型 PCB による AHH と DT-ジアホラーゼに対する誘導能の強さは概ねパラレルな関係にあった。もしこのことが共通の誘導メカニズムの存在を示唆するものであれば機能も細胞内局在性も異なる両酵素の誘導現象の生物学的意義を考えるうえで極めて興味深い。DT-ジアホラーゼの誘導現象に関する毒性学的意義の一つは，本酵素が典型的な化学発癌剤の一種である 4-ニトロキノリン N-オキシド (4-NQO) の活性化反応を触媒する (24) という点であろう。事実，1 mg/kg の 3, 4, 5, 3′, 4′-PenCB 前投与ラットでは肝，肺および皮膚組織で 4-NQO を究極の発癌体である 4-ヒドロキシアミノキノリン N-オキシドへ還元する活性が顕著に高くなることが確かめられ (25)，MC 型 PCB 曝露ラットにおける 4-NQO による発癌の危険性の増大が予想される。

次にこれら 6 種の単一 PCB の急性毒性を，酵素誘導作用を検討した同じラットについて，臓器重量や肝脂質量の変化を未処理ラットの体重 100 g 当たりの各臓器重量および肝脂質重量に対する相対値として示したのが図 6.2.1 (左)である。2 種の PB 型 PCB 2, 5, 2′, 5′- および 2, 4, 3′, 4′-TCB 100 mg/kg または中間型 PCB と考えられる 2, 3, 4, 3′, 4′-PenCB 10 mg/kg 単回投与後 5 日目の各指標は殆ど影響を受けなかった。それに対して 3 種の MC 型 PCB (3, 4, 3′, 4′, -TCB; 3, 4, 5, 3′, 4′-PenCB; 3, 4, 5, 3′, 4′, 5′-HCB) 10 mg/kg 投与では MC 型誘導能の強さとほぼ相関して肝重量や肝脂質量の増加と胸腺や脾臓の萎縮が観察された。これらの毒性指標のうち肝肥大や脂肪肝については PCB 混合物製品投与ラット (26, 27) で，また胸腺や脾臓の萎縮については PCB 製品およびその関連化合物による毒性の鋭敏な指標として既に報告されていたものである (28)。今回の結果から，AC-1254 や KC-400 などの PCB 混合物製品投与によって認められる脂肪肝や胸腺の萎縮は，その構成 PCB として含まれている MC 型 PCB によるものであることが明らかとなった。そしてこれら MC 型 PCB の毒性の強さ(肝脂質量の増加や胸腺の萎縮)は，それらが有する MC 型誘導能(DT-ジアホラーゼの誘導)の強さとよく相関することが判る(図 6.2.2)。強力な MC 型誘導能を示す PCB の急性毒性は，単回投与後，5 日間にわたる体重減少 (3, 4, 5, 3′, 4′-PenCB) や体重増加の抑制 (3, 4, 5, 3′, 4′, 5′-HCB) としても現れた。

油症の病像を考察するうえで大きな関心がもたれるのは，油症患者に摂取され，依然として体内に残留する PCB の毒性評価である。患者体内に摂取された原因油中の脂溶性の高い各種 PCB も長

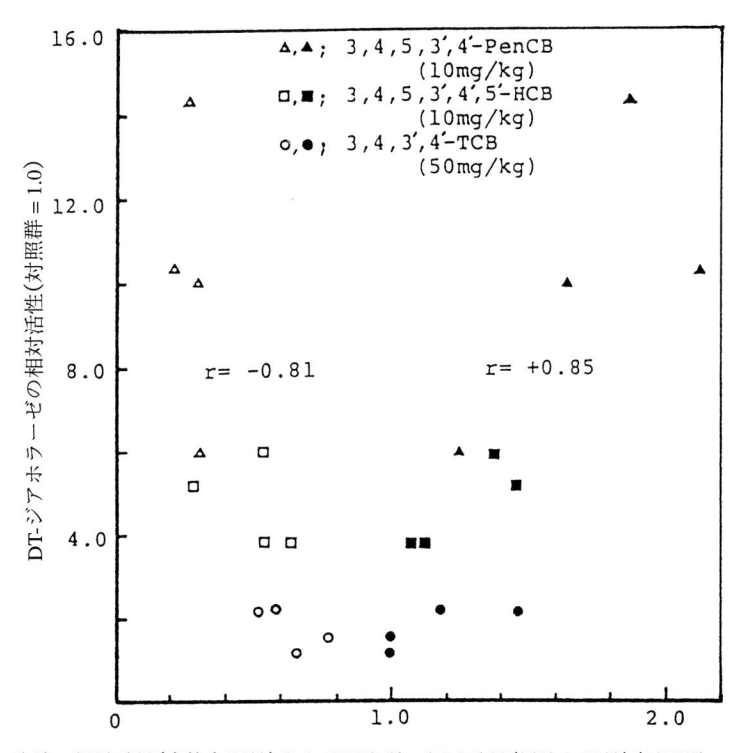

図 6.2.2. 各種 MC 型 PCB 前処理ラットにおける肝 DT-ジアホラーゼの誘導と毒性との相関性
文献 19) より引用.

い時間の経過とともに，特に代謝されやすい塩素化度の低いものを中心に徐々に体外へと排泄されていくことになる(第4章および第6章6.1参照)。従って，油症事件発生後9年の時点では代謝され難い6および7塩素化 PCB など数種の高塩素化 PCB が有意に高い残留を示した (29)。それらはいずれもそれぞれのフェニル環の 3, 4, 5 位に塩素置換を有するものであり，その構造からなにがしかの MC 型誘導能が予想される。そこで油症患者体内に高濃度で残留する高塩素化 PCB のうち 2, 4, 5, 3′, 4′-PenCB, 2, 3, 4, 5, 3′, 4′-HCB, 2, 3, 4, 5, 2′, 3′, 4′- および 2, 3, 4, 5, 2′, 4′, 5′-heptachlorobiphenyl (HepCB) の4種の単一 PCB について前記同様，ラットを用いて酵素誘導能と急性毒性を検討した (30)。その結果，図 6.2.3 (右) に示すように，比較対照に用いた最強の毒性を示す 3, 4, 5, 3′, 4′-PenCB に比べるとかなり弱いものの，2, 3, 4, 5, 3′, 4′-HCB には明瞭に AHH と DT-ジアホラーゼの誘導作用が認められた。2, 4, 5, 3′, 4′-PenCB によってもさらに弱い MC 型誘導能が示された。一方，2, 3, 4, 5, 2′, 3′, 4′- および 2, 3, 4, 5, 2′, 4′, 5′-HepCB の両者は AHH よりも BZ 脱メチル化活性の誘導が優位となる，いわゆる PB 型誘導剤の特徴を示した。これらの誘導能を反映して MC 型 PCB の 2, 3, 4, 5, 3′, 4′-HCB と 2, 4, 5, 3′, 4′-PenCB の2者には弱いながら有意な肝肥大と胸腺の萎縮が認められた(図 6.2.3 左)。従って，事件発生後9年をへても患者体内に高濃度で残留する MC 型 PCB が持続する症状の一因となっている可能性は否定できない。また，ここで対照に用いた最強の毒性を示す 3, 4, 5, 3′, 4′-PenCB は当初モデル化合物として我々によって初めて合成された PCB

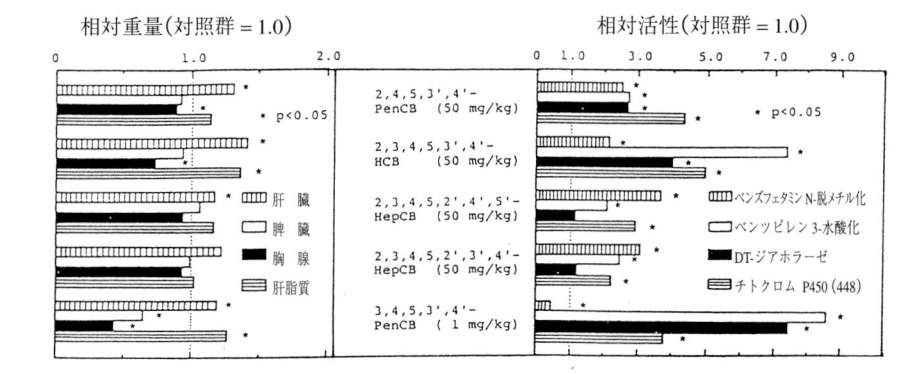

図 6.2.3. 油症患者体内に残留する高塩素化 PCB が及ぼすラット肝薬物代謝酵素活性ならびに臓器重量への影響

(右) 各酵素活性およびチトクロム P450 (448) 含量は以下に示す対照群の各数値(平均値±標準偏差)に対する相対値として示した.
ベンズフェタミン N-脱メチル化活性, 17.77±2.45 nmol HCHO 生成/mg タンパク/15 分間; ベンツピレン 3-水酸化活性, 0.109±0.033 nmol 3-OH ベンツピレン生成/mg タンパク/5 分間; DT-ジアホラーゼ活性, 0.134±0.052 μmol DCPIP 還元/mg タンパク/1 分間; チトクロム P450 (448) 含量, 0.214±0.016 nmol/mg タンパク.

(左) 各臓器重量(g/100g 体重)および肝脂質量(mg/g 肝重量)は以下に示す対照群の各数値(平均値±標準偏差)に対する相対値として示した.
肝臓重量, 4.04±0.10; 脾臓重量, 0.556±0.044; 胸腺重量, 0.456±0.019; 肝脂質量, 50.78±2.77.

文献 30) より一部改変引用.

(10, 31) であったが,その後このものの相対毒性 (toxic equivalency factor: TEF) は 2, 3, 7, 8-TCDD の 1/10 に相当すること (32) が明らかにされるとともに,極めて低濃度ではあるが原因油中のみならず患者体内からも検出された (33) ことは注目に値する。

いずれにしてもこれまでの実験結果から,PCB による急性毒性は PB 型 PCB よりも MC 型 PCB の方がはるかに強いこと,また MC 型 PCB による毒性は MC 型誘導能と高い相関性を示すことが明らかとなった(図 6.2.1 および図 6.2.2 参照)。しかし,現在のところ PCB による急性毒性と MC 型誘導能とがいかなる関連でつながるのかという点は不明である。また一方では MC 型誘導剤の原型である MC 自身には弱い肝肥大傾向やわずかな胸腺の萎縮は認められるものの,その他の多くの MC 型 PCB に特徴的な毒性は認められない。これらの意味するところも今後の研究にまたねばならない。

表 6.2.2 は油症原因油中に存在する多くの PCB のうち,これまで検討した 17 種の単一 PCB を MFO 誘導剤としての性質に基づいて分類した結果である (34)。これから判るように,単一 PCB の MFO 誘導剤としての性質とそれらの塩素置換構造との間には次のような一定の構造-活性相関がうかがえる。すなわち,① MC 型誘導能を発揮するための最低条件は,ビフェニル骨格の両外側 6 ヵ所(メタ位およびパラ位; 3, 4, 5, 3′, 4′ および 5′) のうち少なくとも隣り合う 4 ヵ所に塩素置換を有する。つまり,このような構造の PCB は 2 つのフェニル基の近接位(オルト位; 2, 2′, 6 および 6′)に塩素

表 6.2.2. 各種単一 PCB の肝薬物代謝酵素系に対する PB 型および MC 型誘導剤としての分類

塩素置換数	PB 型 PCB	中間型 PCB	MC 型 PCB
2	4, 4'- 3, 3'-		
4	2, 4, 3', 4'- 2, 5, 2', 5'- 2, 4, 2', 4'-		3, 4, 3', 4'-
5		2, 4, 5, 3', 4'- 2, 3, 4, 3', 4'-	3, 4, 5, 3', 4'-
6	2, 4, 5, 2', 3', 4', 5'- 2, 3, 4, 2', 3', 4'-		3, 4, 5, 3', 4', 5'- 2, 3, 4, 5, 3', 4'-
7	2, 3, 4, 5, 2', 4', 5'- 2, 3, 4, 5, 2', 3', 4'-		
8	2, 3, 4, 5, 2', 3', 4', 5'-		
10	2, 3, 4, 5, 6, 2', 3', 4', 5', 6'-		

文献 34) より引用.

置換を有しないため (ノン・オルト PCB), 立体的障害をうけずに両フェニル基の自由な回転が可能となり, 結果的に両フェニル基の平面性 (coplanarity) が維持される. 従って, 3, 4, 3', 4'-TCB がその基本型となるようなこの種の構造特性を有する一群の PCB をコプラナー (coplanar) PCB と呼ぶ. ② MC 型の基本型 3, 4, 3', 4'-TCB の残るメタ位 (5 および 5') へのさらなる塩素置換 (3, 4, 5, 3', 4'-PenCB および 3, 4, 5, 3', 4', 5'-HCB) は MC 型誘導能の増強をもたらす. 一方, この基本型のオルト位への塩素置換 (2, 3, 4, 3', 4'- および 2, 4, 5, 3', 4'-PenCB; モノ・オルト PCB) は PB 型誘導能を付与される結果, 中間型を示すようになる. ③ 4 ヵ所のオルト位のうち, 2 ヵ所以上に塩素置換 (2, 5, 2', 5'-TCB, 2, 4, 5, 2', 4', 5'- および 2, 3, 4, 2', 3', 4'-HCB, 2, 3, 4, 5, 2', 3', 4'- および 2, 3, 4, 5, 2', 4', 5'-HepCB; ジ・オルト PCB) が起こると PB 型誘導能を示すようになる. 一般的にはその構造特性を保持したままで塩素化度が増せばそのタイプの誘導能は強まる傾向を示す.

6.2.4. PCDF による肝 MFO および DT-ジアホラーゼの誘導と毒性

事件発生当初は原因油中の汚染化学物質としては, ライスオイルの製造工程で加熱媒体として使用された PCB 製品の KC-400 に由来する PCB だけが注目された. しかし, その後の精査により原因油中には PCB と同程度のポリ塩素化クォーターフェニル (PCQ) (35) の他に, PCB の 1/100 以下程度ではあるがポリ塩素化ジベンゾフラン (PCDF) (36) の混在が明らかとなった (第 4 章参照). これらの PCB 関連化合物は患者体内からも検出 (37, 38) されるに至り, その毒性評価が新たな課題となった. 特に PCDF 混合物についてはヒヨコ (39), ラット (40) およびマウス (41) において, PCB 混合物と類似するが, それよりもはるかに強い毒性を示すことが報告されているため, その存在量は少ないものの油症原因物質としての寄与は無視出来ないと予想された. しかし, 我々が系統的研究を開始するまでは, 理論上 135 種の異性体の存在の可能性がある個々の単一 PCDF の毒性に

第6章 油症の生化学的研究

ついては，わずかに 1, 4, 8-trichlorodibenzofuran（42），2, 3, 7, 8-tetrachlorodibenzofuran（TCDF）（17, 43）および 2, 3, 4, 7, 8-pentachlorodibenzofuran（PenCDF）（43）の例しか見当たらなかった。

一方，鶏胚肝での AHH 活性の誘導における構造活性相関について検討した Poland ら（13）は，PCDF の AHH 誘導能（MC 型）には 2, 3, 7 および 8 位への塩素置換が重要であることを見いだしている。ここで PCDF 分子の構造上の特徴について見れば，その基本構造であるジベンゾフラン環はダイオキシンの基本構造であるジベンゾ-p-ダイオキシン環と同様，もともと平面構造が確定されている。従って，PCB やダイオキシン類などの多塩素化芳香族化合物の MC 型誘導能において明らかとなった構造活性相関（前項参照）に照らせば，PCDF には PB 型誘導能は認められず，その MC 型誘導能の強さ，ひいては毒性の強さには塩素置換の位置と数が大きく関与することが予想された。そこでこれらを確かめるべく，油症患者の体内に残留していることが知られている数種の多塩素化 PCDF を含む合計 13 種の単一 PCDF について，その肝酵素誘導能と急性毒性に関して PCB の場合と同様にラットを用いて検討した（44）。

表 6.2.3 に今回検討した単一 PCDF の構造特性を示す。このうち 9 種は原因油中に存在することが確かめられたものであり，さらにそのうち 6 種は患者体内から検出された PCDF である（45）。一旦摂取された PCDF の体内からの消失速度は一般にはそのものの代謝され易さによって規定される。この種の化合物ではジベンゾフラン環上に塩素置換を受けない水素原子が隣り合わせに存在するものほど代謝され易いと考えられ，実際にもその傾向がうかがえる。そして先の構造活性相関からジベンゾフラン環の両外側 4 ヵ所（2, 3, 7 および 8 位；lateral position）のうち 3 ヵ所以上に塩素置換があれば MC 型誘導能が期待される。

その結果は図 6.2.4（右）に示す通り，2, 3, 7 および 8 位のうち 3 ヵ所以上に塩素置換を有する 9 種

表 6.2.3. 油症患者体内に残留する単一 PCDF の構造特性

単一 PCDF	存在確認[a]		隣り合わせの H 原子の有無[b]	両外側に 3 個以上の塩素置換の有無[c]
	原因油中	患者体内		
2, 8-	—	—	○	
1, 2, 7, 8-	—	—	○	○
1, 3, 6, 7-	—	—	○	
1, 3, 6, 8-	—	—		
2, 3, 6, 7-	+	不検出	○	○
2, 3, 7, 8-	+++	+		○
1, 2, 3, 7, 8-	++	+		○
1, 2, 4, 6, 8-	+	痕跡程度		
1, 2, 6, 7, 8-	++	痕跡程度	○	○
2, 3, 4, 6, 7-	++	不検出	○	○
2, 3, 4, 7, 8-	+++	+++		○
1, 2, 3, 4, 6, 7-	++	不検出	○	○
1, 2, 3, 4, 7, 8-	++	+++		○

[a]: 文献 45）より引用．—：未同定；+：低濃度；++：中濃度；+++：高濃度．
[b]: ジベンゾフラン環上の塩素置換されない H 原子が隣り合って存在するもの．
[c]: ジベンゾフラン環の両外側（2, 3, 7, 8- 位）4 ヵ所のうち，3 ヵ所以上に塩素置換のあるもの．

(1, 2, 7, 8-, 2, 3, 6, 7- および 2, 3, 7, 8-TCDF, 1, 2, 3, 7, 8-, 1, 2, 6, 7, 8-, 2, 3, 4, 6, 7- および 2, 3, 4, 7, 8-PenCDF, 1, 2, 3, 4, 6, 7- および 1, 2, 3, 4, 7, 8-hexachlorodibenzofuran) すべてに程度の差はあれ AHH および DT-ジアホラーゼ活性に対する誘導能(MC 型)が認められた。そしてその必要条件を満たさない 4 種 (2, 8-dichlorodibenzofuran, 1, 3, 6, 7- および 1, 3, 6, 8-TCDF, 1, 2, 4, 6, 8-PenCDF) には MC 型誘導は認められず，また検討したすべての PCDF に BZ 脱メチル化活性の誘導 (PB 型) は認められなかった。今回我々がラットにおいて観察した MC 型誘導能における構造活性相関は先に Poland ら(13)が鶏胚肝での AHH 活性の誘導に関して見いだした結果とよく一致した。

一方，これらによる急性毒性は図 6.2.4 (左)に示すように前項の PCB の場合と同様，MC 型誘導能を示した PCDF においてのみ，ほぼ MC 型誘導能の強さと相関した顕著な胸腺の萎縮と肝肥大が認められた。

また，ここには示さないが，図 6.2.4 において同等の強い MC 型誘導能を示した 2, 3, 7, 8-TCDF と 2, 3, 4, 7, 8-PenCDF の 2 者について改めて用量反応曲線を求めた実験では，両者とも 1 μg/kg 単回腹腔内投与でも AHH および DT-ジアホラーゼ活性の誘導を示し，これらが極めて強い MC 型誘導能を有することが確認された (44)。さらにこの実験で明らかとなった興味深い点は，構造上の差異はわずかに 4 位の塩素置換の有無にしか過ぎないこの両 PCDF の肝残留性に大きな差が認められたことである。即ち，各用量の単回腹腔内投与後 5 日目の肝臓中濃度は，投与量の如何にかかわらず 2, 3, 7, 8-TCDF では投与量の約 3% であるのに対し，2, 3, 4, 7, 8-PenCDF は約 60% の残留性を示した。ラットにおいて観察されたこの両者の肝残留性の差は，両者が原因油中にはほぼ同程度の濃度で存在するにもかかわらず，患者体内では 2, 3, 4, 7, 8-PenCDF の方がはるかに高濃度で検出されるという事実とよく一致する (38)。当時はこの両 PCDF が何故このような顕著な肝残留性の差を与えるのかという理由は不明であったが，その後 2, 3, 4, 7, 8-PenCDF は 2, 3, 4, 7, 8-PenCDF 自身，および高毒性 PCB である 3, 4, 5, 3′, 4′-PenCB などによって選択的に誘導される肝 P-448H (P450 1A2) (6.2.8 の項参照)に対し，極めて高い親和性で非共有結合的に結合することが明らかとなった (46)。このことが 2, 3, 4, 7, 8-PenCDF の高い肝残留性の少なくとも一部を説明しうる要因としてクローズアップされた。

いずれにしろ今回の我々の研究を通して明らかとなったことは，原因油中や患者体内に見いだされる PCDF の多くが MFO や DT-ジアホラーゼなどの肝酵素に対して強い MC 型誘導能とともに強い急性毒性を示すという事実である。このことは油症原因油中には PCB や PCQ に比べかなり低い濃度でしか存在しない PCDF ではあるが，その強い毒性や高い残留性を考慮すれば重要な油症原因物質候補であることを示唆するものである。

6.2.5. PCB および PCDF による肝 MFO 誘導が及ぼすステロイド代謝への影響

女性の油症患者では月経周期の異常や月経困難症などホルモンバランスの乱れと関連する症状とともに血清中のケトステロイド濃度の変動などが見られた (47)。一方，サルなどの実験動物においても低濃度の PCB 製品を混じた餌を与えることにより，雌サルでは月経周期の著しい変動や生殖機能障害など (48, 49) 油症患者と類似した変化が観察されている。また，マウスやラットでも PCB 混合物の投与により，子宮の萎縮や卵巣間質の変化および血中プロゲステロン濃度の低下などが報

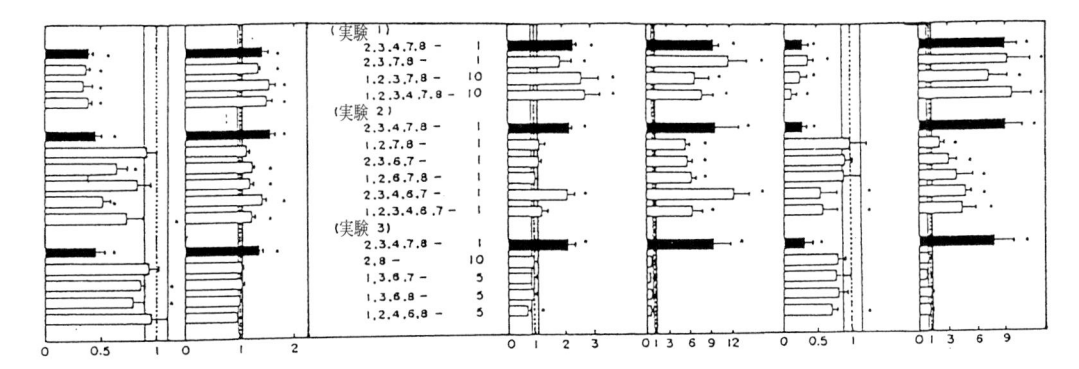

図 6.2.4. 各種単一 PCDF が及ぼすラット肝薬物代謝酵素活性ならびに臓器重量への影響

(右) 各酵素活性およびチトクロム P450 (448) 含量は以下に示す対照群の各数値（平均値±標準偏差）に対する相対値として示した。
チトクロム P450 (448) 含量，0.242 ± 0.039 nmol/mg タンパク；ベンツピレン 3-水酸化活性，67.1 ± 9.7 pmol 3-OH ベンツピレン生成/mg タンパク/1 分間；ベンズフェタミン N-脱メチル化活性，1.37 ± 0.20 nmol HCHO 生成/mg タンパク/1 分間；DT-ジアホラーゼ活性，0.233 ± 0.024 μmol DCPIP 還元/mg タンパク/1 分間．

(左) 各臓器重量（g/100g 体重）は以下に示す対照群の各数値（平均値±標準偏差）に対する相対値として示した．肝臓重量，3.67 ± 0.10；胸腺重量，0.313 ± 0.035．
斜線域は 3 回の実験における対照群の各パラメーターの標準偏差の範囲．
文献 44) より引用．

告されている (50, 51)。その当時，PCB およびその関連化合物によるこれら内分泌系関連の生体影響についてのメカニズムの詳細は余り明らかではなかった。一方，ステロイドが代表的な MFO の内因性基質であることを考えれば，PCB などによる MFO の誘導現象を通してもたらされるであろうステロイド代謝の変動が関与している可能性は容易に想像できた。しかしながら，その実態についてはわずかに PCB 混合物製品によりハト (6) やラット (52) でステロイド代謝の促進が起こることが報告されていた以外，個々の単一 PCB や PCDF によるステロイド代謝への影響についての知見は殆ど見られなかった。

そこで我々はこの点を明らかにすべく，単一 PCB や PCDF 前処理がラット肝ミクロソーム (P450) によるプロゲステロンおよびテストステロンの代謝にどのように影響するかについて検討を加えた (53)。その結果，比較的に低毒性である PB 型および MC 型の混合型誘導能を示す KC-400 や PB 型誘導能を示す 2, 4, 5, 2′, 4′, 5′-HCB (6.2.2 項参照) では，両ステロイドとも主要な異化代謝反応である 16α-, 7α- および 6β- 位の水酸化反応が有意に増加し，結果的にこれら両ステロイドの全体的な代謝の促進が認められた。これに対して高毒性の MC 型 PCB である 3, 4, 5, 3′, 4′-PenCB 前処理では両ステロイドとも 7α- 水酸化が選択的に増大する反面，主要経路である 6β- や 16α- 水酸化が顕著に抑制されるほか，プロゲステロンの 2α- 水酸化やテストステロンからアンドロステンジオンへの代謝反応も強く阻害された。同様の結果は高毒性の MC 型誘導能を有する 2, 3, 7, 8-TCDF や 2,

3, 4, 7, 8-PenCDF によっても得られ，これら MC 型誘導能を示す化合物に共通の特徴であることが示唆された。さらにこれら毒性の高い PCB や PCDF は，Δ^4-ステロイドの異化代謝の律速反応である 5α- 還元反応をも低下させるなど，結果的に両ステロイドの代謝は全般的に強く抑制されることとなった。このような PB 型もしくは MC 型誘導能を示す PCB や PCDF 前処理によってもたらされる特徴的なステロイドの異化代謝の変化は，それぞれの化合物によって誘導される P450 (448) 分子種の質的あるいは量的な差異に起因する (6.2.8 項参照)。図 6.2.5 には高毒性の MC 型 PCB によるステロイドの異化代謝の変動と毒性 (胸腺の萎縮) との関連性を示しているが，これらのことからも油症患者や実験動物で見られた内分泌系関連の毒性症状の背景には，MC 型 PCB や PCDF によるステロイド代謝の異常が関与していることが示唆された。

6.2.6. PCB による肺 MFO に対する誘導作用

油症患者の呼吸器症状として咳や喀痰の増加を始めとした慢性気管支炎症状が認められ，しかもこれらの症状の多くは患者の血中 PCB 濃度と相関することが報告されている (第 7 章 7.3 節参照)。一方，ラットなどの実験動物においては，PCB 混合物前投与により細気管支の肺胞マクロファージやタイプ II 細胞の形態異常が電顕的に示されている (54)。さらにその後，クララ細胞の壊死や肺

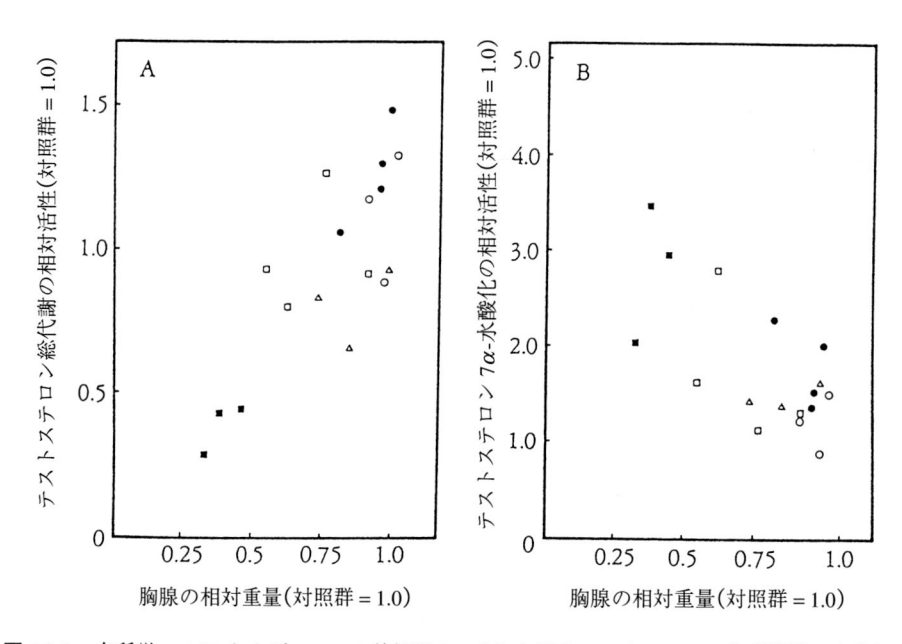

図 6.2.5. 各種単一 PCB および PB, MC 前処理ラットにおけるテストステロン代謝活性の変動と胸腺萎縮との相関性

ラットの前処理は以下の通り．●：PB 100mg/kg, 3 回；△：MC 20mg/kg, 3 回；□：KC-400 300mg/kg, 単回；○：2, 4, 5, 2′, 4′, 5′-HCB 20mg/kg, 単回；■：3, 4, 5, 3′, 4′-PenCB 5mg/kg, 単回．
(A) テストステロンの総代謝活性 (r = 0.817, α < 0.001)
(B) テストステロン 7α-水酸化活性 (r = −0.686, α < 0.01)
文献 53) より引用．

水腫などの細気管支障害の程度は，PCB よりも PCDF 混合物投与によってはるかに強く認められることなども明らかにされた (55)。これらと関連して興味深い点は，肺組織の MFO 活性が主としてクララ細胞に見いだされるという知見である (56)。また，Brandt ら (57) は肺組織への PCB の蓄積傾向には一定の構造活性相関があることも見いだしている。これらの事実を考慮すれば，油症患者の呼吸器症状をもたらした生化学的背景を明らかにする上で，肺 MFO に及ぼす PCB の誘導効果について検討することは意義深いと思われた。それまで肺 MFO に対する PCB の誘導作用については，わずかに PCB 混合物（AC-1254）を用いたラットでの検討例 (58, 59) がある以外は，単一 PCB について検討された例は見当たらなかった。

そこで肝においてそれぞれ PB 型もしくは MC 型誘導能を示すことが明らかとなった低毒性の 2, 4, 5, 2′, 4′, 5′-HCB と高毒性の 3, 4, 5, 3′, 4′-PenCB の，肺 MFO に及ぼす影響について PCB 混合物 (KC-400) や PB および MC のそれらと合わせて比較検討した (60)。その結果，肝 P450 (448) 含量が上記すべての処理で増加するのに対して，肺 P450 (448) 含量は MC 型誘導能を有する 3, 4, 5, 3′, 4′-PenCB や MC および混合型誘導能 (PB + MC) を示す KC-400 においてのみわずかに増加が認められるものの，PB 型の 2, 4, 5, 2′, 4′, 5′-HCB による P450 の増大は観察されなかった。そのことは肺 P450 (448) 含量の増大をもたらした 3 者によってのみ MC 型誘導の指標活性である AHH 活性の著しい誘導が認められたのに対し，PB 型誘導の指標活性である BZ 脱メチル化活性は変わらないか（MC 型および混合型前処理），むしろやや減少傾向（PB 型前処理）を示すという触媒活性の面からも裏付けられた。即ち，このことは肝と肺では PCB による MFO の誘導作用に関して感受性が異なるという臓器特異性が存在することを示しており，PCB や PCDF の毒性応答が臓器によって異なることを説明しうる背景要因の一例と考えられる。

6.2.7. PCB および PCDF による肝酵素誘導と毒性発現における動物種差

多塩素化ジベンゾ-p-ダイオキシン（PCDD）を始め PCDF や PCB などのいわゆるポリハロゲン化芳香族化合物は，いずれも共通した特徴的な毒性，たとえば衰弱，胸腺の萎縮，遅発性の致死，過角質化や塩素ニキビ（クロルアクネ）などを示すことが知られている (61)。この種の化合物による毒性発現のもう一つの特徴は，その毒性に対する感受性に極めて顕著な動物種差や臓器特異性が見られる点である（第 5 章参照）。例えば 2, 3, 7, 8-TCDD の LD_{50}（50% 致死量）についてみれば，高感受性のモルモットと低感受性のハムスターでは実に 5,000 倍もの差がある。一方，標的臓器に関してみれば，これらの毒性に対し中程度の感受性を示すラットやマウスにおいては肝は主要な標的であり，肝肥大や脂肪肝さらには壊死などが認められるのに対し，高感受性のモルモットでは肝の病変は余り顕著には現れない。また，先に述べたようにラットやマウスにおいては毒性の強さはこれら化合物の MFO に対する MC 型誘導能の強さとよく相関することが示唆されている (16, 19)。従って，このような相関性が他の動物種においても見られるのか否か，また毒性に対する感受性の種差に MC 型誘導に対する応答性の差が関与しているのかという点を明らかにすることは，この種のハロゲン化芳香族化合物による毒性発現機構を考えるうえで重要である。

そこでまず，MC 型誘導に対する応答性の差が毒性発現にどのような影響を与えるのかという点について明らかにすべく，MC 型誘導に対する応答性が遺伝的に異なることが知られている 2 系統

の近交系マウスを用いて，MC 型 PCB による誘導と毒性発現との関連を見た (62)。MC 型誘導に対して遺伝的に高感受性 (Ah-responsive) を示す C57BL/6 マウスと，低感受性 (Ah-nonresponsive) の DBA/2 マウス (63) に対して，最強毒性の MC 型 PCB である 3, 4, 5, 3′, 4′-PenCB を前投与し，両系統マウスの誘導現象および毒性発現における応答性を比較した。その結果を図 6.2.6 に示す。図 6.2.6 (右) の結果から明らかなように，DBA/2 マウスでは低感受性を反映して低用量 (1 mg/kg) では

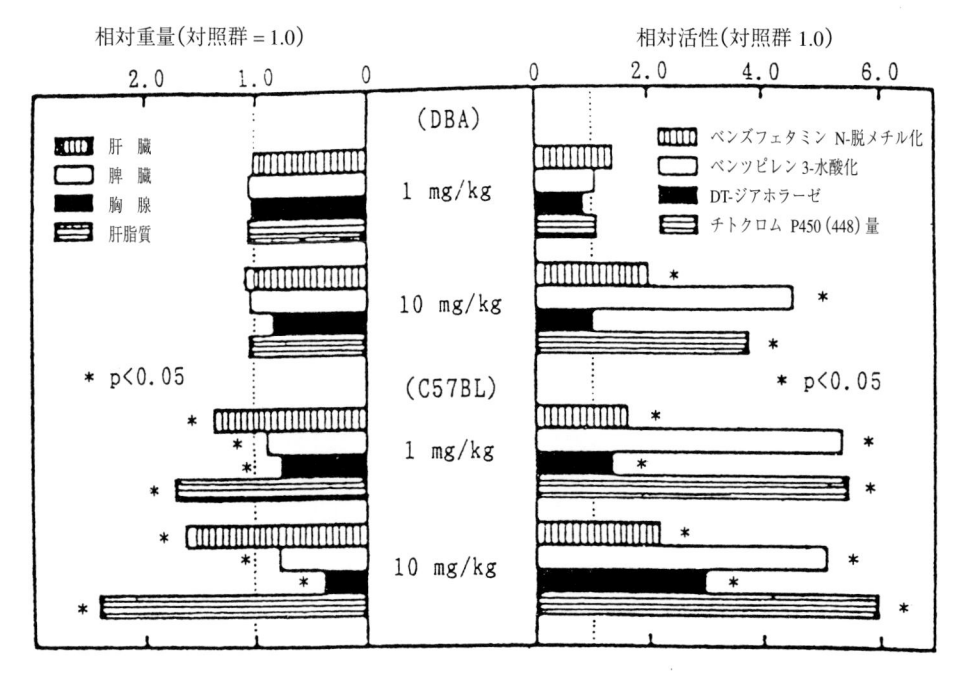

図 6.2.6. 3, 4, 5, 3′, 4′-PenCB が及ぼす DBA 系および C 57BL 系マウスの肝薬物代謝酵素活性ならびに臓器重量への影響

（右）各酵素活性およびチトクロム P450 (448) 含量は以下に示す対照群の各数値 (平均値 ± 標準偏差) に対する相対値として示した。
〔DBA 系マウス〕ベンズフェタミン N-脱メチル化活性，9.06 ± 1.76 nmol HCHO 生成 / mg タンパク / 15 分間；ベンツピレン 3-水酸化活性，0.044 nmol 3-OH ベンツピレン生成 / mg タンパク / 5 分間；DT-ジアホラーゼ活性，0.012 µmol DCPIP 還元 / mg タンパク / 1 分間；チトクロム P450 (448) 含量，0.132 ± 0.010 nmol/mg タンパク．
〔C 57 BL 系マウス〕ベンズフェタミン N-脱メチル化活性，8.13 ± 0.51 nmol HCHO 生成 / mg タンパク / 15 分間；ベンツピレン 3-水酸化活性，0.165 nmol 3-OH ベンツピレン生成 / mg タンパク / 5 分間；DT-ジアホラーゼ活性，0.019 µmol DCPIP 還元 / mg タンパク / 1 分間；チトクロム P450 (448) 含量，0.128 ± 0.006 nmol / mg タンパク．

（左）各臓器重量 (g/100g 体重) および肝脂質量 (mg/g 肝重量) は以下に示す対照群の各数値 (平均値 ± 標準偏差) に対する相対値として示した。
〔DBA 系マウス〕肝臓重量，4.05 ± 0.22；脾臓重量，0.344 ± 0.047；胸腺重量，0.123 ± 0.039；肝脂質，93.31 ± 5.14．
〔C 57 BL 系マウス〕肝臓重量，4.28 ± 0.24；脾臓重量，0.279 ± 0.009；胸腺重量，0.223 ± 0.019；肝脂質，91.83 ± 7.76．

文献 62) より引用．

MC 型誘導が認められないのに対し，高感受性の C57BL/6 マウスでは同用量でも強い MC 型誘導が認められ，その感受性の差はおよそ 10〜20 倍程度であると考えられた。一方，図 6.2.6（左）に示す毒性指標の結果から Ah-responsive な C57BL/6 マウスにおいてのみ，ラットの場合と同様に MC 型誘導の強さと相関した有意な肝肥大，胸腺や脾臓の萎縮および肝脂質の蓄積が認められることが判る。このことより，少なくともマウスやラットにおける MC 型 PCB による毒性発現には，MC 型誘導に対する感受性，つまり Ah-レセプターの関与が強く示唆された。ほぼ同様の結論は 2, 3, 7, 8-TCDD についても得られている (16)。今回の我々の実験で明らかになったもう一つの興味深い事実は，単回投与 5 日後の 3, 4, 5, 3′, 4′-PenCB の肝残留性においても，C57BL/6 マウスの方が 2 倍程高い（投与量の約 80%）という系統差が認められた点である。このことは先述のラット肝における 2, 3, 4, 7, 8-PenCDF の高残留性が，誘導された P-448H（P450 1A2）との強い親和性に起因するという知見（6.2.4 項参照）との類似性を想起させた。

次に 2, 3, 7, 8-TCDD の毒性に対して極めて強い感受性を示すことが知られているモルモット (61) に，高毒性の 3, 4, 5, 3′, 4′-PenCB を投与し肝酵素誘導と毒性発現との関連性について，ラットとの比較検討を行なった (64, 65, 66)。

まず，単回腹腔内投与後 4 日間の体重変動を見たところ，ラットでは 5 mg/kg または 25 mg/kg では体重増加の抑制は見られるものの体重減少は見られないのに対し，モルモットでは 0.1 mg/kg または 0.5 mg/kg でも顕著な体重減少が認められ，モルモットはラットに比し MC 型 PCB に対しても高感受性を示すことが示唆された。次にラットにおいては MC 型誘導能と高い相関が認められた毒性指標である肝肥大と胸腺萎縮に関しては，25 mg/kg 投与ラットで見られると同程度の毒性変化がモルモットでは 0.5 mg/kg 投与で認められ，この点でもモルモットの高感受性が示された。しかし一方では，モルモット肝ではラットとは異なり MC 型誘導の指標である AHH や DT-ジアホラーゼ活性の顕著な増大は観察されず，両種の動物間では MC 型誘導に対する応答性に種差が存在することが示唆された。ほぼ同様の結果は，2, 3, 7, 8-TCDD 処理に対する応答性に関しても報告されている (67, 68)。つまり，このことは少なくともモルモットにおいてはラットの場合とは異なり，MC 型 PCB による毒性の強さと肝酵素に対する MC 型誘導能との間に単純な相関は見いだせないことを示している。高毒性の MC 型 PCB に対するこの両動物種の応答性の差は，P450 4A サブファミリーによって触媒されると考えられているラウリル酸の ω-位の酸化活性 (69) に関しても見られた。即ち，この脂肪酸の ω-位の酸化活性は 3, 4, 5, 3′, 4′-PenCB のような MC 型 PCB 前処理によりモルモット肝では 4 倍以上に活性が高まるのに対し，ラットではむしろ有意な減少が認められた (66)。

ハムスターはモルモットとは逆に 2, 3, 7, 8-TCDD による急性毒性に対しては，かなり強い抵抗性を有する動物種として知られている (61)。そこで次にハムスターにおける MC 型誘導能と毒性発現との関連について高毒性の 2, 3, 4, 7, 8-PenCDF を用いて検討した (70)。2, 3, 4, 7, 8-PenCDF 0.5 mg/kg 単回投与によりその後の体重増加に影響は認められないものの，肝肥大や胸腺，脾臓および腎臓の萎縮がもたらされるとともに，肝臓中の脂質過酸化物量は対照群の約 3 倍へと増加した。一方，肝の AHH や DT-ジアホラーゼ活性についてはラットの場合よりやや弱いが，それらの明瞭な誘導が観察された。これらの結果から，ハムスターは MC 型 PCB や PCDF の毒性に対して中等度の感受性を示すラットやマウスに準ずる感受性を有することが示唆されたが，その致死毒性はラットやマ

ウスに比べはるかに低いものであった。

　ヒヨコがPCBおよびその関連化合物による毒性に対して極めて高い感受性を示すことは，油症事件発生に先立つ数ヵ月前に油症原因油と同じ起源のPCBおよびその関連化合物によって汚染された飼料用排油(ダーク油)の摂取によって起こった200万羽におよぶヒヨコの斃死事件(ダーク油事件)からも判る(第5章および付録5参照)。実際に実験的にPCB混合物を与えたヒヨコでは体重減少，水腫，肝肥大および脾臓の萎縮などが観察されている(39, 71)が，肝酵素類への影響については余り明らかにされてはいない。そこで，ヒヨコにおけるMC型誘導と毒性との関連を明らかにすべく，高毒性のMC型PCB (3, 4, 5, 3′, 4′-PenCB) と低毒性のPB型PCB (2, 4, 5, 2′, 4′, 5′-HCB) を用いて比較検討を行なった(72)。その結果，わずか5 μg/kgの3, 4, 5, 3′, 4′-PenCBによって肝ミクロソームのP450含量の増加やAHH活性の増大とともに，心水嚢症や肝肥大，脾臓の萎縮などのMC型PCBに特徴的な毒性が惹起されたのに対し，2, 4, 5, 2′, 4′, 5′-HCBは10 mg/kgでも殆ど見るべき変化を与えなかった。このようにヒヨコに対するPCBの毒性も他の動物種と同様，MC型PCBに負うところが大きいことが判る。

　さらに油症治療研究班では油症の実験モデルの作出を目的として，サル(アカゲザルおよびカニクイザル)に対して原因油中に含まれていたとほぼ同組成のKC-400とPCDF (200:1) の混合物，または両化合物単独での長期連続経口投与を試みた(73, 74)。その結果，KC-400 (0.25 mg/kg/day) とPCDF (1.25 μg/kg/day) の混合物の投与開始後2ヵ月以内に頭部や頚部および腕の顕著な脱毛が出現したが，油症患者に特徴的な皮膚症状であるクロルアクネ(塩素ニキビ)は観察されなかった(73)。但し，アカゲザルにおいてもPCB (AC-1248) による皮膚症状としてクロルアクネの発症を報告した例(75)もあり，今回の我々の結果との相違の原因については不明である。また，前記の1/2の一日当たり投与量 (KC-400: 0.125 mg/kg/day; PCDF: 0.625 μg/kg/day) を4ヵ月間与えたサルの肝生検の電子顕微鏡像では，肝細胞内への粗大な脂肪滴の出現とともに，小管状および小胞状の滑面小胞体の異常な増殖やクリスタの変形を伴うミトコンドリアも観察された(74)。これらの所見は同用量のPCDF単独投与例では幾分軽減傾向がうかがえ，PCBとPCDFの相乗効果の可能性が示唆された。一方，他の多くの動物種で観察された肝AHHとDT-ジアホラーゼ活性の誘導現象はサルにおいても認められ，PCBやPCDF連続投与により増大したこれらの活性はそれらの投与中止後，DT-ジアホラーゼ活性では6ヵ月間，またAHH活性では9ヵ月間の長期にわたり持続した(74)。これらは前記の滑面小胞体の異常な増殖などを認めた解剖学的所見とよく対応するものである。今回の実験的PCB中毒サルで観察されたその他の異常所見を含めその幾つかは，油症患者の症状に近似しうるものと考えられたが，PCBやPCDFの血中レベルを含め大きな個体差の存在も明らかとなった。

　以上述べたように，PCBやPCDFによる毒性発現や肝MFOおよびDT-ジアホラーゼに対する酵素誘導作用への応答性は動物種によって大きく異なることが判る。ほぼ同様の結論は2, 3, 7, 8-TCDDによる毒性や誘導現象についても明らかにされている(61)。表6.2.4には我々の研究を通して明らかとなったそれぞれの同族体の中で最強の毒性を示すと考えられる3, 4, 5, 3′, 4′-PenCBおよび2, 3, 4, 7, 8-PenCDFによる毒性と肝酵素誘導の動物種差をまとめて示す。

表 6.2.4. 3, 4, 5, 3′, 4′-PenCB および 2, 3, 4, 7, 8-PenCDF による肝酵素誘導作用と毒性発現における応答性の動物種差

動物種	化合物	毒性応答	MC 型誘導	引用文献
ラット（Wistar）	PenCB[a] PenCDF[b]	中程度の毒性， 肝臓への影響顕著	応答性（ベンツピレン 3-水酸化， EROD[c], ステロイド代謝） P448H, P448L, P452 および DT-ジア ホラーゼの誘導	19) 53) 79) 80)
マウス （C 57 BL 系） （DBA 系）	PenCB	高毒性（高感受性） 低毒性（低感受性）	強い応答性（ベンツピレン 3-水酸 化，DT-ジアホラーゼ） 弱い応答性	62) 64)
モルモット	PenCB	高毒性（顕著な体重減少），但 し，肝臓への影響は軽度	比較的弱い応答性	65)
ハムスター	PenCDF	部分的な毒性，但し致死毒 性は低い	応答性（ベンツピレン 3-水酸化， EROD, DT-ジアホラーゼ），しか し，ラットに比しやや弱い．	70)
ヒヨコ	PenCB	高毒性，但し，肝脂質の増 加はない	応答性（ベンツピレン 3-水酸化， EROD），但し，DT-ジアホラーゼ 活性の誘導は弱い．	72)

[a]: 3, 4, 5, 3′, 4′-ペンタクロロビフェニル
[b]: 2, 3, 4, 7, 8-ペンタクロロジベンゾフラン
[c]: 7-エトキシレゾルフィン O-脱エチル化

6.2.8. 高毒性の単一 PCB および PCDF により誘導される P450 分子種

　生体異物を代謝する機能をもったヘムタンパクとして P450 がウサギやラットの肝ミクロソーム中に最初に見いだされて以来 30 年以上を経過するが，現在その分布は哺乳動物はもとより細菌から植物にいたるまで広い生物種に及ぶことが明らかとなっている。これまで知られている約 1,000 種にも及ぶこれらの P450 は一つのスーパーファミリーを形成しており，アミノ酸配列の相同性に基づきさらにファミリー，サブファミリーへと分類しうる (76)。ヒトでは現在 16 ファミリーに分類される 40 種の遺伝子の存在が明らかにされており，そのうちいわゆる薬物代謝型と呼ばれる P450 分子種は通常 CYP1, CYP2 および CYP3 のファミリーに属し，一部 CYP4 ファミリーにも異物代謝能を有する分子種がある。副腎や生殖器などに存在するステロイド生合成など生命現象の根幹にかかわる P450 分子種は，他の酵素種と同様にかなり厳格な基質特異性を有しているのに対し，生体異物の代謝極性化を触媒する薬物代謝型 P450 分子種は，幾分曖昧な基質特異性のもとに互いに一部重複した触媒活性を示す特徴がある (77)。この薬物代謝型 P450 分子種のブロードな基質スペクトルは，多種多様な生体異物への曝露によってもたらされるであろう有害作用に対する自己防御機能という点から見れば理にかなうものともいえる。

　前にも述べたように，PCB や PCDF で動物を前処理すると肝ミクロソーム (P450) のベンツピレン水酸化 (AHH) 活性や BZ 脱メチル化活性などの異物代謝活性，およびテストステロンやプロゲステロンなどの内因性基質の異化代謝活性が，未処理動物のそれらと比べ大きく変動する。例えば，高毒性の 3, 4, 5, 3′, 4′-PenCB や 2, 3, 4, 7, 8-PenCDF で前処理されたラット肝ミクロソームでは，テ

ストステロンやプロゲステロンの 7α-水酸化は著しく増強されるが，2α- や 6β- および 16α-水酸化は逆に強く抑制される (53)．一方，このようなテストステロンの位置特異的および立体選択的水酸化は，互いに異なる P450 分子種によって触媒されていることが明らかにされた (78)．従って，これら二つの実験事実を考え合わせれば，高毒性の PCB や PCDF で前処理された動物肝ではある特定の P450 分子種の選択的誘導や発現抑制が起こり，結果的にミクロソーム中の P450 の分子種構成が大きく変化していることが推察される．

その点を確かめるため，我々はまず 3, 4, 5, 3′, 4′-PenCB 前処理ラット肝ミクロソーム中の主要な P450 分子種を数種精製し，それらの酵素化学的ならびに免疫化学的性質を明らかにするとともに，前記の異物代謝やステロイド代謝活性の変動要因について検討を加えることにした (79, 80)．その結果，未処理および 3, 4, 5, 3′, 4′-PenCB (5 mg/kg, 単回腹腔内投与)，MC (20 mg/kg, 一日一回 3 日間腹腔内投与)，PB (100 mg/kg, 一日一回 3 日間腹腔内投与)の各誘導剤処理した Wistar 系雄性ラット肝ミクロソームから，合計 9 種 (2 種の同一分子種を含む) の P450 分子種が電気泳動的に単一な純度まで精製された (図 6.2.7)．表 6.2.5 にはそれらの見かけの分子量ならびに分光学的な性質を，ま

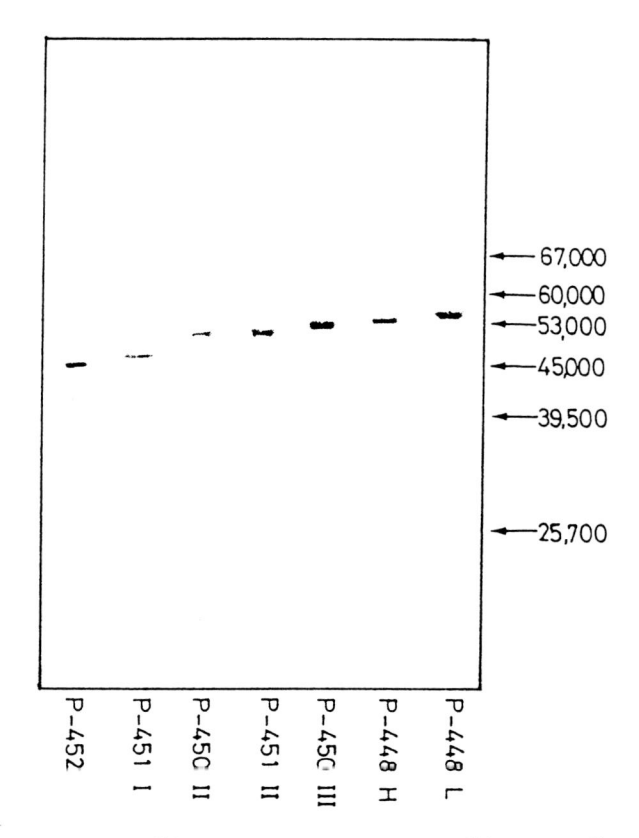

図 6.2.7. 3, 4, 5, 3′, 4′-PenCB 前処理ラット肝ミクロソームから精製された 7 種の P450 分子種の SDS ポリアクリルアミドゲル電気泳動
電気泳動は Laemmli 法に従い 0.1% SDS を含む 8%ゲルを用いて行なった．各レーンには 1.5 μg タンパク量の精製 P450 を用いた．
文献 79) より引用．

た表 6.2.6 には異物代謝活性の特徴を示す。これらの結果は MC および PenCB 前処理肝から得られた P448 L ならびに P448 H がそれぞれ同一分子種であること，従って残る 7 種は互いに異なる分子種であることを明瞭に示している。このうちの 5 種については触媒活性や誘導剤に対する応答性などから判断して，その後アミノ酸配列の相同性に基づく新しい命名法 (81) によって分類命名された以下の各分子種との対応が推定された。つまり，未処理ラットからの P451 II は P450 2C11, PB 処理ラットからの P450 III は P450 2B2, PenCB 処理ラットからの P452 は P450 2A1, PenCB および MC 処理ラットからの P448 L は P450 1A1, また PenCB および MC 処理ラットからの P448 H は P450 1A2 にそれぞれ相当するものと思われた。

表 6.2.7 には精製した各 P450 分子種によるテストステロンの各部位に対する代謝活性を示しているが，分子種により位置特異的な酸化が起こることが判る。一方，表 6.2.8 は 4 種の P450 分子種に

表 6.2.5. 各精製 P450 分子種の見かけの分子量および分光学的特徴

P450 分子種	前処理	見かけの分子量[a]	絶対スペクトルの極大吸収 (nm)		
			酸化型	還元型	CO 結合還元型
P-451 I	未処理	49,000	415.0, 532.0, 566.0	409.0, 546.0	451.0, 552.0
P-451 II	未処理	52,000	416.0, 536.0, 569.0, 660.0[b]	413.0, 547.0	451.0, 554.0
P-450 II	PB 処理	52,000	418.0, 534.0, 570.0	410.5, 543.0	450.0, 550.5
P-450 III	PB 処理	53,500	416.0, 534.5, 568.0	420.0, 550.0[b]	450.0, 421.0[c], 554.0[b]
P-452	PenCB 処理	48,000	416.5, 536.8, 568.0	410.0, 543.0	452.0, 553.0
P-448 L	PenCB 処理	56,000	417.5, 532.0, 569.0	407.0, 542.0	447.5, 550.0
MC-P-448 L	MC 処理	56,000	417.5, 533.0, 568.0	408.0, 542.0	447.5, 550.0
P-448 H	PenCB 処理	54,000	393.0, 644.0	408.0, 542.0	447.5, 548.0
MC-P-448 H	MC 処理	54,000	392.0, 644.0	408.0, 542.0	447.5, 550.0

[a]: 見かけの分子量は SDS ポリアクリルアミドゲル電気泳動より求めた.
[b]: ブロードなピークのため，やや不正確.
[c]: 精製過程で生成した不活性型 P420 を含む.　文献 79) より引用.

表 6.2.6. 各精製 P450 分子種の触媒活性

基 質	未処理[a]		PB 処理[a]		MC 処理[a]		PenCB 処理[a]		
	P-451 I	P-451 II	P-450 II	P-450 III	P-448 L	P-448 H	P-452	P-448 L	P-448 H
ベンズフェタミン	12.51	51.11	17.57	18.57	10.82	12.71	4.27	16.38	12.51
アミノピリン	8.04	11.22	8.94	7.55	4.86	13.60	3.28	10.92	12.91
ベンツピレン	0.23	1.66	0.20	0.33	1.92	0.07	0.08	2.12	0.08
7-エトキシクマリン	1.83	2.06	0.11	3.20	56.91	0.80	0.23	109.3	1.03
ビフェニル									
4-OH 化	2.20	24.14	3.75	6.93	17.59	13.35	0.33	34.72	16.75
2-OH 化	ND	0.65	ND	0.74	6.49	2.69	ND	7.75	3.40
エストラジオール-17β									
2-OH 化	3.48	23.42	3.48	0.79	1.45	12.05	0.65	1.66	17.05

[a]: 精製に用いたミクロソーム源.　各触媒活性は，nmol 代謝物生成/nmol P450/1 分間.　ND: 検出されず.
文献 79) より引用.

表 6.2.7. 各精製 P450 分子種のテストステロン水酸化活性

水酸化反応	未処理		PB 処理		MC 処理		PenCB 処理		
	P-451 I	P-451 II	P-450 II	P-450 III	MC-P-448 L	MC-P-448 H	P-452	P-448 L	P-448 H
7β-水酸化	4.27	ND	ND	ND	0.07	ND	10.92	0.09	ND
16α-水酸化	0.63	8.31	0.56	1.49	痕跡	痕跡	0.43	痕跡	痕跡
6β-水酸化	1.13	1.64	0.10	痕跡	0.28	0.24	0.48	0.72	0.28
2α-水酸化	0.44	8.33	0.40	ND	ND	ND	ND	ND	ND

各水酸化活性 (nmol 代謝物生成 / nmol P450 / 1 分間) は, 2 回の実験結果の平均値. ND: 検出されず.
文献 80) より引用.

表 6.2.8. 免疫拡散法により求めた各種誘導剤前処理ラット肝ミクロソーム中の 4 種の P450 分子種組成

ミクロソーム	総 P450	P-451 II	P-452	P-448 L	P-448 H
未処理	0.83	0.52 (62.7)	< 0.008 (< 1.0)	BD	BD
PB 処理	2.37	0.46 (19.4)	0.037 (1.6)	BD	BD
MC 処理	1.45	0.43 (29.7)	0.027 (1.9)	0.99 (68.3)	0.47 (32.4)
PenCB 処理	2.69	0.11 (4.1)	0.098 (3.6)	0.85 (31.6)	1.69 (62.8)

総 P450 含量は CO 結合型差スペクトル法により求めた. 各 P450 分子種含量 (nmol/mg タンパク) は各前処理ラット肝ミクロソームについての 2 回の定量値の平均. ( ) 内の値は各総 P450 含量に占める割合 (%).
BD: 定量限界以下.
文献 80) より引用.

対して得られた各ウサギ抗体を用いた免疫拡散法 (radial immunodifusion method) により, 未処理および各種誘導剤前処理ラット肝ミクロソーム中のそれぞれの分子種を定量した結果である. 果たして予想通り, 高毒性の 3, 4, 5, 3′, 4′-PenCB で前処理したラット肝ミクロソーム中の分子種構成は, 未処理のそれに比し劇的に変化していることが明らかとなった. 即ち, 未処理ラット肝ミクロソーム中の主要分子種 (62.7%) である P451 II の顕著な減少の一方で, 未処理ラット肝では極めて少量もしくは検出限度以下でしか存在しない P452 や P448 L および P448 H の比含量の増加が著しい. 特に注目すべきは, P448 L (31.6%) および P448 H (62.8%) のわずか 2 つの分子種で, 3, 4, 5, 3′, 4′-PenCB 前処理ラット肝ミクロソーム中の全 P450 比含量 (2.69 nmol/mg protein) の殆どを占める有様となっている点である. ほぼ同様の結果が Parkinson ら (82) によっても得られている.

このような 3, 4, 5, 3′, 4′-PenCB 前処理による特定の P450 分子種の増減を酵素活性の面から見ると以下のような結論になる. まずテストステロンの 7α-水酸化の増大は主に新たに誘導された P452 に負うところが大きいこと (表 6.2.7) が, 抗 P452 抗体による阻害実験の結果からも裏付けられた. また 7-エトキシクマリンの脱エチル化や AHH 活性の顕著な増加は主に P448 L の誘導に, 一方エストラジオールの 2-水酸化やビフェニルの 4-水酸化は P448 H の誘導によることが示唆された (表 6.2.6). さらに P448 H の誘導に関して注目すべきは, この分子種 (P450 1A2) は, 2-アセチルアミノフルオレン (83) や Trp-P-2 あるいは Glu-P-1 (84) など多くの発癌性芳香族アミン類やアミノ酸加熱分解物の代謝的活性化を触媒するという点や, 先に述べた高毒性の 2, 3, 4, 7, 8-PenCDF を非共

有結合的に結合する (46) 点である。前者は 3, 4, 5, 3′, 4′-PenCB に曝露されたラットは，これらによる化学発癌に対して高い感受性を有する可能性を意味し，また後者は 2, 3, 4, 7, 8-PenCDF の極めて高い肝残留性 (44, 85) との関連を示唆するものといえる。以上のことより，高毒性の 3, 4, 5, 3′, 4′-PenCB や 2, 3, 4, 7, 8-PenCDF によってもたらされるラット肝ミクロソームにおけるステロイド代謝の異常 (53) や，薬物代謝活性の大きな変動 (86) は，特定の P450 分子種の増減による肝ミクロソーム中の P450 分子種構成の変化に起因すると結論しうる。

ハムスターは PCDD や PCDF による毒性に対して最も抵抗性を示す動物の一種として知られているが，この動物種はラットに比べ指標酵素活性で見る限り，MC (87) や 2, 3, 4, 7, 8-PenCDF (70) による MC 型誘導に対して低い応答性しか示さない。そこで 2, 3, 4, 7, 8-PenCDF による P450 誘導の動物種差を明らかにするため，2, 3, 4, 7, 8-PenCDF 前処理ハムスター肝から P450 の精製を試みたところ，2 種の分子種(高スピン型のハムスター P448 H と低スピン型のハムスター P448 L)が得られた (88)。これらは N-末端アミノ酸配列の比較からそれぞれラットの P448 H と P448 L に対応することが示唆されたが，分子量(ハムスター P448 H, 52KDa; ハムスター P448 L, 54KDa)や CO 差スペクトル (446 nm) などの点で幾分異なる性質を示した。その差は酵素活性の面でも示され，両分子種ともラットやマウスでの指標活性である AHH や 7-エトキシクマリンおよび 7-エトキシレゾルフィンの O-脱エチル化活性はそれほど高くはなく，むしろともにテストステロンの 7α-水酸化や 2α-水酸化を効果的に触媒した。さらに免疫拡散法により求めた 2, 3, 4, 7, 8-PenCDF 前処理ハムスター肝中に占める両分子種の割合は，ハムスター P448 H が 61%，ハムスター P448 L が 31% となり，先のラットの場合と同様これら 2 つの分子種で全構成 P450 の大部分を占めることが明らかとなった。両分子種に対する同様の誘導能(ハムスター P448 H > ハムスター P448 L) は MC や 3, 4, 5, 3′, 4′-PenCB およびイソサフロールによっても示されたが，β-ナフトフラボンはむしろハムスター P448 L を優勢に誘導した。いずれにしても，前述のハムスターが MC 型誘導に対して低い応答性しか示さないという事実は，誘導される P450 分子種の触媒活性における種差に起因することが判る。また，ハムスター P448 H も 2, 3, 4, 7, 8-PenCDF 結合能を示すが，その程度はラット P448 H のそれに比べると幾分弱いものであった (46)。

3, 4, 5, 3′, 4′-PenCB による毒性や MC 型誘導に対して比較的に高い感受性を示すヒヨコ (72) の肝からも，CO 差スペクトルを 448 nm に与えるヒヨコ P448 L (56 KDa) およびヒヨコ P448 H (54 KDa) の 2 種の分子種が精製された (89)。このうちヒヨコ P448 L は 7-エトキシレゾルフィンの O-脱エチル化に対して極めて強い活性を示すとともに，AHH やテストステロンの 16β-水酸化に対しても比較的に高い活性を示したが，7-エトキシクマリンの O-脱エチル化や p-ニトロアニソールの O-脱メチル化，およびエストラジオールの 2-水酸化活性などは見られなかった。一方，ヒヨコ P448 H にはエストラジオールの 2-水酸化活性のほか，弱いながらもテストステロンの 6β-水酸化活性が認められた。また，アミノピリンや BZ およびエチルモルヒネの各 O-脱メチル化に関しては両分子種とも中程度の活性を示したが，どちらかといえばヒヨコ P448 L の方により高い活性が認められた。免疫化学的な定量の結果，未処理肝中の両分子種の存在量は無視しうる程度であるのに対し，3, 4, 5, 3′, 4′-PenCB 前処理のヒヨコ肝では全 P450 の実に 82% をヒヨコ P448 L が占め，ヒヨコ P448 H は 7% を占めるに過ぎなかった。

その後，多くの研究者(90, 91)によって 2, 3, 7, 8-TCDD による P450 1A1 (P448 L) の誘導機構が徐々に明らかにされてきた。それらを要約すると以下の通りである。① サイトソール中に存在する熱ショック蛋白質 90 (hsp 90) と会合した不活性型受容体 (Ah-レセプター) に 2, 3, 7, 8-TCDD などの誘導剤(リガンド)が結合することにより，hsp 90 が外れて活性型 Ah-レセプターになる。② 活性型 Ah-レセプターが核内に移行し，核内蛋白因子 (Arnt) と会合して転写活性化能を有する 3 者複合体 (liganded Ah-receptor-Arnt complex) を形成する。③ この転写活性化複合体が P450 1A1 構造遺伝子の 5′ 側の上流の転写調節領域にあるダイオキシン応答要素 (Dioxin Responsive Element; DRE または Xenobiotic Responsive Element; XRE) の特定の塩基配列に結合することにより，P450 1A1 構造遺伝子の転写活性化が起こる。④ 増大した mRNA の翻訳の結果として，P450 1A1 の誘導がもたらされる。

この誘導メカニズムに従えば，P450 1A1 (P448 L) に対する酵素誘導能の強さは Ah-レセプターとの親和性の強さに比例することになり，我々がラットやマウス肝において観察した 3, 4, 5, 3′, 4′-PenCB や 2, 3, 4, 7, 8-PenCDF などのコプラナー PCB や PCDF による P450 1A1 (P448 L) 誘導現象も，恐らく同じ機構によるものと考えられる。

6.2.9. PCB および PCDF により誘導されるその他の肝酵素

PCDD や PCDF, PCB などのいわゆるポリハロゲン化芳香族化合物による特徴的な毒性の発現機構をより深く理解するためには，前項までに紹介した MFO や DT-ジアホラーゼに対する誘導現象以外の生化学的な応答変化の実態を明らかにすることは極めて重要である。従来グルタチオン S-転移酵素 (GST) (92) やアルデヒドデヒドロゲナーゼ (93)，さらにはある種の中間代謝系の酵素 (94) などが，最強の毒性化合物である 2, 3, 7, 8-TCDD 前処理によって影響を受けるという報告は見られたが，油症原因物質となった PCDF や PCB，特にそれらの単一化合物についての検討はあまり例を見なかった。そこでまず高毒性の 3, 4, 5, 3′, 4′-PenCB (MC 型 PCB) と低毒性の 2, 4, 5, 2′, 4′, 5′-HCB (PB 型 PCB) で前処理したラットの肝サイトソール中の幾つかの酵素に着目して誘導作用を比較した (95)。その結果図 6.2.8 に示すように，3, 4, 5, 3′, 4′-PenCB の 0.5 mg/kg 単回経口投与 12 日後には DT-ジアホラーゼ活性が 10 倍になるほか，GST 活性が 3 倍，アルデヒドデヒドロゲナーゼ活性が 18 倍，グルコース-6-リン酸デヒドロゲナーゼ活性も 2 倍に増大することが明らかとなった。さらに興味深い点はミクロソーム酵素である P450 の誘導は投与後 5 日目で最大になるのに対し，これらサイトソール中の酵素の誘導は 12 日目に最大となり，さらに 20～30 日目の時点でもかなり高い誘導現象の持続が見られることである。一方，2, 4, 5, 2′, 4′, 5′-HCB 前処理ラットにおいてもこれらの酵素活性の増加が見られたが，その程度は 3, 4, 5, 3′, 4′-PenCB に比べるとはるかに弱いものであった。

2, 3, 7, 8-TCDD によって誘導される GST (92) やアルデヒドデヒドロゲナーゼ (93) は，PB によって誘導されるものとは異なることが示されていることから，今回の MC 型 PCB と PB 型 PCB によって誘導されたそれぞれの酵素も互いに異なるアイソザイムである可能性が高い。一方，数種のアイソザイムが存在する GST の誘導現象に関しては，初代培養肝細胞において 3, 4, 5, 3′, 4′-PenCB や 3, 4, 5, 3′, 4′, 5′-HCB などの高毒性のコプラナーつまり MC 型 PCB によってのみ，GST アイソザ

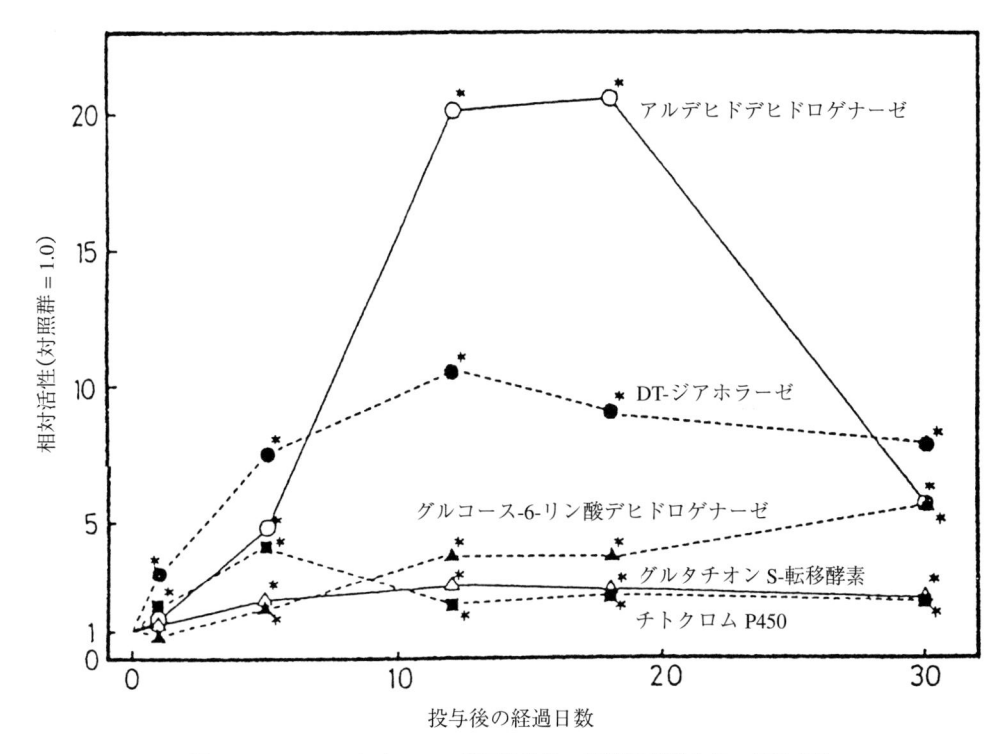

図 6.2.8. 3, 4, 5, 3′, 4′-PenCB 単回投与後の肝酵素誘導作用の経日変化
3, 4, 5, 3′, 4′-PenCB は 0.5mg/kg を 1 回経口投与.
＊対照群に比し，統計的に有意な差（$P < 0.05$）.
文献 95) より引用.

イムの P-型が誘導されるという興味ある事実が示されている (96)。この GST アイソザイムの P-型は通常は胎盤や肺，脾臓には見られるものの，肝では余り有意な発現が見られないアイソザイムであり (97)，肝での発現は化学発癌剤による前癌状態や肝癌時に認められる (98) ことから，肝癌病変の病理学的指標として用いられている酵素でもある (99)。

また有害な過酸化脂質の消去能を有するグルタチオンパーオキシダーゼ活性は 2, 4, 5, 2′, 4′, 5′-HCB 前処理によってのみ減少したが，生成する過酸化脂質の量には両 PCB 間で差は見られなかった。この知見は 0.05% PCB 混合物を含有する餌をラットに与えたところ，グルタチオンパーオキシダーゼ活性の低下とともに過酸化脂質量の増大を認めたという斎藤ら (100) の結果とは異なるが，その違いの原因は目下のところ不明である。

ダイオキシン類に対する毒性に比較的強い抵抗性を示すハムスターでは，0.5 mg/kg の 2, 3, 4, 7, 8-PenCDF 単回投与により GST やアルデヒドデヒドロゲナーゼ活性の中程度の増加は見られたが，解糖系酵素であるグルコース-6-リン酸デヒドロゲナーゼ活性への影響は認められなかった (70)。一方，ダイオキシン類による毒性に対し高感受性を示すモルモットでは，AHH や DT-ジアホラーゼなどの典型的な MC 型誘導の指標については余り顕著に増大しないことは既に述べた (6.2.7 項参照) が，新たに肝ミクロソームの UDP-グルクロニルトランスフェラーゼ活性が，3, 4, 3′, 4′-TCB や 3,

4, 5, 3′, 4′-PenCB などの MC 型 PCB により有意に増加することが明らかとなった (65, 66)。しかもその誘導の強さは毒性(肝肥大)の強さとよく相関することも示された (図 6.2.9)。他方, ラットにおいては MC 型 PCB により UDP-グルクロニルトランスフェラーゼ活性は有意に減少し, 肝肥大とは負の相関となり, ここでも PCB や PCDF に対する生化学的, 毒性学的応答には大きな動物種差が存在することがあらためて明らかとなった。

6.2.10. PCB および関連化合物による毒性発現機構

この章を通して少なくともラットやマウスにおいて毒性を示す PCB や PCDF は, 例外なく肝 MFO や DT-ジアホラーゼに対して MC 型誘導能を示すこと, またその逆に MC 型誘導能を示す PCB や PCDF は強い毒性を有することを繰り返し述べてきた。しかも, その両者の間には高い相関性がうかがえることも示した。ほぼ同様の結果は Pland ら (16) によっても PCDD や PCDF, PCB など一

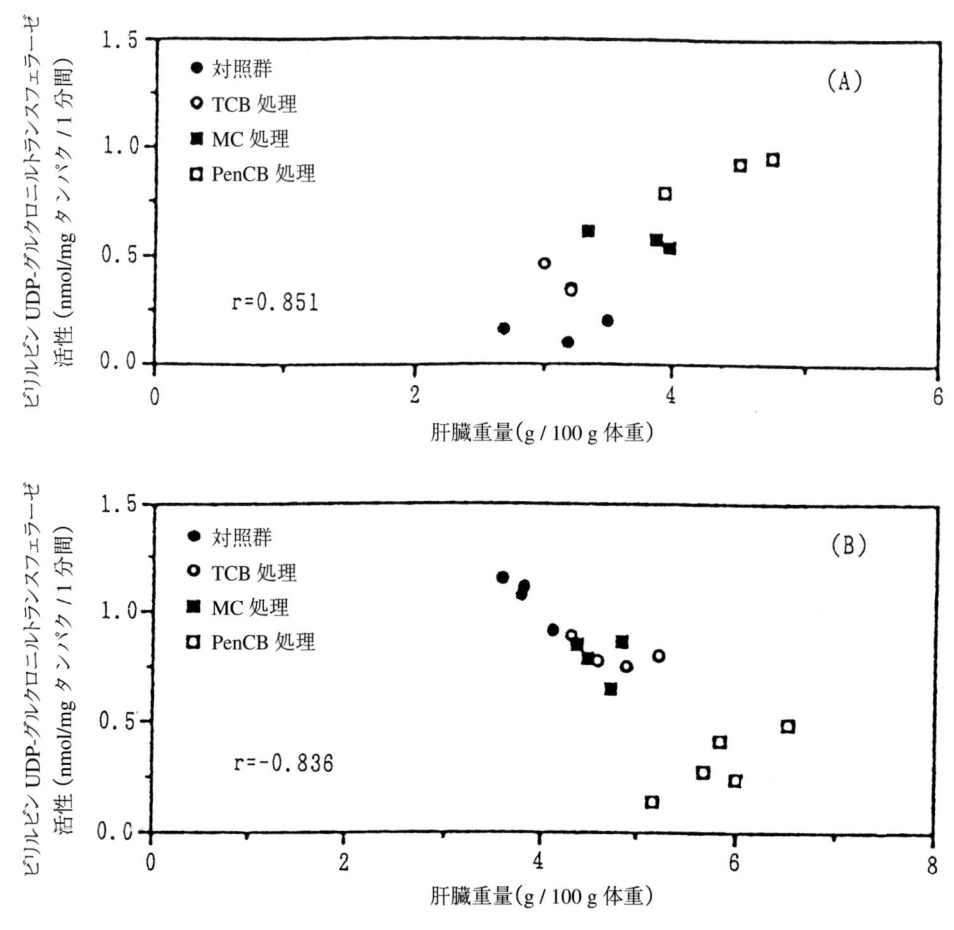

図 6.2.9. MC および MC 型 PCB (3, 4, 3′, 4′-TCB; 3, 4, 5, 3′, 4′-PenCB)前処理によるビリルビン UDP-グルクロニルトランスフェラーゼの誘導と肝肥大との相関性における動物種差.
(A) モルモット, (B) ラット
文献 65) より引用.

連の有毒なコプラナーなポリハロゲン化芳香族化合物について報告された。さらに彼らはこれらの化合物による MC 型誘導能の発現にはサイトソール中の Ah-レセプターが関与していること，また毒性の強さは Ah-レセプターに対する親和性の強さと極めて近似していることを明らかにした。そして実際に遺伝的に Ah-レセプターの感受性が異なる 2 系統の近交系マウス(Ah 応答性 C57BL マウスと Ah 非応答性 DBA マウス)を用いて，毒性と誘導能についての比較検討を行なった。その結果，胸腺の萎縮などの毒性は Ah 応答性の C57BL マウスにおいてより高感度に発現するという Ah-レセプターの関与が示された (16, 62)。

　以上のことから，少なくともマウスやある系統のラットでのコプラナーなポリハロゲン化芳香族化合物の毒性発現は，これら化合物の Ah-レセプターへの結合が必須の初発反応であることが強く示唆される。一方，その結果として起こる肝 MFO や DT-ジアホラーゼに対する MC 型誘導そのものと毒性とが，どのような因果関係で繋がるのかという点の詳細については必ずしも明らかではない。しかしながら，両者を関連付ける要因の一部として少なくとも以下のような幾つかの可能性が考えられよう。まず第一点は MC 型誘導により肝 P450 分子種構成に劇的変化がもたらされ，それによりステロイドホルモンや脂肪酸など内因性生理活性基質の代謝が乱れることに起因する直接的な有害作用である。前述したように，3, 4, 5, 3′, 4′-PenCB 前処理ラット肝ではテストステロンやプロゲステロンの異化代謝が大きく変化することが確かめられている (53, 80)。また，最近アラキドン酸からエイコサテトラエン酸のモノヒドロキシ体 (HETEs) やエポキシ体 (EETs) への酸化反応も，P450 により触媒されることが明らかにされたが (101)，実際に 2, 3, 7, 8-TCDD や 3, 4, 5, 3′, 4′-PenCB 前処理によりアラキドン酸代謝が影響をうけることが示され，そのことによる直接的，間接的なプロセスを通しての毒性発現の可能性も示唆されている (102, 103, 104)。第二点は誘導された特定の P450 分子種による，ある種の生体異物の代謝的活性化(毒性化)によってもたらされる間接的な有害作用の可能性である。例えば 3, 4, 5, 3′, 4′-PenCB によって顕著に誘導される P450 1A2 (P448 H) は 2-アセチルアミノフルオレンなどの発癌性芳香族アミン類 (83)，および Trp-P-2 や Glu-P-1 など (84) タンパク質食品の焼け焦げ中に含まれる強力な化学発癌剤の活性化を触媒する分子種であることが示されている。さらに 3, 4, 5, 3′, 4′-PenCB はラット腎ミクロソームによるスルファニルアミドの N^4-水酸化反応を著しく高めることも明らかとなり，そのこととこの薬物による腎毒性との関連の可能性が疑われている (105)。加えて MC 型誘導によって顕著に誘導されるもう一つの酵素である DT-ジアホラーゼには，4-NQO を究極の発癌性代謝物である 4-ヒドロキシアミノキノリン N-オキシドへと活性化する機能があり (24)，実際に 3, 4, 5, 3′, 4′-PenCB 前処理ラットでは肝や肺，皮膚において，この活性化反応が著しく高くなる (25) ことは既に 6.2.3 項で述べた。

　しかしながら，一方ではポリハロゲン化芳香族化合物による毒性発現機構における Ah-レセプター関与の必然性については，現段階では説明がつかない幾つかの疑問点があるのもまた事実である (61, 106)。その主なものは以下の通りである。① 誘導された MFO (AHH) 自身の毒性発現への関与は果たしてどれほどあるのか？ 確かにステロイドや脂肪酸，脂溶性ビタミンなど生理的に重要な内因性基質の代謝が大きく変動することは事実としても，そのことだけでこの種の化合物による特徴的で多彩な毒性スペクトルを一義的に説明するのは困難である。もしかすると MFO や DT-ジアホラーゼの誘導自身が毒性発現に直接係わっているのではなく，むしろこれらの誘導現象は一種の毒

性的レスポンスそのものではないかということも考えられる。②Ah-レセプターの組織中レベルや親和性の差が毒性発現の感受性を規定するのか？　前述のように，PCBやPCDFなどのポリハロゲン化芳香族化合物による毒性発現には顕著な動物種差が認められる。例えば，2, 3, 7, 8-TCDDの致死毒性（LD_{50}）に関しては，高感受性のモルモットと低感受性のハムスターでは実に5,000倍の差がある。にもかかわらず，肝サイトソール中のAh-レセプターの結合親和性や組織中濃度は，ラットやAh応答性のC57BLマウス，ウサギのみならずモルモットとハムスター間においても余り大きな種差は認められない。さらに，2, 3, 7, 8-TCDDの致死毒性に対してかなり異なる感受性を示すHan-WistarラットとLong-Evansラットにおいても，肝のAh-レセプターのレベルやMFO活性には差が認められないという報告もある（107）。③ポリハロゲン化芳香族化合物と多環芳香族化合物との毒性に質的な違いがあるのは何故か？　この両種の化合物はともにAh-レセプターを介したAHHやDT-ジアホラーゼ活性の誘導能を示すが，クロルアクネや強い致死毒性などポリハロゲン化芳香族化合物に特徴的な毒性は，MCやベンツピレンなどの多環芳香族化合物では見られない。これら諸々の事実はポリハロゲン化芳香族化合物による毒性発現には，Ah-レセプターが関与しない機構を含めて多様なメカニズムの存在を示唆するものである。

　その一つがBrouwerとvan den Berg（108）によって提起されたビタミンAや甲状腺ホルモンのチロキシンの作用の乱れを介する機構である。MC型PCBの原型である3, 4, 3′, 4′-TCB前処理によりラットの血清中ビタミンA濃度の著しい低下が認められること，また3, 4, 3′, 4′-TCBの水酸化代謝物が血清中のチロキシン結合タンパクのトランスチレチン（transthyretin）と結合しうることが明らかにされた。他のMC型PCBである3, 4, 5, 3′, 4′, 5′-HCBによってもマウスの血清中ビタミンAの減少が認められたが，PB型PCBである2, 4, 3′, 4′-TCBや2, 4, 5, 2′, 4′, 5′-HCBでは認められなかったという。トランスチレチンはチロキシンのキャリアータンパクであるばかりでなく，ビタミンA輸送担体でもあることから，3, 4, 3′, 4′-TCBの水酸化代謝物の結合によりこれら重要な生理活性物質の動態に変化を来し，ひいてはトランスチレチン関与の生理的機能が乱されると推定される。高毒性のMC型PCBやPCDFなどによる衰弱症状などはこれらの延長線上にある毒性とも考えられる。しかしながら，果たして3, 4, 3′, 4′-TCB以外の高毒性のMC型PCBやPCDF自身，もしくはその代謝物にもトランスチレチン結合能があるのかどうか，またトランスチレチンの機能の乱れがチロキシンなどの甲状腺ホルモンの働きにどのように影響を与えるのかなどの詳細は不明である。

　また最近，ある特定の構造を有するPCBの水酸化代謝物自身に，近年高い社会的関心を集めている内分泌撹乱（いわゆる環境ホルモン）作用があることが明らかにされつつあり，MC型PCB以外のPCBの毒性評価という点で興味深い。例えば4′-hydroxy 2, 4, 6-TCBのようなビフェニル環の一方にのみ塩素置換を有するPCBの，置換塩素がないフェニル基のp-位の水酸化代謝物にはエストロゲン作用（109）が，一方逆に4 hydroxy 2, 3, 5, 6, 2′, 4′, 5′-HepCBのような6塩素化以上の高塩素化PCBのフェノール性代謝物には，抗エストロゲン作用（110）が見いだされている。内分泌撹乱化学物質の胎児への生体影響は極めて低レベルでも認められる（111）ということを考慮すれば，経胎盤曝露を受けた胎児性油症患者に見られる症状との係わりも推察される。

　さらに最近，Ah-レセプターとの相互作用を介するが結果的にMFOやDT-ジアホラーゼの誘導現象とは無関係な新たな毒性発現機構が提唱された（106）。"タンパク質リン酸化経路（protein phosphorylation pathway)"と呼ばれるこの機構は，2, 3, 7, 8-TCDD 処理によりラット肝細胞膜のタンパク質リン酸化 (protein kinase) 活性が上昇するという知見に基づく，細胞内シグナル伝達系の変動に起因するというものである。すなわち，その仮説ではまずサイトソール中で hsp とともに Ah-レセプターと複合体を形成している不活性型 protein kinase SRC が，2, 3, 7, 8-TCDD などのリガンドの結合により遊離し活性型となる。次いでこの活性化された SRC により RAS や MAP kinase などの活性化などを通して，いわゆる "成長因子シグナル伝達 (growth factor signal transduction)" 系が作動し，ついには AP-1 などの転写因子のリン酸化が起こる。その結果として，即時型遺伝子 (immediate early genes) の転写活性化を通して，さまざまな細胞機能の変調へとつながるというものである。また活性化された SRC はサイトソールや細胞膜の重要な機能を担うほかのタンパク質をリン酸化することによっても正常な機能を逸脱させる可能性がある。

　以上述べてきたように，現在までのところ PCB や PCDF, PCDD などのポリハロゲン化芳香族化合物による共通した毒性の発現機構に関しては，様々な実験事実をもとに幾つかの説が提起されてはいるが，いずれも部分的あるいは不完全なものにとどまっている。おそらくその実相は単一のメカニズムで説明しうるほど単純なものではなく，多岐にわたる複雑な機構の総合されたものであろう。この毒性発現機構の総合的な理解のためにはさらにより多面的な角度からのアプローチが必要である。その具体的試みの一つとして新たな視点から分子レベルでの生化学的検討が進められているが，その詳細については本節に続く本章 6.3 を参照されたい。

文　献

1) 藤田節治, 辻　宏, 加藤敬太郎, 等 (1971) Biphenyl chloride 誘導体のラット肝ミクロゾームに与える影響. 福岡医誌 62, 30–34.
2) Litterst, C. L., Farber, T. M., Baker, A. M., et al. (1972) Effect of Polychlorinated biphenyls on hepatic microsomal enzymes in the rat. Toxicol. Appl. Pharmacol. 23, 112–122.
3) Cooper, D. Y., Rosenthal, O., Levine, S., et al. (1965) Photochemical action spectrum of the terminal oxidase of mixed function oxidase system. Science 147, 400–402.
4) Conney, A. H., Miller, E. C., Miller, J. A. (1956) The metabolism of methylated aminoazo dyes. V. Evidence for induction of enzyme synthesis in the rat by 3-methylcholanthrene. Cancer Res. 16, 450–460.
5) Remmer, H., Merker, H. T. (1963) Drug induced changes in the liver endoplasmic reticulum: Association with drug metabolizing enzymes. Science 142, 1657–1658.
6) Risebrough, R. W., Reiche, P., Peakall, D. B., et al. (1968) Polychlorinated biphenyls in the global ecosystem. Nature (London) 220, 1098–1102.
7) 小松富美子, 田中　潔 (1971) Chlorobiphenyls による hexobarbital 麻酔短縮現象と血清中性脂肪の変動. 福岡医誌 62, 35–41.
8) Conney, A. H. (1976) Pharmacological implications of microsomal enzyme induction. Pharmacol. Rev. 19, 317–366.
9) Alvares, A. P., Bickers, D. R., Kappas, A. (1973) Polychlorinated biphenyls, a new type of inducer of cytochrome P-448 in the liver. Proc. Natl. Acad. Sci. USA 70, 1321–1325.
10) Yoshimura, H., Ozawa, N., Saeki, S. (1978) Inductive effect of polychlorinated biphenyl mixture and individual isomers on the hepatic microsomal enzymes. Chem. Pharm. Bull. 26, 1215–1221.
11) Goldstein, J. A., Hickman, P., Bergman, H., et al. (1977) Separation of pure polychlorinated biphenyl isomers into two types of inducers on the basis of induction of cytochrome P-450 or P-448. Chem. Biol. Interact. 17, 69–87.
12) Poland, A., Glover, E. (1973) Chlorinated dibenzo-*p*-dioxins: Potent inducers of δ-aminolevulinic acid synthetase and ary hydrocarbon hydroxylase. Mol. Pharmacol. 9, 736–747.

13) Poland, A., Glover, E., Kende, A. S. (1976) Stereospecific, high affinity binding of 2, 3, 7, 8-tetrachlorodibenzo-*p*-dioxin by hepatic cytosol. Evidence that the binding species is receptor for induction of ary hydrocarbon hydroxylase. J. Biol. Chem. 251, 4936–4946.

14) Poland, A., Glover, E., Kende, A. S., et al. (1976) 3, 4, 3′, 4′-Tetrachloroazoxybenzene and azobenzene: Potent inducers of ary hydrocarbon hydroxylase. Science 194, 627–630.

15) Poland, A., Glover, E. (1977) Chlorinated biphenyl induction of ary hydrocarbon hydroxylase activity: A study of the structure-activity relationship. Mol. Pharmacol. 13, 924–938.

16) Poland, A., Greenlee, W. F., Kende, A. S. (1979) Studies on the mechanism of the action of the chlorinated dibenzo-*p*-dioxin and related compounds. Ann. N. Y. Acad. Sci. 320, 214–230.

17) McKinney, J. D., Chae, K., Gupta, B. N., et al. (1976) Toxicological assessment of hexachlorobiphenyl isomers and 2, 3, 7, 8-tetrachlorodibenzofuran in chicks. I. Relationship of chemical parameters. Toxicol. Appl. Pharmacol. 36, 65–80.

18) Goldstein, J. A., McKinney, J. D., Lucier, G. W., et al. (1976) Toxicological assessment of hexachlorobiphenyl isomers and 2, 3, 7, 8-tetrachlorodibenzofuran in chicks. II. Effects on drug metabolism and porphyrin accumulation. Toxicol. Appl. Pharmacol. 36, 81–92.

19) Yoshimura, H., Yoshihara, S., Ozawa, N., et al. (1979) Possible correlation between induction modes of hepatic enzymes by PCBs and their toxicity in rats. Ann. N. Y. Acad. Sci. 320, 179–192.

20) Ryan, D. E., Lu, A. Y. H., Kawalek, J., et al. (1975) Highly purified cytochrome P-448 and P-450 from rat liver microsomes. Biochem. Biophys. Res. Commun. 64, 1134–1141.

21) Thor, H., Smith, M. T., Hartzell, P., et al. (1982) The metabolism of menadione (methyl-1, 4-naphthoquinone) by isolated hepatocytes. A study of the implication of oxidative stress in intact cells. J. Biol. Chem. 257, 12419–12425.

22) Beatty, P. W., Neal, R. A. (1976) Induction of DT-diaphorase by 2, 3, 7, 8-tetrachlorodibenzo-*p*-dioxin (TCDD). Biochem. Biophys. Res. Commun. 68, 197–204.

23) Lind, C., Ernster, L. (1974) A possible relationship between DT-diaphorase and the ary hydrocarbon hydroxylase system. Biochem. Biophys. Res. Commun. 56, 392–400.

24) Sugimura, T., Okabe, K., Nagao, M. (1966) The metabolism of 4-nitroquinoline 1-oxide, a carcinogen. III. An enzyme catalyzing the conversion of 4-nitroquinoline 1-oxide to 4-hydroxylaminoquinoline 1-oxide in rat liver and hepatoma. Cancer Res. 26, 1717–1721.

25) Yoshimura, H., Yoshihara, S., Koga, N., et al. (1985) Inductive effect on hepatic enzymes and toxicity of congeners of PCBs and PCDFs. Environ. Health Perspec. 59, 113–119.

26) Kimbrough, R. D., Linder, R. E., Gaines, T. B. (1972) Morphological changes in livers of rats fed polychlorinated biphenyls. Arch. Environ. Health 25, 354–364.

27) Hansell, M. M., Ecobichon, D. J. (1974) Effects of chemically pure chlorobiphenyls on the morphology of rat liver. Toxicol. Appl. Pharmacol. 28, 418–427.

28) Kimbrough, R. D. (1974) The toxicity of polychlorinated polycyclic compounds and related chemicals. CRC Crit. Rev. Toxicol. 2, 442–498.

29) Kuroki, H., Masuda, Y. (1977) Structures and concentration of the main components of polychlorinated biphenyls retained in patients with Yusho. Chemosphere 6, 469–474.

30) Yoshihara, S., Kawano, K., Yoshimura, H., et al. (1979) Toxicological assessment of highly chlorinated biphenyl congeners retained in the Yusho patients. Chemosphere 8, 531–538.

31) 佐伯清太郎，吉原新一，内野泰治，等 (1979) 3, 4, 5, 3′, 4′-Pentachlorobiphenyl の合成について．福岡医誌 70, 85–87.

32) Ahlborg, U. G., Becking, G. C., Birnbaum, L. S., et al. (1994) Toxic equivalency factors for dioxin-like PCBs. Chemosphere 28, 1049–1067.

33) 樫本　隆，宮田秀明，高山幸司，等 (1987) 高分解能 MS-SIM 法による油症患者組織および原油中の PCDDs, Coplanar PCBs, PCDFs．福岡医誌 78, 320–324.

34) 吉村英敏，吉原新一 (1979) Ames 試験の有効性をめぐって II. 代謝活性化に用いられる PCB の誘導効果．変異原と毒性 6, 46–57.

35) Miyata, H., Kashimoto, T., Kunita, N. (1978) Studies on the compounds related to PCBs (V). Detection and

determination of unknown organochlorinated compounds in Kanemi rice oil caused the Yusho. J. Food Hyg. Soc. 19, 364–371.

36) Nagayama, J., Kuratsune, M., Masuda, Y. (1976) Determination of chlorinated dibenzofurans in Kanechlors and "Yusho oil". Bull. Environ. Contam. Toxicol. 15, 9–13.

37) Nagayama, J., Masuda, Y., Kuratsune, M. (1976) Determination of chlorinated dibenzofurans in tissues of patients with "Yusho". Food Cosmet. Toxicol. 15, 195–198.

38) Kuroki, H., Masuda, Y. (1978) Determination of polychlorinated dibenzofuran isomers retained in patients with Yusho. Chemosphere 7, 771–777.

39) Vos, J. G., Koeman, J. H. (1970) Comparative toxicologic study with polychlorinated biphenyl in chickens with special reference to porphyria, edema formation, liver necrosis and tissue residues. Toxicol. Appl. Pharmacol. 17, 656–668.

40) Oishi, S., Morita, M., Fukuda, H. (1978) Comparative toxicity of polychlorinated biphenyls and dibenzofurans in rats. Toxicol. Appl. Pharmacol. 43, 13–22.

41) Nishizumi, M. (1978) Acute toxicity of polychlorinated dibenzofurans in CF-1 mice. Toxicol. Appl. Pharmacol. 45, 209–212.

42) 佐伯清太郎, 小沢直記, 吉村英敏 (1977) 2-Chloro および 1, 4, 8-Trichlorodibenzofuran の合成とそのマウス成長ならびにラット肝ミクロゾーム薬物代謝酵素に及ぼす影響. 福岡医誌 68, 96–103.

43) Moore, J. A., McConnell, E. E., Dalgard, D. W., et al. (1979) Comparative toxicity of three halogenated dibenzofurans in guinea pigs, mice and rhesus monkeys. Ann. N. Y. Acad. Sci. 320, 151–163.

44) Yoshihara, S., Nagata, K., Yoshimura, H., et al. (1981) Inductive effect on hepatic enzymes and acute toxicity of individual polychlorinated dibenzofuran congeners in rats. Toxicol. Appl. Pharmacol. 59, 580–588.

45) Rappe, C., Buser, H. R., Kuroki, H., et al. (1979) Identification of polychlorinated dibenzofurans (PCDFs) retained in patients with Yusho. Chemosphere 8, 259–266.

46) Kuroki, J., Koga, N., Yoshimura, H. (1986) High affinity of 2, 3, 4, 7, 8-pentachlorodibenzofuran to cytochrome P-450 in the hepatic microsomes of rats. Chemosphere 15, 731–738.

47) Kuratsune, M., Yoshimura, T., Matsuzaka, J., et al. (1972) Epidemiologic study on Yusho, a poisoning caused by ingestion of rice oil contaminated with a commercial brand of polychlorinated biphenyls. Environ. Health Perspec. 1, 119–128.

48) Allen, J. R., Barsotti, D. A. (1976) The effects of transplacental and mammary movement of PCBs on infant rhesus monkeys. Toxicology 6, 331–340.

49) Kimbrough, R. D., Buckley, J., Fishbein, L., et al. (1978) Animal toxicology. Environ. Health Perspec. 24, 173–184.

50) Örberg, J., Kihlström, J. E. (1973) Effect of long-term feeding of chlorinated biphenyls (PCB, Clophen A60) on the length of the oestrous cycle and on the frequency of implanted ova in the mouse. Environ. Res. 6, 176–179.

51) Jonsson, H. T., Jr., Keil, J. E., Gaddy, R. G., et al. (1976) Prolonged ingestion of commercial DDT and PCB: Effects on progesterone levels and reproduction in mature female rat. Arch. Environ. Contam. 3, 479–490.

52) Derr, S. K. (1978) *In vivo* metabolism of exogenous progesterone by PCB treated female rats. Bull. Environ. Contam. Toxicol. 19, 729–732.

53) Yoshihara, S., Nagata, K., Wada, I., et al. (1982) A unique change of steroid metabolism in rat liver microsomes induced with highly toxic polychlrinated biphenyl (PCB) and polychlorinated dibenzofuran (PCDF). J. Pharm. Dyn. 5, 994–1004.

54) Shigematsu, N., Ishimaru, S., Saito, R. (1978) Respiratory involvement in polychlorinated biphenyls poisoning. Environ. Res. 16, 92–100.

55) 中西洋一, 栗田幸男, 鐘ヶ江秀明, 等 (1985) 油症における呼吸器系ならびに免疫系の障害——経過ならびに発病機序について. 福岡医誌 76, 196–203.

56) Boyd, M. R. (1977) Evidence for a Clara cell as a site of cytochrome P-450 dependent mixed function oxidase activity in lung. Nature (London) 269, 713–715.

57) Brandt, I., Bergman, A., Wachtmeister, A. (1976) Distribution of polychlorinated biphenyls: Structural requirements for accumulation in the mouse bronchial mucosa. Experientia 32, 497–498.

58) Lake, B. G., Collins, M. A., Harris, R. A., et al. (1979) The induction of hepatic and extrahepatic xenobiotic metabolism in the rat and ferret by a polychlorinated biphenyl mixture (Aroclor 1254). Xenobiotica 9, 723–731.
59) Ueng, T.-H., Eiseman, J. L., Alvares, A. P. (1980) Inhibition of pulmonary cytochrome P-450 and benzo[a]pyrene hydroxylase in rabbits by polychlorinated biphenyl (PCBs). Biochem. Biophys. Res. Commun. 95, 1743–1749.
60) Yoshihara, S., Nagata, K., Yoshimura, H. (1983) Different responsiveness of hepatic and pulmonary microsomal mixed function oxidases to phenobarbital-type and 3-methylcholanthrene-type polychlorinated biphenyls in rats. J. Pharm. Dyn. 6, 954–962.
61) Poland, A., Knutson, J. C. (1982) 2, 3, 7, 8-tetrachlorodibenzo-p-dioxin and related halogenated aromatic hydrocarbons: Examination of the mechanism of toxicity. Ann. Rev. Pharmacol. Toxicol. 22, 517–554.
62) 吉原新一，永田 清，和田郁夫，等（1983）3-Methylcholanthrene 型 PCB による肝酵素誘導と毒性発現について．福岡医誌 74, 209–216.
63) Kumaki, K., Jensen, N. M., Shire, J. G., et al. (1977) Genetic differences in induction of cytosol reduced-NAD (P): menadione oxidoreductase and microsomal aryl hydrocarbon hydroxylase in the mouse. J. Biol. Chem. 252, 157–165.
64) 吉村英敏，和田郁夫，古賀信幸，等（1981）3, 4, 5, 3′, 4′-ペンタクロロビフェニルのモルモットに対する急性毒性ならびに肝酵素の誘導作用．福岡医誌 72, 149–154.
65) 小栗一太，古賀淑子，津田 実，等（1993）Coplanar PCB による肝ビリルビン UDP-グルクロン酸転移酵素の誘導——モルモットとラット間の顕著な相違——．福岡医誌 84, 175–180.
66) Koga, Y., Tsuda, M., Ariyoshi, N., et al. (1994) Induction of bilirubin UDP-glucuronyltransferase and CYP 4A1 P450 by co-planar PCBs: Different responsiveness of guinea pigs and rats. Chemosphere 28, 639–645.
67) Holcomb, M., Yao, C., Safe, S. (1988) Binding and toxic effects of polychlorinated dibenzo-p-dioxin and dibenzofuran congeners in the guinea pig. Quantitative structure-activity relationships. Biochem. Pharmacol. 37, 1535–1539.
68) Beaty, P. W., Neal, R. A. (1978) Factors affecting the induction of DT-diaphorase by 2, 3, 7, 8-tetrachlorodibenzo-p-dioxin. Biochem. Pharmacol. 27, 505–510.
69) Bains, S. K., Gardiner, S. M., Mannheiler, K., et al. (1985) Immunochemical study on the contribution of hypolipidaemic-induced cytochrome P452 to the metabolism of lauric acid and arachidonic acid. Biochem. Pharmacol. 34, 3221–3229.
70) 古賀信幸，中嶋 寛，神村英利，等（1989）2, 3, 4, 7, 8-Pentachlorodibenzofuran のハムスターにおける生体内分布，肝酵素誘導および急性毒性．福岡医誌 80, 227–234.
71) 五島応安，坂口謙徳，小川清文（1969）油症患者使用ライスオイルならびにカネクロール 400 の鶏における毒性試験．福岡医誌 60, 533–538.
72) 外間由美子，永野磯美，古賀信幸，等（1985）3, 4, 5, 3′, 4′-ペンタクロロビフェニルのニワトリ（ヒナ）に対する急性毒性並びに肝酵素誘導作用．福岡医誌 76, 167–174.
73) 吉原新一，小沢直記，吉村英敏，等（1979）サルの PCB 中毒症に関する予備的研究．福岡医誌 70, 135–171.
74) 吉村英敏，吉原新一，古賀信幸，等（1981）サルの PCB 中毒症に関する研究（第 2 報）．福岡医誌 72, 155–184.
75) Barsotti, D. A., Marlar, R. J., Allen, J. R. (1976) Reproductive dysfunction in rhesus monkeys exposed to low levels of polychlorinated biphenyls (Aroclor 1248). Food Cosmet. Toxicol. 14, 99–103.
76) Nelson, D. R., Koymans, L., Kamataki, T., et al. (1996) P450 superfamily: Update on new sequences, gene mapping, accession numbers and nomenclature. Pharmacogenetics 6, 1–42.
77) Gonzalez, F. J. (1989) The molecular biology of cytochrome P-450s. Pharmacol. Rev. 40, 243–288.
78) Wood, A. W., Ryan, D. E., Thomas, P. E., et al. (1983) Regio- and stereoselective metabolism of two C_{19} steroids by five highly purified and reconstituted rat hepatic cytochrome P-450 isozymes. J. Biol. Chem. 258, 8839–8847.
79) Nagata, K., Buppodom, P., Matsunaga, T., et al. (1985) Purification and characterization of seven distinct forms of liver microsomal cytochrome P-450 from untreated and inducer-treated male Wistar rats. J. Biochem. 97, 1755–1766.
80) Nagata, K., Matsunaga, T., Buppodom, P., et al. (1985) Unique induction of cytochrome P-450 isozymes in rat

liver microsomes by treatment with 3, 4, 5, 3′, 4′-pentachlorobiphenyl and its effect on testosterone metabolism. J. Pharm. Dyn. 8, 948–957.
81) Nebert, D. W., Adesnik, M., Coon, M. J., et al. (1987) The P-450 superfamily: Recomended nomenclature. DNA 6, 1–11.
82) Parkinson, A., Safe, S. H., Robertson, L. W., et al. (1983) Immunochemical quantitation of cytochrome P-450 isozymes and epoxide hydrolase in liver microsomes from polychlorinated or polybrominated biphenyl-treated rats. A study of structure-activity relationships. J. Biol. Chem. 258, 5967–5976.
83) Goldstein, J. A., Weaver, R., Sundheimer, D. W. (1984) Metabolism of 2-acetylaminofluorene by two 3-methylcholanthrene-inducible forms of rat liver cytochrome P-450. Cancer Res. 44, 3768–3771.
84) Kamataki, T., Maeda, K., Yamazoe, Y., et al. (1983) A high-spin form of cytochrome P-450 highly purified from polychlorinated biphenyl-treated rats. Catalytic characterization and immunochemical quantitation in liver microsomes. Mol. Pharmacol. 24, 146–155.
85) Kuroki, H., Masuda, Y., Yoshihara, S., et al. (1980) Accumulation of polychlorinated dibenzofurans in the livers of monkeys and rats. Food Cosmet. Toxicol. 18, 387–392.
86) Ozawa, N., Yoshihara, S., Yoshimura, H. (1979) Selective induction of rat liver microsomal cytochrome P-448 by 3, 4, 5, 3′, 4′-pentachlorobiphenyl and its effect on liver microsomal drug metabolism. J. Pharm. Dyn. 2, 309–319.
87) Wrobleski, V. J., Gessner, T., Olson, J. R. (1988) Qualitative and quantitative differences in the induction and inhibition of hepatic benzo[a]pyrene metabolism in the rat and hamster. Biochem. Pharmacol. 37, 1509–1517.
88) Koga, N., Ariyoshi, N., Nakashima, H., et al. (1990) Purification and characterization of two forms of 2, 3, 4, 7, 8-pentachlorodibenzofuran-inducible cytochrome P-450 in hamster liver. J. Biochem. 107, 826–833.
89) Hokama, Y., Koga, N., Yoshimura, H. (1988) Purification and characterization of two forms of chicken liver cytochrome P-450 induced by 3, 4, 5, 3′, 4′-pentachlorobiphenyl. J. Biochem. 104, 355–361.
90) Gonzalez, F. J., Liu, S.-Y., Yano, M. (1993) Regulation of cytochrome P450 genes: Molecular mechanisms. Pharmacogenetics 3, 51–57.
91) Whitelaw, M., Pongrantz, I., Wilhelmsson, A., et al. (1993) Ligand-dependent recruitment of the Arnt coregulator determines DNA recognition by the dioxin receptor. Mol. Cell Biol. 13, 2504–2514.
92) Baars, A. J., Jansen, M., Breimer, D. D. (1978) The influence of phenobarbital, 3-methylcholanthrene and 2, 3, 7, 8-tetrachlorodibenzo-p-dioxin on glutathione S-transferase of rat liver cytsol. Biochem. Pharmacol. 27, 2487–2494.
93) Deitrich, R. A., Bludeau, P., Stock, T., et al. (1977) Induction of different rat liver supernatant aldehyde dehydrogenases by phenobarbital and tetrachlorodibenzo-p-dioxin. J. Biol. Chem. 252, 6169–6176.
94) Neal, R. A., Beaty, P. W., Gasiewicz, T. A. (1979) Studies of the mechanisms of toxicity of 2, 3, 7, 8-tetrachlorodibenzo-p-dioxin (TCDD). Ann. N. Y. Acad. Sci. 320, 204–213.
95) 古賀信幸, 黒木　淳, 外間由美子, 等 (1985) PCB 異性体によるラット肝可溶性酵素の誘導. 福岡医誌 76, 160–166.
96) Aoki, Y., Satoh, K., Sato, K., et al. (1992) Induction of glutathione S-transferase P-form in primary cultured rat liver parenchymal cells by co-planar polychlorinated biphenyl congeners. Biochem. J. 281, 539–543.
97) Kano, T., Sakai, M., Muramatsu, M. (1987) Structure and expression of a human class π glutathione S-transferase messenger RNA. Cancer Res. 47, 5626–5630.
98) Satoh, K., Kitahara, A., Soma, Y., et al. (1985) Purification, induction and distribution of placental glutathione transferase: A new marker enzyme for preneoplastic cells in the rat chemical hepatocarcinogenesis. Proc. Natl. Acad. Sci. USA 82, 3964–3968.
99) Sato, K. (1989) Glutathione transferases as markers of preneoplasia and neoplasia. Adv. Cancer Res. 52, 205–255.
100) 斎藤衛郎, 池上幸江, 印南　敏, 等 (1981) PCB 投与ラット肝臓における過酸化脂質の生成と薬物代謝酵素, グルタチオンパーオキシダーゼ, ビタミン E との関連. 福岡医誌 72, 142–148.
101) Capdevila, J., Chacos, N., Werringloer, J., et al. (1981) Liver microsomal cytochrome P-450 and oxidative metabolism of arachidonic acid. Proc. Natl. Acad. Sci. USA 78, 5362–5366.
102) Rifkind, A. B., Gannon, M., Gross, S. S. (1990) Arachidonic acid metabolism by dioxin-induced cytochrome P-450: A new hypothesis on the role of P-450 in dioxin toxicity. Biochem. Biophys. Res. Commun. 172, 1180–1188.
103) Huang, S., Gibson, G. G. (1991) Differential induction of cytochromes P-450 and cytochrome P-450-dependent

arachidonic acid metabolism by 3, 4, 5, 3′, 4′-pentachlorobiphenyl in the rat and the guinea pig. Toxicol. Appl. Pharmacol. 108, 86–95.
104) Huang, S., Gibson, G. G. (1992) Species and congener specific induction of hepatic cytochrome P450 4A by polychlorinated biphenyls. Biochem. Pharmacol. 43, 637–639.
105) Eyanagi, R., Shigematsu, H., Yoshida, K., et al. (1982) Enhancement of sulfanilamide N^4-hydroxylase activity in kidney and liver microsomes of rats by pretreatment with 3-methylcholanthrene type polychlorinated biphenyl. J. Pharm Dyn. 5, 853–858.
106) Matsumura, F. (1994) How important is the protein phosphorylation pathway in the toxic expression of dioxin-type chemicals? Biochem. Pharmacol. 48, 215–224.
107) Pohjanvirta, R., Juvoneu, R., Karenlampi, S., et al. (1988) Hepatic Ah-receptor levels and the effects of 2, 3, 7, 8-tetrachlorodibenzo-p-dioxin (TCDD) on hepatic microsomal monooxygenase activities in a TCDD-susceptible and resistant rat strain. Toxicol. Appl. Pharmacol. 92, 131–140.
108) Brouwer, A., van den Berg, K. J. (1986) Binding of a metabolite of 3, 4, 3′, 4′-tetrachlorobiphenyl to transthyretin reduces serum vitamin A transport by inhibiting the formation of the protein complex carrying both retinol and thyroxin. Toxicol. Appl. Pharmacol. 85, 301–312.
109) Korach, K. S., Sarver, P., Chae, K., et al. (1988) Estrogen receptor-binding activity of polychlorinated hydroxybiphenyls: Conformationally restricted structural probes. Mol. Pharmacol. 33, 120–126.
110) Moore, M., Mustain, M., Daniel, K., et al. (1997) Antiestrogenic activity of hydroxylated polychlorinated biphenyl congeners identified in human serum. Toxicol. Appl. Pharmacol. 142, 160–168.
111) vom Saal, F. S., Cooke, P. S., Buchanan, D. L., et al. (1998) A physiologically based approach to the study of bisphenol A and other estrogenic chemicals on the size of reproductive organs, daily sperm production, and behavior. Toxicol. Indust. Health 14, 239–260.

6.3. 油症発症機構に関する生化学的研究

石井祐次，小栗一太

6.3.1. 序　論

油症の治療を困難にしている理由の一つに，原因物質による毒作用の機構が完全には理解されていないことが挙げられる。しかし，油症原因物質が広範な生化学的変化を及ぼすことがかなり明らかになってきた。肝臓のシトクロム P450 など薬物代謝酵素の誘導現象もその一つである。原因物質は，その受容体としての役割を有する AhR（芳香属炭化水素レセプター，Ah-receptor）というタンパク質に結合する。AhR は，タンパク質の発現を制御する転写調節因子であり，原因物質が結合した AhR が，その制御支配をうけるタンパク質の発現を増大したり，減少するために生体の機能に変調を来すと考えられている。この作用機構は，ダイオキシン類に共通する作用機構である。すなわち，油症はダイオキシン類で汚染された食用油によって起こった食中毒事件であると基本的に捉えて研究をすすめることができる。この項では，PCB 同族体の内でも最も毒性の高い化合物 PCB 126 をモデル化合物として行なった生化学的研究について述べる。

この項の研究において使用した 3, 3′, 4, 4′, 5-pentachlorobiphenyl（PenCB, PCB 126）あるいは 3, 3′, 4, 4′, 5, 5′-hexachlorobiphenyl（PCB 169）のように，オルト位に塩素置換がなく平面構造を取り得る PCB 同族体は，コプラナー PCB と呼ばれている。これらの同族体は，2, 3, 4, 7, 8-pentachlorodibenzofuran（PenCDF）や 2, 3, 7, 8-tetrachlorodibenzo-p-dioxin（TCDD，いわゆるダイオキシン）と類似の毒性を示すとともに，シトクロム P450 1A1（CYP1A1）に代表される薬物代謝酵素の誘導作用を有している (1)（図 6.3.1）。また，ダイオキシンおよびこれら類縁化合物は，いずれも AhR に強い結合性をもつリガンドでもあって，マウスやラットでの AhR を介した酵素誘導能の強さが，毒性の強さとよく相関することから，AhR はダイオキシン類の毒性発現に関わっていると考えられてきた (2–4)。

AhR は，1992 年にクローン化の報告がなされた (5)。そのアミノ酸配列から，PAS ドメインをもつ転写調節因子ファミリーの一員であることが明らかになり，現在では，AhR のノックアウトマウ

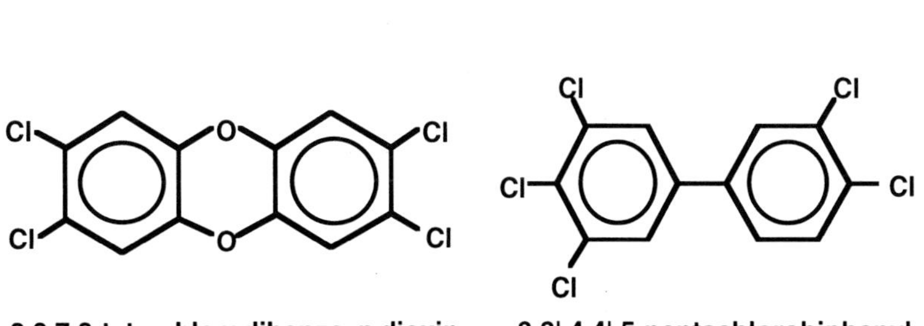

2,3,7,8-tetrachlorodibenzo-*p*-dioxin (TCDD)　3,3',4,4',5-pentachlorobiphenyl (PCB126)

図 6.3.1.　TCDD および PCB 126 の構造

スも作成されるに至っている．AhR ノックアウトマウスを用いた研究から，催奇形性などの毒作用が消失することから，AhR がダイオキシンの毒性発現に大きく関わるものと考えられている (6–8)．さらに，以前から知られていた Ah-応答性の C57BL マウスと Ah-弱応答性の DBA マウスの応答性の違いは，AhR のアミノ酸配列に基づく一次構造の違いから機能に差が生じていることが明らかにされ，ダイオキシンや 3-メチルコラントレン (3-MC) への著しい生体の反応性の差は，AhR のリガンドとの結合性の違いが反映されていることも明らかにされた (4)．このような AhR の構造と機能をヒトに適用して考えるとき，ヒトの AhR は，Ah-弱応答性の DBA マウスのそれと類似していることも明らかにされたので，あるいはヒトは，ダイオキシン類に弱応答性なのかも知れない (9)．このように，ダイオキシン類の毒性における AhR の関わりの重要性には客観的証拠が揃って，油症原因物質が結合するレセプターの研究は，周辺領域の研究の進展と共にかなり明らかになってきた．しかし，AhR が本来機能している内因性のリガンドは未だに明確にはなっていないので，AhR はオーファンレセプター (孤児レセプター) に分類されている．

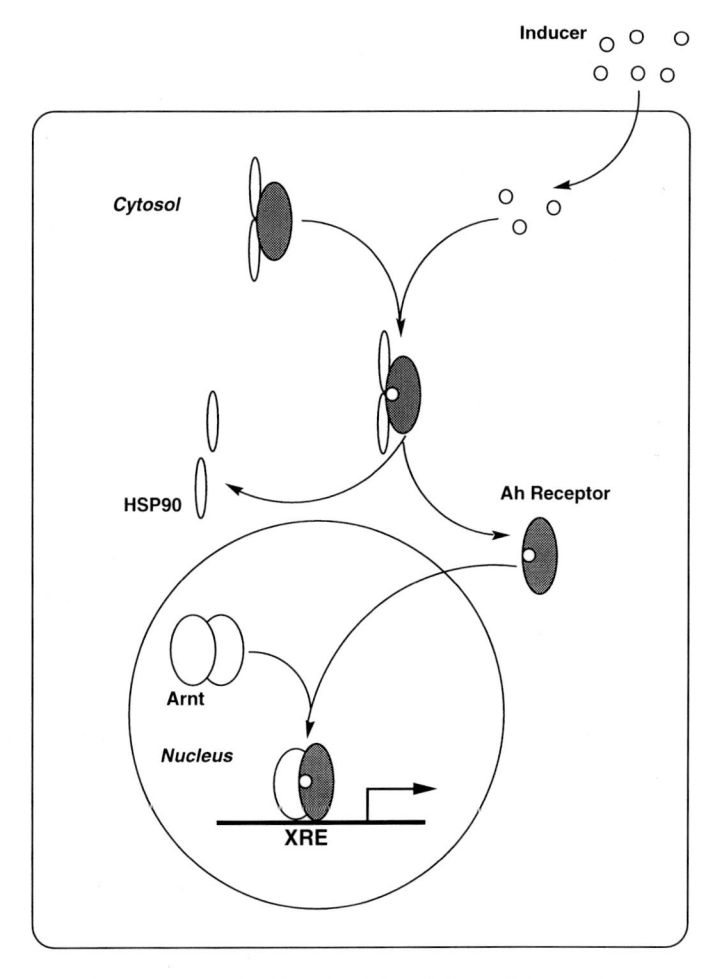

図 6.3.2. *Ah*-レセプターを介した異物応答性遺伝子の誘導
(Sogawa & Fujii-Kuriyama, 1997; ref 4) より改変

AhRを介するダイオキシン類の作用機構はかなり明らかになってきた。細胞質内にあってリガンドと結合したAhRは核内に移行し，PASタンパク質であるArnt（AhR nuclear translocator）とヘテロ2量体を形成する。ついで，遺伝子の転写調節領域に存在するXREs（xenobiotic responsive elements）というコンセンサス配列を認識して，転写調節因子として結合し，転写の活性化を引き起こすことが分かっている（4）（図6.3.2）。これまで，ラットやマウスを用いたPCBの作用の検討は，薬物代謝酵素，特にシトクロムP450の誘導を中心に検討されてきている（1）。コプラナーPCBは，CYP1A1およびCYP1A2の強い誘導能を示すが，その誘導能は，各々のPCB同族体の毒性の強さとよく相関することが分かっており，これらは，毒性の発現にAhRが関わることを強く支持している（1）。このようなP450の誘導現象を，コプラナーPCBを解毒代謝するための酵素を増加させる誘導現象と捉えることはできる。しかしながら，AhRを介さないダイオキシン類の毒性発現機構が存在することも示されつつある（10）。コプラナーPCBの作用は，消耗症候群（wasting syndrome）をはじめとして極めて多面的であることを毒性の特徴としている。生化学的にも，シトクロムP450の他にPCB 126によって，NAD(P)H: キノンオキシドレダクターゼ（DT-ジアホラーゼ）などの可溶性酵素の誘導も同時に起こることが明らかにされている（1）。このことから，PCB 126の毒性を理解するには，同じあるいは逆のベクトルで起こっている重要な生化学的な変化についても，研究する必要があると思われた。

ダイオキシンの毒性には，著しい動物種差があり，モルモットは最も感受性が高いが，ハムスターはもっとも感受性が低い。その反応性の差は，数百から数千倍もあることが分かっている。ラットの感受性は，その中間にあたる（表6.3.1）（2, 11）。このことから，種差について検討を行なうこ

表 6.3.1. 2, 3, 7, 8-Tetrachlorodibenzo-*p*-dioxin の急性毒性[a]

動物種　性別(系統)	投与経路	LD 50(μg/kg)
モルモット（Hartley）		
♂		0.6
♂	経口	2.0
淡水魚（Yellow perch）	腹腔内	2–4
淡水魚（Blue gill）	腹腔内	12–23
ミンク，♂	経口	4.2
サル，♀	経口	< 70
ラット（Sprague-Dawley）		
♂	経口	222
♀	経口	45
ラット（Hans/Wistar）		> 1,400
ウサギ	経口	115
ウサギ	皮膚	275
マウス，♂		
（C57B1/6）	経口	284
（C57B1/6）	経口	182
（DBA/2）	経口	2,570
ハムスター，♂（golden Syrian）	腹腔内	> 3,000
ハムスター（golden Syrian）	腹腔内	5,051

[a] Gasiewicz, 1991（9; refs. therein）.

とを通じて，油症の発症機構解明への手掛かりが得られる可能性もあると考えた。このような背景から，著者らは，PCB同族体中で最強の毒性を示すPCB 126をモデル化合物として，これまで，あまり目を向けられていなかった分野へと研究を展開した。

6.3.2. PCB126のビリルビンUGTおよびCYP4A1への影響

PCB 126に感受性が高いモルモットにおいては，CYP1A1に代表される芳香属炭化水素水酸化活性（aryl hydrocarbon hydroxylase, AHH活性）の誘導は毒性指標には適さない。当研究室では，既に3-MCによってモルモット肝のビリルビンUDP-グルクロン酸転移酵素（UGT）活性が数倍に誘導されることを見いだしていた（12）。そこで消耗症候群の認められるPCB126用量として，ラットでは25 mg/kg (i.p.)，モルモットでは0.5 mg/kg (i.p.) を投与し，体重の経日変化を調べた。PCB126処理ラットでは体重増加の有意な抑制が見られ，PCB126処理モルモットでは，有意かつ顕著な体重減少が認められた。投与5日後，摘出臓器の重量を比較した。PCB126処理ラットにおいては，胸腺と脾臓の萎縮，肝肥大が有意であった。PCB126処理モルモットでは，胸腺の萎縮は認められるものの，ラットほど顕著ではなかった。脾臓については，萎縮の傾向が認められるにとどまった。肝肥大はラットと同様に認められたが，生化学的検査を除けば，体重減少がモルモットにおけるPCB126の毒性指標として最も適しているようであった。

モルモット肝のビリルビンUGT活性は，PCB126 (0.5 mg/kg, i.p.) 処理によって，約6倍に誘導されることが分かった。これに対し，AHH活性の誘導は有意ではあるものの2倍程度であり，ラットに見られる顕著な誘導はモルモットでは見られなかった。一方，ラットにおいてはビリルビンUGT活性は抑制を受け，逆の相関があることも明らかになった（13）。ラットにおいてビリルビンUGT活性は，クロフィブレートのようなペルオキシソーム増殖剤によって誘導されることが分かっていた（14）。現在では，ラットにおいてビリルビンのグルクロン酸抱合を司る酵素は，UGT1A1であることが分かっている（15）。ペルオキシソーム増殖剤で誘導されるP450にはCYP4A1があるが，PCB126処理によってCYP4A1も，モルモットでは誘導，ラットでは抑制を受けることを明らかにした（16）。

現在では，ペルオキシソーム増殖剤による誘導は，転写調節因子，ペルオキシソーム増殖剤活性化レセプター（peroxisome proliferator activated receptor, PPAR）とレチノイド-Xレセプター（retinoid-X receptor, RXR）とのヘテロダイマーによるアップレギュレーションとして理解されるようになっている（17–19）。一方，モルモットでは，ペルオキシソーム増殖剤クロフィブレートで処理しても，ペルオキシソームのβ酸化活性やCYP4A1の活性であるラウリン酸ω水酸化活性へはほとんど影響がないと報告されている（20）。しかしながら，最近クローン化された，モルモットのPPAR αの機能解析の結果からは，モルモットのPPAR αも *in vitro* では転写調節因子としてペルオキシソーム増殖剤へレスポンスするに十分な活性があることが示されている。*In vivo* では，その発現量の低さから，ペルオキシソーム増殖剤へのレスポンスが弱いと考えられている。ヒトはペルオキシソーム増殖剤へのレスポンスがない，あるいは非常に弱いとされており，モルモットは，ペルオキシソーム増殖剤の作用をヒトへ外挿するためのモデルになると期待されている（21, 22）。しかしながら，このビリルビンUGT活性やCYP4A1のPCB126へのレスポンスに見られる種差のメカニズムは明ら

かではない。モルモットにおける PPARα 発現レベルの低さもその要因の一つであろうが、これらの酵素の遺伝子構造がモルモットでは分かっておらず、モルモットの AhR のクローン化も未だ成されていない。PPAR のリガンドになる脂肪酸やその代謝物、RXR のリガンドである 9-シスレチノイン酸、RXR とヘテロダイマーを作りうる他のホルモンレセプターおよびそのリガンド、RXR のホモダイマー、PPAR や RXR の AhR とのクロストークの有無など PCB126 の毒性との関係を明らかにするには、更なる検討が必要である。

6.3.3. PCB126 の脂質代謝への影響

油症に見られる特徴的な所見に高脂血症が知られている。油症事件後、半年以上という長期間に亘って、油症患者の多くに高脂血症が認められている (23)。また、油症発症から 20 年を経過した後にも、油症患者の血中トリアシルグリセロール (TG) レベルと血中 PCB レベルとに有意な相関があることが報告されている (24)。ダイオキシンによる脂質代謝異常に関する報告も多いが、そのメカニズムには未解明な点が多く残されている。

6.3.3.1. トリアシルグリセロールとコレステロール量への影響：モルモットとラットでの比較

まず肝臓と血漿中のトリアシルグリセロールとコレステロールレベルへの PCB 126 の影響をラットとモルモットで比較した (25)。対照群は PCB126 処理群と摂餌量を揃えた摂餌対照 (pair-fed) 群と、自由に摂餌させた自由摂餌 (free-fed) 群の 2 群とし、PCB126 による摂餌量の減少の影響も併せて検討した。PCB126 投与 5 日後の肝臓と血漿を試料とした。PCB126 (0.5 mg/kg, i.p.) 処理したモルモットでは、著しい高トリアシルグリセロール血症および高コレステロール血症が認められ、肝臓コレステロール含量も有意に増加していた。肝トリアシルグリセロール含量には増加の傾向があったが、摂餌対照群との間に有意な差は認められなかった。PCB126 (25 mg/kg, i.p.) 処理したラットの場合には、血漿中コレステロールの有意な低下が認められた。血漿中トリアシルグリセロールレベルは、摂餌対照群で有意に低下していたが、PCB126 処理群では、2 つの対照群と有意な差は認められなかった。これに対し、肝臓のトリアシルグリセロール含量は、PCB126 処理によって有意に上昇した。また、肝臓のコレステロール含量の増加は、PCB126 投与群と摂餌対照群のいずれにも認められたことから、摂餌量の減少に由来することが示唆された。このように、脂質代謝への影響にも大きな種差が存在した。

6.3.3.2. 不飽和化酵素の抑制を通じたアラキドン酸生合成の抑制

このような脂質代謝異常が惹起されるメカニズムをより詳細に知る目的で、PCB126 (25 mg/kg, i.p.) を処理したラット肝の脂肪酸組成について検討した (26)。すべてのグリセロ燐脂質において、構成脂肪酸に占めるアラキドン酸の割合が、摂餌対照群に比べて有意に低下していた。アラキドン酸は、エイコサノイドなど生理活性物質の前駆体であるとともに、生体膜の物性にも影響する高度不飽和脂肪酸である。油症とこの作用を直ちに関連付けることは困難であるが、注目される作用である。

アラキドン酸の組成の低下について、さらに詳細な検討が行なわれた。この作用に対応して、そ

の生合成の原料となるリノール酸の割合が有意に増加していた。また、オレイン酸の割合も増加した。このような結果は、Δ9不飽和化酵素活性がPCB126処理によって増加している可能性を示している。また、ラット肝の脂肪酸組成に占めるアラキドン酸の割合の低下現象は、PCB126に用量依存的であり、アラキドン酸の割合と、胸腺重量および体重増加の間には正の有意な相関が認められた。一方、リノール酸の割合の増加現象とは、負の有意な相関が認められた。このように、PCB126の毒性指標である胸腺の萎縮および体重増加の抑制との間に有意な相関が見られることが明らかになった。リノール酸とアラキドン酸のモル比は、アラキドン酸生合成の程度を知るための指標となることが知られている。アラキドン酸は必須脂肪酸であり、前駆体である必須脂肪酸リノール酸から、Δ6不飽和化酵素、鎖長伸長酵素群およびΔ5不飽和化酵素により肝臓の小胞体で生合成される。この生合成系では、Δ6不飽和化酵素のステップが律速段階である。PCB 126処理によって、Δ5不飽和化酵素およびΔ6不飽和化酵素活性は、それぞれ摂餌対照群の17%および13%にまで有意に低下していた(27)。これに対し、組成に影響すると考えられるアラキドン酸やリノール酸を燐脂質へ転移する反応を司る、1-acylglycerophosphorylcholineアシル転移酵素と1-acylglycerophosphateアシル転移酵素の活性には、PCB126処理によるアラキドン酸の割合の低下を説明し得る変化は見られなかった。

その他に、ミクロソーム電子伝達系への影響も観察されたが、アラキドン酸生合成に直接影響するほどのものはなかった。PCB126により誘導されるCYP1A1がアラキドン酸を代謝することから(28)、これがアラキドン酸組成の低下の一因であることは否めないが、リノール酸とアラキドン酸のモル比の低下に加え、アラキドン酸生合成の律速酵素のΔ6不飽和化酵素活性が低下している事

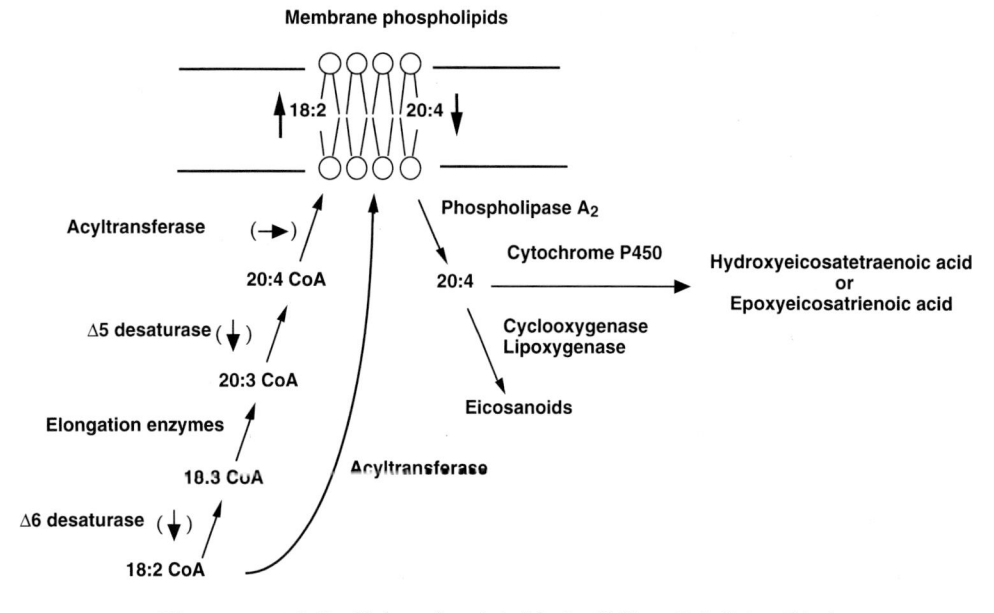

図6.3.3. アラキドン酸 (20:4) の生合成とリン脂質への取り込みに及ぼす
3, 3′, 4, 4′, 5-pentachlorobiphenyl (PCB 126) の影響
矢印は、酵素活性あるいは脂肪酸組成に占める割合の増減を示す。

第 6 章 油症の生化学的研究

実から，PCB126 によってアラキドン酸生合成が低下することが示唆された (27) (図 6.3.3)。アラキドン酸は，それ自身が転写調節因子である PPAR のリガンドであるばかりでなく，エイコサノイドなど生理活性脂質の前駆体でもある。CYP4A1，PEPCK，ペルオキシソーム β 酸化系酵素などは，遺伝子の上流域に PPAR にレスポンスする調節配列をもって調節されているので (29; refs. therein)，これらの酵素は PCB126 処理ラットにおいて活性低下あるいはタンパク質レベルが低下することと関連している可能性がある (16, 30, 31)。また，TCDD 処理ラットでは，PEPCK の mRNA レベルの低下も示されている (32)。ラットではこのようなアラキドン酸の生合成の抑制を通じて，PPAR で構成的に発現制御される遺伝子が抑制されているのかも知れない。本研究では，ラット肝の脂肪酸組成に占めるアラキドン酸の割合の低下作用が，消耗症候群の指標と有意に相関することを示している。このことを基にして考えると，PCB126 がアラキドン酸生合成を抑制した結果，消耗症候群が引き起こされるのかもしれない。

6.3.4. PCB126 の糖中間代謝への影響

6.3.4.1. PEPCK 活性への影響の種差

PCB 混合物の糖新生系酵素への影響が最初に報告されたのは 1970 年代のことである (33, 34)。TCDD 処理によって低血糖が引き起こされることが知られており，TCDD がラットにおいて糖新生の鍵酵素であるホスホエノールピルビン酸カルボキシキナーゼ (PEPCK)，ピルビン酸カルボキシラーゼとグルコース-6-リン酸 ホスファターゼ活性を低下させることが示されている (35)。そこで，糖新生の阻害が PCB126 による消耗症候群を説明できるのであれば，それは感受性の高いモルモットにおいて，より顕著に現れるであろうと考えて，PCB126 の糖新生への影響をラットとモルモットで比較検討した (30)。PCB126 (25 mg/kg, i.p.) 処理したラットにおいては，血糖値の有意な低下が引き起こされた。また，ラット肝サイトソルの PEPCK 活性は，PCB126 処理によって著しく低下した。これに対し，消耗症候群が認められる用量である，PCB126 (0.5 mg/kg, i. p.) 処理したモルモットでは，PEPCK 活性はむしろ増加しており，血糖値には認むべき大きな変化はなかった。アラニンは，グルコース−アラニンサイクルを通じて，糖新生の前駆体となる糖原性アミノ酸である。この血漿中の濃度については，ラットでは PCB126 処理群に有意な上昇が見られており，これは糖新生の低下に対するレスポンスであると考えられた。これに対し，モルモットでの血漿中アラニンの変化は有意でなく，増加傾向にとどまった。また，PEPCK 活性の抑制に関わるとされるトリプトファンの血漿中レベルについては，PCB126 処理による PEPCK 活性の抑制が顕著なラットにおいて有意な増加が認められている。一方，PCB 126 処理によって PEPCK 活性の上昇したモルモットにもトリプトファンレベルの上昇が認められており，このことから，血漿中トリプトファンの増加という現象は種を超えて共通しているが，PEPCK への影響には動物種差があるものと推定される。近年，トリプトファンは，AhR の内因性リガンドの候補の一つにあげられている (36, 37)。PCB126 処理によるトリプトファンレベルの上昇の意義は明らかでないが，ラットにおける PEPCK の抑制に AhR が関与している可能性は否定できない。このように，PCB126 の糖新生への影響には，著しい動物種差があり，ラットにおいては大きな影響があると考えられるが，PCB126 への感受性が高いモルモットにおける毒性には寄与していないと考えられた。

6.3.4.2. アルドラーゼ B の抑制

ラットにおいては，PCB 126 の糖新生への影響が示されたが，糖中間代謝には鍵酵素だけでなく，可逆的反応を触媒する酵素群がある．アルドラーゼは，フルクトース-1,6-ジリン酸をグリセルアルデヒド-3-リン酸とジヒドロキシアセトンリン酸にする酵素である．アルドラーゼには，3 つのイソ酵素が知られており，筋肉には A 型，肝臓には B 型，脳には C 型がそれぞれ多く発現している (38)．なかでも B 型はフルクトース-6-リン酸も同様に良い基質とすることが知られている．アルドラーゼは分子量約 40 K のサイトソル酵素である．著者らは，PCB126 処理によるラット肝サイトソルタンパク質の発現パターンの変化について検討をして，その際に発現レベルの低下するタンパク質としてアルドラーゼ B を同定していた．そこで，PCB126 のラット肝アルドラーゼに対する影響を検討し，フルクトース-1,6-ジリン酸およびフルクトース-6-リン酸を基質としたアルドラーゼ活性が著しく低下することを明らかにした．また，抗アルドラーゼ抗体を産生して行なった一次元および二次元電気泳動後のイムノブロットより，PCB126 によりアルドラーゼ B の発現が抑制されることが強く示唆された (39)．アルドラーゼの関与する反応は，解糖系と糖新生系いずれにおいても関わるステップである．このことから，アルドラーゼの著しい抑制は，ダイオキシン類による消耗症候群の原因の一つではないかと思われた．

6.3.4.3. トリオースリン酸代謝酵素群の活性の低下

上記のようにアルドラーゼは，トリオースリン酸の代謝に関わっていることから，PCB126 によるアルドラーゼ B の抑制は，単なる糖新生の阻害に止まらない可能性がある．そこで，さらにトリオースリン酸代謝酵素群(グリセルアルデヒド-3-リン酸デヒドロゲナーゼ，トリオースリン酸イソメラーゼ，グリセロキナーゼ，トランスアルドラーゼ，およびトランスケトラーゼ)に及ぼす PCB126 の影響を調べた．また，PCB126 によるアルコール脱水素酵素 (ADH) の発現抑制が，どの程度トリオースリン酸代謝に影響を及ぼしているかを，トータルのグリセロール-3-リン酸生成活性への ADH 活性の寄与を指標に検討した．PCB 126 処理により，これら酵素群の活性はいずれも 50% 程度まで有意に低下していた．ADH は，タンパク質レベルで著しく抑制されていることが，イムノブロットから明らかとなり (40)，NAD 依存的なグリセルアルデヒド-3-リン酸およびジヒドロキシアセトンリン酸の代謝のうち，ピラゾールで阻害される活性を ADH 由来とした場合，ADH は約 30% の寄与があることが分かり，特にこの部分への抑制が顕著であった．トリオースリン酸は，嫌気的解糖系や糖新生系だけでなくペントースリン酸経路にも向かうことから，エネルギー代謝，脂質代謝，核酸代謝への重要な中間代謝物でもある．このことは，PCB126 による毒性影響が多面的であることを支持しているように思われる．摂餌対照群と PCB126 処理群では肝臓中のトリオースリン酸の含量が，自由摂餌群に比べて著しく低かった (41)．このことは，トリオースリン酸含量が摂餌に依存することを示しているように思われるが，PCB126 処理群においては，トリオースリン酸の代謝酵素の活性が全体的に低下していることから，PCB126 処理によってトリオースリン酸代謝の回転が落ち，栄養を補給してもエネルギーとして利用されにくいシステムが出来ている可能性がある(図 6.3.4)．

第 6 章　油症の生化学的研究

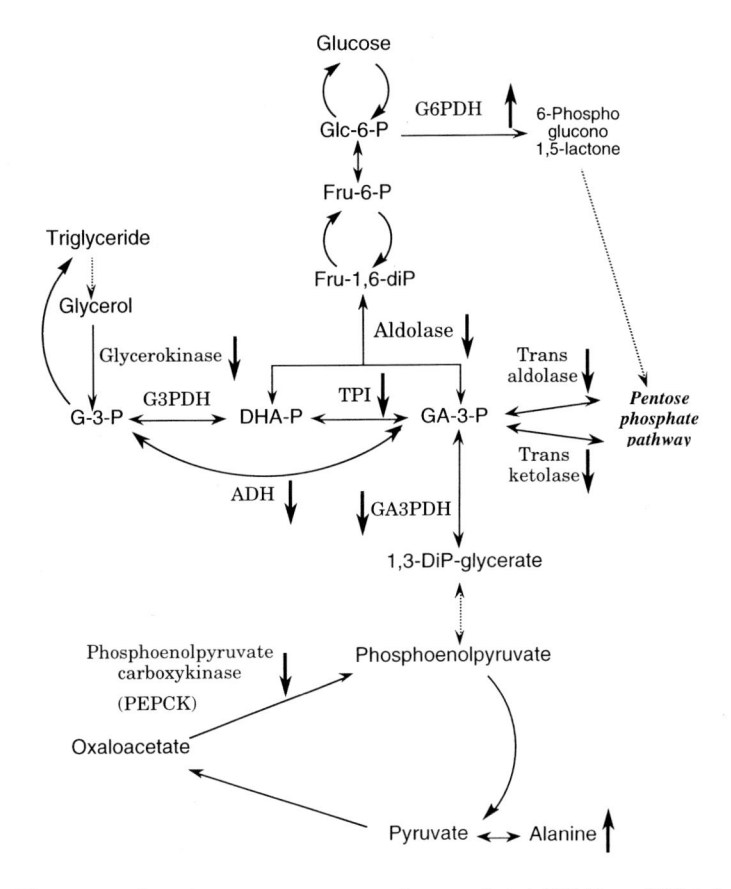

```
                           Glucose
                              ⇅
                           Glc-6-P  ──G6PDH ↑──→ 6-Phospho
                              ⇅                   glucono
                           Fru-6-P                1,5-lactone
                              ⇅                      ⋮
      Triglyceride       Fru-1,6-diP                 ⋮
          ↑              Aldolase ↓                  ⋮
       Glycerol                                    Trans
          ↓         Glycerokinase ↓                aldolase ↓      Pentose
       G-3-P ──G3PDH──→ DHA-P ←─TPI ↓─→ GA-3-P  ⇄              phosphate
                                                   Trans         pathway
                                                  ketolase ↓
                   ADH ↓      ↓GA3PDH
                         1,3-DiP-glycerate
                                ↑
    Phosphoenolpyruvate ↓      ↑
    carboxykinase  ←── Phosphoenolpyruvate
        (PEPCK)
    Oxaloacetate
        ↑
        └────── Pyruvate ⇄ Alanine ↑
```

図 **6.3.4.**　3, 3′, 4, 4′, 5-Pentachlorobiphenyl（PCB 126）の中間代謝への影響のまとめ

略語: Glc-6-P, グルコース-6-リン酸; G6PDH, グルコース-6-リン酸脱水素酵素; Fru-6-P, フルクトース-6-リン酸; Fru-1, 6-diP, フルクトース-1, 6-ジリン酸; G-3-P, グリセロール-3-リン酸; G3PDH, グリセロール-3-リン酸脱水素酵素; DHA-P, ジヒドロキシアセトンリン酸; GA-3-P, グリセルアルデヒド-3-リン酸; GA3PDH, グリセルアルデヒド-3-リン酸脱水素酵素; TPI, トリオースリン酸イソメラーゼ; 1, 3-DiP-glycerate, 1, 3-ジホスホグリセリン酸.

6.3.4.4.　グルコース-6-リン酸脱水素酵素（G6PDH）活性の誘導

　G6PDH はペントースリン酸経路の第一段階を司る酵素であり，脂肪酸の生合成，酸化型グルタチオンの還元や薬物酸化反応を始めとする多くの酵素反応に利用される NADPH の産生に関わっている。ラットにおいては，PCB 126 および TCDD によって G6PDH 活性が誘導されることが既に明らかになっていたが（42, 43），他の動物種での影響については分かっていなかった。この点について，Ah-応答性と弱応答性のマウスを用いることにより AhR の関与を調べた（44）。Ah-応答性の C57BL マウスでは，PCB 126 の用量 15 mg/kg（i.p.）から G6PDH 活性が約 2.5 倍有意に誘導された。誘導の程度は，PCB 126 用量を 50 mg/kg（i.p.）に上げても同程度であった。しかしながら，Ah-弱応答性の DBA マウスにおいては，PCB 126 用量を高く設定したにもかかわらず，150 mg/kg（i.p.）までの範囲では G6PDH 活性の誘導は全く見られなかった。同様の検討を，ノンプラナー PCB の 2, 2′, 5, 5′-tetrachlorobiphenyl（PCB 52）でも行なったが，誘導は見られず，むしろ高用量での活性低下が

観察された。DBA マウスにも AhR は存在するが，C57BL マウスのそれと一次構造に違いがあることが分かっている (4)。PCB126 (25 mg/kg, i.p.) 処理ラットにおいては，G6PDH 活性は約 4 倍程度にまで誘導されたが，PCB126 (0.5 mg/kg, i.p.) 処理モルモットではむしろ低下していた。このように，ラットやマウスにおける G6PDH の誘導には，AhR が関与していると考えられたが，一方で PCB126 処理モルモットでは低下した。また，2,3,4,7,8-pentachlorodibenzofuran 処理したハムスターでは G6PDH 活性は変化しないことも分かっており (45)，AhR を介した誘導と毒性の程度については，ラットとマウス以外には当てはまらないという結果になった。

6.3.5. PCB126 による酸化的ストレスについて

PCB126 や TCDD の毒性の一部は，これらの化合物によって惹起される酸化的ストレスによって説明されると考えられている。それは，抗酸化剤を併用した場合に，TCDD 処理ラットの死亡率が低下するという事実からも支持されている (46)。TCDD 類による酸化的ストレスには，脂質過酸化の増大，細胞内 SH 基の減少，細胞膜流動性の増加，および DNA single strand 切断などがある (47; refs. therein)。これらの現象が引き起こされる機構の詳細は知られていないことから，我々の研究室においても，活性酸素の消去系の障害がその原因の一つと位置付けて，それによって引き起こされる酸化的ストレスがコプラナー PCB の毒性発現にどの程度の寄与があるのかについて検討した。

6.3.5.1. カタラーゼの抑制

ペルオキシソーム増殖剤で誘導されるビリルビン UGT 活性や CYP4A1 が，PCB126 処理によって抑制されることから (13, 16)，ペルオキシソームへの PCB126 の影響に興味がもたれた。ペルオキシソームには，シアン非感受性の β 酸化経路があり，極長鎖脂肪酸の β 酸化を行なっている。そこで生成される過酸化水素の分解に，カタラーゼは非常に重要な役割を担っている。PCB 126 は，ラット肝ペルオキシソームの脂肪酸酸化システム (FAOS) およびカタラーゼ活性を著しく低下させた。光学顕微鏡下に，ペルオキシダーゼ染色を行なうと，PCB126 処理ラットの肝ではペルオキシダーゼ活性を示す顆粒が著しく減少していた。しかし，これは明らかな，形態的な変化を伴わなかった。このことから，カタラーゼ活性の低下は，タンパク質の発現レベルの低下によると思われた。PCB126 処理によってペルオキシソーム β 酸化活性および尿酸オキシダーゼ活性も有意に低下していた (31)。一方，モルモットにおいては，PCB126 (0.5 mg/kg, i.p.) 処理によって FAOS 活性は上昇する傾向にあったが，カタラーゼ活性にはほとんど変化がなかった。しかしながら，尿酸オキシダーゼ活性は顕著に誘導された。このように，PCB126 の尿酸オキシダーゼへの影響は，ラット，モルモットいずれにおいても，ビリルビン UGT や CYP4A1 への影響 (13, 16) に類似していたが，FAOS 活性とカタラーゼ活性には，モルモットにおける反応性に違いが見られた (48)。

6.3.5.2. グルタチオンペルオキシダーゼ (GPx)-還元系システムに対する影響

Se 依存性グルタチオンペルオキシダーゼ (Se-GPx) は，カタラーゼとともに細胞内の過酸化水素や過酸化脂質の消去に重要な役割を担っている (49)。また，Se-非依存性の GPx としてグルタチオン-S-転移酵素 (GST) が存在する。GST には分子多様性があるが，幾つかの分子種には強力な過酸

化物還元活性がある (50)．本研究では，この2つのGPxについて，マウス，ラットおよびモルモットを用いて検討した (51, 52)．PCB126処理ラットでは，いずれのGPx活性も低下した．このことは，還元型グルタチオン含量低下，グルタチオン還元酵素およびγ-グルタミン酸トランスペプチダーゼ (γ-GTP) 活性の低下とよく符合していた．一方，モルモットではSe非依存性のGPx活性がPCB126処理によって増加したが，Se依存性GPxの活性には変化はなかった．モルモットにおいては，グルタチオンの供給に関係のある酵素の顕著な変化は観察されなかった．このことから，GPx-還元系システムへの影響は，少なくともラットにおけるコプラナーPCBの毒性であることが示唆され，TCDDのラットへの影響と一致していた (53)．しかしながら，モルモットでは，この系への影響は賦活であり，毒性には別の機構があるものと考えられた．次に，AhRの高親和性リガンドPCB126，これに比べると親和性の弱いリガンドである 3, 3′, 4, 4′-TCB (PCB77)，親和性の低いノンプラナーPCBである 2, 2, 5, 5-TCB (PCB52) を用意し，Ah-応答性と弱応答性のマウスを用いることによりAhRの関与を調べた (52)．C57BLマウス肝Se依存性GPx活性は，PCB126および高用量のPCB77によって抑制されたが，PCB52は影響を与えなかったこと，また，このような抑制がDBAマウスには見られなかったことから，コプラナーPCBによるマウス肝Se依存性GPx活性の抑制にはAhRが関与することが示唆された．しかしながら，一方で，Ah-応答性マウスには，θクラスGSTが誘導されており，コプラナーPCBによる酸化的ストレスを部分的に緩和していると思われた．このように，GPx-還元系システムやカタラーゼの抑制に見たコプラナーPCBの毒性としての酸化的ストレスは，ラットとマウスに顕著に現れると考えられた．

6.3.6. 一次元および二次元電気泳動後のタンパク染色パターンを利用したPCB126にレスポンスする蛋白質のスクリーニングを基盤とした研究展開

6.3.6.1. 54Kタンパク質の誘導

「コプラナーPCBやTCDDによって毒性が発現する状態では，毒性発現に関わるタンパク質レベルに著しい変化を伴う．」という作業仮説を立て，PCB126がラット肝臓のサイトソルタンパク質の発現パターンに及ぼす影響を検討した．サイトソルタンパク質は，SDS-電気泳動 (SDS-PAGE) で分離し，Coomassie Blue染色してバンドの強弱を比較した．また，非平衡pHグラジエントゲル電気泳動とSDS-電気泳動からなる二次元電気泳動も併せて行ない，発現量の変化の著しいバンドを回収して，ペプチドマッピングすることにより得られた断片のアミノ酸配列を決定した．ラット肝サイトソルでは，分子量54Kと58Kのタンパク質の誘導が顕著であった．58Kは腫瘍関連アルデヒド脱水素酵素(クラス3)であり，TCDDで誘導されることが既に分かっている酵素であった (54)．これに対し，54Kタンパク質は，ラットの新規タンパク質であり，マウスのセレン結合性タンパク質 (55) とアセトアミノフェン結合性タンパク質 (56) に高い相同性を示すことが明らかになった (57, 58)．このタンパク質の生理的機能は，まだ十分には解明されていないが，癌に抑制的な役割をもつ可能性も示されている (55)．そこで，54Kタンパク質をタンパク質等電点分取装置で精製し，それに対する抗体を調製し，これを一次抗体としてイムノブロットを行なった．イムノブロットの結果からも54Kタンパク質がPCB126および3-MCで誘導されることが明らかであった (59)．代表的な薬物代謝酵素誘導剤の影響を調べた結果，抗酸化剤 (antioxidant) であるジブチルヒドロキシトル

エン（BHT）が 54 K タンパク質を誘導することが分かった。このことは，NAD(P)H: キノンオキシドレダクターゼの誘導とよく一致しており（60），AhR-XRE の Ah battery としてだけでなく，Nrf2-, antioxidant response element（ARE）の介在（61）によっても調節されうると予想している。この 54 K タンパク質の精製にさらに改良を加え，セレン含量を定量したところ，その含量は Se-GPx のそれに比べるとかなり低いことが分かった（62）。このような 54 K タンパク質の PCB126 による著しい誘導が，コプラナー PCB の毒性発現あるいは毒性軽減へのレスポンスの現れであるかについては，未だ明確でないが，そのセレンとの関わり，生理的機能の解明が油症研究の新しい局面を開く可能性があると思われる。

6.3.6.2. 炭酸脱水酵素 III（CAIII）の抑制

PCB126 処理によって，ラット肝サイトソルの 40K と 27K のタンパク質が著しく発現抑制されることが明らかになり，40 K がアルドラーゼ B と ADH，27K が炭酸脱水酵素 III（CAIII）であることを，内部アミノ酸配列から明らかにした（40）。CAIII に対する特異的抗体（63）を用いたイムノブロットから，CAIII の発現抑制は，PCB 126 の用量依存的であることが明らかになった。CAIII は筋肉型が報告されていたが（64），肝臓型とは異なっている可能性があったため，Wistar ラット肝から CAIII cDNA をクローン化した。PCB126（10 mg/kg, i.p.）処理で最も強く CAIII が抑制されたことから，この用量での CAIII mRNA レベルの変化をノーザンブロットで解析し，CAIII の発現が mRNA レベルで抑制されていることを明らかにした（65）。CAIII は，サイトソルの約 5% を占めるタンパク質である。炭酸脱水酵素としての活性は，CAI や CAII に比べかなり低い（66）。しかしながら，量的に多いためその作用を無視することはできないと思われる。CAIII は，グルタチオン化によって活性が調節されており（67），細胞内の酸化還元状態に影響を受けると思われる。グルタチオン含量は，PCB 126 処理によって有意に低下することから（51），タンパク質レベルの低下だけでなく，酸化還元状態によっても活性が負に調節されている可能性がある。CAIII は，チロシンホスファターゼ活性をもつ酵素でもあり（67），そのシグナルトランスダクションへの影響に興味がもたれる。しかしながら，この点については，あまり進展しておらず今後の研究展開を待たねばならない。

6.3.6.3. GRP78, GRP94 の抑制

細胞内において，形質膜やゴルジ体，リソソームのような細胞内小器官に輸送されるタンパク質もしくは細胞外へ分泌されるタンパク質は，小胞体においてポリペプチドの折り畳み（folding）や会合（assembly）を受けると考えられている。グルコース調節タンパク質（GRP）は，ストレスタンパク質の一種で，当初繊維芽細胞を飢餓状態にしたときに誘導されるタンパク質として発見されたが，その後，小胞体内にタンパク質を蓄積させるような種々のストレスにより誘導されることがわかり，タンパク質の折り畳みや会合などを調節する，いわゆる分子シャペロンであることが示唆されている（68, 69）。PCB 126（25 mg/kg, i.p.）処理 4 週齢 Wistar 系雄性ラット肝ミクロソームを，抗 GRP78 抗体および抗 GRP94 抗体（70）でイムノブロットした結果，GRP78 および GRP94 のタンパク質レベルが著しく低下していることが明らかになった（71）。タンパク質の品質管理をしている分

子シャペロンが影響を受けることから，その介在によって機能的なタンパク質へとなる過程が影響を受ける可能性があり，PCB 126 の多面的な毒性を理解するために重要な現象であると推察している。

6.3.6.4. 分子シャペロン HSP70 と HSP90 の誘導

熱ショックタンパク質 70（Heat shock protein 70, HSP70）および HSP90 に代表される細胞質の分子シャペロンは，タンパク質生合成における折り畳み（folding）と会合（assembly）の調節だけでなく，既につくられたタンパク質分子の細胞内輸送や品質管理，転写調節因子の調節やシグナル伝達およびシグナル受容体の調節，さらには分解に至るまで，極めて広範な細胞機能に関わっている(72)。PCB126 処理ラット肝ミクロソームでは GRP78 と GRP94 の抑制が観察されたので，細胞質の HSP70 と HSP90 レベルへの PCB 126 の影響を調べた。6 週齢 Wistar 系雄性ラットの肝サイトソルにおいては，HSP90 の 2 つの isoform HSP90 α と HSP90 β のいずれも PCB126（0.5–25 mg/kg, i.p）の範囲で用量依存的に誘導された。HSP70 については，摂餌量の減少を考慮した摂餌対照群においても若干誘導されたが，PCB126 処理群での誘導がはるかに強かった。HSP70 の誘導は，PCB126（0.5 mg/kg, i.p.）においても顕著であり，PCB126（1 mg/kg, i.p.）で最も強く誘導された。5 mg/kg（i.p.）以上の用量での誘導率は，PCB126（0.5 mg/kg, i.p.）のそれとあまり違いはなかった(73)。

このような HSP70 および HSP90 の誘導は，ラット精巣ライディッヒ細胞においても顕著に認められることを明らかにした。HSP70 の誘導は，環境中の PCB126 レベルとほぼ同じ 10 pM で引き起こされる(74)。その誘導された HSP が，PCB126 という外的ストレスに対して，細胞を防御していると思われる。ダイオキシン類が酸化的ストレスを受けることは，上にも述べたが，これは細胞内に損傷を受けたタンパク質が生成する原因と捉えることができ，この修復のために HSP が働いている可能性がある。また，ステロイドホルモンレセプターのリガンド結合能，細胞内局在，ならびに遺伝子転写調節活性を調節している HSP90 が高濃度に存在すると，エストロゲンレセプターの転写調節領域への結合を抑制することも報告されており(75)，このことがダイオキシン類の内分泌撹乱作用を惹起している可能性もある。直接ヒトに外挿するには，ダイオキシン類への感受性の差を考慮する必要があるが，HSP が誘導される状態を，ストレスにさらされた状態であると考えれば，油症患者だけでなく健常人にとってもダイオキシン類が脅威であることは事実だと思われる。

6.3.7. 結　び

本研究では，ダイオキシン類がアップレギュレーションあるいはダウンレギュレーションしている複数の酵素あるいはタンパク質を新たに見いだした(表 6.3.2)。ダイオキシン類によって正に調節される機構は，Ah-gene battery としてよく知られているが，負に発現調節される機構については，現段階では知見が乏しい。これまで TCDD により，上皮成長ホルモン（EGF）レセプター，エストロゲンレセプター，プロラクチンレセプターおよび主要組織適合抗原 Q1[b]（major histcompatibility Q1[b], MHC Q1[b]）の発現が抑制され，これらの抑制機構に AhR の関与が示唆されている(76–80)。また，カテプシン D のエストラジオールによる誘導は TCDD により抑制されるが，この場合は，調節領域であるエストロゲンレセプター/Sp1 複合体結合領域の中に XRE 様配列も存在し，そこに AhR 複

表 6.3.2. 3, 3′, 4, 4′, 5-Pentachlorobiphenyl (PCB 126) 処理により実験動物に観察された生化学的変化（本研究より）

指標	ラット	モルモット	マウス (C57BL)
脂質代謝			
トリアシルグリセロール(肝)	増加	N.S.	n.d.
トリアシルグリセロール(血漿)	N.S.	増加	n.d.
コレステロール(肝)	N.S.	増加	n.d.
コレステロール(血漿)	減少	増加	n.d.
脂肪酸組成(肝)			
オレイン酸	増加	n.d.	n.d.
α-リノール酸	増加	n.d.	n.d.
アラキドン酸	減少	n.d.	n.d.
Δ5 不飽和化酵素	低下	n.d.	n.d.
Δ6 不飽和化酵素	低下	n.d.	n.d.
糖新生と中間代謝			
PEPCK	低下	上昇	n.d.
血糖値(血漿)	低下	N.S.	n.d.
アラニン(血漿)	増加	N.S.	n.d.
トリプトファン(血漿)	増加	増加	n.d.
アルドラーゼ B	低下	n.d.	n.d.
グリセルアルデヒド-3-リン酸	低下	n.d.	n.d.
脱水素酵素			
グリセロキナーゼ	低下	n.d.	n.d.
トランスアルドラーゼ	低下	n.d.	n.d.
トランスケトラーゼ	低下	n.d.	n.d.
トリオースリン酸イソメラーゼ	低下	n.d.	n.d.
トリオースリン酸含量	低下	n.d.	n.d.
グルコース-6-リン酸脱水素酵素	上昇	低下	上昇
薬物代謝酵素			
ビリルビン UGT	低下	上昇	n.d.
CYP4A1	低下	上昇	n.d.
ペルオキシソーム酵素			
カタラーゼ	低下	N.S.	n.d.
脂肪酸酸化システム	低下	N.S.	n.d.
尿酸オキシダーゼ	低下	上昇	n.d.
グルタチオンペルオキシダーゼ (GPx)-還元システム			
Se-GPx	低下	N.S.	低下
non-Se-GPx	低下	上昇	低下
GST acticity	上昇	上昇	n.d.
GST α/μ	n.d.	n.d.	上昇
GST π	n.d.	n.d.	n.d.
GST θ	n.d.	n.d.	上昇
還元型グルタチオン	減少	増加	増加
γ-GTP	低下	上昇	低下
グルタチオン還元酵素	低下	上昇	上昇
サイトソルタンパク質			
54K タンパク質	増加	n.d.	n.d.
アルデヒド脱水素酵素 (class 3)	増加	n.d.	n.d.
アルコール脱水素酵素 (class I)	低下	n.d.	n.d.
炭酸脱水素酵素 III	低下	n.d.	n.d.
HSP70	増加	n.d.	n.d.
HSP90	増加	n.d.	n.d.
ミクロソームタンパク質			
GRP78 (BiP)	減少	n.d.	n.d.
GRP94	減少	n.d.	n.d.

生化学的変化の方向性は対照群との有意な差を基に表示している．N.S. は，有意差なし．n.d. は，検討せず．

合体が結合することにより，エストロゲンレセプター/Sp1 複合体の結合を妨げるというメカニズムが示唆されている (81)。しかし，まだ直接的に AhR を介して負に調節される，タンパク質の抑制機構が完全に明らかにされた例はない。TCDD はいくつかの種類のサイトカインのレベルを上昇させることが知られおり，特に，インターロイキン-1β (IL-1β) は AhR を介してその発現が上昇する (82)。また，IL-1β の上昇は IL-6 のレベルの上昇をもたらすが (83)，IL-6 が IL-1β とは別の調節を受けていることも否定できない。IL-6 はアルドラーゼ B の発現を，チロシンキナーゼを活性化することにより抑制するとされており (84)，TCDD 処理によりチロシンキナーゼが活性化されることを併せて考えると (85)，PCB 126 によるアルドラーゼ B の発現抑制機構には，IL-6 レベルの上昇が関与している可能性がある。

　このように，ダイオキシン類による発現抑制には，AhR が関与するにしても，正の調節とは別の機構が存在することは間違いないことと思われる。本節では，アラキドン酸生合成の抑制 (27) を通じた発現抑制の可能性についても言及したが，PPAR，消耗症候群との関係については，今後，転写調節因子のクロストークや，サイトカインの影響なども考慮して，更なる検討を加える必要がある。

　この節では，PCB126 を油症原因物質のモデル化合物として，酵素活性あるいはタンパク質の発現に及ぼす影響について検討した結果について述べた。すべての酵素活性あるいはタンパク質の発現に，PCB126 が影響しているのではないことは確かであった。しかし，検討したかなり多くの酵素の活性やタンパク質の発現に影響があったことも事実である。PCB126 を用いて，油症原因物質の生化学的な作用を帰納的に明確にする試みは，これまでのところ特定の作用に収斂させて説明することは困難であった。むしろ，それを想起させるように，油症原因化学物質などのダイオキシン類の作用は広範であると共に，遅発性であることを特徴としている。AhR ノックアウトマウスを用いた検討から，ダイオキシン類の毒性は，AhR でほとんど説明しうると考えられているものの，高用量における肺や肝のネクローシスなどの影響は依然として現れることも分かっており，既知の AhR 以外にも，ダイオキシン類の作用機構があることも予想されている (10)。AhR のパートナーである Arnt には Arnt2, Arnt3 というホモログが知られている (86, 87)。また，サカナには，役割は分かっていないものの，2 種の AhR ホモログが見いだされている (88)。これらのことから，哺乳類にも AhR のサブタイプが存在して類似のメカニズムが作動する可能性や，全く別の機構が存在する可能性も残されている。油症の発症に最も関わると考えられる AhR についての最大の疑問は，その生理的な役割が明らかにされていないところにある。内因性のリガンドが存在するのかについても明確ではない。脊椎動物のみに存在すると推定されている AhR のオーソロガス遺伝子，すなわち進化的に起源を同じくする遺伝子が線虫 (*C. elegans*) に見いだされた (89)。しかし，その遺伝子産物には，ダイオキシン類の結合能はないと言われている。多細胞の高等な動物のみに存在する，ダイオキシン類に応答する転写調節因子としての AhR の役割のより詳細な解明が，油症原因物質の毒作用機構に基づく治療方法を開発するために待たれる。

文　献

1) Yoshimura, H., Yoshihara, S., Ozawa, N., and Miki, M. (1979) Possible correlation between induction modes of

hepatic enzymes by PCBs and their toxicity in rats. Ann. N. Y. Acad. Sci. 320, 179–192.

2) Poland, A., and Knutson, J. C. (1982) 2, 3, 7, 8-Tetrachlorodibenzo-p-dioxin and related halogenated aromatic hydrocarbons: examination of the mechanism of toxicity. Ann. Rev. Pharmacol. Toxicol. 26, 517–554.

3) Safe, S. (1990) Polychlorinated Biphenyl (PCB s), dibenzo-p-dioxin (PCDDs), dibenzofurans (PCDFs), and related compounds: environmental and mechanistic considerations which support the development of toxic equivalency factors (TEFs). CRC Crit. Rev. Toxicol. 21, 51–88.

4) Sogawa, K. and Fujii-Kuriyama Y. (1997) Ah Receptor, a novel ligand-activated transcription factor. J. Biochem. 122, 1075–1079.

5) Ema, M., Sogawa, K., Watanabe, N., Chujoh, Y., Matsushita, N., Gotoh, O., Funae, Y., and Fujii-Kuriyoma, Y. (1992) cDNA cloning and structure of mouse putative Ah receptor. Biochem. Biophys. Res. Commun. 184, 246–253.

6) Fernandes-Salgureo, P., Pineau, T., Hilbert, D. M., McPhail, T., Lee, S. S. T., Kimura, S., Nebert, D. W., Rudikoff, S., Ward, J. M., and Gonzalez, F. J. (1995) Immune system impairment and hepatic fibrosis in mice lacking the dioxin-binding Ah receptor. Science 268, 722–726.

7) Schmidt, J. V., Su, G. H.-T., Reddy, J. K., Simon, M. C., and Bradfield, C. A. (1996) Characterization of murine Ahr null allele: Involvement of the Ah receptor in hepatic growth and development. Proc. Natl. Acad. Sci. USA, 93, 6731–6736.

8) Mimura, J., Yamashita, K., Nakamura, K., Morita, M., Takagi, T. N., Nakao, K., Ema, M., Sogawa, K., Yasuda, M., Katsuki, M., and Fujii-Kuriyama, Y. (1997) Loss of teratogenic response to 2, 3, 7, 8-tetrachlorodibenzo-p-dioxin. Genes Cells 2, 645–654.

9) Ema, M., Ohe, N., Suzuki, M., Mimura, J., Sogawa, K., Ikawa, S., and Fujii-Kuriyama, Y. (1994) Dioxin binding activities of polymorphic forms of mouse and human arylhydrocarbon receptors. J. Biol. Chem. 269, 27337–27343.

10) 三村純正，藤井義明（1999）ダイオキシン毒素の発症メカニズム．蛋白質　核酸　酵素 44, 2384–2389.

11) Gasiewicz, T. A. (1991) Nitro compounds and related phenolic pesticides. In Handbook of Pesticide Toxicology, Vol. 3, Classes of Pesticides (Hayers, W. J., Jr. and Laws, E. R., Jr. eds.), Academic Press, San Diego, pp. 1191–1269

12) Hoshikawa, Y., Hanioka, N., Mitsui, T., Oguri, K., and Yoshimura, H. (1987) Comparison of inducibility of liver UDP-glucuronosyltransferase in rats and guinea pigs. Abstracts of papers, The Japanese-United States Congress of Pharmaceutical Sciences, Honolulu, U.S.A., December, 1987.

13) 小栗一太，古賀淑子，津田　実，有吉範高，石井祐次，山田英之，吉村英敏（1993）Co-planar PCB による肝ビリルビン UDP-グルクロン酸転移酵素の誘導：モルモットとラット間の顕著な相違．福岡医誌 84, 175–180.

14) Fournel-Giglux, S., Magdalou, J., Thomassin, J., Villoutreix, J., Siest, G., Caldwell, J., and Andre, J. -C. (1985) Structure-dependent induction of bilirubin glucuronidation and lauric acid 12-hydroxylation by arylcarboxylic acids chemically related to clofibrate. Biochim. Biophys. Acta 842, 202–213.

15) Clarke, D. J., Keen, J. N., and Burchell, B. (1992) Isolation and characterisation of a new hepatic bilirubin UDP-glucuronosyltransferase. Absence from Gunn rat liver. FEBS Lett. 299, 183–186.

16) Koga, Y., Tsuda, M., Ariyoshi, N., Ishii, Y., Yamada, H., Oguri, K., Funae, Y., and Yoshimura, H. (1994) Induction of bilirubin UDP-glucuronyltransferase and CYP4A1 P450 by co-planar PCBs: different responsiveness of guinea pigs and rats. Chemosphere 28, 639–645.

17) Kliewer, S. A., Umesono, K., Noonan, D. J., Heyman, R. A., and Evans, R. M. (1992) Convergence of 9-cis retinoic acid and peroxisome proliferator signalling pathways through heterodimer formation of their receptors. Nature 358, 771–774.

18) Issemann, I., Prince, R. A., Tugwood, J. D., and Green, S. (1993) The retinoid X receptor enhances the function of the peroxisome proliferator activated receptor. Biochimie 75, 251–256.

19) Waxman, D. (1999) P450 gene induction by structually diverse xenochemicals: Central role of Nuclear Receptors CAR, PXR, and PPAR. Arch. Biochem. Biophys. 369, 11–23.

20) Thomas, H., Schladt, L., Knehr, M., Post, K., Oesch, F., Boiteux-Antoine, A. F., Fournel-Gigleux, S., Magdalou, J., and Siest, G. (1989) Effect of hypolipidemic compounds on lauric acid hydroxylation and phase II enzymes.

Biochem. Pharmacol. 38, 1963–1969.

21) Bell, A. R., Savory, R., Horley, N. J., Choudhury, A. I., Dickins, M., Gray, T. J., Salter, A. M., and Bell, D. R. (1998) Molecular basis of non-responsiveness to peroxisome proliferators: the guinea-pig PPARα is functional and mediates peroxisome proliferator-induced hypolipidaemia. Biochem. J. 332, 689–693.

22) Tugwood, J. D., Holden, P. R., James, N. H., Prince, R. A., and Roberts, R. A. (1998) A peroxisome proliferator-activated receptor-α (PPARα) cDNA cloned from guinea-pig liver encodes a protein with similar properties to the mouse PPARα: implications for species differences in responses to peroxisome proliferators. Arch. Toxicol. 72, 169–177.

23) 鵜沢春生，伊藤靖夫，納富昭光，勝木司馬之助 (1969) 塩化ビフェニールによる高グリセライド血症．福岡医誌 60, 449–454.

24) Hirota Y, Kataoka K, Tokunaga S, Hirohata T, Shinohara S and Tokiwa H: Association between blood polychlorinated biphenylconcentration and serum triglyceride level in chronic "Yusho" (polychlorinated biphenyl poisoning) patients. Int. Arch. Occup. Environ. Health 65, 221–225, 1993.

25) 初村　恵，石田卓巳，石井祐次，有吉範高，小栗一太，吉村英敏 (1995) Coplanar PCB による脂質代謝への影響：ラットとモルモット間の顕著な相違．福岡医誌 86, 135–143.

26) Matsusue, K., Ishii, Y., Ariyoshi, N., and Oguri, K. (1997) A highly toxic PCB produces unusual changes in the fatty acid composition of rat liver. Toxicol. Lett. 91, 99–104.

27) Matsusue, K., Ishii, Y., Ariyoshi, N., and Oguri, K. (1999) A highly toxic coplanar polychlorinated biphenyl compound suppresses Δ5 and Δ6 desaturase activities which play key roles in arachidonic acid synthesis in rat liver. Chem. Res. Toxicol. 12, 1158–1165.

28) Capdevila, J. H., Karara, A., Waxman, D. J., Martin, M. V., Falck, J. R., and Guenguerich, F. P. (1990) Cytochrome P-450 enzyme-specific control of the regio-and enantiofacial selectivity of the microsomal arachidonic acid epoxygenase. J. Biol. Chem. 265, 10865–10871.

29) 河田照雄 (1998) 脂質代謝関連レセプター──Peroxisome proliferator-activated receptor (PPAR) の構造，機能，発現と分類──．日本臨床 56, 1722–1728.

30) Oguri, K., Hatsumura, M., Ishii, Y., Koga, Y., Ariyoshi, N., and Yoshimura, H. (1993) Modification of the gluconeogenesis is not involved in the co-planar PCB toxicity in highly sensitive guinea pigs. Chemosphere 27, 2295–2303.

31) Ariyoshi, N., Iwasaki, M., Kato, H., Tsusaki, S., Hamamura, M., Ichiki, T., and Oguri, K. (1998) Highly toxic coplanar PCB126 reduces liver peroxisomal enzyme activities in rats. Environ. Toxicol. Pharmacol. 5, 219–225.

32) Stahl, B. U., Beer, D. G., Weber, L. W. D. and Rozman, K. (1993) Reduction of hepatic phosphoenolpyruvate carboxykinase (PEPCK) activity by 2, 3, 7, 8-tetrachlorodibenzo-p-dioxin (TCDD) is due to decreased mRNA levels. Toxicology 79, 81–95.

33) Mehlman, M. A., Tobin, R. B., Friend, B., and Mackerer, C. R. (1975) The effects of a polychlorinated biphenyl mixture (Aroclor 1254) on liver gluconeogenic enzymes of normal and alloxan-diabetic rats. Toxicology 5, 89–95

34) Messner, B., Berndt, J., and Still, J. (1976) Inhibition of PEP-carboxykinase in rat liver by polychlorinated biphenyl. Nature 263, 599–600.

35) Weber, L. W. D., Lebofsky, M., Stahl, B. U., Gorski, J. R., Muzi, G., and Rozman, K. (1991) Reduced activities of key enzymes of gluconeogenesis as possible cause of acute toxicity of 2, 3, 7, 8-tetrachlorodibenzo-p-dioxin (TCDD) in rats. Toxicology 66, 133–144.

36) Miller, C. A. 3rd (1997) Expression of the human aryl hydrocarbon receptor complex in yeast. Activation of transcription by indole compounds. J. Biol. Chem. 272, 32824–32829.

37) Heath-Pagliuso, S., Rogers, W. J., Tullis, K., Seidel, S. D., Cenijn, P. H., Brouwer A., and Denison, M. S. (1998) Activation of the Ah receptor by tryptophan and tryptophan metabolites. Biochemistry 37, 11508–11515.

38) Penhoet, E., Rajkumar, T., and Rutter, W. J. (1966) Multiple forms of fructose diphosphate aldolase in mammalian tissues. Proc. Natl. Acad. Sci. U.S.A. 56, 1275–1282.

39) Ishii, Y., Kato, H., Hatsumura, M., Ishida, T., Ariyoshi, N., and Oguri, K. (1997) Significant suppression of rat liver aldolase B by a toxic coplanar polychlorinated biphenyl, 3, 3′, 4, 4′, 5-pentachlorobiphenyl. Toxicology 116, 193–199.

40) Kato, H., Ishii, Y., Hatsumura, M., Ishida, T., Ariyoshi, N., and Oguri, K. (1997) Significant suppression of aldolase B, carbonic anhydroase III and alcohol dehydrogenase in liver cytosol of rats treated with highly toxic coplanar PCB. Jpn. Toxicol. Environ. Health 43, s-20.

41) 加藤晴敏，中山伊知郎，石井祐次，有吉範高，小栗一太（1996）高毒性コプラナー PCB によるトリオースリン酸代謝に関わる酵素の著しい抑制．第13回日本薬学会九州支部大会(熊本，1996年11月)講演要旨集，p. 19.

42) 古賀信幸，黒木　淳，外間由美子，吉村英敏（1985）PCB 異性体によるラット肝可溶性酵素の誘導．福岡医誌 76, 160–166.

43) Kelling, C. K., Menahan, L. A., and Peterson, R. E. (1987) Hepatic indices of thyroid status in rats treated with 2, 3, 7, 8-tetrachlorodibenzo-p-dioxin. Biochem. Pharmacol. 36, 283–291.

44) Hori, M., Kondo, H., Ariyoshi, N., Yamada, H., and Oguri, K. (1997) Species-specific alteration of hepatic glucose 6-phosphate dehydrogenase activity with coplanar polychlorinated biphenyl: evidence for an Ah-receptor-linked mechanism. Chemosphere 35, 951–958.

45) 古賀信幸，中嶋　寛，神村英利，外間由美子，吉村英敏（1989）2, 3, 4, 7, 8-Pentachlorodibenzofuran のハムスターにおける生体内分布，肝酵素誘導作用および急性毒性．福岡医誌 80, 227–234.

46) Stohs, S. J., Hassan, M. Q., and Murray, W. J. (1984) Effects of BHA, d-α-tocopherol and retinol acetate on TCDD-induced changes in lipid peroxidation, glutathione peroxidase activity and survival. Xenobiotica 14, 533–537.

47) Stohs, S. J., Shara, M. A., Alsharif, N. Z., Wahba, Z. Z., and al-Bayati, Z.A.F. (1990) 2, 3, 7, 8-Tetrachlorodibenzo-p-dioxin-induced oxidative stress in female rats. Toxicol. Appl. Pharmacol. 106, 126–135.

48) Flohe, L (1989) The selenoprotein glutathione peroxidase. In Glutathione: Chemical, Biochemical, and Medical Aspects, Part A (Dorphin, D., Poulson, R., and Avramovic, O. eds.), Wiley, New York, pp. 643–731.

49) 岩崎　優，加藤晴敏，有吉範高，小栗一太（1995）コプラナー PCB によるモルモット肝ペルオキシソーム酵素活性の変化．福岡医誌 86, 144–152.

50) Hiratsuka, A., Kanazawa, M., Nishiyama, T., Okuda, H., Ogura, K., and Watabe, T. (1995) A subfamily 2 homodimeric glutathione S-transferase mYrs-mYrs of class theta in mouse liver cytosol. Biochem. Biophys. Res. Commun., 212, 743–750.

51) 堀　美穂，有吉範高，山田英之，小栗一太（1997）Co-planar PCB の肝 glutathione peroxidase-redox system に関する影響：ラットおよびモルモットでの検討．福岡医誌 88, 144–148.

52) Hori, M., Kondo, H., Ariyoshi, N., Yamada, H., Hiratsuka, A., Watabe, T., and Oguri, K. (1997) Canges in the hepatic glutathione peroxidase redox system produced by coplanar polychlorinated biphenyls in Ah-responsive and-less-responsive strains of mice: mechanism and implications for toxicity. Environ. Toxicol. Pharmacol. 3, 267–275.

53) Whaba, Z. Z., Murray, W. J., Hassan, M. Q., and Stohs, S. J. (1989) Comparative effects of pair-feeding and 2, 3, 7, 8-tetrachlorodibenzo-p-dioxin (TCDD) on various biochemical parameters in female rats. Toxicology 59, 311–323.

54) Jones, D. E. Jr., Brennan, M. D., Hepmel, J. and Lindahl, R. (1988) Cloning and complete nucleotide sequence of a full-length cDNA encoding a catalytically functional tumor-associated aldehyde dehydrogenase. Proc. Natl. Acad. Sci. U.S.A. 85, 1782–1786.

55) Bansal, M. P., Mukhopadhyay, T., Scott, J., Cook, R. G., Mukhopadhyay, R., and Medina, D. (1990) DNA sequencing of a mouse liver protein that binds selenium: implications for selenium's mechanisms of action in cancer prevention. Carcinogenesis 11, 2071–2073.

56) Lanfear, J., Fleming, J., Walker, M., and Harrison, P. (1993) Different patterns of regulation of the genes encoding the closely related 56 kDa selenium-and acetaminophen-binding proteins in normal tissues and during carcinogenesis. Carcinogenesis 14, 335–340.

57) Ishii, Y., Hatsumura, M., Ishida, T., Ariyoshi, N., and Oguri, K. (1996) A coplanar PCB induces a selenium binding protein as a major cytosolic protein in rat liver. Chemosphere 32, 509–515.

58) Ishii, Y., Hatsumura, M., Ishida, T., Ariyoshi, N., and Oguri, K. (1996) Significant induction of a 54-kDa protein in rat liver with homologous alignment to mouse selenium binding protein by a coplanar polychlorinated biphenyl, 3,

4, 5, 3′, 4′-pentachlorobiphenyl and 3-methylcholanthrene. Toxicol. Lett. 87, 1–9.
59) 石田卓巳，石井祐次，田崎健二，有吉範高，小栗一太（1997）ラット肝サイトソル 54kDa タンパク質に対する特異的抗体の産生——Coplanar PCB による著しい誘導の検証——. 福岡医誌 88, 135–143.
60) Ishida, T., Tasaki, K., Fukuda, A., Ishii, Y., and Oguri, K. (1998) Induction of a cytosolic 54 kDa protein in rat liver that is highly homologous to selenium-binding protein. Environ. Toxicol. Pharmacol. 6, 249–255.
61) Itoh, K., Chiba, T., Takahashi, S., Ishii, T., Igarashi, K., Katoh, Y., Oyake, T., Hayashi, N., Satoh, K., Hatayama, I., Yamamoto, M., and Nabeshima, Y. (1997) An Nrf2/small Maf heterodimer mediates the induction of phase II detoxifying enzyme genes through antioxidant response. Biochem. Biophys. Res. Commun. 236, 313–322.
62) Ishida, T., Fukuda, A., Yoshioka, Y., Maji, D., Ishii, Y., and Oguri, K. (1999) An improved method for the purification and characterization of a 54 kDa protein in rat liver which has recently been identified as a selenium-binding protein. J. Health Sci. 45, 203–208.
63) Nishita, T., and Matsushita, H. (1988) Comparative immunochemical studies of carbonic anhydrase III in horses and other mammalian species. Comp. Biochem. Physiol. 91B, 91–96.
64) Kelly, C. D., Carter, N. D., Jeffery, S., and Edwards, T. H. (1988) Characterization of cDNA clones for rat muscle carbonic anhydrase III. Biosci. Rep. 8, 401–406.
65) Ikeda, M., Ishii, Y., Kato, H., Akazawa, D., Hatsumura, M., Ishida, T., Matsusue, K., Yamada, H., and Oguri, K. (2000) Suppression of carbonic anhydrase III in rat liver by a dioxin-related toxic compound, coplanar polychlorinated biphenyl, 3,3′,4,4′,5-pentachlorobiphenyl. Arch. Biochem. Biophys. in press.
66) Maren, T. H., and Sanyal, G. (1983) The activity of sulfonamides and anions against the carbonic anhydrases of animals, plants, and bacteria. Ann. Rev. Pharmacol. Toxicol. 23, 439–459.
67) Cabiscol, E., and Levine, R. L. (1996) The phosphatase activity of carbonic anhydrase III is reversibly regulated by glutathiolation. Proc. Natl. Acad. Sci. U.S.A. 93, 4170–4174.
68) Kozutsumi, Y., Segal, M., Normington, K., Gething M. J., and Sambrook, J. (1988) The presence of malfolded proteins in the endoplasmic reticulum signals the induction of glucose-regulated proteins. Nature 332, 462–464.
69) Melnick, J., Dul, J. L., and Argon, Y. (1994) Sequential interaction of the chaperones BiP and GRP94 with immunoglobulin chains in the endoplasmic reticulum. Nature 370, 373–375.
70) Csermely, P., Miyata, Y., Schnaider, T., and Yahara, I. (1995) Autophosphorylation of grp94 (endoplasmin). J. Biol. Chem. 270, 6381–6388.
71) 田崎健二，石井祐次，石田卓巳，小栗一太（1999）コプラナー PCB による小胞体局在性ストレスタンパク質の発現抑制．福岡医誌 90, 251–258.
72) Hartl, F. U (1996) Molecular chaperones in cellular protein folding. Nature 381, 571–579.
73) 福田亜弥子，石井祐次，田崎健二，松末公彦，石田卓巳，小栗一太（1999）高毒性コプラナー PCB によるラット肝分子シャペロン HSP70 および HSP90 の誘導．福岡医誌 90, 259–271.
74) Fukuda, A., Kurogi, R., Tasaki, K., Ishida, T., Ishii, Y., and Oguri, K. (1999) Effect of dioxins on molecular chaperones HSP70 and HSP90 in rat leydig cells. J. Health Sci. 45, P-36.
75) Sabbah M. Radanyi C. Redeuilh G. and Baulieu E. E. (1996) The 90 kDa heat-shock protein (hsp90) modulates the binding of the oestrogen receptor to its cognate DNA. Biochem. J. 314, 205–213.
76) Madhukar, B. V., Brewster, D. W., and Matsumura, F. (1984) Effects of in vivo-administered 2, 3, 7, 8-tetrachlorodibenzo-p-dioxin on receptor binding of epidermal growth factor in the hepatic plasma membrane of rat, guinea pig, mouse, and hamster. Proc. Natl. Acad. Sci. U.S.A. 81, 7407–7411.
77) Zacharewski, T., Harris, M., and Safe, S. (1991) Evidence for the mechanism of action of the 2, 3, 7, 8-tetrachlorodibenzo-p-dioxin-mediated decrease of nuclear estrogen receptor levels in wild-type and mutant mouse Hepa 1c1c7 cells. Biochem. Pharmacol. 41, 1931–1939.
78) Lu, Y. -F., Sun, G., Wang, X., and Safe, S. (1996) Inhibition of prolactin receptor gene expression by 2, 3, 7, 8-tetrachlorodibenzo-p-dioxin in MCF-7 human breast cancer cells. Arch. Biochem. Biophys. 332, 35–40.
79) White, T. E., and Gasiewicz, T. A. (1993) The human estrogen receptor structural gene contains a DNA sequence that binds activated mouse and human Ah receptors: a possible mechanism of estrogen receptor regulation by 2, 3, 7, 8-tetrachlorodibenzo-p-dioxin. Biochem. Biophys. Res. Commun. 193, 956–962.
80) Dong, L., Ma, Q., and Whitlock, J. P. Jr. (1997) Down-regulation of major histocompatibility complex Q1[b] gene

expression by 2, 3, 7, 8-tetrachlorodibenzo-*p*-dioxin. J. Biol. Chem. 272, 29614–29619.
81) Krishnan, V., Poter, W., Santostefano, M., Wang, X., and Safe, S. (1995) Molecular mechanism of inhibition of estrogen-induced cathepsin D gene expression by 2, 3, 7, 8-tetrachlorodibenzo-*p*-dioxin (TCDD) in MCF-7 cells. Mol. Cell. Biol. 15, 6710–6719.
82) Sutter, T. R., Guzman, K., Dold, K. M., and Greenlee, W. F. (1991) Targets for dioxin: genes for plasminogen activator inhibitor-2 and interleukin-1β. Science 254, 415–418.
83) Aloisi, F., Care, A., Borsellino, G., Gallo, P., Rosa, S., Bassani, A., Cabibbo, A., Testa, U., Levi, G., and Peschle, C. (1992) Production of hemolymphopoietic cytokines (IL-6, IL-8, colony-stimulating factors) by normal human astrocytes in response to IL-1β and tumor necrosis factor-α. J. Immunol. 149, 2358–2366.
84) Huang, Y., Shinzawa, H., Togashi, H., Takahashi, T., Kuzumaki, T., Otsu, K., and Ishikawa, K. (1995) Interleukin-6 down-regulates expressions of the aldolase B and albumin genes through a pathway involving the activation of tyrosine kinase. Arch. Biochem. Biophys. 320, 203–209.
85) Bombick, D. W., and Matsumura, F. (1987) 2, 3, 7, 8-Tetrachlorodibenzo-*p*-dioxin causes elevation of the levels of the protein tyrosine kinase pp60c-src. J. Biochem. Toxicol. 2, 141–154.
86) Hirose, K., Morita, M., Ema, M., Mimura, J., Hamada, H., Fujii, H., Saijo, Y., Gotoh, O., Sogawa, K., and Fujii-Kuriyama, Y. (1996) cDNA cloning and tissue-specific expression of a novel basic helix-loop-helix/PAS factor (Arnt 2) with close sequence similarity to the aryl hydrocarbon receptor nuclear translocator (Arnt). Mol.Cell. Biol. 16, 1706–1713.
87) Takahata, S., Sogawa, K., Kobayashi, A., Ema, M., Mimura, J., Ozaki, N., and Fujii-Kuriyama, Y. (1998) Transcriptionally active heterodimer formation of an Arnt-like PAS protein, Arnt 3, with HIF-1 α, HLF, and clock. Biochem. Biophys. Res. Commun. 248, 789–794.
88) Hahn, M. E., Karchner, S. I., Shapiro, M. A., and Perera, S. A. (1997) Molecular evolution of two vertebrate aryl hydrocarbon (dioxin) receptors (AHR1 and AHR2) and the PAS family. Proc. Natl. Acad. Sci. U.S.A. 94, 13743–13748.
89) Powell-Coffman, J. A., Bradfield, C. A. and Wood, W. B. (1998) *Caenohabditis elegans* orthologs of the aryl hydrocarbon receptor and its heterodimerization partner the aryl hydrocarbon receptor nuclear translocator. Proc. Natl. Acad. Sci. U.S.A. 95, 2844–2849.

第 7 章　油症の臨床的特徴と処置

7.1. 内科的症状と所見

奥村 恂

　油症の発症初期には，全身倦怠感，食欲不振，頭重感などの非特異的な全身症状にひきつづいて，油症に特徴的ないくつかの症状や所見，すなわち腫脹した上眼瞼と特有の眼脂過多，暗褐色の爪の着色，歯肉部の黒褐色の色素沈着，痤瘡様の皮疹，下肢の知覚過敏または鈍麻などの末梢神経障害，月経不順，乳幼児の成長遅延などが出現してきた。

　しかし，油症発生以来すでに30年余を経た今日では，初期にみられたこのような特徴的な所見はほとんど軽快し，消失している。ただし，病初期に典型的な所見を示した油症の重症度IV度（1）の症例のなかには，今日でもなおいくつかの所見や自覚症状を訴えるものがあり，血中には原因物質であるPCBs濃度が一般人より高く，油症に特有のガスクロマトグラムのパターンが残っていて，PCDFsなどの残留濃度も高いことが示されている。

　本節では，油症患者の病初期とその後30年にわたる内科的症状や所見の経過を記載する。まず一般的所見（全体像）について述べ，つづいて神経学的所見，内分泌学的所見，血液像，肝臓の所見，血圧の変化および治療の順に略述する。

7.1.1. 油症患者の全体像

1. 油症の初期像
1) 臨床所見

　1968年6月7日以来，痤瘡様皮疹を主訴として九州大学医学部附属病院の皮膚科外来を受診した患者のうち，九大油症研究班が急いで作製した油症の診断基準によって確症と診断されたものは，68年末までに136例に達した。このなかから，油症としての症状所見が揃っている6家族の27名が，68年10月17日より各家族単位で7日間ずつ6週間にわたって入院し，著者を含む油症研究班臨床部会が診療を担当した（2）。まず，これら27症例のうち15歳以上の成人18例の成績について紹介する。

　18例の入院時の内科所見の主なものは，表7.1.1に示すとおりであった。発症当初には全身倦怠感，食欲不振，微熱感，頭重感などに加えて，眼瞼が腫れぼったい，目がかすむ，瞼板腺からの眼脂分泌の増加，など眼科的な訴えや所見が多くみられた。これらの症状にひきつづいて，特徴的な皮膚症状，すなわち口周または頬骨部にはじまるにきび様黒色面皰または痤瘡様の皮疹（いわゆるクロールアクネ）や，手指および趾爪部の暗褐色の色素沈着などが明瞭になってきた。

　18例中7例の患者では入院前の数ヵ月間に2ないし12 kgの体重減少がみられている。37.2～38.0°Cの発熱が重症度IVの9例中7例に認められた。2例の女性患者（症例10と12）は下肢の倦怠感（感覚異常）を訴え，3名の男性患者（症例1, 4, 17）は日本酒の味がまずくなったという。41歳未満の女性10例中3例に月経周期の遅延，短縮，または不規則などの異常が認められた。症例5は

表 7.1.1. 18名の成人油症患者の臨床症状（1968年）

患者	性別	年齢	家族名	重症度	初発症状	発症後期間（月）	発熱（°C）	体重減少（kg）	特記すべき所見
1	M	39	UJI	IV	全身倦怠 眼瞼浮腫	6	37.5		肝臓触知
2	F	35	UJI	IV	食欲不振	6	37.6		月経困難
3	M	15	UJI	IV	全身倦怠	5			
4	M	37	MIN	IV	全身倦怠	6	37.3	10	
5	F	33	MIN	IV	眼瞼浮腫	7	38.0	2	流産（罹患胎児, 7ヵ月女児, 1968年7月）
6	F	24	KAM	IV	眼瞼浮腫	7	37.3	3	
7	F	28	KAM	IV	面皰形成	6	37.4	12	
8	M	18	KAW	IV	面皰形成	5	37.4	8	
9	F	15	KAW	IV	面皰形成	4			
10	F	39	KAW	III	顔面腫脹	6			下肢感覚異常, 月経困難
11	F	41	KAW	III	顔面腫脹	4			月経困難
12	F	60	MOR	III	結膜分泌物	4			下肢感覚異常と浮腫
13	F	34	MOR	III	全身倦怠	4			
14	M	27	MOR	III	爪の色素沈着	5		4	
15	M	39	MOR	III	結膜分泌物	4			
16	F	31	MOR	II	全身倦怠	4			出産（罹患新生児, 9ヵ月男児, 1968年10月13日）
17	M	39	KOG	II	面皰形成	2		11	肝臓触知
18	F	38	KOG	II	顔面腫脹	4			

性別: M, 男; F, 女

　胎齢7ヵ月の色素沈着の著しい女児を死産（1968年7月）し，症例16は入院1ヵ月前に灰黒色調の強い児を胎齢9ヵ月で出産，その胎盤からはPCBsが検出されている。

　これら18例の初診時の視診所見では，ほとんどの例で全身皮膚なかでも顔面や爪の暗灰褐色の色素沈着がみられた。皮膚所見の詳細については7.2節を参照されたい。重症のIV度の例には痤瘡様皮疹の二次感染による小膿瘍を伴うものが頻繁にみられた。手掌の発汗過多もほとんどの例で観察された。これら成人18例の全例に眼瞼（とくに上眼瞼）の浮腫と，瞼板腺（マイボーム腺）からチーズ様の分泌物が圧出された。同時に瞼結膜および眼球結膜にメラニンと思われる褐色の色素沈着も観察された (3)。

　頸部，腋下部，鼠径部などに表在性のリンパ節腫大はみられなかった。心音については4例に軽い収縮期の雑音が聴取されたが，機能的なものと考えられ，血圧は全例正常域にあった。この18例における胸部X線写真像については，特記すべき異常所見はみられなかった。

　2例で右季肋下に肝を約2 cm触知したが，圧痛はみられず，硬度は僅かに増加していた（症例1と17）。脾，腎はいずれも触知しなかった。

　四肢に明らかな浮腫を示すものは1例（症例11）のみで，この例では足関節外側に粘液嚢様の嚢腫を認めた。ほかに1例（症例12）に膝関節外側部に同様な性状の嚢腫を認めるものがあった。

　神経学的診察所見では，中年女性の2例（症例10,12）に下肢末端の知覚異常が認められた。末梢

神経運動伝導速度および感覚伝導速度が検査された11例のうちの4例(症例8, 9, 14, 15)に感覚伝導速度の低下がみられている。

2) 検査所見

検尿・検便: 上記の入院患者の尿所見は, 蛋白, 糖ともに陰性で, ウロビリノゲンは症例3の弱陽性を除いてはすべて正常であった。便の潜血反応が持続的に陽性のものはなかった。

末梢血液像(表7.1.2)など: ヘモグロビン(Hb)値の明らかな低下, すなわち男性における70%未満と女性における65%未満を示すものが4例にみられ, すべて油症重症度IV度群(症例3, 4, 7, 9)であった。IV度群(9例, 以下重症群と略)とIIIおよびII度群(計9例, 以下軽症群と略)とを比較すると, ヘモグロビン, 白血球数では差がみられないが, 赤血球数は重症群で有意に低下していた。白血球数10,000/mm³を超えたものが重症群の7例にみられ, 注目された。軽症群にも2例みられたが, 分散が大きく両群の差は有意とはいえなかった。白血球分類で桿状核細胞が10%を超えるものが2例(症例6, 9)にみられ, 軽症例(症例14, 16)に比較的リンパ球増加がみられた。血小板数, 凝固時間, プロトロンビン時間などはすべて正常範囲内にあった。赤血球沈降速度1時間値で男性20 mm, 女性で30 mmを超えるものがそれぞれ2例ずつみられたが, 油症重症度との関連はみられなかった。

血中酵素活性値(表7.1.3): LDH, AST (GOT), ALT (GPT)とも1例を除いてすべて正常範囲内にあり, 症例12のみAST 87, ALT 77単位であった。重症群(9例), 軽症群(9例)の平均値はともに正常範囲内にあって, 両群間に差はなかった。ALPは軽度に上昇するものが重症群の過半数にみられた。症例2(15歳, 男性)においては, 39.6単位(成人正常上界の約4倍)を示し, そのアイソザイムは肝源性分画に一部骨源性分画がみられた。

肝機能検査: BSP負荷試験の45分停滞率で10%以上を示すものが3例にみられ, 症例3と8では同時にALP上昇, 血清アルブミン値の低下もみられ, 軽度の肝機能障害と考えられた。前述の肝

表7.1.2. 成人油症患者の重症度と検査値 (1) 血液像[a]

重症度	症例数(n)	Hb(%)	赤血球数($\times 10^4$/mm³)	白血球数(/mm³)	赤沈値(mm, 1 hr)
IV	9	71.4 ± 8.23	382 ± 30.2[b]	10,270 ± 2,770	27 ± 27.4
III + II	9	79.9 ± 9.13	422 ± 24.2[b]	8,490 ± 5,060	10 ± 10.6

[a]: 平均値 ± S.D., [b]: $p < 0.05$.

表7.1.3. 成人油症患者の重症度と検査値 (2) 肝機能検査

重症度		黄疸指数	BSP(%)	ALP(K.K.)	GOT(Karmen u.)	GPT
IV	n	8	8	9	9	7
	平均値	3.3	5.9	14.9	23.0	22.6
	S.D.	± 0.66	± 5.19	± 9.26	± 7.7	± 11.9
III + II	n	9	8	8	8	8
	平均値	3.3	4.9	8.7	27.1	27.5
	S.D.	± 0.49	± 4.97	± 2.29	± 22.9	± 20.8

を触知した2例のうち，症例1はALPのみ軽度上昇，症例17はほぼ正常の検査成績であった。したがって，この2例における肝触知の意義は特に大きいものではないようであった。

血清蛋白（表7.1.4）：6 g/dl 未満のものはなかった。ただしその分画では，重症群におけるアルブミンの低下，α_2-グロブリンの増量がみられ，両群間には有意差がみられた。一方，γ-グロブリン分画が12%未満のものが2例にみられた。

耐糖能：50 gブドウ糖負荷試験は11例に実施された。空腹時血糖値は全例100 mg/dl 以下であった。耐糖能は症例12（60歳，女性）のみが境界型を示したが，他は正常型であった。したがって油症における耐糖能はほぼ正常と考えられた。

血清脂質（表7.1.4）：この変化は本症に特徴的であった。総コレステロール値で250 mg/dl を超えるのは1例のみであったが，総脂質は800 mg/dl を超えるものが6例にみられ，なかでも中性脂肪（TG）の増量が著明であった。しかし油症重症度との関連は明らかではなかった。

血清電解質（表7.1.5）：Na, K, Caはいずれも正常域にあり，重症度による差はみられない。Clは全例正常域内にあるが，平均値±SDをみると重症群の106.2±3.03 mEq/l に対して軽症群では103.0±2.54 mEq/l で有意の差がみられた。

血清重金属（表7.1.5）：血清鉄は70 μg/dl 未満のものが18例中9例にみられ，うち5例では血清銅値が150 μg/dl を超えていた。血清鉄値と油症重症度との関連はみられなかったが，血清銅の平均

表 7.1.4. 成人油症患者の重症度と検査値　(3) 血清蛋白と脂質

重症度	症例数(n)	血清蛋白と分画（%）						血清脂質（mg/100 ml）		
		総蛋白(g/100 ml)	アルブミン	α_1-G[b]	α_2-G	β-G	γ-G	総脂質	トリグリセリド	コレステロール
IV	9	6.87 ± 0.73	56.4[a] ± 5.47	6.4 ± 0.94	12.7[b] ± 2.74	8.5 ± 1.67	15.4 ± 2.62	725.0 ± 169.5	180.6 ± 88.2	166.9 ± 46.9
III + II	9	6.91 ± 0.23	61.7[a] ± 4.42	5.8 ± 1.06	9.1[b] ± 1.23	9.0 ± 1.07	14.4 ± 1.90	763.7 ± 110.9	197.2 ± 109.2	167.7 ± 21.7

[a]: $p<0.05$, [b]: $p<0.01$.

表 7.1.5. 成人油症患者の重症度と検査値　(4) 血清電解質と金属類

重症度		血清電解質（mEq/l）					血清金属（μg/100 ml）		
		Na	K	Ca	Cl	BUN (mg/100 ml)	Fe[a]	Cu[b]	Zn[c]
IV	n	8	8	8	8	8	6	9	8
	平均値	141.6	4.2	4.6	106.2[d]	12.0	66.0	183.9[d]	98.1
	S.D.	±1.87	±0.50	±0.09	±3.03	±2.08	±30.9	±61.0	±15.6
III + II	n	8	8	8	8	6	9	9	9
	平均値	141.6	4.3	4.6	103.0[d]	10.0	82.5	132.9[d]	111.3
	S.D.	±2.2	±0.33	±0.02	±2.54	±1.06	±22.4	±21.2	±18.6

[a]: 鉄, [b]: 銅, [c]: 亜鉛, [d]: $p<0.05$

値は重症群の方が有意に高かった。血清亜鉛値はいずれも正常域内にあるが，平均値は重症群で低かった。

内分泌学的検査：病初期の内分泌検査のうち，血清 ^{131}I resin sponge uptake (Triosorb) を実施した6例では，いずれも正常域内にあった。11例について5日間連続測定した尿中17-ケトステロイドの排泄量はほぼ正常域にあった。

若年者の臨床像と検査所見 (2)：表7.1.6に示すように，12歳以下の症例は3家族6例であり，油症重症度もII度からIV度にわたっている。若年者では他覚的な眼所見や皮膚所見などが明瞭であるにもかかわらず，自覚症状の訴えは一般的に軽かった。症例23のみ肝腫大（1横指）を触れ，辺縁は鋭で硬度も正常であった。他の例ととくに異なる検査所見は得られなかった。血液像では貧血はみられないが，半数例で $10,000/mm^3$ を超える白血球増加がみられた。肝機能検査成績はほぼ正常であった。血清蛋白分画で α_2-グロブリンが12%を超えるものが半数にみられた。これらの若年者の血清脂質の増加は次項に述べる成人例よりもさらに顕著であり，総脂質が全例で上昇し，なかでもトリグリセリドの増加は特筆されなければならない。

2. 脂質代謝の異常

発症初期にみられた高脂血症：油症発症当時の臨床検査所見のなかで，特徴的であったのは高脂血症であった。前項で紹介した6家族24症例の血清脂質分画を表7.1.7 (3) に示す。血清トリグリセリド（中性脂肪，以下TGと略）の200ないし600 mg/dlの上昇が24例中12例に認められた。当時の測定法で，成人のTGの正常値は 74 ± 29 mg/dl (Berryら，1969) とされていたが，これらの成人油症18例の平均値は188.5 mg/dlを示していた。一方，若年者6例の平均値は432.2 mg/dlに達し，なかでも症例21の7歳の女児は，1968年7月24日の他院の初診時の血清がすでに乳び白濁を示していたという。Agarose Gel 電気泳動を行なうと，油症患者の高い血清TGは主に pre-β 分画に由来し，内因性TGであると判断された。これらの高TG血症に対して，血清総コレステロール値には明らかな変化はみられず，血清燐脂質はむしろ僅かに低下傾向を示した。

血清TGが400 mg/dl以上を示す3例の血清脂質分画の脂肪酸構成 (4) をみると，とくに異常なピークの出現はなく，特定の脂肪酸の異常な変動も証明されていない。ただ，遊離脂肪酸分画でオレイン酸 (18 = 1) の増量とパルミチン酸 (16 = 0) の低下が注目され，脂肪組織からの遊離脂肪酸

表7.1.6. 表7.1.1に示した3家族からの若年油症患者の検査値

					血液像				血清脂質 (mg/100 ml)		
症例	性別	年齢	家族名	重症度	Hb (%)	赤血球数 ($\times 10^4$)	白血球数	赤沈値 (mm/hr)	総脂質	トリグリセリド	コレステロール
19	F	7	MIN	IV	70	390	13,500	3	1,530	617	262
20	F	12	UJI	III	77	430	11,300	15	870	366	172
21	F	7	UJI	III	95	470	20,000		785	374	152
22	M	11	KOG	II	83	420	9,200		1,040	376	190
23	F	9	KOG	II	76	388	8,200	2	1,110	408	237
24	M	8	KOG	II	80	398	8,700	2	990	324	178

表 7.1.7. 初期(1968年度)の油症患者の血清脂質濃度 (mg/100ml)

検査年月日	家族名	性別	年齢	TC[a]	PL[b]	TG[c]
1968年10月19日	UJI	M	39	189	168	356
	UJI	F	35	171	118	151
	UJI	M	15	160	152	127
	UJI	F	12	186	172	400
	UJI	F	7	198	172	366
10月25日	MIN	M	37	226	128	284
	MIN	F	33	260	152	233
	MIN	F	7	264	171	617
10月30日	KAM	F	49	125	103	148
	KAM	F	24	120	142	117
	KAM	F	28	131	94	188
11月7日	KAW	F	15	145	112	100
	KAW	M	18	140	114	69
	KAW	M	41	173	119	116
11月15日	MOR	M	27	228	163	85
	MOR	F	31	184	142	105
	MOR	F	24	177	144	318
	MOR	M	34	205	140	116
	MOR	F	60	227	159	426
11月20日	KOG	F	9	237	160	408
	KOG	M	11	202	151	376
	KOG	F	38	233	144	196
	KOG	M	39	192	139	258
	KOG	M	8	211	160	424

[a]: 総コレステロール(正常域 157–229), [b]: リン脂質(正常域 156–219), [c]: トリグリセリド(正常域 60–107). (鵜澤ら, 1969)

放出の促進が示唆される所見であった。

高TG血症の追跡調査：発症早期の1969年から71年までの3年間に，毎年少なくとも1回血清TG定量が実施された82例の血清TG値の経過を表7.1.8に示した(5)。血清TGの測定回数は69年度が275回，70年度165回，71年度235回であった。それぞれの平均値は，年ごとに僅かずつ低下する傾向があるが，69年と71年の差は有意とはいえなかった。すなわち油症における高TG血症は，少なくとも発症以来数年間は高い値を維持していたということができる。

さらに40症例(男性14例，女性26例)について，6年間にわたり少なくとも年1回測定された成績(6)を示す。測定回数は，それぞれ69年219回，70年166回，71年206回，72年135回，73年75回，74年46回で，各年度の平均値±SDを表7.1.9に示す。男性例ではこの6年間にほとんど変動を認めず，かなり高い値が維持されているが，女性例では73年と74年の値はそれ以前に比べて有意の低下が観察された。

79年に日本医学研究所(JML)-九州で，Auto Chemist (Sweden, AGA社)を用いて測定された油症一斉検診時の63例(男性23例，女性40例)の血清TG値は，156ないし555 mg/dlに分布し，

表 7.1.8. 油症患者 82 名の血清トリグリセリド濃度の 3 ヵ年追跡調査

年	患者数	測定件数	血清トリグリセリド (mg/100 ml)		
			平均	S.D.[a]	S.E.M.[b]
1969	82	275	151	74	8
1970	82	165	140	56	6
1971	82	235	136	53	6

[a]: 標準偏差, [b]: 標準誤差（鵜澤ら，1972）

表 7.1.9. 油症患者 40 名の血清トリグリセリドの 6 ヵ年追跡調査

性別	年齢[a]	血清トリグリセリド (mg/100 ml)					
		年度	1969	1970	1971	1972	1973	1974
男性	42.0	平均	159	166	168	174	164	160
(n = 14)		± S.D.	± 57	± 55	± 60	± 69	± 68	± 118
女性	33.4	平均	155	161	155	153	129[b]	111[b]
(n = 26)		± S.D.	± 75	± 70	± 80	± 63	± 50	± 56

[a]: 平均年齢　[b]: 1973, 1974 年度の女性の血清トリグリセリドの平均値は 1969, 1970, 1971 および 1972 年度の値よりも有意 ($p < 0.05$) に低値を示した．

23.6% に相当する 26 例（男性 9 例，女性 17 例）が高 TG 血症と判断された (7)．すなわち，油症患者の中には 10 年以上にわたって高 TG 血症の持続するものがみられた．

3. 血中 PCBs 濃度と血清 TG 値との関係

血中 PCBs 定量とガスクロマトグラムのパターンが判定できるようになったのは，油症発症後 5 年を経た 1973 年のことであった (8, 9, 10)．その結果，発症以来 5 年を経てもなお，血中 PCBs 残留と油症に特有なパターンの変化が存在することが明らかにされた．その間の詳細については第 4 章に述べられている．

このような事情で，1973 年にはじめて油症患者 42 例（男性 18 例，女性 24 例，平均年齢 26.7 歳）について血中 PCBs と血清 TG との関係を観察することができたのである (11)．図 7.1.1 に示すように両者間に有意の正の相関 ($r = 0.485$) がみられた．PCBs のガスクロマトグラム上のパターンは，油症にもっとも特異的な A と，B（A に近いもの），C（一般住民と区別できないもの）の 3 つのパターンに分けられている (9)．この 42 例ではそれぞれ 26 例 (62%) が A，14 例 (33%) が B，2 例 (5%) が C パターンであった．表 7.1.10 に示すように A パターン群は明らかに高い PCBs 濃度 (8.6 ± 52 ppb) を示し，B および C パターン群ではほぼ正常域に近い濃度であった．血清 TG 値は，予測されたとおり A 群で 134 ± 60 mg/dl で，B，C 群の 91 ± 39.8 mg/dl に比べて有意に高いレベルであった．

油症発症から 20 年を経た 88 年と 89 年に一斉検診で得られた血中 PCBs 濃度と TG 値との相関も検討されたが，両者はなお正の相関を示している (12)（第 8 章参照）．

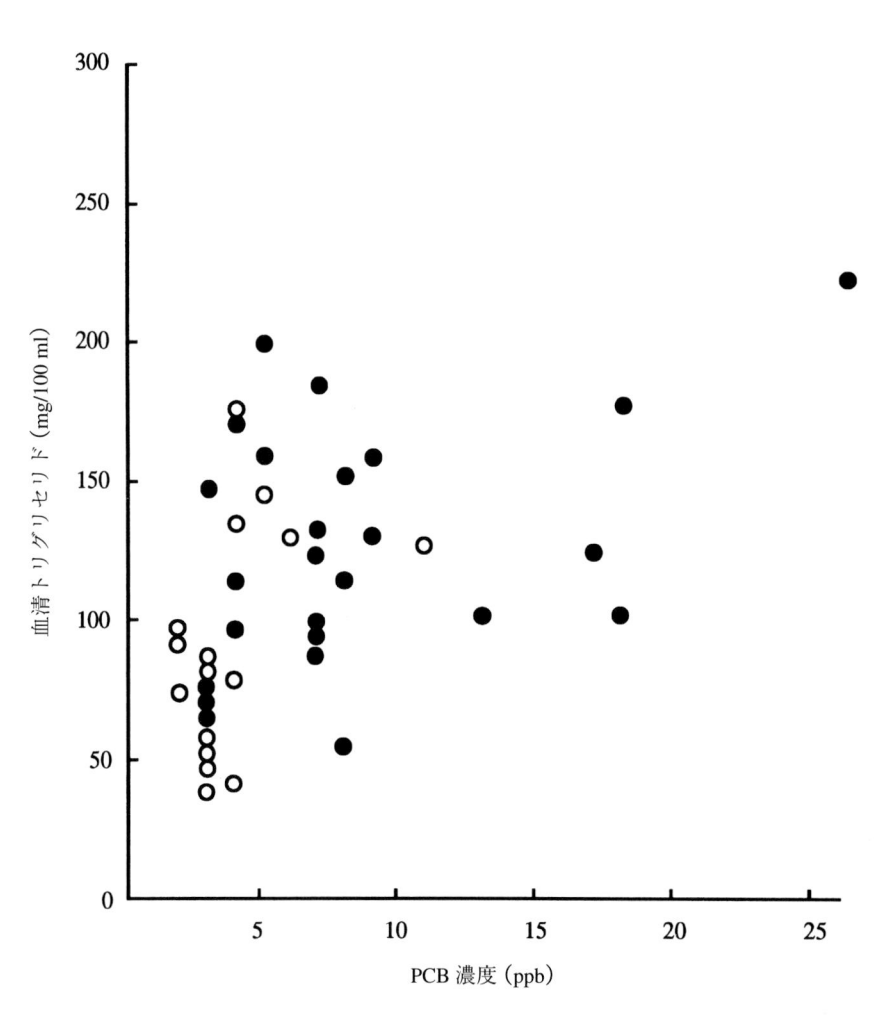

図 7.1.1. 油症患者 42 名の血中 PCB 濃度と血清トリグリセリド値の相関
r = 0.485, ● = ガスクロマトグラム "A" パターン患者,
○ = "B" もしくは "C" パターン患者

表 7.1.10. ガスクロマトグラムパターンにより 2 群（A群と B + C群）に分類された 42 名の油症患者の血中 PCB 濃度とトリグリセリド濃度[a]

被検者	PCB パターン	対象者数	年齢(歳)	PCB 濃度 (ppb)	TG[b] (mg/100 ml)
油症	A	26	31.9	8.6 ± 5.2[d]	134 ± 60.0[e]
	B C	14 2	21.4	3.8 ± 2.2	91 ± 39.8
健常者	C	37	34.5	2.8 ± 1.6	[c]

[a]: 平均値 ± S.D., [b]: トリグリセリド, [c]: 健常者コントロール値省略, [d]: $p < 0.005$, [e]: $p < 0.05$

7.1.2. 神経学的所見

1. 初期の変化

油症患者のほぼ半数に近いものが，頭重感または頭痛，視力障害，四肢のしびれやじんじん感などのいくつかの神経学的症状を訴えた (13)。

神経症状：68 年秋に九州大学医学部附属病院へ入院した油症患者のうち 21 例について神経学的診察が行なわれた結果 (14)，大脳，小脳，脊髄，脳神経などの症状や異常所見はみられなかった。しかし，21 例中 7 例 (33%) に四肢末梢部のしびれ感や痛みなどの訴えがあり，5 例 (24%) に知覚鈍麻，痛覚鈍麻，温度覚低下などがみられ，深部反射の欠如が 3 例，緩除化が 1 例にみられたが，筋力低下や筋の萎縮はみられていない (14)。

神経伝導速度 (MCV)：21 例の尺骨神経の運動神経伝導速度はいずれも正常で，脛骨神経のそれも 1 例以外は正常であった。これに対し，感覚神経伝導速度のうち橈骨神経では 8 例 (38%)，腓骨神経では 7 例 (33%) にそれぞれ低下がみられた。すなわち油症発症初期には感覚神経が主に障害されていると考えられた (13)。

脳波 (EEG)：油症患者の頭痛は一過性のものが多かったが，なかには年余にわたり反復するものもみられた。病初期 (69 年) の 21 例 (前出) の約半数が何らかの頭痛を訴えたが，EEG はほぼ正常と診断された。ただ前頭葉に θ 波がみられた 1 例はほかに神経学的異常がみられず，皮膚所見や頭痛もないことから油症による変化とは考えられなかった。すなわち，油症の頭痛は機能的なものか，あるいは情動ストレスに起因するものと判断された (16)。

頭痛の性格：発症早期にみられた頭痛は，頭部全体に及び，非拍動性，非発作性の持続性の鈍い痛みで，鎮痛剤，鎮静剤，筋弛緩剤などが効きにくいという特徴があった。これらの薬物は PCBs によって肝臓で誘導される薬物代謝酵素によって代謝されやすいため大用量を必要とした。

2. 追跡調査

油症発症より 5 年後 (73 年)，福岡県油症一斉検診を受診した 208 名のうち血中 PCBs やパターンが測定された 106 名について神経学的検査が実施された (16)。頭痛と四肢のしびれ感を訴えるものが 72% にみられ，両症状は相関傾向が認められた。頭痛を訴えるものの血中 PCB 濃度は平均値 7.0 ppb に対して，訴えないものは 6.3 ppb で両者にはほとんど差がみられず，油症特有の A パターンを呈するものが頭痛ありの群の 28.4% に対し，なしの群ではむしろ 42.9% を占めた。これらのことからも，頭痛は機能的な要因による可能性が示唆された。

発症 12 年後 (80 年)，一斉検診時の 26 名についての調査 (17) では，明らかに頭痛を主訴としたものが 3 名 (12%)，四肢に何らかのしびれ感を訴えたもの 12 名 (46%) で，頻度からみれば初期とあまり変化がみられない。アキレス腱反射の消失例が 15%，減弱例が 19% にみられ，これらは感覚障害のあるものの方がないものよりも頻度が高かった。これらの所見には 12 年間の加齢の影響も考えられ，頭痛の有無，しびれ感やアキレス腱反射などと血中 PCBs レベルやパターンとの相関はみられていない。68 年にしびれ感とアキレス腱反射減弱を示した 51 歳男性例では，右尺骨神経の運動神経伝導速度 (MCV) の軽い低下を示していたが，12 年後の MCV は正常範囲に戻っていた

表 7.1.11. 51 歳男性患者の末梢神経伝導速度 (m/sec) の 12 年後の変化

	神経	1968 年度	1980 年度	健常者
MCV[a]	右側尺骨神経	46.2	60.3	47 <
	右側脛骨神経	41.5	53.0	41 <
SCV[b]	右側橈骨神経	50.9	53.6	49 <
	右側腓腹神経	53.9	最大潜時 2.9 m/sec	< 4.0 m/sec

[a]: 運動神経伝導速度, [b]: 知覚神経伝導速度. (柴崎, 1981)

(表 7.1.11)。

7.1.3. 内分泌学的所見

内分泌学的所見の詳細については別節 (7.8) が設けられているので，ここでは初期の成績について略述する。

下垂体前葉機能：初期には月経周期の乱れ，月経血の量的変化，持続や間隔の異常などの訴えがあり，油症婦人では何らかの機序による性機能障害が推定された。しかしその後の検討では，下垂体前葉ゴナドトロピン(性腺刺激ホルモン)産生，放出機能低下は認められず，より上位の間脳視床下部あるいは，末梢の性ステロイド代謝異常が示唆されていた (18)。

甲状腺機能：病初期の甲状腺機能検査では明らかな変化はみられていない (19)。その後の調査については (7.8 節) を参照されたい (20, 21)。

副腎機能：発症当時，全身倦怠感や皮膚の色素沈着が目立ったことから，70 年の一斉検診受診者 432 例中の 113 例が内分泌検査の必要があると判断され，86 例が rapid ACTH 試験を受けた (19)。しかし 2 例の低反応例以外は，副腎皮質機能低下を示す例は認められなかった。

発症 1～8 年の間に，男性 50 例，女性 45 例の外来患者について，尿中 17-ケトステロイド，17-ハイドロキシコルチコステロイド量が測定され，値のばらつきが大きいが，患者の 42% に両ステロイドの尿排泄増加傾向がみられている (22)。

病初期に入院した典型例(油症重症度 IV 度)の 17 歳と 38 歳の男性例についての検査成績では，38 歳男性における ACTH 試験，メトピラポン試験の軽い反応低下，尿 LH (ICSH) 濃度の低値，インスリン負荷による成長ホルモン分泌の軽い反応低下がみられている (19)。

以上のような病初期の内分泌異常の軽い変化から，この時期には油症の一部には潜在的な内分泌障害があったものと推定される。

7.1.4. 血液学的所見

発症当初から九州大学医学部附属病院に設けられていた油症外来を受診したものから，無選択的に 22 例(男性 10 例，女性 12 例，平均年齢 30 歳)を選んで血液学的検査が行なわれた (23)。22 例の油症重症度はそれぞれ I 度 5 例，II 度 4 例，III 度 6 例，IV 度 7 例であった。

血液像：赤血球系(血色素量，赤血球数，ヘマトクリット値)はすべて正常範囲内にあった。白血球数はとくに好中球の増加が重症度に応じてみられ，とくに男性の 40 歳以下にその傾向がみられ

第7章 油症の臨床的特徴と処置

た。少数の異型リンパ球(3%未満)が過半数症例にみられたが，その他の病的細胞は認められていない。血小板数減少はみられず出血傾向もなかった。

骨髄像：22例中7例の骨髄像を表7.1.12に示す。細網細胞ないし形質細胞増加がみられ，赤芽球系の過形成性を示す症例もみられる。これらの血液学的特色は，油症発症初期の急性ないし慢性の炎症所見を反映するものと考えられた。

末梢リンパ球，免疫グロブリン，免疫能など：リンパ球数およびB細胞の割合は正常範囲内にあったが，発症早期の台湾の油症(Yu-Chang)の報告(24)では活性型T細胞の減少がみられ，T細

表 7.1.12. 油症患者の骨髄像(1969年度)

患者	U.T.	T.K.	K.Y.	K.Y.	M.Y.	U.K.	U.T.
重症度	II	IV	IV	IV	IV	IV	IV
NCC (×10^4)	21.1	17.6	5.0	11.3	14.8	7.2	24.7
Myeloblast (%)	0.8	0.8	3.2	0.4	0	0	5.6
Neutro:							
Promyelo	5.6	9.2	8.8	2.0	12.8	9.6	4.4
Myelo	3.2	4.4	1.2	4.0	8.0	12.4	7.6
Metamyelo	6.8	3.6	4.8	4.8	14.4	11.6	5.6
Band	14.4	16.4	11.6	14.4	22.4	12.8	12.4
Seg	7.2	16.0	14.8	20.0	9.2	18.4	6.4
Eosino:							
Promyelo	0	0.8	0	0.4	0.8	0.8	0
Myelo	0.8	0.4	0	0	0.8	0.4	0.4
Metamyelo	0	0.8	0.8	0.8	0	0	0.4
Band	0.4	0.4	0	0.8	0.4	0	0.4
Seg	0.4	1.2	1.6	1.2	0.4	0.8	0.8
Baso	0	0	0.8	0	0	0	0
Mitosis (M)	0	0	0	0	0	0.4	0.4
小計	39.6	54.0	47.6	48.8	69.2	67.2	44.4
Mono	5.2	6.4	1.2	7.6	2.0	4.4	2.4
Lympho	14.4	9.2	13.2	16.0	4.4	9.6	8.4
Plasma	1.2	1.2	0.8	3.2	2.0	0	7.6
Reticulo	0.8	6.4	1.6	2.0	1.2	0.8	7.2
Histiobaso	0	0	0	0	0	0	0
Megakaryo	0	0.4	0.8	0	0	0	0.8
小計	21.6	23.6	17.6	28.8	9.6	14.8	26.4
Erythroblast:							
Macro: Baso	5.6	0.8	1.2	0	0.8	2.8	0.4
Poly	0.4	0	1.6	0	1.6	0	0
Normo	0	0	0	0	0	0	0
Normo: Baso	5.6	0.8	3.2	2.4	4.0	3.2	2.4
Poly	25.2	14.4	26.0	14.0	12.8	6.4	21.2
Normo	1.2	6.4	2.8	5.6	2.0	4.8	4.8
Mitosis (E)	0.8	0	0	0.4	0	0.8	0.4
小計	38.8	22.4	34.8	22.4	21.2	18.0	29.2

(小鶴ら，1971)

胞数は正常範囲内であったが，ヘルパーT細胞の割合は有意の減少がみられている。このことは，我々が経験した油症の発症早期における皮膚や呼吸器などの頑固な炎症所見は，何らかの免疫学的障害に起因することを示唆するものといえよう (25, 26, 27)。

病初期には，表 7.1.4 に示したように重症群では血清 a_2-グロブリンの増加と，重症例では γ-グロブリンの軽い低下傾向がみられた。同様の所見は Yu-Chang 患者についても報告されている (24)。免疫グロブリンのうち，IgA と IgM の有意の低下(表 7.1.13)がみられ，B 細胞の機能障害が考えられ，初期の細菌ないしウイルス感染との関連が示唆されたことは上述のとおりである。しかし，その後の追跡調査では油症患者に免疫機能の異常を示す明らかな成績は得られていない (28, 29)。

7.1.5. 肝臓の所見

歴史的にみると，塩化ビフェニールや塩化ナフタリンなどの有機塩素剤中毒(急性)に関しては，特徴的な塩素痤瘡(chlor acne, クロールアクネ)を伴って急性肝萎縮症をおこしたという数例ずつの報告 (30, 31) がすでに 1930 年代からなされている。動物実験の成績からも，障害臓器のなかでもっとも著明なのは肝臓であるといわれてきた (30)。したがって PCBs 中毒である油症の肝障害については当初から大きな関心がよせられた。

1. 初 期 像

肝機能調査成績 (2)：血清ビリルビン，GOT (AST)，GPT (ALT)，LDH 値や BSP 45 分停滞率などは，ALP 値の軽度上昇を除いては，すべて正常範囲内にあった。血清蛋白分画は皮膚重症度 IV 群におけるアルブミン値の軽度の低下，α_2-グロブリンの上昇がみられる程度であった。チモール混濁試験 (TTT) や LDH_5 分画の上昇なども重症例にはみられた。TTT の異常は永続する血清 TG 上昇とも関連し，LDH_5 の上昇も皮膚病変を反映するものと考えられ，肝機能異常との関係は明らかではなかった。重症例に軽度の血清 ALP 上昇がみられたが，そのアイソザイムはパターンに特別の変化はみられなかった (32)。

肝の形態学的変化：表 7.1.1 の症例 4 (37 歳，男性) は皮膚重症度 IV の油症の典型例であるが，得られた肝生検組織像は光顕レベルでは肝細胞の壊死，変性はほとんどみられず，Kupffer 星細胞の肥大はあるが，増生はなく，炎症性細胞浸潤や線維化などは認められていない。しかし電顕像では明らかな異常所見(図 7.1.2)が得られた。すなわち，粗面小胞体の減少と滑面小胞体の増加が著明で，リポフスチン様顆粒ならびに微小体の増加がみられた。滑面小胞体の数と容積の増加は，PCBs に対する適応現象とみなされ，肝における薬物代謝酵素の誘導と理解された。さらに，ある小葉内の

表 7.1.13. 1970 年度の 38 名の成人油症患者の血清免疫グロブリン値 (mg/100 ml)[a]

	油症	健常者	p
	n = 38	n = 57	
IgG	1,538.9 ± 452.7	1,242.8 ± 329.0	< 0.01
IgM	138.4 ± 71.2	170.1 ± 53.6	< 0.02
IgA	147.9 ± 89.1	206.9 ± 95.5	< 0.01

[a]: 平均値 ± S.D. (重松ら, 1971)

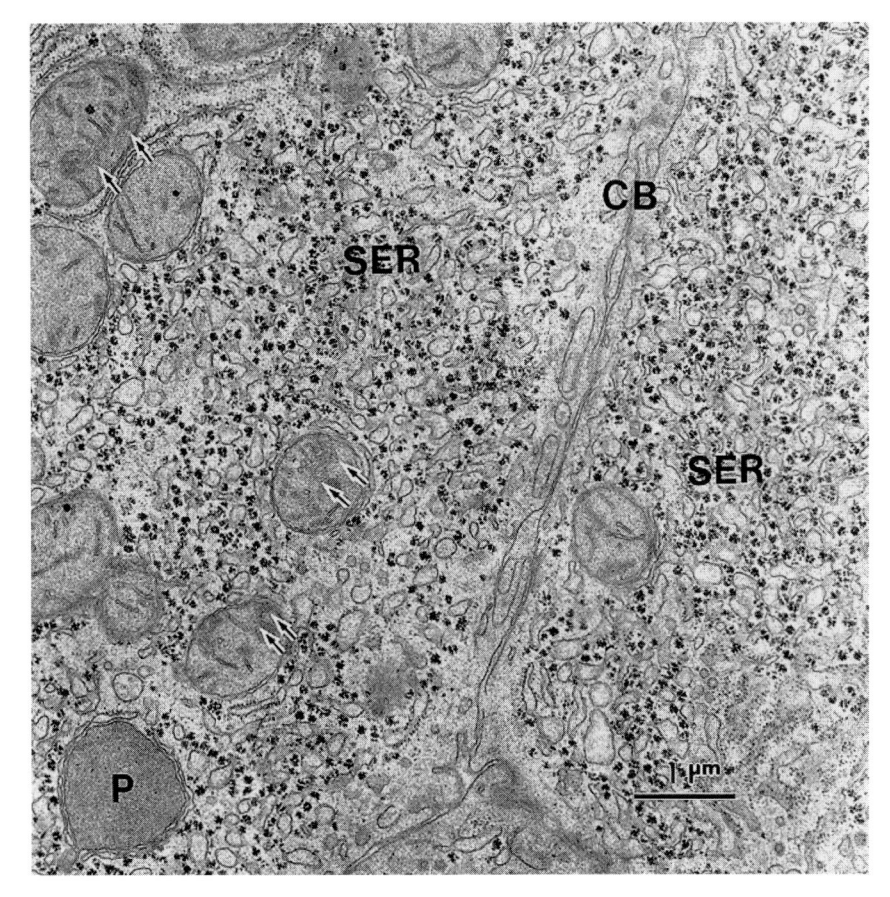

図 7.1.2. 症例 4, 37 歳男性患者の肝生検電顕像
滑面小胞体 (SER) の広範な増殖が特徴. それは PCB 中毒による薬物代謝酵素の誘導を示すと考えられる. フィラメント状封入体(矢印)がミトコンドリアに認められる. CB: 細胞境界, P: パーオキシソーム. ×18,000. 山元教授(中村学園大・福岡)の好意により収載.

肝細胞にはミトコンドリアの大小不同性, 巨大ミトコンドリアの存在のほかミトコンドリア封入体 (最も多いのは基質中に存在するフィラメント状封入体)が高頻度にみられている (33, 34). これらの所見は, 実験的 PCBs 中毒で肝細胞小胞体に薬物代謝酵素の誘導がみられた成績 (35) とよく一致している.

肝炎ウイルス保有率：油症患者にみられる HBV 陽性率は 2.4% (28) で, 同時代の一般人口の保有率 2.25% とほぼ同様と考えられた. HCV 抗体陽性者も一般人口と差はみられていない (36).

2. 追 跡 調 査

PCBs は実験的には肝腫瘍発現性 (37, 38, 39) を有することが知られている. 福岡県, 長崎県の油症患者の死因に関するコホート研究の予報 (40) によると, 福岡県の男性の肝癌による標準化死亡が高いことが注目された. 長崎県の男性あるいは両県の女性では, そのような成績は得られず, この件はまだ結論が得られていない.

表 7.1.14. 79 名の油症患者の HBV と腫瘍マーカー（1983 年度）

検査項目		油症	健常者
	患　者　数	79	39
	男性 : 女性	32 : 47	19 : 20
	年齢（平均）	51.2	40.6
HBsAg 陽性		2 (2.5%)	1 (2.5%)
Anti-HBs 陽性		23 (29.1%)	14 (35.9%)
Anti-HBc 陽性		30 (37.9%)	13 (33.3%)
AFP[a] 20 ng/ml <		0	0
CEA[b] 5 ng/ml <		0	0
フェリチン			
男性 140 ng/ml <		4 (12.5%)	2 (10.5%)
女性 85 ng/ml <		6 (12.7%)	2 (10.0%)

[a]: α-フェトプロテイン，[b]: がん胎児性抗原

表 7.1.15. 油症患者 124 名の超音波検査（1984 年度）

診断	男性	女性	計
肝臓			
肝のう胞	0	4	4
脂肪肝[a]	5	5	10
変形[b]	6	10	16
慢性肝障害・脾腫	1	2	3
肝硬変（疑診）	0	1	1
正常	38	52	90
計	50	74	124
胆道系			
胆石	4	4	8
胆のうポリープ	1	1	2
総胆管結石	0	1	1
総胆管拡張	1	1	2
正常	44	67	111
計	50	74	124
腎臓			
のう胞	2	1	3
水腎症	0	1	1
正常	48	72	120
計	50	74	124

[a]: 軽度の脂肪浸潤（約 10%）も含む可能性あり　[b]: 肝左右葉の径比の変化を示す

第 7 章 油症の臨床的特徴と処置

表 7.1.16. 油症患者の臨床データと高血圧（1983 年度）

性別	症例数	年齢[a]	異常PCB レベル[b]	肥満[c]	飲酒習慣	高血圧[d]
男性	25	57 ± 10	52.0%	20.0%	40.0%	20.0%
女性	34	56 ± 10	52.9%	20.6%	0%	14.7%

[a]: 平均 ± S.D., [b]: 5.0 ppb 以上, [c]: Quetelet 指数 25.4 以上, [d]: 高血圧は収縮期 160 mmHg 以上および/または拡張期 95 mmHg 以上で判定.

12 例の油症剖検所見 (4) によると，12 例中 5 例に癌腫がみられ，うち 2 例 (48 歳女性と 69 歳男性) は肝細胞癌であった．肝硬変を伴うもの，伴わないもの各 1 例ずつで，直接死因はいずれも肝細胞癌の破裂であった．この 2 例は，油症発症初期には肝障害の所見を示さず，いずれも PCBs のパターンは C であった．したがって，この 2 例については油症と肝細胞癌との因果関係は明らかではない．

その後の油症追跡調査 (42, 43) でも油症における肝細胞癌の頻度が高いという成績は得られていない．

7.1.6. 血圧の変化

油症発症当時には血圧の変化はみられなかったことは既に述べた (2)．その後，米国から Alabama 州 Triana で 485 人の血中 PCB を測定したところ，PCB 濃度が収縮期血圧と関係があるという成績 (44) が示された．我々も発症後 15 年の時点で，59 例の油症患者について血圧と PCB 濃度との関係を検討した (45)．その結果は患者の 52.5% はいまだに血中 PCBs は 5 ≦ の高値であったが，高血圧症の頻度は 16.9% で一般住民との差はみられず，また，血中 PCBs 濃度および PCBs パターンと血圧との関連もみられなかった．むしろ油症患者の血圧は，加齢，飲酒習慣，肥満などで上昇する傾向があった．

7.1.7. 油症の治療法

PCBs 中毒としての油症の治療については，PCBs の体外への排泄促進法に関して多くの基礎的な検討がされた（第 9 章参照）．油症患者に対しては，病初期には温泉治療 (46) や飢餓療法 (47, 48) が試みられ，主として自覚症状の改善に有効とされたが，一過性の効果と考えられた．その後発症 20 年を経て，皮膚重症度の高い一部の患者に対して PCBs の糞便中への排泄促進を企図して，コレスチラミン (49) あるいはこれに米ぬか繊維を加えて内服する治療 (50, 51) もなされた．一部の例で糞便中 PCBs 排泄量の増加がみられたが，臨床的に満足すべき治療効果はまだ得られていない．

このような実情から，油症の治療は今日までのところ非特異的一般症状に対する対症療法に止まっていると言わざるを得ない．

文　献

1) 五島應安, 樋口謙太郎 (1969) 油症(塩化ビフェニール中毒症)の皮膚科学的症候論. 福岡医誌 60, 409–431.
2) 奥村　恂, 勝木司馬之助 (1969) いわゆる油症(塩化ビフェニール中毒)の臨床的研究, とくに内科的所見

について．福岡医誌 60, 440–446.
3) 生井　浩，杉　健児，宇賀茂三（1969）油症患者の眼症状および油症患者結膜の電子顕微鏡組織学的所見．福岡医誌 60, 432–439.
4) 鵜澤春生，伊東靖夫，納富昭光，勝木司馬之助（1969）塩化ビフェニールによる高グリセライド血症．福岡医誌 60, 449–454.
5) 鵜澤春生，納富昭光，中牟田澄子，池浦泰子（1972）油症患者における血清トリグリセライドの3年間の推移．福岡医誌 63, 401–404.
6) 奥村　恂，山中正義，中牟田澄子，鵜澤春生（1975）油症（PCB 中毒）患者における血清トリグリセライドの6年間の推移．福岡医誌 66, 620–623.
7) 赤木公博，村井宏一郎，志方　建（1981）油症患者の臨床検査所見，とくにリポ蛋白について．福岡医誌 72, 245–248.
8) 増田義人，香川梨絵，倉恒匡徳（1974）油症患者および一般人体内のポリ塩化ビフェニール．福岡医誌 65, 17–24.
9) 増田義人，香川梨絵，島村京子，等（1974）油症患者および一般人の血液中のポリ塩化ビフェニール．福岡医誌 65, 25–27.
10) 高松　誠，井上義人，阿部純子（1974）血液中 PCB の診断的意義．福岡医誌 65, 28–31.
11) 奥村　恂，増田義人，中牟田澄子（1974）油症患者における血中 PCB と血清トライグリセライドとの関係．福岡医誌 65, 84–87.
12) Hirota, Y., Hirohata, I. (1993) Laboratory findings in the medical examination of chronic "Yusho" (PCB poisoning) patients: with special reference to blood PCB and serum triglyceride. Fukuoka Mcta Med., 84, 287–293.
13) 黒岩義五郎，村井由之，三田哲司（1969）油症患者における神経学的所見．福岡医誌 60, 462–463.
14) Murai, Y., Kuroiwa, Y. (1971) Peripheral neuropathy in chlorobiphenyl poisoning. Neurology 21, 1173–1176.
15) 永松啓爾，黒岩義五郎（1971）油症患者における神経学的所見――その脳波所見について――．福岡医誌 62, 157–158.
16) 岩下　宏，志田堅四郎，増田義人（1977）慢性油症患者における頭痛，四肢異常感と血中 PCB．福岡医誌 68, 139–144.
17) 柴崎　浩（1981）発病12年後の油症患者の臨床神経学的検討．福岡医誌 72, 230–234.
18) 楠田雅彦，永田行博，中村正彦（1975）油症患者の下垂体前葉機能．福岡医誌 66, 635–639.
19) 渡辺　斌，入江慎二，中島敏郎，勝木司馬之助（1971）油症の内分泌機能．福岡医誌 62, 159–162.
20) 村井宏一郎，辻　博，梶原英二，等（1985）油症患者の甲状腺機能．福岡医誌 76, 233–238.
21) 辻　博，佐藤　薫，下野淳哉，等（1997）油症患者における甲状腺機能：油症発症28年後の検討．福岡医誌 88, 231–235.
22) 永井諄爾，古川ミチヨ，東城朱実，藤本多映子（1971）尿17-ケトステロイドの比色定量とガスクロマトグラフィーによるその分別定量――油症患者への応用――．福岡医誌 63, 51–65.
23) 小鶴三男，本村正治，酒井好古，等（1971）塩化ビフェニール中毒症の血液学的所見．福岡医誌 62, 163–166.
24) Lü, YC, Wong, PN. (1984) Dermatological, medical, and laboratory findings of patients in Taiwan and their treatments. PCB poisoning in Japan and Taiwan. Am. J. Ind. Med., 5, 81–115.
25) 重松信昭，乗松克敏，石橋凡雄，等（1971）油症における呼吸器障害の臨床的ならびに実験的研究．福岡医誌 62, 150–156.
26) 斉藤玲子，重松信昭，石丸秀三（1972）油症における免疫グロブリン値について．福岡医誌 63, 408–411.
27) Shigematsu, N., Ishimaru, S., Saito, E. et al. (1978) Respiratory involvement in polychlorinated biphenyls poisoning. Environ. Res. 16, 92–100.
28) 平山千里，中村正憲，吉成意之（1972）油症患者とオーストラリア抗原．福岡医誌 63, 405–407.
29) 辻　博，平橋高明，緒方久修，藤島正敏（1999）油症患者における免疫機能の検討．福岡医誌 90, 147–149.
30) Drinker, C. K., Warren, M. F., Benett, G. A. (1937) The problem of possible systemic effects from certain chlorinated hydrocarbons. J. Ind. Hyg. Toxicol. 19, 283–299.
31) Greenburg, L., Mayers, M. R., Smith, A. R. (1939) The systemic effects resulting from exposure to certain chlorinated hydrocarbons. J. Ind. Hyg. Toxicol. 21, 29–38.

32) 奥村 恂 (1972) いわゆる油症(塩化ビフェニール中毒)の臨床的研究，血液化学とくに血清酵素所見について．福岡医誌 63, 396–400.
33) 平山千里，入佐俊武，山元寅男 (1969) 油症患者肝臓の形態学的所見．福岡医誌 60, 455–461.
34) 山元寅男，平山千里，入佐俊武 (1971) 油症患者肝臓の形態学的所見補遺．福岡医誌 62, 85–88.
35) 藤田節治，辻 宏，加藤敬太郎，等 (1971) Biphenyl Chloride 誘導体のラット肝ミクロゾームに与える影響．福岡医誌 62, 30–34.
36) 奥村 恂，未発表．
37) Kimura, N. T., Baba, T. (1973) Neoplastic changes in the rat liver induced by polychlorinated biphenyl. Gann 64, 105–108.
38) Ito, N., Nagasaki, H., Makiura, S. et al. (1974) Histopathological studies on liver tumorgenesis in rat treated with polychlorinated biphenyls. Gann 65, 545–549.
39) Kimbrough, R. D., Squire, R. A., Linder, R. E. et al. (1975) Induction of liver tumors in Sherman strain female rat by polychlorinated biphenyl aroclor 1260. J. Natl Cancer Inst. 55, 1453–1459.
40) Ikeda, M., Kuratsune, M., Nakamura, Y., Hirohata, T. (1987) A cohort study on moltality of Yusho patients. — A preliminary report —. 福岡医誌 78, 297–300.
41) Kikuchi, M. (1984) Autopsy of patients with Yusho. Am. J. Ind. Med. 5, 19–30.
42) 奥村 恂，坂口正剛 (1985) 油症検診と肝癌早期発見の対策．福岡医誌 76, 229–232.
43) 辻 博，赤木公博，村井宏一郎，等 (1987) 油症患者における肝障害および肝細胞癌．福岡医誌 78, 343–348.
44) Kreiss, K., Zack, M. M., Kimbrough, R. D. et al. (1981) Association of blood pressure and polychlorinated biphenyl levels. J. Am. Med. Ass. 245, 2505–2509.
45) 赤木公博，辻 博，梶原英二，等 (1983) 油症 (PCB 中毒) 患者における血中 PCB 濃度と血圧の関係．福岡医誌 74, 272–275.
46) 中溝慶生，猿田隆夫 (1971) 油症の温泉治療．福岡医誌, 62, 176–181.
47) 今村基雄 (1972) 油症患者に対する絶食療法の効果．福岡医誌 63, 412–415.
48) Imamura, M., Tung, T. (1984) A trial of fasting cure for PCB -poisoned patients in Taiwan. Am. J. Ind. Med. 5, 147–153.
49) 村井宏一郎，辻 博，藤島正敏 (1991) 油症患者のコレスチラミンによる PCB 等の便中排泄促進〜内科的効果について．福岡医誌 82, 326–329.
50) 飯田隆雄，平川博仙，松枝隆彦，等 (1993) 油症患者における米ぬか繊維とコレスチラミンの併用投与による Polychlorinated dibenzofurans (PCDFs) の糞便中への排泄促進の試み．福岡医誌 84, 257–262.
51) 辻 博，池田耕一，野見山賢介，藤島正敏 (1993) 油症患者に対する米ぬかファイバー・コレスチラミン併用投与の臨床的検討．福岡医誌 84, 282–286.

7.2. 過去30年間の油症患者皮膚症状の臨床経過

中山樹一郎, 占部治邦, 利谷昭治, 旭　正一, 堀　嘉昭, 古江増隆

1968年6月7日, 3歳の少女が「痤瘡様の発疹」を主訴に九州大学附属病院皮膚科を受診した。その後, 4家族, 13名の同じ皮膚症状の患者が相次いで同皮膚科を受診した。これらの患者がpolychlorinated biphenyl (PCB) 中毒として最初に報告された症例である。それ以来, 同様の症状を呈する患者が漸次増加した。当時, これらの家族全員がカネミ工業製造の米ぬか油を摂取していた。この米ぬか油には製造過程の事故で多量のPCBが含まれていたのである。

ほとんどの患者がPCB中毒の最初の徴候として眼脂の増加に気づいた。その後にいろいろな皮膚症状が出現した。全身倦怠, 食嗜不振, 頭痛, 嘔気, 嘔吐などの全身症状は皮膚症状の後に引き続いて起こった。油症発症の初期段階では, 特異な皮膚症状が油症の特徴を示した。最初, 皮膚科医は本症患者を塩素痤瘡と考えた。当時, 油症の診断はこの特徴的な皮膚および粘膜症状でなされた。というのは, 血中のPCBを正確に定量する方法が当時なかったからである。

北部九州においてこの広汎なPCB中毒事件が引き起こされて今日まで約30年が経過した。皮膚症状も血中のPCB濃度の自然排泄とともに軽快してきた。本節では, 初期の急性中毒期の皮膚症状, および過去約30年間の皮膚症状と血中PCB濃度の経時的推移について記載した。

7.2.1. 急性中毒期の皮膚症状

油症の初期の皮膚症状については五島および樋口 (1) により詳細に報告されている。それらは, 痤瘡様皮疹, 毛孔開口部の著明な開大と隆起, 皮膚・爪・口唇・歯肉・口腔粘膜の色素沈着, 掌蹠の角質増殖局面, 多汗症, 多毛症, 乳首モンゴメリー腺の腫大, 外陰部脂腺の嚢腫形成, 小児の乾燥皮膚および限局性の毛孔性角化症である。一般に, 眼症状, すなわち眼脂過多・眼瞼腫脹・視力低下が出現した数ヵ月後に皮膚症状が生じた。

i) 痤瘡様皮疹

油症患者の痤瘡様皮疹は基本的には塩素痤瘡であり, 脂質代謝異常を伴った角化亢進による(1)。痤瘡様皮疹は青白色あるいは麦わら色の嚢腫でおよそ帽針頭大あるいは豌豆大である。それらは一種の大きな白色面皰のようである(図 7.2.1; カラー口絵参照)。もし二次感染を生じると, 炎症性の痤瘡様皮疹は, 臨床的に感染粉瘤あるいは皮下膿瘍に似たものとなる。皮疹は治癒することなく長期間続く。好発部位は頬部, 耳および耳後部, 躯幹, 鼠径部および外陰部である。油症小児の集簇した黒色面皰は非常に特徴的である(図7.2.2; カラー口絵参照)。

病理組織学的には, これら痤瘡様皮疹は皮膚表面に開口し, ケラチン物質を満たした大きな嚢腫である(図 7.2.3)。嚢腫壁は一部破壊され, 炎症性細胞浸潤を伴う異物肉芽腫の形成がみられた。メラニンの色素沈着の増加がまた毛嚢開口部付近の表皮基底細胞にみられた(図 7.2.4)。

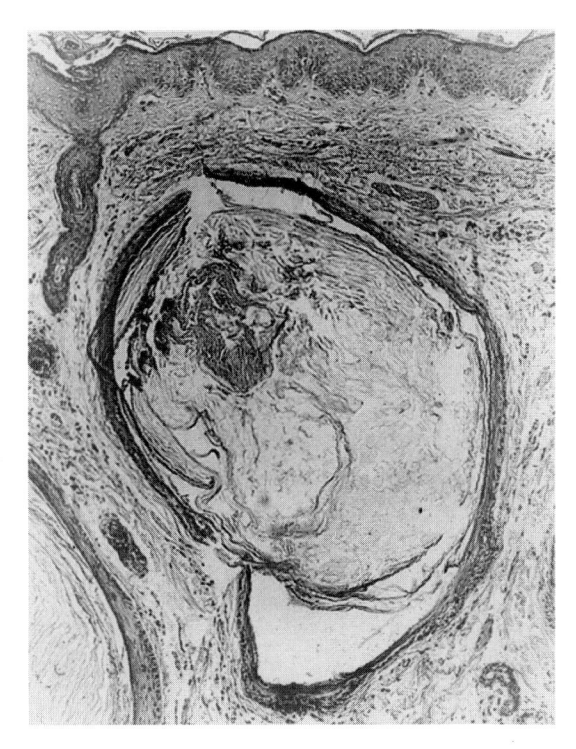

第 7 章　油症の臨床的特徴と処置　　　183

図 **7.2.3.**　真皮内の角質物を含む大囊腫を示す痤瘡様皮疹の病理組織像

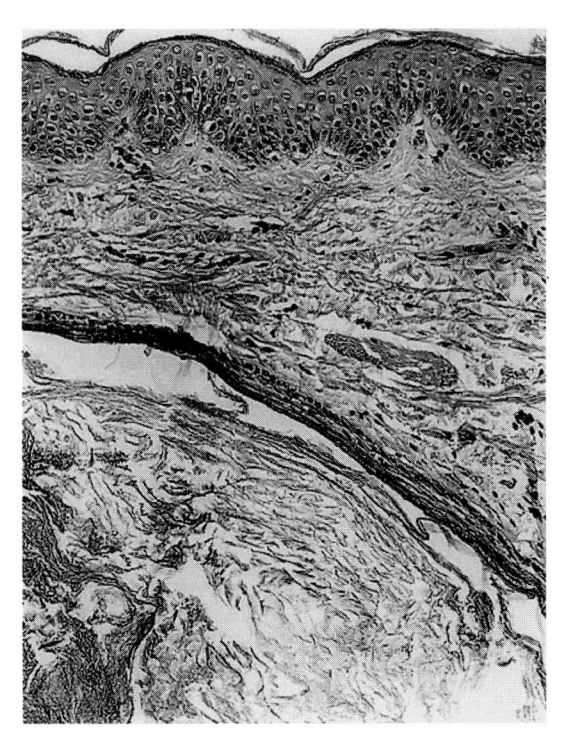

図 **7.2.4.**　痤瘡様皮疹部の表皮基底細胞のメラニン色素沈着

ii) 毛嚢開口部の開大と隆起

毛嚢開口部の大きな開大は最も特徴的な油症皮膚症状の一つである。肉眼的には皮疹は毛孔性の点状の小さな丘疹として見られた（図7.2.5；カラー口絵参照）。黒い角質物が拡張した毛孔を塞いだ。これらの皮膚病変は主に腋窩，鼠径部，肘窩・膝窩に観察された。また，躯幹，四肢にも同様の皮疹が見られた。

病理組織学的には，毛孔の点状物は毛嚢開口部の開大とその開口部を満たすケラチン物質であった（図7.2.6）。まわりの表皮は著変を示さず，真皮には炎症性細胞浸潤が見られた（図7.2.7）。

iii) 色素沈着

油症では特徴的な色素沈着が見られたが，その色素異常は全身的というよりむしろ局所的な分布を示した。指および趾の爪が最も色素沈着を示した（図7.2.8；カラー口絵参照）。顔面，特に鼻唇溝，角膜，結膜，歯肉，および口唇の色素沈着も見られた。一般に，爪全体のびまん性の色素沈着が縦線条を伴い見られた。時に，爪の扁平化がこの色素沈着に伴って見られた。歯肉は歯肉縁にそって帯状の褐色色素沈着を示した。躯幹および四肢の色素沈着は主に毛孔周囲に生じたが，時にびまん性の色素沈着も見られた。油症母親が死産した胎児もびまん性そして全身性の色素沈着を示した（いわゆる黒色児）（図7.2.9；カラー口絵参照）。

iv) 油症小児の皮膚症状——乾燥皮膚と痤瘡様皮疹

乾燥皮膚は主に油症小児に見られた。この小児の乾燥皮膚ではしばしば毛孔性の丘疹と鱗屑を伴

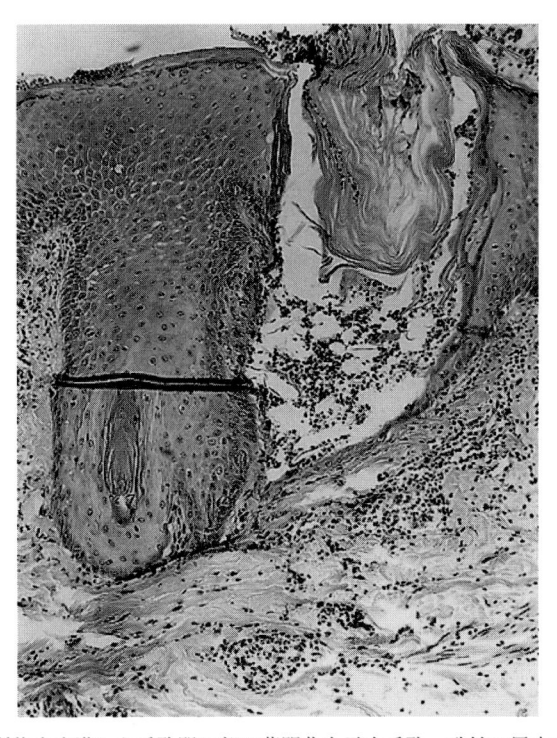

図7.2.6. 角質物を充満した毛孔開口部の著明化を示す毛孔一致性の黒点の病理組織像

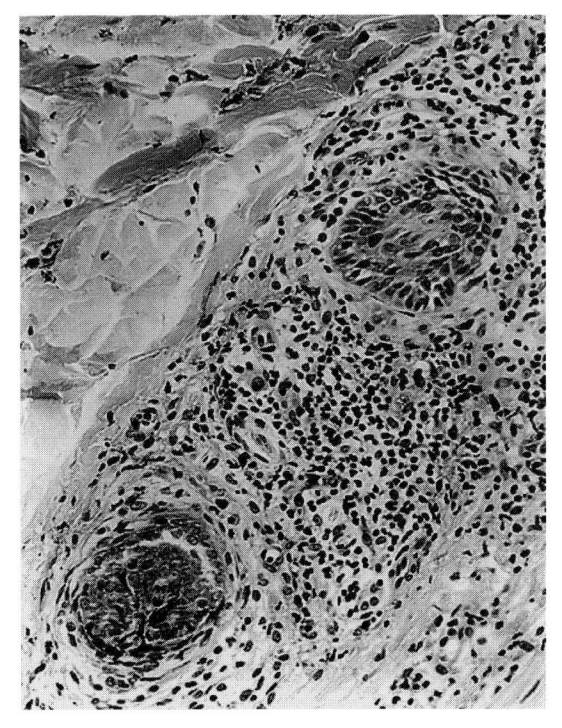

第7章　油症の臨床的特徴と処置　　　　　　　　　　　　　　　　　　185

図 7.2.7. 真皮の毛包周囲の炎症細胞浸潤の病理組織像

う湿疹を生じた。病理組織学的には，病変部は過角化とケラチン物質による毛孔の閉塞を示した。小児の痤瘡様皮疹は面皰形成が特徴的であった。これらの皮疹は基本的には毛包の角化異常により生じた。

v) その他の皮膚症状

発汗異常(一般には多汗症)が手掌・足蹠，および耳溝に見られた。重症例では，多汗症に加え掌蹠の過角化が見られた。色素沈着のある爪は時に爪の変形を示した。特に，親指の爪の扁平化が特徴的であった。肘窩，膝窩，足縁には黄色透明な液を含む波動を触れるドーム状の腫瘤が見られた。この腫瘍は粘液嚢腫と考えられた。

7.2.2. 油症皮膚症状の 30 年間の臨床的推移

九州北部地方における PCB 汚染事故が起こって 30 年が過ぎた。重篤な，かつ特異な皮膚症状，すなわち，痤瘡様皮疹，毛孔の開大，黒点，色素沈着などはすべて時間と共に次第によくなってきた。毎年油症患者皮膚症状の検診が九州大学医学部附属病院の専門医師によりなされてきた。皮膚症状の重症度およびその経年変化を評価するに当たり，皮膚症状の重症度の点数化が五島および樋口 (1) により確立され，その後利谷および北村 (2) により簡便的に修正された(表 7.2.1)。

i) 油症発生後最初の5年間の皮膚症状の変化

1968年，138名の油症患者が九州大学病院外来で最初の検診を受けた。種々の程度の皮膚症状を呈した患者は五島の分類(1)により4つのグループに分けられた。油症発生初期では，グレードIIIあるいはIVと記録された患者が全体の50%を超えた。皮膚の重症度と患者の年齢との関係がみられた。すなわち，皮脂分泌が盛んな20〜30歳の患者の皮膚症状が最も重症であった。30〜40歳の患者が次に重症で，小児(10歳以下)あるいは高齢者(40歳以上)は比較的軽症であった。

表7.2.2は1969年から1972年までの，油症患者の利谷の重症度分類(2)による重症度分布を示す(3)。これらの患者の重症度評価は毎年の一斉検診時になされた。最重症に分類されるグレードIVの患者は1969年が13%，1970年が4%と1年で減少したが，その後はグレードIII〜IVの患者の減少はみられなかった。顔面(特に鼻周辺)，爪，および眼瞼の明らかな色素沈着が依然観察された。大きな皮下嚢腫も全く変化がなかった。嚢腫には二次感染が起こり膿瘍を形成した。面皰あるいは嚢腫が治癒しても，かなりの程度の瘢痕が残った。

表7.2.1. 油症皮膚症状の重症度分類

重症度	基準1（五島および樋口，1969）		基準2（利谷および北村，1971）
	決定的所見	参考的所見	
0	—		皮膚症状がほとんどなく，内科的訴えのみのもの
I	マイボーム腺よりのチーズ様眼脂の排泄色素沈着(爪)	発汗過多 口腔粘膜，歯内の色素沈着 皮膚の乾燥	主として色素沈着(皮膚，粘膜とも)のみのもの
II	面皰	関節部，四肢伸側の毛孔性角化	面皰の形成をみるもの
III	痤瘡様皮疹 外陰部脂腺に一致した嚢腫 頭部，項部，前胸部の毛孔の著明化	眼瞼の腫脹 関節部の腫脹	痤瘡様皮疹をも伴うもの
IV	全身の毛孔の著明化 広汎に分布する痤瘡様皮疹	顔面，下腿の腫脹 高度の二次感染	以上の皮膚症状が広汎かつ高度で化膿傾向の強いもの

表7.2.2. 1969年から1972年までの皮膚症状の重症度の推移

重症度	1969	1970	1971	1972
0	41 (11%)	32 (17%)	4 (3%)	2 (3%)
I	86 (25%)	77 (37%)	49 (38%)	41 (46%)
II	90 (26%)	59 (29%)	32 (25%)	20 (22%)
III	87 (25%)	27 (13%)	31 (24%)	16 (18%)
IV	47 (13%)	10 (4%)	13 (10%)	10 (11%)
計	352	205	129	89

〔幸田ほか(3)〕

一方，グレードIに分類された軽症の患者もこの年間に増加した。軽い痤瘡様皮疹は発症3～4年以内に明らかに減少した。しかし少数の嚢腫は患者によっては残った。黒色面皰は一般に5～6年以内に消失した。毛孔性の黒点も4年位で消失した。色素沈着も時間と共に軽快した。爪の扁平化は2～3年で軽快した。これらの結果から，油症の重症例は5年以内ではあまり改善は見られないが，皮膚症状の軽症例では5年間である程度の改善が見られるということが示唆された。

ii) 油症発生後5～10年間の皮膚症状の変化

油症の重症例では最初の5年間はほとんど皮膚症状の変化は見られなかった。1974年になって前年に較べて初めて皮膚症状の明らかな改善が記録された。油症発生5年後以降，皮膚症状の重症度が全体的に低下してくると利谷の重症度分類(2)が一部適合しないようになった。たとえば，実際には皮膚症状が著明改善していても，痤瘡様皮疹が少数でもあればグレードⅢに分類される。

このような難点を解決するため，旭ら(4)により新しい油症皮膚症状の重症度基準が提唱された。新しい基準は症状の程度を点数化して定量的に算定するという特徴があった。表7.2.3は1967年か

表 7.2.3. 1969年から1974年までの皮膚症状の重症度及び重症度得点数の推移

症例		1967	1968	1969	1970	1972	1973	1974
64 y.o.	M	—	III[a]	III	III	II	II	II
		—	5[b]	5	3	2	1	1
56 y.o.	F	III	III	II	II	II	II	II
		7	7	5	4	4	7	4
43 y.o.	M	—	IV	IV	III–IV	III	III	II
		—	15	13	7	6	7	3
39 y.o.	F	IV	IV	IV	IV	IV	IV	IV
		18	18	18	18	16	16	16
12 y.o.	F	—	IV	IV	III–IV	III–IV	III	II
		—	16	13	10	9	7	5
9 y.o.	F	IV	IV	IV	IV	IV	III	III
		11	13	12	13	12	9	9
24 y.o.	M	IV	IV	III	III	—	III	III
		16	17	11	10	—	5	4
48 y.o.	F	IV	IV	III	III	III	III	III
		16	17	16	15	14	14	13
20 y.o.	F	IV	IV	III	III	III	III	III
		16	17	11	8	8	8	8
56 y.o.	M	—	II	III	III	0	I	0
		—	2	1	2	0	1	1
50 y.o.	F	III	IV	III	III	III	III	III
		11	12	8	8	7	7	7
22 y.o.	F	III	III	II	I	I	III	III
		9	9	3	2	2	3	3
40 y.o.	M	—	II	II	II	I–II	II	II
		—	5	3	2	3	3	3

y.o.: 年齢，M: 男性，F: 女性　[a]: 重症度(利谷および北村，1971)
[b]: 重症度点数〔旭ほか(4)〕

表 7.2.4. 1972年と1975年の皮膚症状重症度の比較

不変			改善			増悪		
No.	1972	1975	No.	1972	1975	No.	1972	1975
4	I	→ I	4	I	→ 0, I	1	I	→ I, II
1	III	→ III	4	I	→ 0	1	I	→ II
2	IV	→ IV	1	II	→ I, II	1	II	→ III
			1	II	→ I	1	III	→ IV
			2	II	→ 0			
			2	II, III	→ II			
			1	III	→ II, III			
			1	III	→ II			
			1	III, IV	→ III			
			2	III, IV	→ I, II			
			1	IV	→ III			
計 7 例			計 20 例			計 4 例		
(23%)			(64%)			(13%)		

No.: 患者数〔利谷ほか (5)〕

ら1974年までの検診を受けた13名の患者の皮膚症状の重症度の推移を，利谷の分類と旭の基準の両方で示したものである．両者のデータ共にこの期間中の皮膚症状の改善を示した点では一致している．

表7.2.4に示すごとく，同じ患者で1972年と1975年の重症度を比較すると明らかな重症度の低下が認められた (5)．この期間中皮膚症状は，64%が改善，23%が不変，13%が増悪，を示した．

iii） 油症発生後10～30年間の皮膚症状の変化

PCB中毒の初期では，皮膚症状のみが油症症状の主な目安であり，当時の他の検診結果あるいは検査データは確実にPCB中毒を示すものではなかった．しかし，PCB中毒の慢性期に入り皮疹そのものは改善したにもかかわらず，いろいろな身体症状が出現し始め，それらが増強した（油症発生5～10年間）．これらのことから，油症発生以来5年以上が過ぎると，油症中毒症状の重症度は皮膚症状の重症度のみならず内科的，眼科的，そして歯科的な面からの全体的な評価が必要であることが示唆された．

表7.2.5は1976年から1980年までの利谷および旭の重症度基準によって分類された各重症度に属した油症患者数の経年的推移を示す (6)．両者のデータからこの期間の皮膚症状の改善傾向がみてとれる．スコアが0または1の患者が例年増加し，一方，スコアが6または7の患者が1980年には激減している．最も重症のスコアが8以上の患者は，しかし，この期間中には減少していない．

表7.2.6は1981年から1998年までの重症度分類された患者分布の変化を示す．この期間には皮膚症状は著明改善を示した（図7.2.10; カラー口絵参照）．最も重症な患者群もこの期間には改善を示した．皮膚症状の重症度点数が3点以下の患者は，1985年では83.3%，1992年では91.6%となった．また，1998年では83.5%であり，1985年以降，最も軽症に分類される患者分布の比率はほぼプラトーとなっている．

第 7 章　油症の臨床的特徴と処置

表 7.2.5. 皮膚症状の重症度及び重症度得点数により分類された油症患者数の変化

重症度	1976	1977	1978	1979	1980
0	25	30	42	38	56
0, I	12	10	17	9	15
I	15	13	16	12	7
I, II	4	7	3	5	1
II	10	12	9	15	13
II, III	14	11	15	10	6
III	6	14	20	17	7
III, IV	1	3	0	2	1
IV	3	2	1	2	1
計	90	102	123	110	107

重症度得点数	1976	1977	1978	1979	1980
0・1	32	32	43	44	63
2・3	24	35	43	29	25
4・5	20	22	13	15	14
6・7	10	7	14	13	2
8・9	3	5	7	6	2
10–13	1	0	2	1	1
14–	1	2	1	2	0
計	91	103	124	110	107

〔旭ほか (6)〕

表 7.2.6. 1981 年から 1998 年までの皮膚症状の重症度得点数の変化

得点	1981 症例数 (%)	1983 症例数 (%)	1985 症例数 (%)	1990 症例数 (%)	1992 症例数 (%)	1998 症例数 (%)
0・1	52 (48.6)	63 (52.5)	88 (56.4)	66 (72.5)	44 (53.0)	52 (65.8)
2・3	33 (30.8)	27 (22.5)	42 (26.9)	20 (22.0)	32 (38.6)	14 (17.7)
4・5	12 (11.2)	11 (9.2)	20 (12.8)	4 (4.4)	6 (7.2)	8 (10.1)
6・7	7 (6.5)	10 (8.3)	5 (3.2)	0	0	4 (5.1)
8・9	2 (1.9)	4 (3.3)	1 (0.6)	1 (1.1)	1 (1.2)	1 (1.3)
10–13	0	5 (4.2)	0	0	0	0
14–	1 (0.9)	0	0	0	0	0
計	107	120	156	91	83	79
平均	2.15	2.36	1.58	0.96	1.47	1.58

〔中山ほか (10)(11)〕

7.2.3. 油症患者の皮膚症状の重症度と血中 PCB の関連性

油症患者の血清中の PCB の分析は 1973 年以来九州大学油症研究チームによりなされてきた。増田は初めて患者血中 PCB のガスクロマトグラフィによる検出法および定量法を開発し，油症患者

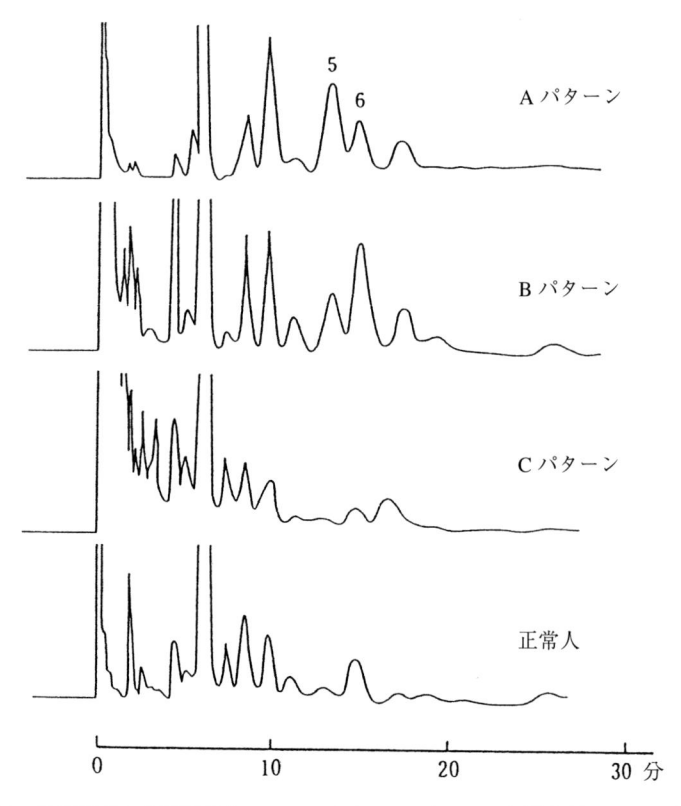

図 7.2.11. 油症患者および正常人の3つの血中 PCB パターンを示すガスクロマトグラム
Aパターン：典型的油症パターン；Bパターン：AとCの中間型；
Cパターン：非油症パターン

にはある種のガスクロマトグラムの特色あるパターンが存在することを見いだした(7)。それらのパターンは3型に分類され，A, B, C とラベルされた(図 7.2.11)。A は典型的な油症パターン，C は正常人のパターン，そして B は A と C の中間のパターンである。

幸田および増田は血中 PCB パターンあるいは PCB 濃度と皮膚症状の重症度との相関性を油症発生5年後の 1973 年に初めて検討した(表 7.2.7) (8)。結果は 72 名の患者血中の平均 PCB 濃度は 5.9±4.5 S.D.ppb であった。43 名の A パターングループの平均濃度は 7.2±4.9 S.D.ppb, 26 名の B パターングループでは 4.3±3.1 S.D.ppb, 3 名の C パターングループでは 1.7±0.2 S.D.ppb であった。臨床的には，重篤な皮膚症状を呈した患者はほとんど A パターングループに属した。倦怠感あるいは頭痛などの全身症状が A あるいは B パターンの患者にみられた。21 家族中 15 家族では家族全員が同じ PCB パターンを示した。

それぞれの患者の血中 PCB パターンは 1973 年から 1978 年まで調べられた限りでは安定しており変動はみられなかった。すなわち，この期間中に皮膚症状は明らかな改善傾向を示したが，A から B あるいは C へと変化することはなかった。これに対し，血中 PCB 濃度は時間と共にこれら3つのパターンすべてで低下がみられた(表 7.2.8) (9)。皮膚症状は 1969 年から 1973 年までは徐々に軽快し，その後 1973 年から 1978 年にかけて急速な改善がみられた。一方，この期間中の各患者の

第 7 章 油症の臨床的特徴と処置

表 7.2.7. 1973 年の油症患者およびその他の患者の PCB パターンと PCB 濃度

グループ	パターン	PCB 濃度 (ppb)															計 (%)	平均濃度 (ppb)
		1	2	3	4	5	6	7	8	9	11	12	13	17	18	26		
油症患者	A		1	7	8	2	5	6	5	2	1		2	1	2	1	43 (59.7)	7.2±4.9
	B	1	5	9	5	1	1	1			1	1	1				26 (36.1)	4.3±3.1
	C	1	2														3 (4.2)	1.7±0.2
	A+B+C	2	8	16	13	3	6	7	5	2	2	1	3	1	2	1	72 (100)	5.9±4.5
他	C	2	4	3													9	2.1±0.8

〔幸田および増田 (8)〕

表 7.2.8. 1973 年から 1978 年までの PCB パターンと PCB 濃度の変化

パターン		症例数	パターン	PCB 濃度	
1973	1978			1973	1978
				(ppb)	(ppb)
A	A	26	A	10.7	7.6
	B	1			
	C	0			
B	A	10	B	6.4	2.6
	B	2			
	C	2			
C	A	1	C	4.9	2.7
	B	3			
	C	8			

〔旭ほか (9)〕

血中 PCB パターンは変化がなかった。これらの結果から，グレード III～IV の重症の患者はほとんどが A パターンを示し，この期間で皮膚症状はかなり軽快したものの A パターンに属する患者数は変化がないことが示された。

表 7.2.9 に 20 名の油症患者の皮膚症状の重篤度，血中 PCB パターンおよび濃度，の推移を示す。患者の平均 PCB 濃度は，1977–1978 年では 5.76 ppb，1986–1987 年では 4.94 ppb，1991–1992 年では 4.72 ppb であった。この結果から血中 PCB は徐々に排泄されているが，慢性の中毒期になるとその排泄速度は非常に遅いことが判明した。油症発生後 25 年間に油症患者の皮膚症状は全員が明らかな軽快を示したが，少数の患者では依然活動性の痤瘡様皮疹や粉瘤様の嚢腫が観察された。これら 20 名の患者の皮膚症状の重症度スコアーは，1977–1978 年が 3.00，1981–1982 年が 2.66，1986–1987 年が 1.00，1989–1990 年が 1.12，1991–1992 年が 1.08 であった。すなわち，スコアーの著明改善は 1986 年以後にみられている (図 7.2.12)。1992 年以降 1998 年までの皮膚重症度得点数は 1986 年に比較してみかけ上若干ではあるがむしろ増加している (10, 11)。これは油症患者の皮膚症状が最近になって増悪してきたのではなく，最近では一斉油症検診を受ける患者数が全体的に減少し，何らかの症状を呈する患者が数多く受診している傾向にあるためと考えられる。

表 7.2.9. 油症患者 20 例の 1977 年から 1992 年までの皮膚症状の臨床経過

症例	1977–1978	1981–1982	1986–1987	1989–1990	1991–1992
1	III[a]·A8[b]·1[c]	III·A10·1	III·A7·2	—	III·A10·3	0·A6.2·0	—	II·A6.4·1	0·A6.5·0
2	—	I·A16·4	III·A9·4	0,I·A7·1	—	—	I,II·A7.9·2	II·A9.2·2	II,III·A6.1·4
3	III·A15·6	III·A9·5	III·A16·9	0·A14·0	III·A11·2	III·A15·7·3	II,III·A11.3·2	II,III·A11.3·2	I·A12.4·2
4	II,III·C3·3	II·III·C2·4	III·C3·6	II,III·C4·4	I·C3·2	II·C4·3·2	III·C4·3·2	0,C4.5·1	0,C3.5·0
5	0,I·B3·3	—	III·C3·2	II·C4·1	I,II·C3·1	0,C2.4·0	—	—	II,III·C2.0·2
6	I·A7·2	I·A6·2	I·A7·2	0,I·B5·1	0,I·A6·1	0,I·B7.4·1	0·B6.4·0	0·A7.2·1	0,I·A7.3·2
7	0·C2·1	0·C5·1	0·B5·0	—	0·C2·0	0·C1.9·0	0·I·C1.5·1	0·C1.7·0	0·C1.7·0
8	—	0,I·A3·2	0·B5·0	—	0·A4.1·0	0·A3.1·0	0·A2.5·0	II·A2.8·1	0·B2.7·1
9	I,II·A2·4	0·BC1·3	III·C1·5	II·C1·3	I·C1·2	II,III·C1.8·2	—	0·C1.7·0	I·C1.4·3
10	0,I·A6·2	—	I·A9·2	—	0·A7·0	III·A6.0·1	0·A3.3·0	0·A3.5·0	I·A3.7·1
11	0,I·A5·2	I·A5·2	I·A4·2	0·A5·1	0·A4·0	0·B6.4·0	0·B7.4·0	0·B5.7·0	0·A2.4·1
12	III·A13·9	III·A18·6	III·A10·7	0,I·B7·1	III·A7·4	II,III·A12.6·4	III·A14.4·4	II,III·A13.4·1	I,II·A10.1·2
13	I·B3·2	0,I·B3·1	—	0·B3·0	II·B3·2	0,I·B2.9·1	II·B3.1·2	0·B1.6·1	0·B1.6·1
14	0,I·A6·6	0,I·A·2	I·A6·2	0,I·A4·4	I·A5·2	—	I,II·A3.0·2	I·A2.9·1	0·A3.1·1
15	0·BC4·1	—	0,I·BC3·1	—	0,I·A6.7·1	—	0·C2.2·0	I,II·BC1.8·2	—
16	—	II·C3·1	—	0·C2·0	I·B3·1	0,B1.8·0	—	II·C2.3·1	0·C1.2·2
17	I·C3·2	II,III·C3·5	III·C3·5	—	II·C1.7·2	II·C1.0·1	0·C1.9·0	0·C3.4·0	0·C3.9·0
18	0,I·A5·3	I·A4·2	I·A8·3	I·A7·2	0,I·C3·1	I,II·C2.9·3	0·A4.0·0	0·A4.6·0	0·A9.2·1
19	III,IV·C2·5	II,III·C2·2	—	0·C2·2	0·C2.5·0	0·A6.9·0	II,III·C1.5·2	I,II·C2.9·2	II,III·C2.1·3
20	I,II·A8·2	0·A5·0	0·A5·1	0·A5·1	0·A11·0	0·A6.9·0	0·B10.6·0	0·A6.6·0	0·A6.7·0

[a]: 皮膚症度
[b]: PCBパターン・濃度 (ppb)
[c]: 皮膚重症度得点数

[中山ほか (10)]

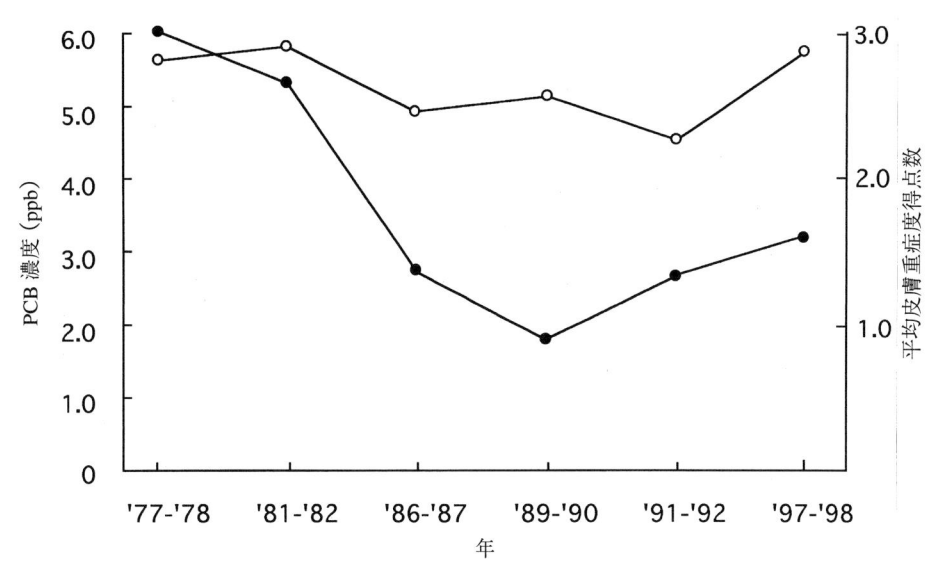

図7.2.12. 1977年から1998年までの油症患者の血清中のPCB濃度と皮膚重症度平均得点数の変化
○——○：PCB濃度(ppb)；●——●：皮膚症状の平均重症度得点数

7.2.4. 治　療

　油症患者の本質的な治療法はPCBの効果的排泄であるが，これまでのところ，そのような有効な治療法は確立されていない。皮膚症状は自然にまた徐々に改善してきたが，油症発生初期では外科的治療も必要であった。初期では，グルタチオン，キシリトール，ビタミンB2およびE，エストロゲンなどが投与されたが，効果的には不十分であった。95％エチルアルコールおよびプロピレングリコールに溶解したビタミンA酸の痤瘡様皮疹に対する外用が若干有効であると報告されたが，副作用として皮膚の刺激症状がみられた(2)。種々の外科的処置，たとえば感染嚢腫や膿瘍の切除，顔面瘢痕のプレーニング，陥入爪の切除，あるいは角質増殖性病変の削除術，が行なわれた。色素性病変に対するビタミンCあるいはグルタチオンは無効であった。

文　献

1) 五島應安，樋口謙太郎(1969) 油症(塩化ビフェニール中毒症)の皮膚科学的症候論. 福岡医誌 60, 409-431.
2) 利谷昭治，北村公一(1971) 油症(塩化ビフェニール中毒症)の臨床的観察とくに皮膚所見のその後の経過. 福岡医誌 62, 132-138.
3) 幸田　弘，旭　正一，利谷昭治(1974) 昭和47年度一斉検診による油症患者の皮膚所見. 福岡医誌 65, 81-83.
4) 旭　正一，幸田　弘，利谷昭治(1975) 昭和48年度，49年度一斉検診における油症皮膚重症度の変動と新しい皮膚重症度評価試案. 福岡医誌 66, 629-634.
5) 利谷昭治，旭　正一，幸田　弘(1977) 昭和50年度一斉検診における油症患者皮膚所見の推移. 福岡医誌 68, 152-155.
6) 旭　正一，利谷昭治，日野由和夫，幸田　弘(1981) 昭和51年度-55年度の年次追跡調査における油症皮膚所見の変化とその他の因子との相関性. 福岡医誌 72, 223-229.
7) 増田義人，香川梨絵，島村京子，高田真由美，倉恒匡徳(1974) 油症患者および一般人の血液中のポリ塩

化ビフェニール．福岡医誌 65, 25–27.
8) 幸田　弘，増田義人（1975）九州大学附属病院油症外来患者の血中 PCB と臨床症状との関係．福岡医誌 66, 624–628.
9) 旭　正一，幸田　弘，占部治邦，利谷昭治（1979）油症の皮膚症状 10 年間の推移．福岡医誌 70, 172–180.
10) 中山樹一郎，堀　嘉昭，利谷昭治，旭　正一（1993）1991・1992 年度の福岡県油症年次検診における皮膚症状．福岡医誌 84, 294–299.
11) 中山樹一郎，利谷昭治，旭　正一，古江増隆（1999）1997・1998 年度の福岡県年次検診における皮膚症状．福岡医誌 90, 143–146.

7.3. 呼吸器症状と免疫

中西洋一

呼吸器系は PCBs ならびにその関連物質の重要な標的臓器のひとつである．中でも，細気管支のクララ細胞へより大きな影響を与えることが知られている．油症患者の呼吸器系からこれらの化学物質が検出されている．また，実験動物に呼吸器系の形態異常や機能異常を引き起こすことが報告されている (1-3)．

呼吸器症状は長期にわたって見られる油症の特徴的症状であることがわかってきた (4) が，主に見られるのは咳嗽，喀痰，喘鳴などの気道の症状である．また，呼吸器系の 2 次感染もまれではない (5)．呼吸器症状の重症度や呼吸器感染症の頻度は患者血液中の PCBs 濃度と相関があったと報告されている (6)．免疫系の異常も油症と関連があると考えられている．ここでは，油症患者にみられる呼吸器系ならびに免疫系の異常について，臨床的知見と実験的知見を述べる．

7.3.1. 油症患者の呼吸器症状

油症が医療関係者から注目され始める時期から遅れること 1 年，1969 年 9 月に油症患者の呼吸器症状に関する調査が開始された．当初は咳嗽，喀痰，喘鳴が主要な臨床症状であった．咳嗽と喀痰は皮疹の出現と同時に出現したが，喘鳴の出現は数ヵ月遅れていた (6)．検診を受けた 203 人の油症患者の 38% は慢性気管支炎患者にみられるような咳嗽・喀痰などの症状を訴えた (7)．初回調査から 8 年後の 1977 年に実施された 289 名の油症患者を対象とした調査では，喀痰は喫煙者 112 名中 76 名 (68%) に，非喫煙者 177 名中 43 名 (24%) にみられた．この報告では，年齢，性別，合併症などの臨床背景についての十分な解析はなされていないが，呼吸器症状が喫煙の有無にかかわらず長期に続いていたということは注目に値する．79 名の患者についての追跡調査の結果，最初の 10 年間で呼吸器症状は徐々に回復したが，その後 5 年間(発症から 10～15 年の期間)ではほとんどの症例で改善は乏しかった (8)．

油症患者から喀出された喀痰は「かたくり様」と表現される，白色粘性(時に粘性膿性)のものである．約 40% の患者では喀痰中の好中球が増加しており，呼吸器感染症の発生頻度が高いことが示唆された (7)．

喘鳴はもうひとつの呼吸器系の主症状である．401 名の油症患者の 2% には軽度の喘鳴が聴取された (5)．油症発生から 20 年後の 1988 年に行なわれた全国検診の解析結果から，その時期になっても聴取される異常呼吸音は血清中の PCBs 濃度と有意に相関することが示された (4)．一方，台湾で発生した類似の中毒 (Yu-Cheng) では，咳嗽は 358 名中 50 名 (14%) の患者にみられたが，喀痰の訴えは報告されていない (9)．

表 7.3.1. 呼吸器症状出現の 1 年後に肺網状線状影を呈した油症患者 12 名
(非喫煙者)の肺機能検査成績*

Measurement		1970	1973–1974	1983
VC/predicted VC (%)	$\geqq 100$	5	6	
	>90	1	5	
	>80		1	
FEV_1/FVC (%)	$\geqq 80$	3	9	
	>75	3	3	
$\dot{V}_{max\,50}$ (L/sec)	$\geqq 4.0$		6	2
	>2.0		6	4
$\dot{V}_{max\,25}$ (L/sec)	$\geqq 1.5$		5	2
	$\geqq 1.0$		5	3
	$\geqq 0.7$		2	1
Pao_2 (mmHg)	$\geqq 85$	3	4	5
	>70	2	7	1
	>60	1	1	0

*: 初回測定時の患者年齢は 30〜49 歳であった.

7.3.2. 胸部 X 線写真像と臨床検査所見

胸部 X 線写真では 35% の油症患者が網状粒状陰影を呈し,その 10% 前後の患者では肺胞性,斑状,または無気肺性陰影を伴っていた.しかし,これらの胸部 X 線写真所見と皮疹の重症度との関連性はみられなかった (10).12 名の非喫煙患者の肺機能検査成績を表 7.3.1 に示した.肺活量と 1 秒率はほぼ正常だったが,動脈血中の酸素分圧 (Pao_2) が 8 例で低下していた.50% 最大呼気流量と 25% 最大呼気流量 ($V_{max\,50}$ と $V_{max\,25}$) は約半数の患者で低下していた.最大呼気流量の低下がみられた患者では吸気・呼気時の連続性ラ音が 1970 年から 1974 年にかけて通年性に聴取された (5).同様の肺機能検査は 1983 年にも実施されたが検査成績上軽度の改善が認められ,ラ音は聴取されなかった (11).

PCBs (PCDFs を含まない)への職業的曝露に対する影響については,米国のコンデンサー製造業者 (12) と変圧器修理工 (13, 14) についての報告がある.喘鳴,咳嗽,呼吸機能障害がこれらの労働者にみられたが,集積された諸因子を解析した結果では,慢性的 PCBs 曝露と肺機能障害や呼吸器疾患との関連は証明されなかった (15).油症の主たる原因物質は PCDFs ということが明らかになっている.したがって,PCBs への職業性慢性曝露と,油症における呼吸器系の障害とは同一レベルで比較できるものではない.油症患者における呼吸器系の障害についてはより慎重な解析が必要であろう.

7.3.3. 喀痰中の PCBs と呼吸器系における分布

油症患者の喀痰中における PCBs 濃度の測定は小島の報告に始まる (16).それに引き続いて,重松らは 1969 年 12 月から 1970 年 7 月にかけて採取された油症患者の喀痰中 PCBs 濃度を連続的に測定した (5).1970 年 5 月以前の検体では高濃度の PCBs が常時検出されたが,それ以降徐々に低下

していた．さらに，1975年以降に採取された喀痰中のPCBs濃度は1970年6月のものと変わりなく血中濃度の1/10ないし1/3程度であった．HaraguchiらはPCB油症患者の肺組織中から60種類以上のメチルスルフォン化PCBsを同定した (17)．これらの硫酸分子を含有したPCBs代謝産物は動物実験系でも同定されているが，この事実はメチルスルフォン化PCBsがPCB-グルタチオン結合体の腸肝循環の過程で産生されることを示唆している (18–20)．

放射性同位元素でラベルしたPCBメチルスルフォンを用いた動物実験により，PCBsは非線毛細気管支上皮(クララ細胞)の細胞質や気道腔内に集積することが証明された (2, 3)．このように，生体内でPCBsが沈着する部位は，メチルスルフォン化PCBと高い親和性を有するクララ細胞由来13-kDa分泌蛋白の存在部位に一致していた (2, 24)．この蛋白はラット肺から分離精製された (25)が，ヒト気管支肺胞洗浄液中にも，物理化学的に類似の蛋白が存在することが示された (26)．PCB結合蛋白のcDNAがクローニングされたが，これは兎の子宮と肺に存在する黄体ホルモン結合蛋白であるウテログロビンのアミノ酸配列と53%の相同性を有することがわかった (27)．

以上，① PCBsが油症患者の喀痰から検出されること，② 細気管支のクララ細胞を含む気道に集積すること，③ PCB結合蛋白はクララ細胞に局在することから，呼吸器系はPCBsの重要標的臓器の一つと考えられる．

7.3.4. 呼吸器系の病理学的変化

油症患者7名の呼吸器系の剖検所見は，主として肺胞腔へのマクロファージの浸潤と部分的な無気肺である (10)．細気管支周辺にもPCBs中毒そのもの，または合併した感染によると思われる所見が観察された (5)．油症発生から4〜12ヵ月以内に死亡した3名の油症患者では，部分的な肺胞出血(肺水腫を伴ったり伴わなかったり)，胸腔ならびに心嚢の液貯留や癒着が観察された (28–30)．

PCBs投与ラットでは，気管支ならびに細気管支周辺への細胞浸潤が認められた (5)．電子顕微鏡による観察では，肺胞II型細胞や肺胞マクロファージに，大きな脂肪空胞と変性したラメラ体(lamellar body)やライソゾームがみられた (5)．油症の主たる原因物質とされているPCDFsを投与した動物実験モデルでは，クララ細胞の壊死，軽度の肺水腫，肺うっ血などがみられた(図7.3.1) (11)．これらの変化はPCBs投与群よりも，PCBsの1/10量のPCDFs投与群でより高度であった (8)．フラン誘導体の4-ipomeanolは数種類の実験動物に対して特徴的な病変(クララ細胞の壊死)を起こす．比較的大量のフラン誘導体の投与によって生じる遅発性の肺障害は，肺水腫，胸水，肺うっ血と肺出血である (31)．クララ細胞の変化は実験動物の方で著明ではあるが，油症患者と動物実験モデルにみられる病理学的変化にはある程度の類似性がみられる．

7.3.5. 油症における呼吸器感染症と免疫系の異常

先述のように，油症患者の中には好中球に富む粘性膿性痰を喀出する者がみられた．呼吸器系の異常を呈した12人の非喫煙油症患者の喀痰細菌検査を連続的に2年以上にわたって実施したところ，ブドウ球菌，大腸菌，緑膿菌，ヘモフィルス菌などが検出された．特に，喀痰中のPCBs濃度が高い患者では，これらの細菌が恒常的に検出された (7)．慢性気道感染は呼吸器系の異常を有する患者の約半数にみられ，しばしばウイルス感染や細菌感染を契機に増悪した．呼吸器感染症は台

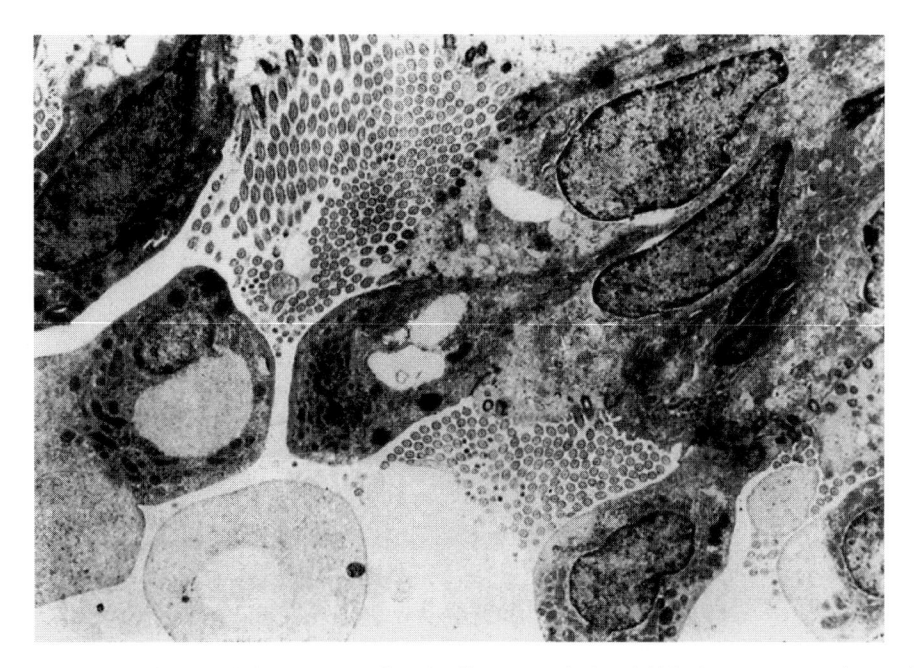

図 7.3.1. PCDFs を 2 週間投与したラット肺の電顕像．クララ細胞の変性と壊死がみられる（×2,600）．

湾の Yu-Cheng の患者でも高頻度にみられた (9)．

　全身の免疫防御機構の異常も示唆されている．油症患者の免疫グロブリン値は油症発生から 2 年後の 1970 年に初めて測定されたが，血清中の IgA と IgM が減少しており，IgG は増加していた．IgA が低いままの 3 名を除いて，血清免疫グロブリン値は 1972 年には正常化した．IgA 値と臨床症状との間には統計学的に有意の相関はなかったものの，呼吸器症状を有した 29 名の患者の内 5 名では IgA が 100 mg/ml 以下であったが，無症状の患者 24 名中には 100 mg/ml 以下の者は一人もいなかった．IgM は重篤な皮膚症状を有する患者で有意に低下していた．一方，喀痰中の IgA 値は正常範囲内であった (5)．免疫グロブリン値は 1980 年に再度測定されたが，測定された全患者で正常範囲内であった (8)（表 7.3.2）．免疫系の経時的変動は日本でも台湾でも同じような動向を示した．すなわち，血清 IgA と IgG は両国の患者とも，発生から 2 年間は低下しており，3 年後には正常化した (9)．

　細胞性免疫に関しては，CD4+/8+ 比（ヘルパー T 細胞/サプレッサー T 細胞比）の低下と，PHA に対する反応性の亢進が発生 3 年目の台湾の患者で観察された (9)．逆に，CD4+/8+ 比の上昇と PHA に対する反応性の低下が発生 14 年目の日本の患者で観察された (8)．また，ストレプトドルナーゼやストレプトキナーゼに対する遅延型皮膚反応の低下が台湾の患者でみられた (32)．

　これらの患者にみられた免疫系の異常は動物実験でも確認されている (33–36)．すなわち，PCBs や PCDFs の曝露により液性免疫も細胞性免疫も障害を受ける．これらの研究から，油症患者では高頻度に気道感染が生じる原因として免疫系の異常の存在が推測されるが，慢性気道感染に関する明らかな疫学的証拠がないため，現段階では油症において免疫異常と気道の易感染性の関連性があると断言することはできない．加えて，最近，これらの化学物質の標的臓器における免疫異常が必

第 7 章 油症の臨床的特徴と処置

表 7.3.2. 成人油症患者における血清免疫グロブリン値の連続測定結果

測定時期		症例数	IgG[a]	IgM[a]	IgA[a]
3月～ 6月	1970	28	1,655 ± 414*	125 ± 57[+]	151 ± 77[+]
7月～10月	1970	27	1,843 ± 628*	186 ± 92	286 ± 100
1月～ 3月	1971	9	1,516 ± 471*	225 ± 103*	253 ± 149
6月～ 8月	1971	13	1,571 ± 341*	185 ± 65	203 ± 64
10月～12月	1971	24	1,586 ± 604*	172 ± 88	232 ± 70
1月～ 3月	1972	29	1,340 ± 447	166 ± 91	206 ± 97
11月～12月	1980	15	1,307 ± 239	153 ± 61*	199 ± 72
対照群		57	1,243 ± 329	170 ± 54	207 ± 96

[a]: 各数値は平均 ± 標準偏差（mg/dl）
*: $p < 0.01$
[+]: $p < 0.01$

ずしも全身性の免疫異常と結びつくわけではないことが，気管支肺胞洗浄液の T 細胞の表面マーカーの解析を通じて示された (37)。したがって，PCBs ならびに関連物質によって引き起こされる(全身ではなく)呼吸器系の免疫応答と気道感染の関連についてさらに検討を加えていく必要がある。

7.3.6. 肺発癌と油症

倉恒らは油症患者の死亡に関するコホートスタディを実施した (38)。1,761 名の油症患者における 120 の死亡例の解析では，男性でがん死亡の有意な増加がみられた。肺癌死亡は肝癌死亡と同様に男性で増加していたが，女性では増加はみられなかった。これらの死亡の増加は油症との関連性が示唆されるが，著者らは，より詳細な解析に要する適切な疫学データがないため，結論づけることはできないと述べている。

動物実験系では，PCBs は N-nitrosodimethylamine に誘発される肺腫瘍，肝腫瘍のプロモーターとして作用することが知られている (39)。最近，我々も，PCBs が 1-nitropyrene 誘発肺腫瘍のプロモーターとして作用することを見いだした(投稿中)。肺においては PCBs はチトクロム P450-IA1 を活性化することによって腫瘍プロモーターとして機能することが報告されている (40)。しかし，腫瘍イニシエーターとして作用することはないようである。

Boyd らは，フラン化合物である 4-ipomeanol は，クララ細胞が肺癌前駆細胞として変化していく際に，非常に重要な役割を果たしていることを報告した (41)。油症の主要原因物質であるフラン化合物の PCDFs も発癌イニシエーターとして作用しないが，20-methylcholanthrene 誘導皮膚腫瘍のプロモーターとして作用する (42)。しかし，PCDFs が肺発癌に与える影響は確立したわけではない。

現時点では，PCBs や PCDFs がヒト肺発癌に及ぼす影響は明らかになってはいない。しかし，油症の男性患者に肺癌や肝癌の発生リスクが高いかもしれないという疫学の成績や，動物モデルでこれらの物質が腫瘍のプロモーターとして作用するという実験結果は，けっして見過ごすことはできないと考えられる。今後さらなる知見の集積が必要であろう。

文 献

1) Bergman, A., Brandt, I., Darnerud, P. O., et al. (1982) Metabolism of 2, 2′, 5, 5′-tetrachlorobiphenyl: formation of mono- and bis-methyl sulphone metabolites with a selective affinity for the lung and kidney tissues in mice. Xenobiotica 12, 1–7.
2) Lund, J., Brandt, I., Poellinger, L., et al. (1985) Target cells for the polychlorinated biphenyl metabolite 4, 4′-bis (methylsulfonyl)-2, 2′, 5, 5′-tetrachlorobiphenyl. Characterization of high affinity binding in rat and mouse lung cytosol. Mol. Pharmacol. 27, 314–323.
3) Brandt, I., Lund, J., Bergman, A., et al. (1985) Target cells for the polychlorinated biphenyl metabolite 4, 4′-bis (methylsulfonyl)-2, 2′, 5, 5′-tetrachlorobiphenyl in lung and kidney. Drug Metab. Dispos. 13, 490–496.
4) 廣田良夫，廣畑富雄，片岡恭一郎，等 (1991) 油症患者の血中 PCB 濃度と自他覚症状の関連——全国油症患者追跡検診結果の比較研究——. 福岡医誌 82, 335–341.
5) Shigematsu, N., Ishimaru, S., Saito, R., et al. (1978) Respiratory involvement in polychorinated biphenyls poisoning. Environ. Res. 16, 92–100.
6) 重松信昭，石丸秀三，池田東吾，等 (1977) 油症における呼吸障害と血中ならびに喀痰中の PCB 濃度との関係．福岡医誌 68, 133–138.
7) 重松信昭，乗松克政，石橋凡雄，等 (1971) 油症における呼吸器障害の臨床的ならびに実験的研究．福岡医誌 62, 150–156.
8) Nakanishi, Y., Shigematsu, N., Kurita, Y., et al. (1985) Respiratory involvement and immune status in yusho patients. Environ. Health Perspect. 59, 31–36.
9) Lü, Y. C., Wu, Y. C. (1985) Clinical findings and immunological abnormalities in Yu-Cheng patients. Environ. Health Perspect. 59, 17–29.
10) 重松信昭，石丸秀三，広瀬隆士，等 (1974) 油症における呼吸障害の臨床的ならびに実験的研究(続報)．福岡医誌 65, 88–95.
11) 中西洋一，栗田幸男，鐘ヶ江秀明，等 (1985) 油症における呼吸器系ならびに免疫系の障害——経過ならびに発症機序について．福岡医誌 76, 196–203.
12) Warshaw, R., Fishbein, A., Thornton, J., et al. (1979) Decrease in vital capacity in PCB-exposed workers in a capacitor manufacturing facility. Ann. N. Y. Acad. Sci. 320, 277–283.
13) Emmett, E. A., Maroni, M., Schmith, J. M., et al. (1988) Studies of transformer repair workers exposed to PCBs: I. Study design, PCB concentrations, questionnaire, and clinical examination results. Am. J. Ind. Med. 13, 415–427.
14) Emmett, E. A., Maroni, M., Jefferys, J., et al. (1988) Studies of transformer repair workers exposed to PCBs: II. Results of clinical laboratory investigations. Am. J. Ind. Med. 14, 47–62.
15) James, R. C., Busch, H., Tamburro, C. H., et al. (1993) Polychlorinated biphenyl exposure and human disease. J. Occup. Med. 35, 136–148.
16) 小嶋 亨 (1971) 喀痰および組織中の塩化ビフェニール．福岡医誌 62, 25–29.
17) Haraguchi, H., Kuroki, H., Masuda, Y., et al. (1984) Determination of methylthio and methylsulphone polychlorinated biphenyls in tissues of patients with 'yusho'. Food Chem. Toxicol. 22, 283–288.
18) Jensen, R. C., Jansson, B. (1976) Anthropogenic substances in seal from the Baltic. Methyl sulfone metabolites of PCB and DDE. Ambio. 3, 257–260.
19) Bakke, J. E., Bergman, A. L., Larsen, G. L. (1982) Metabolism of 2, 4′, 5-trichlorobiphenyl by the mercapturic acid pathway. Science 217, 645–647.
20) Bakke, J. E., Gustafsson, J. A. (1984) Mercapturic acid pathway metabolites of xenobiotics. Generation of potentially toxic metabolites during enterohepatic circulation. Trends Pharmacol. Sci. 5, 517–521.
21) 吉村英敏，山本弘明，等 (1971) ^{3}H-カネクロールのラットにおける体内分布および排泄について．福岡医誌 62, 12–19.
22) Brandt, I. (1975) The distribution of 2, 2′, 3, 4, 4′, 6′, and 2, 3′, 4, 4′, 5′, 6-hexachlorobiphenyl in mice studied by whole-body autoradiography. Toxicology 4, 275–287.

23) Brandt, I., Bergman, A., Wachtmeister, C. A. (1976) Distribution of polychlorinated biphenyls: structural requirements for accumulation in the mouse bronchial mucosa. Experientia 32, 497–498.
24) Lund, J., Devareux, T., Glaumann, H., et al. (1988) Cellular and subcellular localization of a binding protein for polychlorinated biphenyls in rat lung. Drug Metab. Dispos. 16, 590–599.
25) Lund, J., Nordlund, L., Gustafsson, J. A. (1988) Partial purification of a binding protein for polychlorinated biphenyls from rat lung cytosol: physicochemical and immunochemical characterization. Biochemistry 27, 7895–7901.
26) Lund, J., Andersson, O., Ripe, E. et al. (1986) Characterization of a binding protein for the PCB metabolite 4, 4′-bis (methylsulfonyl)-2, 2′, 5, 5′-tetrachlorobiphenyl present in bronchoalveolar lavage from healthy smokers and non-smokers. Toxicol. Appl. Pharmacol. 83, 486–493.
27) Nordlund-Muller, L., Andersson, O., Ahlgren, R., et al. (1990) Cloning, structure, and expression of a rat binding protein for polychlorinated biphenyls. Homology to the hormonally regulated progesterone-binding protein uteroglobin. J. Biol. Chem. 265, 12690–12693.
28) 菊池昌弘，御鍵儼治，橋本美智雄，等 (1971) いわゆる油症患者の2剖検例．福岡医誌 62, 89–103.
29) 菊池昌弘 (1972) 肝硬変ならびに肝癌を伴ったいわゆる油症の1剖検例．福岡医誌 63, 387–391.
30) 菊池昌弘，橋本美智雄，宝　角衛，等 (1969) いわゆる油症(塩化ビフェニール中毒)死産児の1剖検例．福岡医誌 60, 489–495.
31) Boyd, M. R. (1982) Metabolic activation of pulmonary toxins. In: Witschi, H. and Nettesheim, P. eds., Mechanisms in Respiratory Toxicology, vol. II. CRC Press, Cleveland, 85–112.
32) Chang, K. J., Hsieh, K. H., Tang, S. Y., et al. (1982) Immunologic evaluation of patients with polychlorinated biphenyl poisoning: evaluation of delayed-type skin hypersensitive response and its relation to clinical studies. J. Toxicol. Environ. Health 9, 217–223.
33) Vos, J. G. de Roij, T. (1972) Immunosuppressive activity of a polychlorinated diphenyl preparation on the humoral immune response in guinea pigs. Toxicol. Appl. Pharmacol. 21, 549–555.
34) Street, J. C., Sharma, R. P. (1975) Alteration of induced cellular and humoral immune responses by pesticides and chemicals of environmental concern: quantitative studies of immunosuppression by DDT, aroclor 1254, carbaryl, carbofuran, and methylparathion. Toxicol. Appl. Pharmacol. 32, 587–602.
35) Loose, L. D., Pittman, K. A., Benitz, K. F., et al. (1977) Polychlorinated biphenyl and hexachlorobenzene induced humoral immunosuppression. J. Reticuloendothel. Soc. 22, 253–271.
36) 鐘ヶ江秀明，シャムラル，栗田幸夫，等 (1987) Polychlorinated dibenzofuran (PCDF) の呼吸器系ならびに免疫系に対する長期の影響に関する実験的研究(第1報)．福岡医誌 78, 219–222.
37) Nakanishi, Y., Nomoto, Y., Matsuki, A., et al. (1995) Effect of polychlorinated biphenyls and polychlorinated dibenzofurans on leukocyte in peripheral blood and bronchoalveolar lavage fluid. Fukuoka Acta Med. 86, 261–266.
38) Kuratsune, M., Nakamura, Y., Ikeda, M., et al. (1987) Analysis of deaths seen among patients with Yusho-A preliminary report. Chemisphere 16, 2085–2088.
39) Anderson, L. M., Ward, J. M., Fox, S. D., et al. (1986) Effects of a single dose of polychlorinated biphenyls to infant mice on N-nitrosodimethylamine-initiated lung and liver tumors. Int. J. Cancer 38, 109–116.
40) Anderson, L. M., Beebe, L. E., Fox, S. D., et al. (1991) Promotion of mouse lung tumors by bioaccumulated polychlorinated aromatic hydrocarbons. Exp. Lung Res. 17, 455–471.
41) Boyd, M. R., Reznik-Schuller, H. M. (1984) Metabolic basis for the pulmonary Clara cell as a target for pulmonary carcinogenesis. Toxicol. Pathol. 12, 56–61.
42) 広瀬寮二，堀　真，豊島弘行，等 (1989) 実験的動物発癌に及ぼす PCDF の影響——その濃度差の検討——．福岡医誌 80, 246–254.

7.4. 油症の眼障害と治療

大西克尚，向野利彦，石橋達朗

7.4.1. 油症患者の眼症状と治療

カネミ・ライスオイルを摂取してすぐには眼症状は出現しないが，早い場合は摂取1ヵ月後に症状があらわれている．油症患者の自覚症状としては眼脂，上眼瞼腫脹，視力障害や眼痛がある．

油症の他覚的な所見は摂取1年以内の患者では次のようなものであった．マイボーム腺の過剰分泌(検診患者の52.6%)，球結膜の色素沈着(同48.2%)，輪部結膜の異常色素沈着(同45.2%)，眼瞼結膜の色素沈着(同29.4%)と眼瞼浮腫(同15.8%)であった(1,2)．これらの眼所見は患者血清中のPCBの濃度やガスクロマトグラフィでのPCBのパターンとよく一致していた(3)．

これらの眼所見は年ごとに軽度になっていった．しかし，ほとんどすべての患者は眼脂を強く訴え続けた．油症発症後16年経過しても，九州大学病院の油症外来に通院している122名の患者中107名(88%)で眼脂を訴えていた．これらの患者で上眼瞼の浮腫は認められなくなっていた．しかし，結膜の異常色素沈着は12%の患者に，マイボーム腺の囊胞形成は36%の患者に，圧出によるマイボーム腺導管からのチーズ様分泌物は26%の患者に証明された(図7.4.1，カラー口絵参照)．22名の患者からのチーズ様分泌物をガスクロマトグラフィで分析し，15名からPCBを検出した(4)．

油症に1年間罹患していた25歳の男性の眼瞼を剖検時に検査した．そのマイボーム腺はケラチンの蓄積により導管が拡張し，また，扁平上皮化生により腺房が萎縮していた(図7.4.2)．油症患者のマイボーム腺の病的変化は，その導管のケラチン囊胞形成過程であるとみなされた．これらの所見はマイボーム腺の過剰分泌の程度と一致した(5)．

カネミ・ライスオイルの眼組織への影響は，主に皮脂腺の変化であり，網膜などの神経組織への障害はなく，視機能低下は証明されなかった．

油症と同様のPCB中毒事件が，日本の油症の11年後に台湾で発生した(6)．1979年10月から1980年3月の間に，117名の患者が検査された．最も顕著な愁訴は眼脂過多であり，この症状は81%の患者に認められた．他覚的な眼所見として眼瞼の浮腫状の腫脹(59%)，結膜の色素沈着(67%)やマイボーム腺の分泌過多(70%)があった．これらの所見は日本の油症と同様に血中のPCB濃度と極めて関連があった．

マイボーム腺の病的変化は慢性眼瞼縁炎の臨床所見に類似していた．マイボーム腺の機能不全はマイボーム腺の指による圧迫，マイボグラフィ，涙液の浸透圧，シルマーテストを基に診断された(7)．

7.4.2. PCBを用いた動物実験

AllenとNorback(1973)は猿の実験で胃腺の胃粘膜下への伸展を伴った胃粘膜の過形成や，皮膚

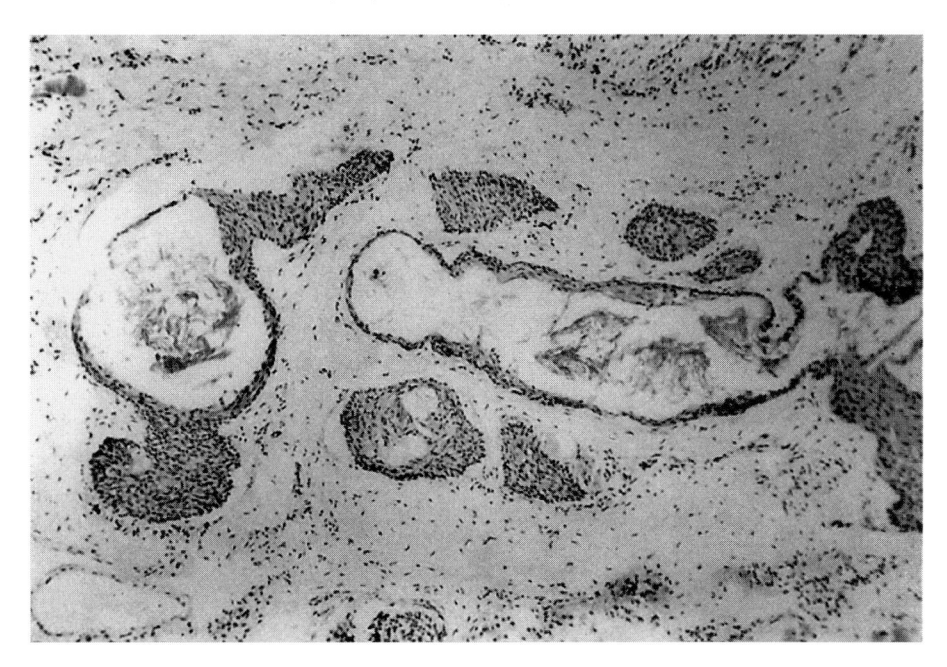

図 7.4.2. 25歳の男性油症患者のマイボーム腺の光学顕微鏡写真
マイボーム腺の腺房は萎縮している．HE 染色．原倍率 25 倍．

の皮脂腺の粘膜下嚢胞や，ケラチン嚢胞形成を伴った扁平上皮化生があることを報告した (8)。その猿で眼瞼腫脹と膿状の眼脂も著明であった。小動物を用いても PCB の実験がいろいろと行なわれたが，眼に対する PCB の中毒は証明されなかった。

日本での PCB 中毒発症 10 年後に，油症研究班は厚生省の援助のもとに PCB (商品名カネクロール 400) とポリ塩化ジベンゾフラン (PCDF) を用いて猿での実験を施行した (5, 9)。PCB 投与 1 ヵ月後に猿の体重は 17.3% 減少し，3 ヵ月以内に 3 匹の猿の髪の毛や頭部，上肢の体毛の一部が消失した。

油症患者と同様の眼所見が，これらの猿にも出現した(図 7.4.3，カラー口絵参照)。PCB 投与 1 ヵ月後に，眼脂はそれほど多くはなかったが，猿の眼瞼を指で圧迫すると白いチーズ様分泌物が圧出された。組織学的に検討すると，マイボーム腺はケラチン嚢胞で圧迫され萎縮していた(図 7.4.4，カラー口絵参照)。扁平上皮化生やマイボーム腺の分泌低下も認められた。この時点で，腺房も消失していた。一方，マイボーム腺導管の上皮細胞は過形成を示していた。正常の導管では扁平上皮細胞の重層化は 4〜5 層であるが，実験猿の導管では 7〜10 層になっていた。上皮の基底層では多数の分裂細胞があり，一方，表層の細胞の胞体には，不規則な形をしたケラトヒアリン顆粒が存在していた。導管は拡張し，その中にケラチン化した細胞が充満していた。導管の開口部も拡大していた(図 7.4.5)。PCB の経口摂取数ヵ月以内に，PCDF を同時に投与した群も投与しない群も，典型的なマイボーム腺の腫脹と眼瞼浮腫が出現した。網膜や脈絡膜は正常であった。摘出した眼瞼を KOH とズダン III で処理するとマイボーム腺は透明標本として明瞭に観察できるようになる(図 7.4.6，カラー口絵参照)。この透明標本を作製してみると，マイボーム腺の部分的な消失と導管の拡大が PCB 中

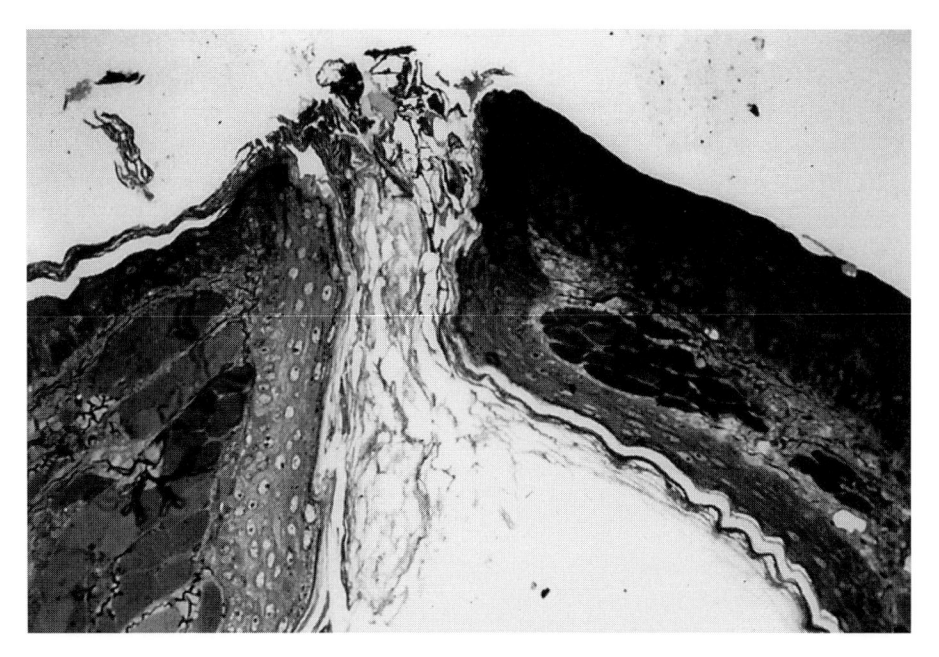

図 7.4.5. PCB 中毒猿のマイボーム腺開口部の光学顕微鏡写真
開口部はチーズ様分泌物で拡大している．

毒猿で明らかに認められた(図 7.4.7, カラー口絵参照) (10)．

文　献

1) 生井　浩, 杉　健児, 宇賀茂三 (1969) 油症患者の眼症状および油症患者結膜の電子顕微鏡組織学的所見. 福岡医誌 60, 432–439.
2) Higuchi, K. (1976) PCB poisoning and pollution. Kodansha Ltd., Tokyo and Academic Press, New York.
3) 大西克尚, 吉村健清 (1977) 油症検診受診者の血中 PCB と眼症状との関連について. 福岡医誌 68, 123–127.
4) 向野利彦, 大西克尚, 廣中博見 (1985) 油症患者の眼症状 (第 6 報), 瞼板腺内容物採取の工夫と PCB 濃度. 福岡医誌 76, 244–247.
5) 吉原新一, 小沢直記, 吉村英敏, 等 (1979) サルの PCB 中毒症に関する予備的研究, 7. 実験的 PCB 中毒サルおよび油症患者剖検例における瞼板腺(マイボーム腺)の病理組織学的研究. 福岡医誌 70, 135–171.
6) Fu, Y. A. (1983) Ocular manifestation of polychlorinated biphenyl (PCB) intoxication. Arch. Ophthalmol. 101, 379–381.
7) Mathers, W. D., Shields, W. J., Sachdev, M. S., et al. (1991) Meibomian gland dysfunction in chronic blepharitis. Cornea 10, 277–285.
8) Allen, J. R., Norback, D. H. (1973) Polychlorinated biphenyl- and triphenyl-induced gastric mucosal hyperplasia in primates. Science 179, 498.
9) Ohnishi, Y., Kohno, T. (1979) Polychlorinated biphenyls poisoning in monkey eye. Invest. Ophthalmol. Vis. Sci. 18, 981–984.
10) 大西克尚, 向野利彦, 石橋達朗, 篠田泰治 (1983) 実験的 PCB 中毒サルの瞼板透明標本によるマイボーム腺の観察. 福岡医誌 74, 240–245.

7.5. 油症の産科・婦人科的問題
―― 妊娠，胎児，新生児，授乳並びに女性性機能に及ぼす影響 ――

濱田悌二

　油症はあらゆる人々に対して危険を及ぼす因子となり，とくに妊娠中は妊婦のみならず，胎児並びに新生児に対しても影響を及ぼした。油症妊婦からの出生児は，特徴的なものとして黒褐色の皮膚の色素沈着を伴うことから，black baby または Cola baby と呼ばれた。その他，これまでにみられない多くの特徴的な症状が認められたことから，新しい臨床像をもつものとして PCB 胎児症または，胎児油症として報告 (1) された。本節においては，妊娠中の PCB 汚染によって生じる問題点並びにその母児の予後について，九州大学並びに久留米大学で集積された経験を述べる。

7.5.1. 妊娠並びに胎児・新生児に及ぼす油症の影響

　油症は妊娠に対しても非妊成人と同様の作用を及ぼしたが，とくに胎児に対する影響は顕著であった。何故ならば，あらゆる油症関連物質は経胎盤的に胎児へ移送されたからである。従って，胎児は子宮内において，すでに特有の環境にさらされることとなった。

7.5.1.1. 妊　　娠

　油症妊婦についての二つの報告 (2, 3) から，その中の同一症例の重複を除外し，16 症例について妊娠の予後をみた。

　流早産：油症妊婦に関する詳細な検討はない。PCB によって汚染された 0.3～2.6L の調理油を用いた 16 例の妊婦のうち，2 例が死産に終わっている。残る 14 例中の早産率は 14.3％ (2/14) であり，これは一般的早産頻度に比べ高率とはいえない。

　周産期死亡率：油症妊婦 16 例中 2 例に死産が認められ，周産期死亡率は 125.0 (2/16×1,000) であり，これは当時のわが国の周産期死亡率 30.1 (4) に比較しても著しく高率である。妊娠 28 週以降の死産比は対照 21.9 (1965) に対して 125.0 であり，これまた極めて高率である。

　妊娠時母体合併症：油症妊婦には妊娠中毒症発症が高率であった。その内容は，妊娠浮腫 68.8％ (11/16)，蛋白尿 18.8％ (3/16) であり，高血圧は 43.8％ (7/16) の発症率であったが，その重症度はいずれも軽症に属するものであった。

　すでに述べたように，合併症のうち目立つのは死産の危険性が高いことであるが，その機序は明らかではない。1 症例で油症と認定された時点で妊娠中であり，さらに PCB 混入油摂取後 7 年を経て妊娠し，ともに死産に至った症例で，死産児の剖検が得られたものの結果からも，明確な死産の原因は不明であったという。上記症例で，死産の第 2 子では胎内発育遅延をはじめとする油症児の特徴は認められていないにも拘わらず，脂肪組織内の PCB についてのガスクロマトグラフ分析像は油症に特有のものであったという。これらの所見が示すことは，油症成分物質は母体脂肪組織内

に長期にわたって蓄積されて，PCB混入油摂取による汚染から7年の長期を経ても妊娠時，経胎盤的に胎児へのPCBs移行が認められることを示している(5)。

7.5.1.2. 胎児発育

油症妊婦胎児のもつ，もっとも特徴的な症状に子宮内胎児発育遅延がある。山口ら(3)の報告例の33%(4/12)は，当時わが国で用いられていた在胎週数別胎児発育曲線(6)で，その平均(M)-3/2標準偏差(SD)以下のSFD(small for dates)児であったという(図7.5.1，図7.5.2，カラー口絵参照)。滝ら(2)の報告では経験した9例の油症妊婦からの出産児のうち，2例の死産児を含み，6例がM-3/2SD以下の体重のSFD児であり，残りの3例もM-3/2SDに近い体重を示していたという。

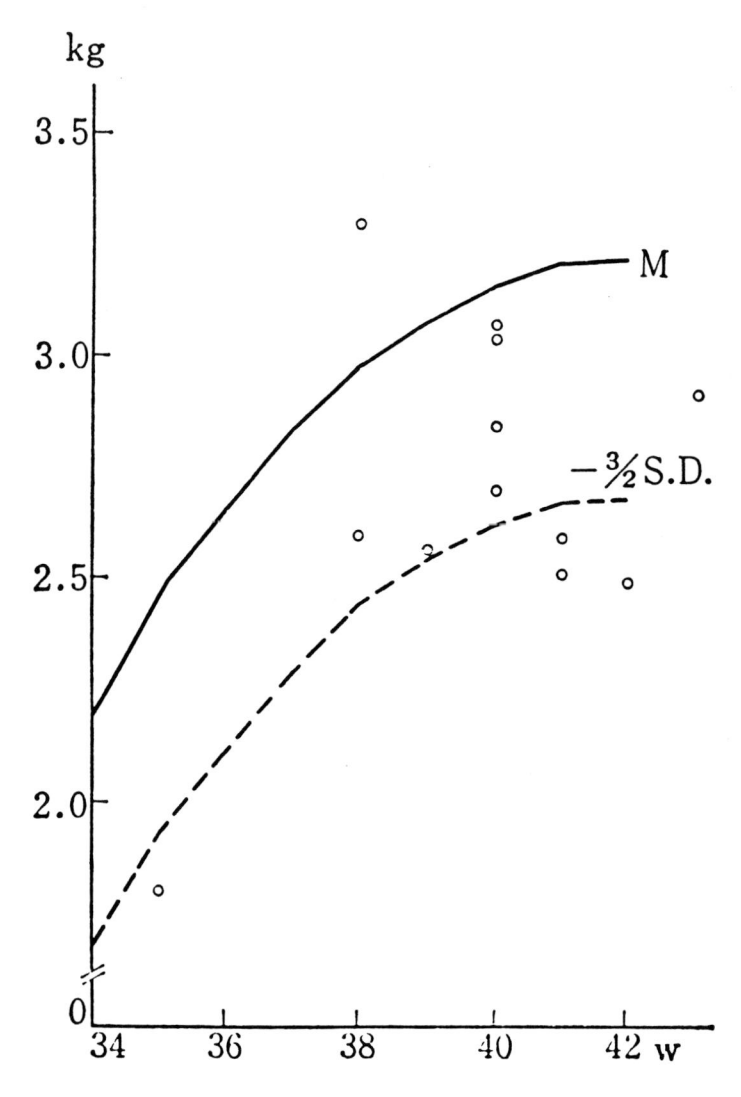

図 7.5.1. 油症児の在胎週数別出生時体重
平均出生体重と $-3/2SD$ は船川による在胎週数別胎児発育曲線を用いた．

これらの臨床所見からは，明らかに油症妊婦における児の胎内発育は著しく抑制されることが示されている。

とはいえ，どの程度の PCB にさらされた場合に胎児発育に影響を及ぼすかについては明確ではない。山口ら (3) の報告からみると，胎内発育遅延（SFD）児の母体で，妊娠中の混入油摂取量の明らかな 2 例ではそれぞれ摂取量 0.7，1.1 L であり，比較的大量 (0.7 L 以上) の摂取である。

油症妊婦における胎児発育遅延の発生機序は明らかにされていない。胎児発育遅延の直接因子が胎児・胎盤循環不全に伴う胎盤機能の低下に負うものか，胎児自身に起因するものかの追及はなされていない。しかし，PCBs が胎盤を通過し，胎児にとり込まれることは明らかであることから，胎児発育遅延が胎児肝を中心とした胎児臓器内の代謝系を傷害したことに起因する可能性は充分に推測される。

7.5.1.3. その他の胎児油症所見

胎児発育遅延の他に，油症母体の児は新生児油症と呼ばれる特有の症状を呈する。船津ら (1) は 4 例の典型的な油症妊婦からの新生児について，生後 3 ヵ月目の所見によって胎児発育遅延を除く他の症状を表 (表 7.5.1) のようにまとめている。この 4 例は，母体が PCBs 混入油を 0.6〜1.0 L 摂取した症例のものである。その症状をまとめると以下のようである。

① 皮膚，粘膜

全例に皮膚と粘膜の色素沈着をみている。色素沈着は暗褐〜黒褐〜灰白褐色である（図 7.5.2, カ

表 7.5.1. 油症胎児 4 例の臨床像

症状と徴候	症例 1	症例 2	症例 3	症例 4[a]
1. 黒褐色色素沈着				
皮膚全般，爪近傍，毛孔，生殖器	+++	+	+++	+
腋窩	+++	+++	+++	+
2. 黒褐色色素沈着，口唇，歯ぎん，口蓋	+++	++	+++	?
3. 角膜辺縁着色リング	有	無	有	無
4. 落屑（羊皮紙様）	+++	++	+++	?
5. 歯肉過形成	+++	+?	+++	−?
6. 出生時生歯	有	無	有	無
（生歯数）	(1)		(2)	
7. 頭蓋骨石灰化	有	有	有	無
8. 頭骨矢状縫合離開	有	有	有	?
9. 大泉門（開大）	有	有	有	?
10. 眼瞼突出，眼瞼浮腫	有	有	有	?
11. 踵部の隆起	有	有	有	有
12. 眼瞼結膜分泌	有	有	有	無
13. 肝腫大（硬変を伴う）	無	無	有 (3QFB)	無
14. 新生児期発熱	無	無	有	無

[a]: 3 ヵ月齢時検査

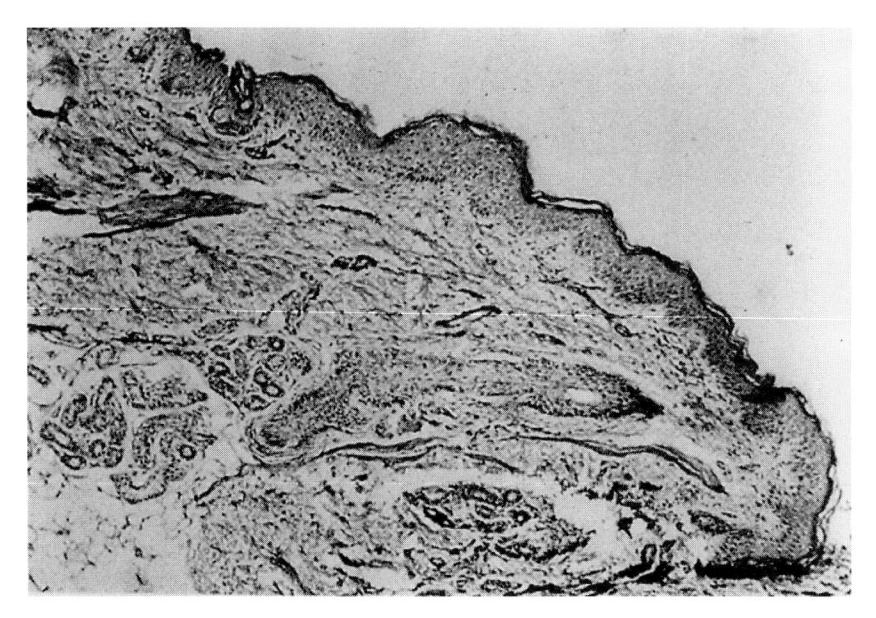

図 7.5.4. 胎児油症の乳児期皮膚生検の光顕像
顕著な過角化症（hyperkeratosis）が認められる．

ラー口絵参照）。また，出生後，葉状ないしはこまかい皮膚落屑が認められる。

　色素沈着は皮膚並びに粘膜部分全体に及んでいるが，とくにもともと色素の多い外陰部皮膚（図 7.5.3，カラー口絵参照），腋窩，爪床近くの指の皮膚や毛孔に著明である。粘膜では口唇，歯肉，口腔硬口蓋，眼球，角膜輪部の褐色輪としてみられたり，その他，眼球結膜にも色素沈着がみられる。皮膚の組織所見としては，著明な hyperkeratosis が特徴的である（図 7.5.4）。

　② 頭部

　正常新生児に比較し，大泉門，小泉門は大きく開大し，矢状縫合もまた開大している。頭蓋レ線像では頭頂，後頭部に斑点状または散在性の石灰沈着がみられる。

　③ 口腔

　口唇，口腔，頬粘膜，硬口蓋部ともに暗褐色の色素沈着を認める。また，歯肉は肥厚し凹凸がある。

　④ 眼瞼

　眼瞼は浮腫状で，眼球は突出状である。鼻根部は低く，歯肉肥厚と重なり特有の顔貌を呈する。

　⑤ 神経学的所見

　神経学的異常所見はとくに認めない。

　⑥ 検査所見

　血液学的所見としてはとくに著しい変化は認められない。

　混入油 10.5 L の大量摂取妊婦の新生児の 1 例に脳脊髄液蛋白濃度で最大濃度 185 ng/dl の一過性上昇がみとめられた (1) という。

⑦ 代謝・内分泌系

肝機能のうち β-リポプロテイン，アルカリフォスファターゼ，GOT の一過性上昇を示したものがあるが，その他はほぼ正常範囲である。下垂体・副腎系検査中，メトピロン検査，その他の内分泌検査もすべて正常範囲であった。

7.5.1.4. 新生児期，授乳期

母体の混入油摂取による胎児油症症状のうち，皮膚並びに粘膜の色素沈着は生後 3–5 ヵ月内に全例が消失した。生後の身体発育は，生下時に AFD (appropriate for dates) 児であったものでは正常新生児・乳児の発育基準に相当した身長・体重の増加を示した。しかし，出産時胎内発育遅延を示した症例では，すべてに出生後発達もまた遅延を示し，生後 9 ヵ月を経ても正常児の身長・体重の平均値に及ばなかった。

また，風邪をひき易い，気管支炎に罹患し易いという訴えが 82%（9/11）の油症児に認められた (3)。しかし，精神，神経発達の遅れは認められなかった。

1979 年，台湾において加熱によって変性した PCBs に汚染された調理油による油症の発生がみられた。その際の臨床症状はわが国において発生した油症と同様の合併症が出現したことで知られている。その際の経胎盤または母乳による PCBs 汚染にさらされた児の観察の結果，身体発育や臨床所見はわが国の油症児と酷似している。すなわち，神経異常反射またはその他の局所的神経学的所見には継続的な追跡観察でも異常は認められていない。しかし，対照とした同年齢の正常児に比較して言語上の句，文の発声，本の頁めくり動作，質問，身体各部の指差し，ペン持ち，円のなぞり描き，キャッチボール等の諸動作の遅滞が認められている (7)。これに比べ，IQ に関するテストにおいて正常児に比べポイントの低下がみられるとはいえ，わが国の油症児では知的発達は正常内に止まっている。しかし，わが国の油症児に比べて極めて多数の発生例の報告である台湾の油症児の成績は，児の精神発達上の変化に対して大いに参考となるべきものがある。

7.5.2. 油症と女性性機能

油症が女性性機能に及ぼす影響についての観察は，対象とする性成熟女性患者の数が限られているために明確でない点も多い。

楠田ら (8) による油症女性の性機能についての臨床症状の報告によると，油症女性ではその過半数に月経異常として過多月経，過少月経等の量的異常，月経持続期間，月経周期の異常などがみられたという。このうち，月経持続日数，月経血量の変化の強さは油症症状の重症度と比例する傾向があったという。しかし，これらの性機能の変化の機序は明らかにされていない。油症患者の LH-RH 試験の際の血中 LH 濃度はほぼ正常であり，血中 FSH 値も同様であったという (9)。以上から，対象とした油症患者においては下垂体前葉ゴナドトロピン分泌機能の低下はなかったものとしている。また，ラットを用いた実験系では，去勢ラットの子宮重量，子宮筋グリコーゲン量に与える PCB 投与の影響として，エストラジオールの子宮筋に与える効果が助長されるという (10)。

これらのことから，油症患者に高頻度にみられる性周期の異常は，その原発障害部位が下垂体前葉にあるのではなく，間脳，視床下部の性中枢か，末梢における卵巣のエストラジオールを中心と

する性ステロイド代謝亢進を PCBs が刺激することによって生じるものと推測される。

7.5.3. 授乳に関する問題

妊娠中または産褥期間に PCBs 混入油を摂取した母親の母乳哺育が適切か否かは，油症発生当時から注目され，それに関する報告も多い．母乳哺育期間に初めて PCBs 混入油摂取をした症例で，明らかに経母乳油症児と推定される症例が報告されている (11)．このように，授乳は油症にとって危険因子の一つとしてよい．

その後，PCB 製品 (カネクロール-400)，加熱された PCB とともに，油症原因カネミライスオイル中にもポリ塩化ヂベンゾフラン (PCDFs) が検出されたが，PCDFs は極めて毒性が高いことで知られ，むしろ，油症発症の主原因物質とも考えられている．本物質については，油症患者の脂肪組織中に蓄積し，油症発生以来，かつ汚染カネミ油が市場から回収されて後の 18 年を経過しても残留し続け，その値は健常者の 100 倍以上に達している (13)．

PCB 混入油汚染を経験した母体からの授乳が適切か否かをみるために油症患者の母乳分析を行った成績によれば，対象とした 2 例の油症患者の母乳中の PCDFs は健常者のそれより極めて高濃度であり，脂肪組織における高濃度蓄積と同様の成績を示したという (14)．これらの結果は，一旦，PCB 汚染が発生すると，極めて長期間にわたる PCDFs の母乳中分泌の持続が避けられないことを示している．PCDFs の分泌，すなわち児の摂取は油症発生の最低摂取量とされる 28 ng/kg/日 を 135 日間摂取するとして，母乳中にはほぼその 1/10〜1/20 程度が含まれる計算になる (15)．すなわち，油症母体の母乳中の PCDFs と PCBs は乳児の健康上，障害となることが考えられ，油症授乳婦による授乳は避けるべきである．

文　献

1) 船津維一郎，山下文雄，吉兼　尚，等 (1971) Chlorobiphenyls による胎児症．福岡医誌 62, 139–149.
2) 滝　一郎，久永幸生，天ヶ瀬慶彦 (1969) 油症妊婦とその児に関する調査報告．福岡医誌 60, 471–474.
3) 山口敦子，吉村健清，倉恒匡徳 (1971) 塩化ビフェニール汚染油を摂取した妊婦より生まれた児に関する調査．福岡医誌 62, 117—122.
4) 厚生省児童家庭局母子衛生課 (1993) 母子衛生の主なる統計．75–83, 母子保健事業団 (東京).
5) 菊池昌弘，栗原憲二，樋口勝視，等 (1977) 1975 年における油症患者の二剖検例．福岡医誌 68, 156–161.
6) 船川幡夫 (1968) 在胎期間と胎児発育．新生児誌 4, 129–133.
7) Rogan, W. J., Gladen, B. C., Hung, K. L., et al. (1988) Congenital poisoning by polychlorinated biphenyls and their contaminants in Taiwan. Science 15, 334–336.
8) 楠田雅彦 (1971) 油症と女性――米ぬか油中毒症婦人の性機能に関する研究――．産科と婦人科 38, 1063–1072.
9) 楠田雅彦，永田行博，中村正彦 (1975) 油症患者の下垂体前葉機能．福岡医誌 66, 635–639.
10) 小松富美子 (1972) 塩化ビフェニール (PCB) の女性ホルモン増強作用．福岡医誌 63, 374–377.
11) 吉村健清 (1974) PCB 汚染油を摂取した母親から生まれた児についての疫学的調査．福岡医誌 65, 74–80.
12) Nagayama, J., Masuda, Y., Kuratsune, M. (1975) Chlorinated dibenzofurans in Kanechlors and rice oils used by patients with Yusho. Fukuoka Acta Med. 66, 593–599.
13) 飯田隆雄，中川礼子，竹中重幸，等 (1989) 油症患者および健常者の皮下脂肪組織中の Polycholorinated Dibenzofurans (PCDs)．福岡医誌 80, 296–301.
14) 松枝隆彦，飯田隆雄，平川博仙，等 (1993) 油症患者及び対照者の母乳中の PCDDs，PCDFs 及び Coplanar PCBs 濃度の比較．福岡医誌 84, 263–272.

15) Masuda, Y. (1992) Approach to risk assessment of PCDFs in Yusho food poisoning. Toxic Substances J. 12, 175–180.

7.6. 油症児童の発育

吉村健清，金子　聡

　昭和43年(1968)，福岡・長崎を中心とした九州の地域においてPCB及びその加熱変成物(PCDFやPCQなど)に汚染されたライスオイルを摂取したことによる中毒患者が多く発生した(1, 2)。その11年後の1979年，全く同じ物質に汚染された食用油による中毒事件が台湾中央部において発生した(3)。日本では1,800人を超える患者が，また台湾では約2,000人の患者が発生し，それぞれ"油症"(台湾では"ユチェン"と発音する)と呼ばれる病気に苦しんでいる。本稿では，日本及び台湾においてこの汚染油を摂取した患児の成長と発育についてこれまでの調査結果を述べる。

　福岡においては油症事件発生以後，PCBに汚染されたライスオイルを摂取した母親から，皮膚が異常に黒みを帯びた児の出産が9例認められ，"新生児油症"や"胎児性油症"と呼ばれた(4, 5)。児の皮膚，胎盤および母乳にPCBが認められ(6)，このような異常児の出産と汚染ライスオイル摂取との関連性および出産後の発育への影響が懸念された。昭和43年(1968)2月15日から同年12月31日の間に福岡県の汚染ライスオイルを摂取した妊婦より生まれたすべての出産児についてその発育に対する影響の疫学的調査が行なわれた(7)。汚染ライスオイルを摂取したと判明していた世帯の13名の妊婦から11例の出生児と2例の死産児があった。うち10名の児の皮膚は，特徴的な灰黒褐色を呈し，9名において瞼板腺の分泌亢進が，さらに5名に爪と歯肉への色素沈着が認められた。出産児の多くは，滝ら(4)の報告同様，成長不良であった。このようなことより胎盤，母乳を通じて胎児，新生児にPCBが移行することが示唆された。このことは後にMatsudaらKodamaらにより確認されている(8, 9)。

　台湾においては，1979年10月から1983年2月までの間，39名の色素沈着のある児が汚染ライスオイルを摂取した妊婦から生まれている(3)。台湾の油症事件においては，68%の女性患者が10歳から39歳の年齢と比較的若い年齢層の女性が多かったため，日本より多くの"新生児油症"，"胎児性油症"の出生が予測されていた。

7.6.1. 経胎盤油症児の成長と発達

　日本の患児については，曝露が経胎盤・経母乳によるものとに関わりなく，出生後9ヵ月の段階で明らかな成長の遅れや肉体的・精神的発達の遅延を認めてはいない(7, 10)。新生児期に曝露した7名の油症患児においても成長において遅延等を認めていない(11)。しかしながら，1970年代に行なわれた調査では，曝露から7年までの間に13名の患児において情感の欠落(apathetic)や知能指数の鈍化が認められている(12)。経胎盤油症児に対する成長や発育に関する追跡調査は，系統的には現在まで行なわれてはいない。

　一方，台湾の油症患児の発育と成長に関する疫学調査は，ある程度，計画性を持って行なわれている。1985年，ライスオイル汚染が起きた時期(1979年)以後に生まれた児童の調査が行なわれた

(13)。油症患者の母親から生まれた117名の児童と108名の汚染ライスオイルに曝露されていない児童(対照群)に対して，奇形の有無，神経学的，皮膚科学的，歯科学的検査および一般健康診断の調査が行なわれた。その結果，汚染ライスオイルへの曝露から6年も経過しているにもかかわらず，油症患児の発育は対照の児童に比べ不良であることが判明した。年齢と性を考慮した統計学的検定の結果は，平均体重で対照児童の93%，平均身長で97%と統計学的に有意に油症患児の成長が遅いことが確認された。さらに，油症の特徴的な症状が，対照児童に比べ油症患児に多く見られ，運動機能にも発達の遅延が認められた。認知能力と行動発育においても，年齢適性検査が行なわれ，油症患児は3つの発育及認知機能検査（Bayley Scale, Stanford-Binet（IQ）, Wechsler Intelligence Scale for Children（WISC））においてWISCの発語に関するIQ以外は，すべて対照児童より低い点数であった。Rutter尺度の行動障害についての3つの尺度においては，すべて油症患児の方が対照患児に比べ高い点を示した（13）。

Roganらの研究を更に発展させ，認知・発育障害に関する評価が，別の対照群を用いて新たな検査方法で行なわれた。その結果，認知障害は，油症患児において7歳までに認められるということが判明した（14）。しかしながら，この研究では，曝露量と障害の程度の関連(量反応関係)は見られていない。その点に関しては，油症児でもより小さい患児や新生児期に中毒症状を認められたものは発育の遅延が認められることがYuらにより発表されていることからも，ある程度，曝露量と障害の程度の関連はあるのではないかと推測される（15）。

経胎盤性に曝露した7名の台湾油症患児について，台湾における6歳以下の児童の成長曲線と比較しながら5年間の追跡調査が行なわれている（16）。その結果，油症新生児は，小児期の早い時期に本来の正常曲線に戻る傾向があることがわかった。

台湾小児発育表（the Chinese Child Development Inventory: CCDI）とRutterの行動問題に関する尺度Aを用いて両親の一方が汚染ライスオイルに曝露した後7年から12年後に生まれた児童に関して調査が行なわれた（17）。その調査によると，母親が曝露した後7年から12年後に生まれた子どもの場合，曝露しなかった親から生まれた子どもに比べ発育の遅延が認められるが，父親が曝露した場合は，特に問題のある発育遅延は認められなかった。

7.6.2. 汚染ライスオイルを摂取した児童の成長

油症児童の汚染ライスオイル曝露前後(油症事件前後)の成長(身長・体重増加)に関する調査が，昭和42年（1967）から昭和46年（1971）の間行なわれた。それぞれの油症児童について，学校記録より入手した検診測定データを用い，同性・同年齢の児童の体重・身長増加の分布を標準分布としてzスコアにより判定が行われた。結果は，図7.6.1に示すとおり，油症児童の油症事件以後の成長は阻害されているが，時間経過と共に成長はその他の児童のそれに近いものとなっている（18, 19）。このような結果は，台湾の油症では報告されていない。

7.6.3. 母乳経由で曝露した乳児の成長

一般人の母乳中のPCBs汚染が報告されている中で，母乳経由で油症が起こりうるか問題であった。そこで，油症事例で，汚染母乳のみによって油症児がおこるかを検討した。経母乳油症児は，

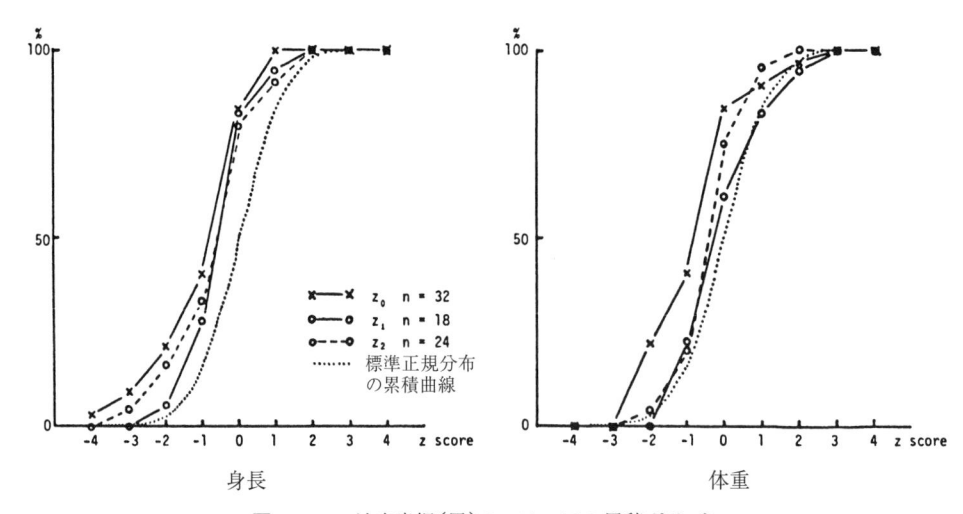

図 7.6.1a. 油症患児(男)のzスコアの累積ポリゴン

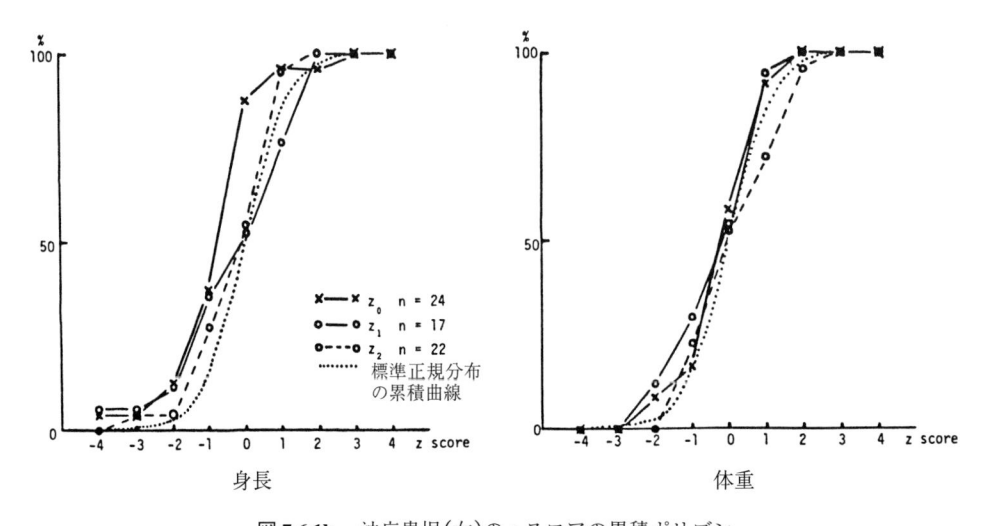

図 7.6.1b. 油症患児(女)のzスコアの累積ポリゴン

PCBs 曝露が汚染ライスオイルを摂取した母親からの母乳のみの油症児のことである。つまり，妊娠中には汚染ライスオイルを摂取せずに，授乳中にのみ汚染ライスオイルを摂取し，離乳期以後は汚染ライスオイルを摂取していないと考えられる場合に限られる。吉村は，これらの条件を満す母児を調査した。その結果 PCBs に汚染していたと考えられた母乳を授乳された7人の乳児のうち2名が当時油症児と診断されている(図7.6.2) (20)。うち1例 (TM-5) は，当時離乳期に入っていたため母乳のみが PCBs 曝露と断定できなかったが，もう1例 (TM-3) は，母乳の分析結果がないものの汚染油摂取時期，母乳哺育，離乳時期から経母乳油症の乳児と判断できる。経母乳油症児の可能性は明らかになったものの，これらの乳児の成長や生育に関しての追跡調査が行なわれてはいない。したがって，経母乳油症児の成長への影響に関しては，今日まで結論はでていない。しかしな

第 7 章 油症の臨床的特徴と処置

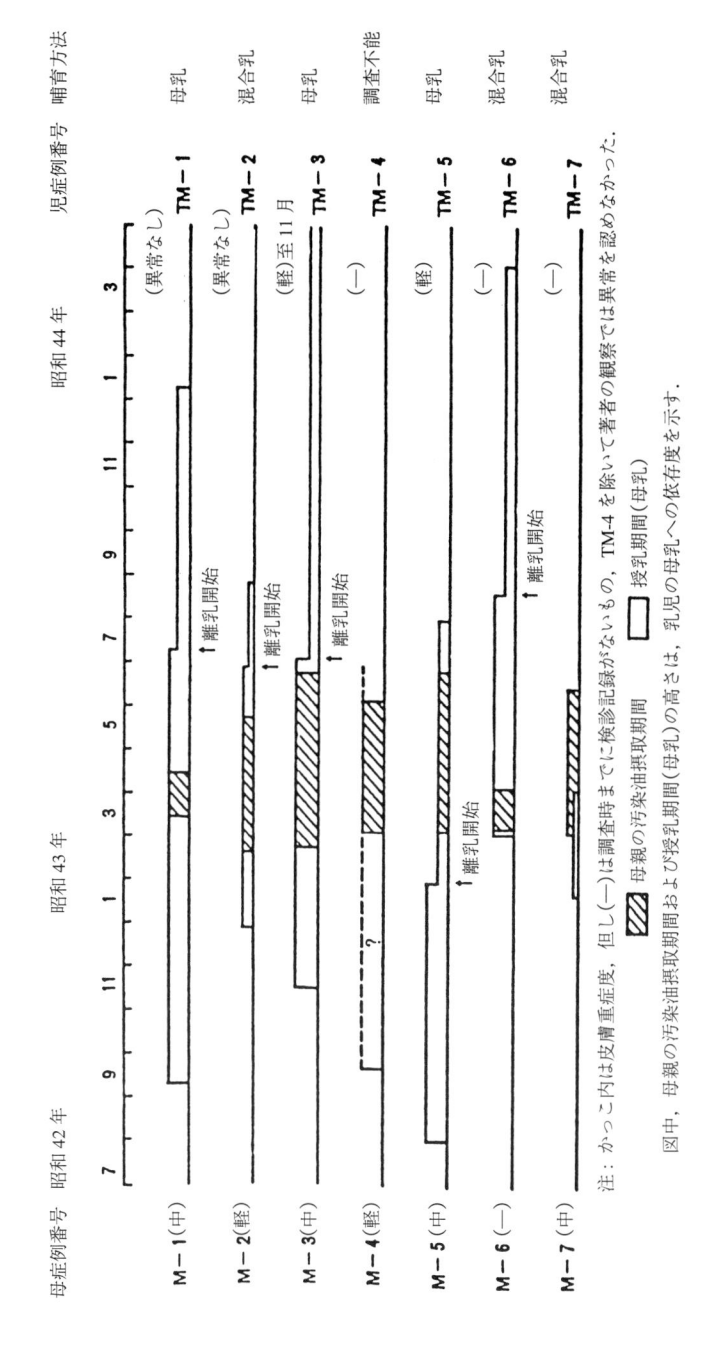

図 7.6.2. 母親の汚染油摂取時期と児の母乳授乳時期

注：かっこ内は皮膚症重症度，但し（−）は調査時までに検診記録がないもの，TM-4 を除いて著者の観察では異常を認めなかった．
図中，母親の汚染油摂取期間および授乳期間（母乳）の高さは，乳児の母乳への依存度を示す．

がら，母乳を通して乳児に移行したPCBsは，胎盤経由で移行したPCBsに比してかなりの量に達することが報告されている(9)。したがって，経母乳油症児の追跡調査は(日本・台湾共に)注意深く続ける必要がある。

経胎盤油症児に関する成長・生育に関する遅延は，日本では認められていない。しかしながら，これは追跡期間が非常に短かったということと追跡人数が非常に少数であったためかもしれない。台湾油症においては，事件以後6年間の追跡調査で，患児の成長(身長と体重)の遅延を認めている。また，台湾油症では，油症患児において認知障害も認めている。直接汚染ライスオイルを摂取した油症児童における成長障害は，事件直後のみに認められているが(19)，その後の調査結果は報告されていない。さらに，経母乳油症児の成長・生育(日本・台湾共に)に関するデータも収集されていない。

文　献

1) Kuratsune, M., Yoshimura, T., Matsuzaka, J., et al. (1972) Epidemiologic study on Yusho, a poisoning caused by ingestion of rice oil contaminated with a commercial brand of polychlorinated biphenyls. Environ. Health Perspect. 1, 119–128.
2) 長山淳哉，増田義人，倉恒匡徳 (1975) カネクロールおよび油症患者使用ライスオイル中の塩化ジベンゾフラン．福岡医誌 66 (10), 593–599.
3) Hsu, S-T, Ma, C-I, Hsu, K-H et al. (1985) Discovery and epidemiology of PCB poisoning in Taiwan: a four-year followup. Environ. Health Perspect. 59, 5–10.
4) 滝　一郎，久永幸生，天ヶ瀬慶彦 (1969) 油症妊婦とその児に関する調査報告．福岡医誌 60 (6), 471–474.
5) Yamashita, F., Hayashi, M. (1985) Fetal PCB syndrome: clinical features, intrauterine growth retardation and possible alteration in calcium metabolism. Environ. Health Perspect. 59, 41–45.
6) 塚元久雄，牧角三郎，広瀬　広，等 (1969) 油症患者が使用したライスオイル中の有毒物質の化学的検索．福岡医誌 60 (6), 496–512.
7) 山口敦子，吉村健清，倉恒匡徳 (1971) 塩化ビフェニール汚染油を摂取した妊婦より生まれた児に関する調査．福岡医誌 62 (1), 117–122.
8) Masuda, Y., Kagawa, R., Kuroki, H., et al. (1978) Transfer of polychlorinated biphenyls from mothers to foetuses and infants. Food Cosmet. Toxicol. 16, 543–546.
9) Kodama, H., Ota, H. (1980) Transfer of polychlorinated biphenyls to infants from their mothers. Arch. Environ. Health 35. 95–100.
10) 船津維一郎，山下文雄，吉兼　尚，等 (1971) Chlorobiphenylsによる胎児症．福岡医誌 62 (1), 139–149.
11) 林　真夫，山下文雄 (1983) 油症患児の成長・二次性徴発現．福岡医誌 74 (5), 280–283.
12) Harada, M. (1976) Clinical and epidemiological studies and significance of the problem. Bull. Inst. Constitutional Med., Kumamoto Univ. 25 (Suppl.) 1–60.
13) Rogan, W. J., Gladen, B. C., Hung, K. L., et al. (1988) Congenital poisoning by polycholorinated biphenyls and their contaminants in Taiwan. Science 241, 334–336.
14) Chen, Y-C, Guo, Y-L, Hsu, C-C et al. (1992) Cognitive development of Yu-Cheng ("Oil Disease") children prenatally exposed to heat-degraded PCBs. JAMA. 268 (22), 3213–3218.
15) Yu, M-L, Hsu, C-C, Gladen, B-C, et al. (1991) In utero PCB/PCDF exposure: relation of developmental delay to dysmorphology and dose. Neurotoxicology Teratology 13, 195–202.
16) Yen, Y. Y., Lan, S. J., Ko, Y. C., et al. (1989) Follow-up study of reproductive hazards of multiparous women consuming PCBs-contaminated rice oil in Taiwan. Bull. Environ. Contam. Toxicol. 43, 647–655.
17) Guo, Y. L., Chen, Y. C., Yu, M., et al. (1994) Early development of Yu-Cheng children born seven to twelve years after the Taiwan PCB outbreak. Chemosphere 29, 2395–2404.
18) 吉村健清 (1971) 油症児童，生徒の発育調査．福岡医誌 62 (1), 109–116.
19) Yoshimura, T., Ikeda, M. (1978) Growth of school children with polychlorinated biphenyl poisoning or yusho.

Environ. Res. 17, 416–425.
20) 吉村健清（1974）PCB 汚染油を摂取した母親から生れた児についての疫学的調査．福岡医誌 65 (1), 74–80.

7.7. 油症における口腔内所見

橋口　勇，赤峰昭文，前田勝正

7.7.1. 油症患者にみられる口腔内所見

　油症患者の口腔内病変としては，歯肉の色素沈着や錯角化，歯根形態異常(図7.7.1，カラー口絵参照)，歯牙萌出遅延(図7.7.2)や歯胚の欠如などが知られている (1)。なかでも，色素沈着は最も高頻度に認められる口腔内病変である。色調は褐色，黒褐色や黒色を呈していることが多いが，油症患者に特有の色素沈着パターンは認められず，また形状も瀰漫性，帯状，斑点状等多様である(図7.7.3，カラー口絵参照)。部位別にみると，歯肉の色素沈着が最も多く，次いで口唇や頬粘膜にみられるが，口蓋や舌にはほとんど認められない。また，歯肉でも主として前歯部の付着歯肉にみられることが多い。色素沈着の罹患状況を検索したところ，油症発症初期では健常者に比べて油症患者では約7倍の発現率を示した (2)。また，すべての年代で色素沈着の発現率が高かったが特に10歳以下の子供でも62.5%と高い頻度で色素沈着がみられることが明らかになっている。一方，男女間では発現率に著明な差はみられなかったが，傾向としては男性の発現率が高かった。口腔内色素沈着の発現率と血中PCB濃度および血中PCBパターンとの間には関連性があることが報告されており (3)，PCB等の中毒によって色素沈着が惹起されたことが示唆されている。色素沈着の発現率は経年的に減少しているものの，健常者に比べると依然として発現率は高いままである (1, 4)。加えて，色素沈着を外科的に除去しても再発が生じることは非常に興味深い (1)。色素沈着による審美

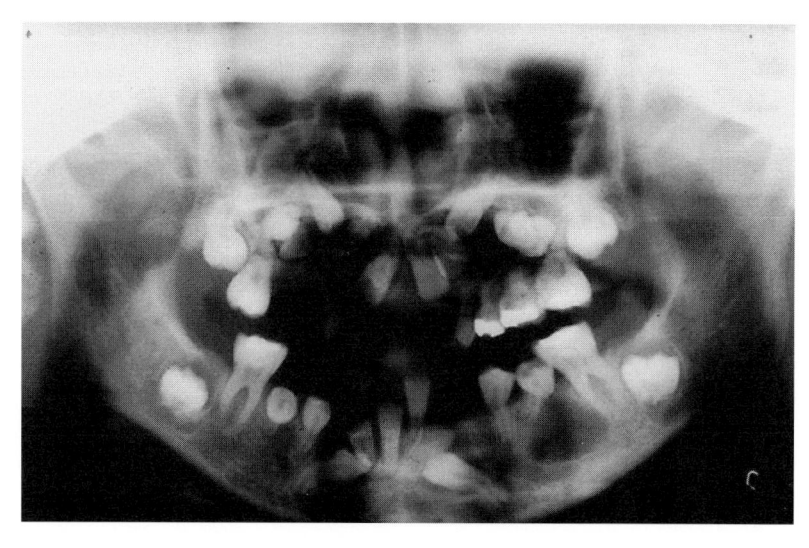

図7.7.2.　12歳女性油症患者の口腔内X線所見
多くの埋伏歯が認められる．また，歯根の彎曲や萌出方向の異常も観察された．

障害を訴えた二人の女性油症患者の色素沈着を鋭匙にて除去したものの(図 7.7.4, 図 7.7.5, カラー口絵参照)，時間の経過と共に同じ部位に色素沈着の再発現が認められた(図 7.7.6, カラー口絵参照)。血中 PCB 濃度は油症発症初期に比べると徐々に低下しているが，健常者に比べると依然として高いままであることが報告されている (5, 6)。奥村らは，生検頬粘膜中の PCB, PCQ 濃度および CB% 比がそれぞれ 298.55 PPb, 81.65 PPb および 2.65 PPb であり，血中濃度のそれに比較してそれぞれ 36 倍および 91 倍という高い値であることを報告している (7)。これらのことから，PCB 等および PCB 等の代謝産物は口腔粘膜中に多く残留し，その結果，高い色素沈着の発現率あるいは外科的処置後の色素沈着の再発現が生じるのかもしれない。

　油症患者歯肉の色素沈着部の生検を行ないトルイジンブルー染色を施し光顕で観察すると，基底細胞層に黄褐色を呈する顆粒状の物質が瀰漫性に沈着していた (1, 8)。同部位を電顕で観察すると，基底細胞層から上基底細胞層にかけて多数のメラノゾームやメラノゾーム複合体が認められた(図 7.7.7)。これらの所見は油症患者 (9) や実験的に PCB 中毒を惹起させたラット (10) の眼瞼結膜にみられる所見と一致していた。これらのことから，口腔内色素沈着もメラノゾームの過剰産生によって生じたことが示唆される。下垂体で分泌される MSH (melanocyte stimulating hormone) や ACTH (adrenocorticotrophic hormone) はメラノサイトを活性化することが知られているが (11)，下垂体におよぼす PCB 等の作用についてはほとんど明らかになっていない。しかし，PCB は MSH や ACTH の分泌を抑制すると考えられている副腎皮質ホルモンの産生を抑制することが知られており (12)，

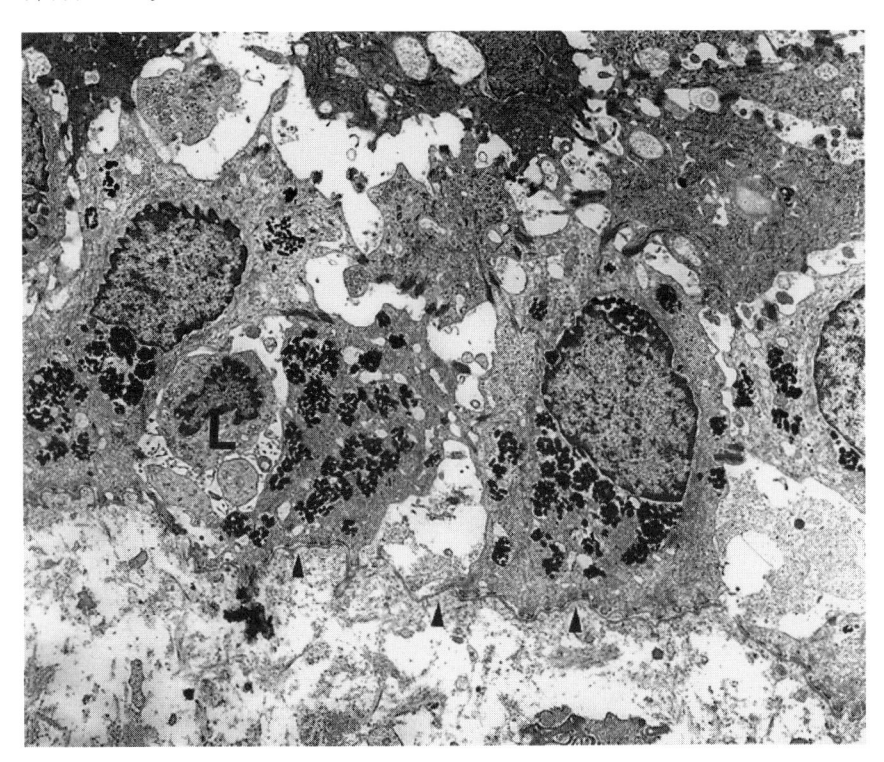

図 7.7.7. 基底細胞中には多くのメラノゾームやメラノゾーム複合体が観察された．上皮細胞の一部には変性所見が認められ，細胞間間隙の拡大もみられた．L: リンパ球，矢頭：基底膜 (×7,400).

メラノゾームの過剰産生の機序の一つとして PCB が副腎皮質ホルモンへの作用を介して間接的にメラノサイトを活性化している可能性が考えられる。あるいは，他の局所的因子が色素沈着発症に関与している可能性も考えられる。我々の検索では，色素沈着部位の基底層から上基底層の上皮細胞に種々の程度の変性像がみられ，また細胞間間隙の拡大も観察されている（図 7.7.7）。一般に，メラノサイトで合成されたメラノゾームは上皮細胞に移行し上皮細胞内のライソゾーム内で消化されると考えられている (13)。変性した上皮細胞のメラノゾーム貪食能は低下している可能性が高く，そのためにメラノゾームは上皮細胞内や細胞間間隙に残ったままになって，その結果臨床的に色素沈着像として観察されるのかも知れない。しかしながら，色素沈着の発症機序については不明な点が多く残されており，さらに詳細な研究が必要と思われる。

　油症患者は細菌感染に対する抵抗性が弱いと考えられている (14)。また，比較的多くの油症患者が歯肉腫脹，歯肉出血や歯周ポケットからの排膿を訴えていることから，昭和 59 年度から Ramfjord の方法に準じて油症患者の歯周ポケットの測定を行なっている。すなわち，右側上顎第一大臼歯，左側上顎中切歯，左側上顎第一小臼歯，右側下顎第一小臼歯，右側下顎中切歯及び左側下顎第一大臼歯の 6 本の歯牙を対象として近心頬側歯肉溝に PC-11 (Hu-Friedy 社) を挿入して歯周ポケットの深さを mm 単位で測定した。昭和 59 年度では，118 名の油症患者の内 67 名（56.8%，男性 32 名，女性 35 名）が 4 mm 以上の歯周ポケットを少なくとも 1 歯以上有しており，また総被検歯 594 歯のうち 149 歯（24.9%）が 4 mm 以上の歯周ポケットを有していた (15)（表 7.7.1）。福岡市内の保健所における 40 歳以上の健常者を対象として上述の方法で行なった検診では，1 歯でも 3 mm 以上の歯周ポケットを有するものは 54 名中 42.6% であり，総被検歯 257 歯のうち 41 歯（15.9%）に 3 mm 以上の歯周ポケットが認められた (15)。このことより，油症患者ではいわゆる病的歯周ポケットの発現率が高いことが明らかになった。また，油症患者では 40 歳以上の年代のみならず 30 歳未満の比較的若い世代においても深い歯周ポケットを有する者の割合が高いことは注目に値する。歯周ポケットの発現率に関しては色素沈着の場合にみられたような経年的な発現率の減少は認められず，平成 10 年度の検診においても高い歯周ポケットの発現率が認められた。すなわち 71 名の油症患者の内 45 名（63.4%）が 4 mm 以上の歯周ポケットを少なくとも 1 歯以上有しており，また総被検歯 349

表 7.7.1. 油症患者における年代別の 4 mm 以上の歯周ポケットの分布状態

4mm以上の歯数	0		1		2		3		4		5		6		計(名)
年代＼性別	男性	女性	男性	女性	男性	女性	男性	女性	男性	女性	男性	女性	男性	女性	
10代	1	1	1	0	0	0	0	0	0	0	0	0	0	0	3
20代	1	1	2	1	1	0	0	1	0	1	0	0	0	0	8
30代	3	7	2	3	0	1	0	1	2	0	1	0	0	0	20
40代	1	7	2	4	3	3	1	0	2	1	1	0	1	0	26
50代	4	9	3	4	2	2	2	2	1	0	1	0	2	0	32
60代	1	9	2	1	1	3	1	2	0	0	0	0	0	0	20
70代	4	2	0	2	0	0	0	0	0	0	0	0	0	0	8
80代	0	0	1	0	0	0	0	0	0	0	0	0	0	0	1
計(名)	15	36	13	15	7	9	4	6	5	2	3	0	2	1	118

歯のうち87歯 (24.9%) が4 mm以上の歯周ポケットを有していた。局所因子が歯周疾患の主な原因であることは多くの報告から明らかになっているが，全身因子も歯周疾患の進展に関与していることが考えられる (16)。PCB中毒によってビタミンDやカルシウムの代謝異常が生じ，その結果，子供では骨の石灰化不全や発育遅延がみられることが報告されている (1, 17, 18)。同様に，動物実験でも実験的PCB中毒によって骨の代謝異常が惹起されることが報告されている (19)。これらのことから，PCB中毒によって歯槽骨の石灰化不全が生じ，そのために深い歯周ポケットが生じた可能性も考えられる。しかしながら，歯周ポケット罹患率が各被検歯間で異なっている。すなわち，大臼歯や小臼歯，特に左側下顎第一大臼歯で罹患率が高く，逆に前歯部では低い罹患率を示した。下顎第一大臼歯は永久歯の中で最も早期に萌出する歯牙であり，被検歯のなかで最も長期間口腔内の環境にさらされている。一般的に，前歯部に比べて臼歯部の方が，また下顎の方が上顎よりもプラーク沈着が多いことが報告されている (20)。このように，プラーク沈着と歯周ポケット罹患率に関連性が認められることより，油症患者においても歯周疾患発症の主な原因としてはプラークの蓄積が考えられ，PCB中毒によって生じる全身的異常は二次的に作用するものと思われる。

　辺縁性歯周炎の成立や進展には免疫反応も重要な役割を担っていることが示唆されている (21)。PCB等によって免疫反応に異常が生じることが報告されている (22) ことから，油症患者の辺縁性歯周炎罹患歯肉の生検を行なって免疫組織学的に検討を加えた (23)。上皮組織ならびに固有層ともに多数の炎症性細胞の浸潤が観察された。浸潤炎症性細胞中に占める形質細胞，B細胞，T細胞およびマクロファージの割合はそれぞれ47.9%，18.3%，10.7%および4.6%であった。形質細胞をさらにサブセットに分けて観察すると，浸潤炎症性細胞中に占めるIgG，IgA，IgMおよびIgE保有細胞の割合はそれぞれ42.0%，4.6%，0.7%および0.6%とIgG保有細胞が最も多く認められた。全身疾患を有しない辺縁性歯周炎罹患患者の生検歯肉を用いて同様の検索を行なった原らの報告 (24) と比べると，IgMおよびIgA保有細胞の占める割合が低かった。油症発症初期では血清中のIgMおよびIgAのレベルが減少している (13) ことを考慮に入れると，非常に興味深い所見と言える。しかし，油症発症後3年経過するとIgM，IgAとも正常の値に復しており (13)，また辺縁性歯周炎罹患歯肉に観察される形質細胞の比率は研究者によって若干異なる (24, 25)。これらのことから，油症患者の辺縁性歯周炎罹患歯肉でみられたIgM，IgA保有細胞の占める割合の減少とPCB中毒との間には直接の関連はないのかもしれない。ところで，CD4陽性のヘルパーT細胞とCD8陽性のサプレッサーT細胞の浸潤炎症性細胞中に占める割合はそれぞれ12.8%，4.5%でCD4/CD8比は2.84であった (23)。免疫反応の調節に異常があると高いCD4/CD8比を示すことがある。しかし，全身疾患を有していなくとも辺縁性歯周炎罹患歯肉でCD4/CD8比が高い場合もある (26) ことから，高いCD4/CD8比が必ずしも油症患者に特有の症状とは言えない。一方，油症発症後14年目に油症患者の末梢血中のT細胞を検索したところ，ヘルパーT細胞の軽度の増加とサプレッサーT細胞の軽度の減少がみられ，その結果CD4/CD8比が高くなっていることが報告されている (27)。また，PCDFを投与されたSDラットでは胸腺の著明な萎縮と大きさの減少が認められた (27)。これらの所見がPCBやPCDFの直接の作用によって生じるのか否かについては明らかでないが，PCBやPCDFがT細胞の免疫調節機構に影響を及ぼしているものと考えられる。局所における免疫反応は末梢血由来の免疫担当細胞によって調節されているので，PCBやPCDFによって生じた免疫調節機構の異

常が歯周疾患の発症に関与している可能性が示唆された。

7.7.2. 動物実験における口腔内所見

PCBやPCDFの歯肉や歯牙硬組織に及ぼす作用を明らかにするために，PCBやPCDFを投与した動物の歯肉や歯牙硬組織の観察を行なった。しかし，実験に用いた動物では油症患者にみられるような色素沈着はみられなかった (28, 29, 30, 31)。種の相違によるものかも知れないが，この原因は不明であり更なる観察が必要と思われる。

7.7.2.1. 歯肉所見

KC-400とPCDFを経口投与した赤毛サルの歯肉生検を行ない組織学的に観察したところ，上皮脚中にdyskeratosisおよび固有層にkeratocystが認められた (29) (図7.7.8, 7.7.9)。光顕レベルでは，dyskeratosis部の基底細胞層や上基底細胞層ではほとんど変化はみられなかったが，中央部にはケラチン様物質がみられその周囲を扁平な上皮細胞が取り囲んでいた。電顕レベルでは(図7.7.10)，上皮細胞の扁平化と共にトノフィラメントの数が増加するが，dyskeratosisの中心部では核が消失している上皮細胞がみられた。扁平な上皮細胞内には種々の程度の電子密度を有する空胞様の様々な大きさの類円形構造物が観察された。しかし，このような構造物を除いてはdyskeratosis部の角化機構と正常な歯肉の角化機構の間には形態学的には差は認められなかった。また，dyskeratosisは主に上皮脚部にみられた。上皮脚部の基底細胞は結合組織乳頭部上の上皮の基底細胞に比べるとより未分化で多潜能であることが知られている (32)。これらのことから，dyskeratosisの発現機序としてはPCBやPCDFが間接あるいは直接に上皮細胞のturnoverを速めた可能性が考えられる。keratocystの囊胞腔内および囊胞腔壁の上皮細胞には膨化変性した棘細胞が認められた(図 7.7.9)。囊胞腔壁の

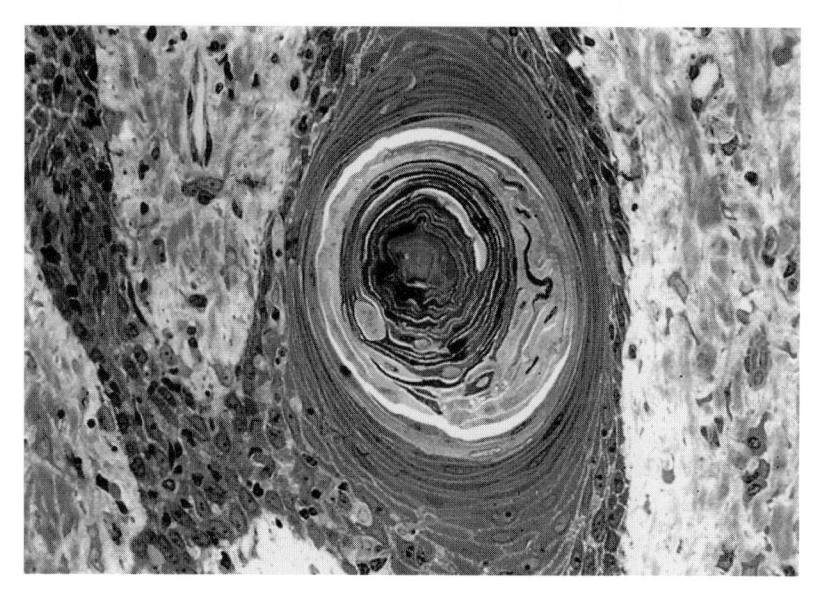

図 **7.7.8.** 上皮脚中央部にみられた diskeratosis
diskeratosis の内部には扁平な上皮細胞が観察された (×380).

第 7 章　油症の臨床的特徴と処置

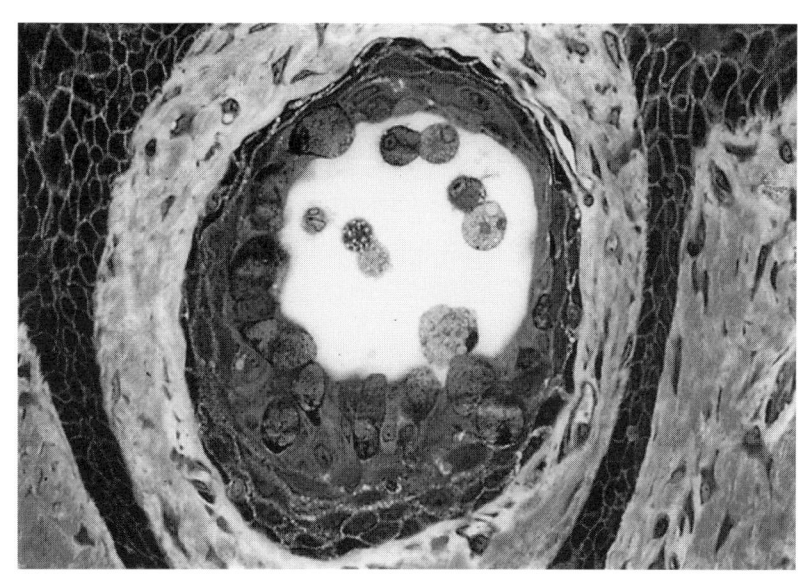

図 **7.7.9.**　固有層にみられた keratocyst
内部に変性膨化した上皮細胞がみられた (×380).

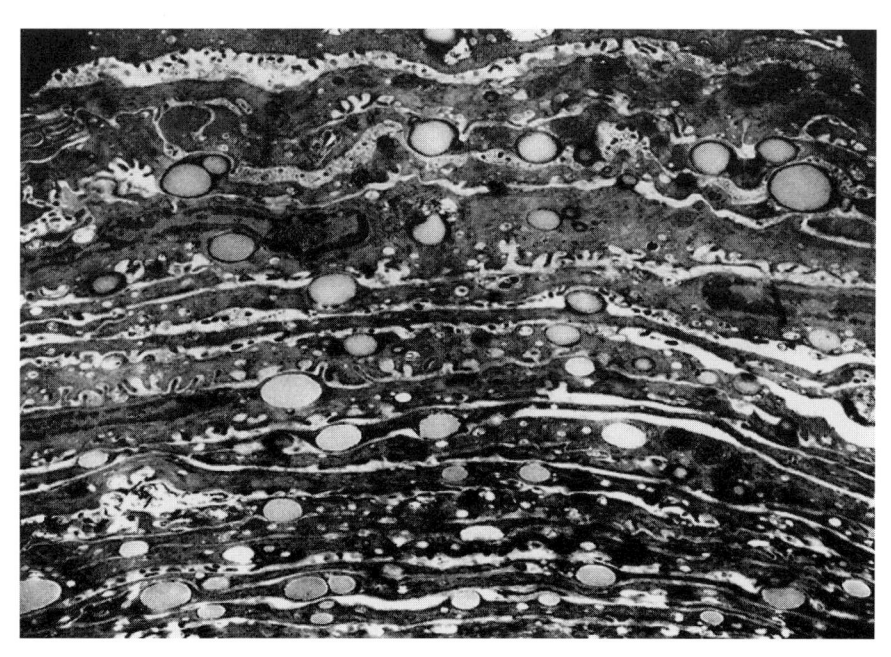

図 **7.7.10.**　dyskeratosis の強拡像
種々の大きさの空胞様構造物が扁平な上皮細胞中に観察された (×10,300).

変性上皮細胞内の核は濃縮を起こしており囊胞腔と反対側に局在していた。電顕で観察すると，基底細胞には著変はみられないが，上基底細胞には貪飲空胞様構造物が多数みられる細胞が存在していた (29)。囊胞腔壁にある変性した高電子密度の棘細胞では，細胞内小器官の減少と共に細胞内に不定形の物質を含む多くの類円形構造物が多数みられ，一部は互いに癒合してさらに大きな空胞を

形成していた(図 7.7.11)。変性した棘細胞はアミラーゼ処理後でも PAS 反応陽性(図 7.7.12, カラー口絵参照)で,またズダンブラック B やズダン III 染色でも軽度の反応が認められた (29)。以上の結果から PCB や PCDF はグルコースや脂質の過剰な蓄積を惹起していることが示唆された。また,これらの二つの物質の前駆体が PCB や PCDF の作用によって正常な代謝経路に入れないために,その量が増加している可能性も考えられる。何故重篤な形態学的変化が上皮細胞のみにみられるのかについては明らかでない。上皮細胞は貪食能を有しており,その結果角化の過程で消化できないものや不必要な物質を上皮経由で体外に排泄することが知られている (33)。また,PCB は血管内皮細胞に有害な作用を及ぼすことで血管の透過性を高めることが知られている (34)。血管を通じて固有層に漏洩してきた PCB や PCDF が上皮細胞に積極的に取り込まれ,その結果,上皮細胞の turn-over の促進やグルコースや脂質の代謝異常が惹起されるのかもしれない。

　PenCB を実験的に投与したビーグル犬の歯肉では上皮脚部の基底細胞層や上基底細胞層内に種々の大きさの空胞が認められた (31)。空胞周囲の上皮細胞や胞体の明調な細胞は三日月状を呈していた。電顕で観察すると,空胞のまわりには限界膜が見られ空胞内部には膨化変性したミトコンドリアや種々の程度の電子密度を有する不定形の物質が認められた。空胞の中には限界膜が破壊され変性したミトコンドリアや不定形の物質が細胞間間隙内へと散在している所見を呈するものもあった。空胞周囲に存在する胞体の明調な細胞の細胞質内にはバーベック顆粒がみられることからメルケル細胞と考えられる(図 7.7.13)。空胞内にみられるような膨化変性したミトコンドリアや不定形の物質によって満たされた神経終末様構造物が,不整形を呈する上皮細胞やメルケル細胞の近くに観察

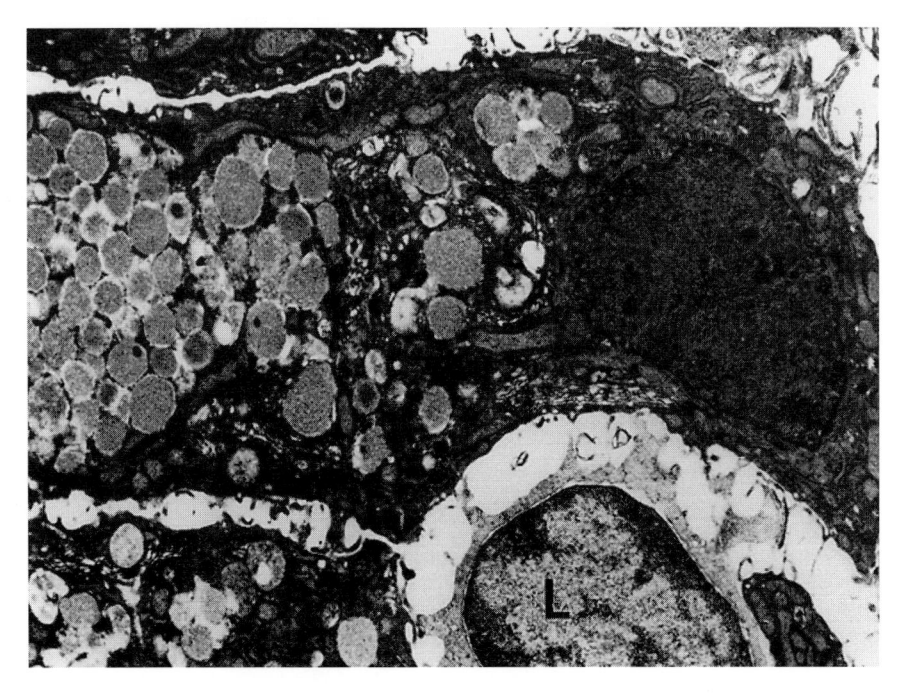

図 7.7.11. keratocyst の強拡像
多くの空胞様構造物が変性した棘細胞中に認められた．これらの構造物は一部では癒合してさらに大きな空胞様構造を呈していた (×11,600). L: リンパ球.

された(図7.7.14)。これらの所見は，PenCB中毒によって神経終末が変性を来たし，その結果空胞が出現してきた可能性を示唆しているのかもしれない。以前の報告によると，サルやマウスではPCB投与後神経組織に著明な変化は認められていない(28)。しかし，Muraiらは油症発症初期においては油症患者の約半数に麻痺，疼痛や知覚の減退といった症状がみられ，また神経伝導速度も低下していることを報告している(35)。原田らも40歳以下あるいは50歳以上の油症患者では振動に対する感覚が有意に低下していることを報告している(36)。我々の結果はMuraiらや原田らの報告を支持するもので，PCB等が神経組織に対して毒性を有していることを示唆しているものと思われる。

7.7.2.2. 歯牙硬組織にみられる組織学的所見

実験的にKC-400とPCDFを投与したWKAラットでは肉眼的には歯牙硬組織に異常はみられず，また歯牙の萌出遅延も生じなかった。組織学的に観察すると象牙芽細胞やセメント芽細胞には著変は観察されなかったものの，分泌期や移行期のエナメル芽細胞と中間層の細胞には明らかな変化が認められた(30)。象牙芽細胞およびセメント芽細胞もエナメル芽細胞と同様に歯牙硬組織の形成に関与する基質産生細胞であるにもかかわらずこのような差が生じたことは注目に値する。この原因は不明であるが，細胞由来の差，すなわちエナメル芽細胞は外胚葉由来であるのに対し象牙芽細胞

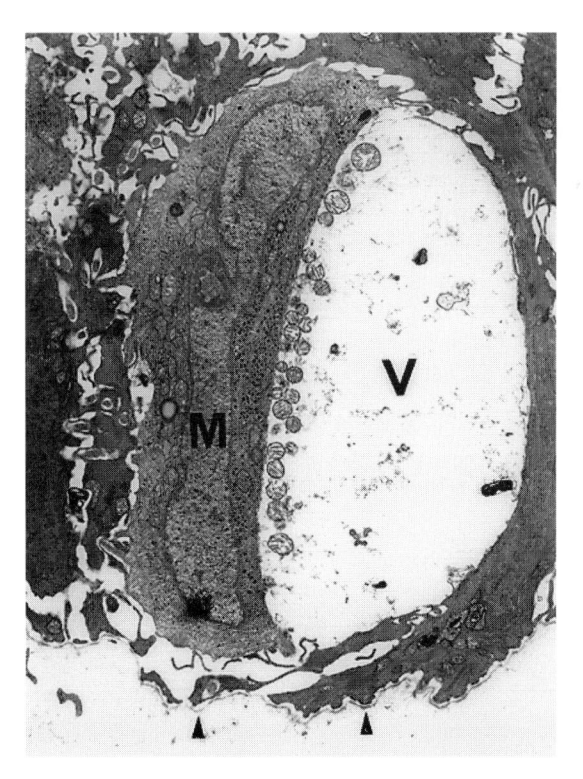

図7.7.13. 変性したミトコンドリアと不定形の物質を含む空胞(V)が三日月状を呈したメルケル細胞(M)の近くに認められた．矢頭: 基底膜(×9,400)．

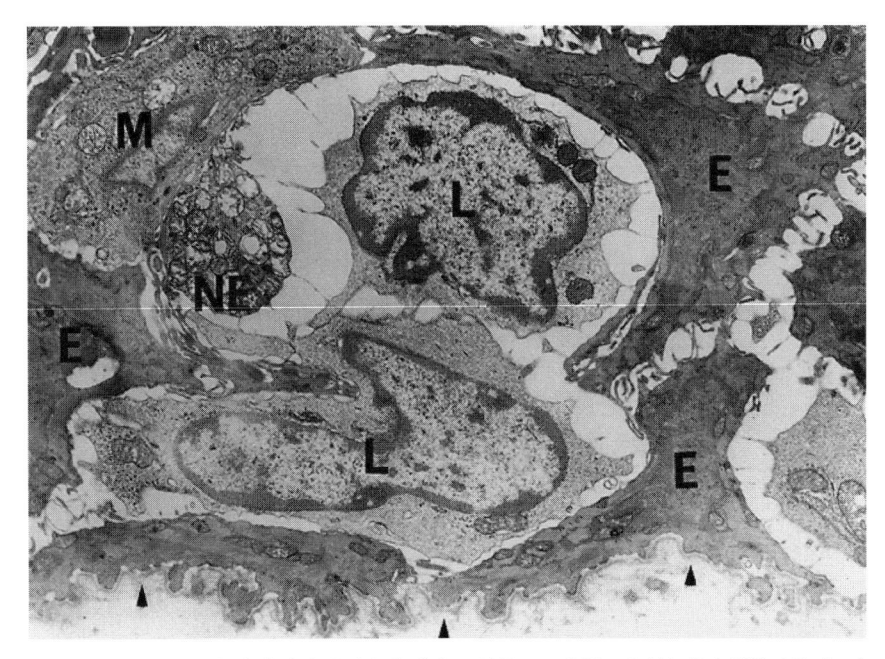

図 7.7.14. メルケル細胞 (M) と上皮細胞 (E) に近接して変性した神経終末様構造物 (NE) が観察された. L: リンパ球, 矢頭: 基底膜 (×10,700).

およびセメント芽細胞は神経堤由来であるということが関係しているのかもしれない.

　生後 20 日目に KC-400 と PCDF を腹腔投与したラットの下顎切歯を観察したところ, 投与後 10 日目では分泌期のエナメル芽細胞が萎縮しており不整な形態を示していた (30). エナメル芽細胞間のデスモゾーム結合が一部破壊されており, そのために細胞間間隙は拡大し遠心のターミナルウェッブも消失していた. これらの変化のために光顕レベルでは分泌期のエナメル芽細胞は空胞変性を起こしているようにみえる. しかし, 核が不整形を呈している以外は細胞内小器官には著変は観察されなかった.

　妊娠 17, 18, 19 日目に KC-400 と PCDF を腹腔内投与した WKA ラットから産まれた新生児(生後 1, 2, 9, 11 および 16 日)の下顎臼歯歯胚の観察を行なったところ (30), 分泌期のエナメル芽細胞間に種々の大きさの様々な形態を有する囊胞様の構造物がみられた (図 7.7.15). 囊胞様の構造物周囲のエナメル芽細胞はいびつな形状を呈しており細胞の幅も狭くなっていると同時に, エナメル基質から遊離していた. 電顕で観察すると囊胞様の構造物に近接したエナメル芽細胞では著明な変性萎縮が生じており, 粗面小胞体 (r-ER) は細胞外形に一致した走行を示していた(図 7.7.16). また, トームスの突起には分泌顆粒や被覆小胞はみられなかった. 囊胞様の構造物内およびエナメル基質とエナメル芽細胞との間隙には無構造の物質が認められた. 移行期のエナメル芽細胞における最も著明な変化としてはミトコンドリアの膨化であり, ミトコンドリア内のクリステが不明瞭になるとともにクリステ間の間隔が拡大していた(図 7.7.17). ミトコンドリアのなかには限界膜が一部消失しているものもみられた. そのほかの変化としては細胞質の遠心部に種々の大きさの空胞が観察された (30). 空胞内には内容物がないかあるいは電子密度の高い無構造な物質が少量存在していた.

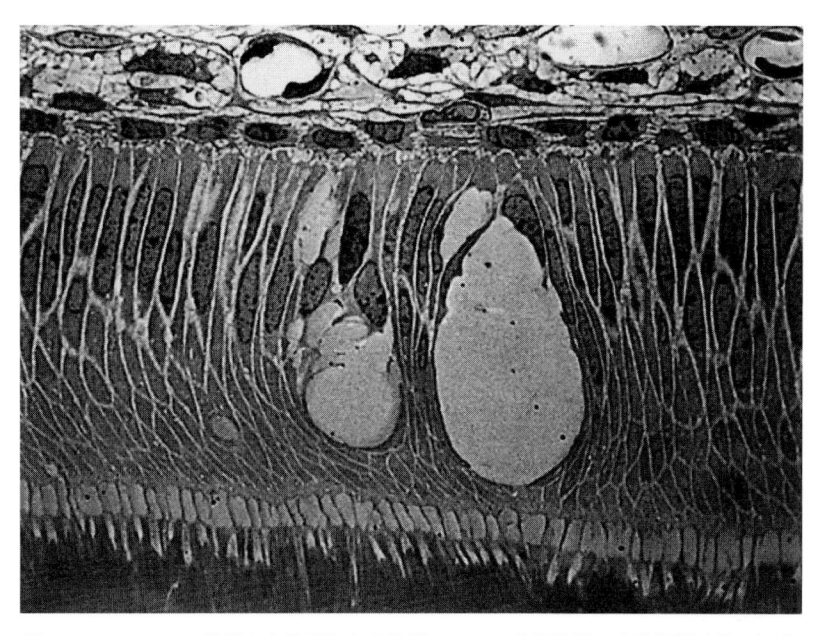

図 7.7.15. エナメル基質から遊離した分泌期エナメル芽細胞間に空胞様構造物が観察された (×700).

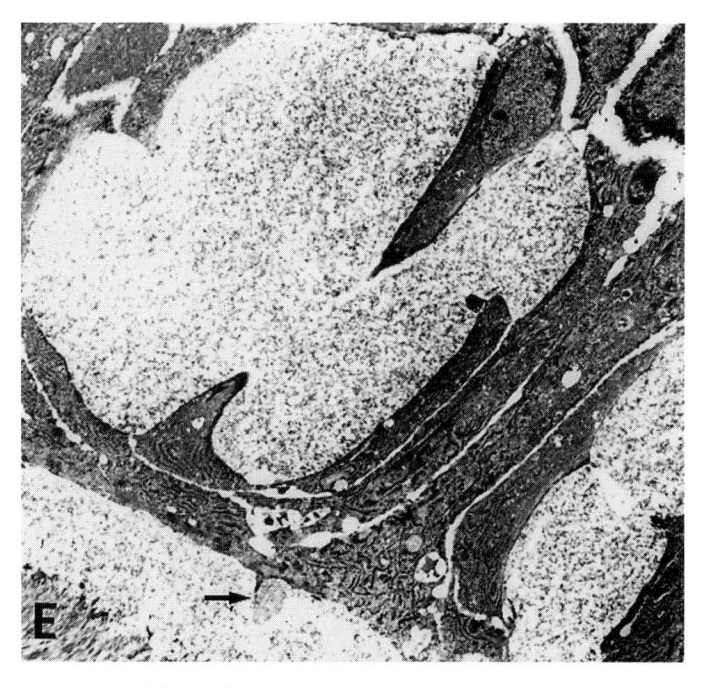

図 7.7.16. 空胞様構造物の近くの分泌期エナメル芽細胞には著しい変性が生じていた．空胞様構造物内およびエナメル基質とエナメル芽細胞間に生じたスペースに不定形の物質が認められた．E: エナメル基質，矢印: 変性したトームス突起 (×4,200).

r-ERは膨化したミトコンドリアや大きな空胞に沿って走行していた。中間層の細胞にもエナメル芽細胞と同様に空胞や膨化したミトコンドリアが観察された。

　以上のような所見はフッソ，ストロンチウム，ビンクリスチンやビンブラスチン等の薬剤を投与した実験でも認められている (37, 38, 39)。これらの実験ではr-ERが球状に拡大したり基質様の物質が細胞間間隙にみられることから，基質産生機能の異常によって生じたものと考えられている。しかし，PCBを投与したラットではr-ERの球状拡大や基質様の物質の細胞間貯留はみられなかった。エナメル芽細胞は脂質合成を行なうので (40)，PCBやPCDFがエナメル芽細胞中の脂質に取り込まれて脂質代謝異常を惹起し，その結果エナメル芽細胞に変化を来すのかもしれない。PCBやPCDFの全身に与える作用は強いので，PCBやPCDFの投与によって全身的な異常が起こり，その結果二次的にエナメル芽細胞に変化が生じた可能性も考えられる。PCBは甲状腺機能に作用を及ぼすことが報告されている (41)。内分泌腺の障害は歯牙硬組織の低形成，萌出遅延および歯根の形態異常を惹起することが知られており (42)，また甲状腺を摘出したラットでは今回得られた所見と同様の所見がエナメル芽細胞に観察されている (43)。このことから，PCBやPCDFは甲状腺機能を抑制することで間接的にエナメル芽細胞に変化を生じせしめている可能性が示唆される。しかし今回の検索では切歯と臼歯部では変性の程度が異なっている。原因としては，切歯は無根歯なので臼歯に比べて未熟なエナメル芽細胞やエナメル芽細胞の増殖が連続的に起こっていると考えられることより，エナメル芽細胞のturnoverの差によるものと考えられる。エナメル芽細胞間にみられた嚢胞様構造物の由来や特質については不明である。分泌期以前では毛細血管の数は少なくかつエナメル芽細胞から若干離れた部位に位置している。一方，分泌期以後のステージでは外エナメル上皮内に血管が侵入しエナメル芽細胞の近心端に近接して存在する中間層の細胞に接近するようになる

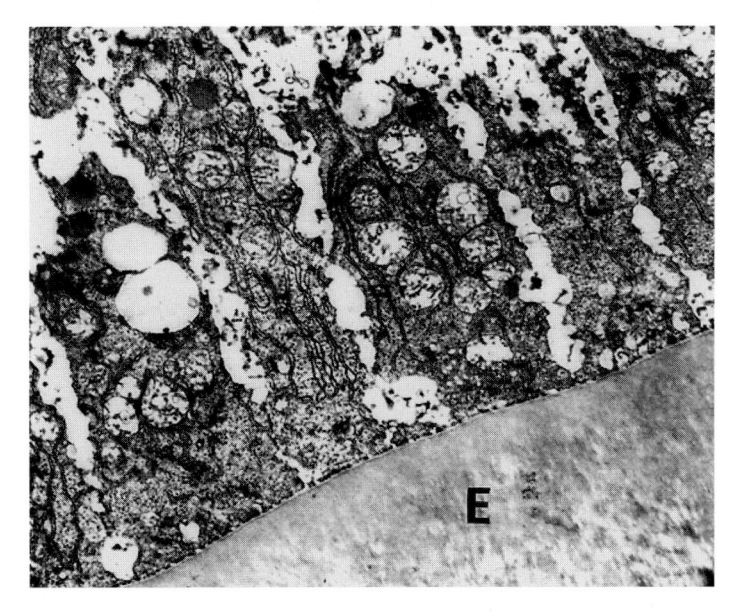

図 7.7.17. 移行期のエナメル芽細胞にも変性所見が認められ，多くの変性膨化したミトコンドリアが観察された．E: エナメル基質 ($\times 8,800$).

(44)．PCBは血清中のリポプロテイン中に取り込まれ血管内皮細胞に対して毒性を示すことが知られている(34)．その結果，PCBの血管外漏洩が生じる可能性が考えられる．CrenshawとTanakaは血管内に投与したランタンが血管を介してエナメル芽細胞間間隙に浸透していくが遠心端のターミナルウェッブによってそれ以上の侵入は起こらないことを報告している(45)．我々の実験では囊胞様構造物内にみられた不定形の物質が中間層の細胞に近接した毛細血管中にも観察されたことから(30)，エナメル芽細胞の近くに存在する血管から漏洩したPCBが分泌期エナメル芽細胞間間隙に浸透し貯溜した結果囊胞様構造物が生じたのではないかと考えられる．また，囊胞様構造物はkeratocyst内の上皮細胞に観察されたようにエナメル芽細胞の崩壊によって生じた可能性も考えられる．エナメル芽細胞に著明な変性所見が認められるにもかかわらずエナメル基質に減形成はみられなかった原因については不明である．すべてのエナメル芽細胞が変性しているわけではなくまたReithあるいはMoeはエナメル芽細胞の分化過程で生理的な細胞死が生じることを報告している(46, 47)ことから，エナメル基質の形成にはすべてのエナメル芽細胞が必要ではなく変性を起こしていないエナメル芽細胞だけでも十分にエナメル基質の形成が可能なのかもしれない．

文　献

1) 福山　宏，阿南ゆみこ，赤峰昭文，等(1979)油症患者における口腔病変の推移．福岡医誌70, 187–198.
2) 青野正男，岡田　宏(1969)油症患者の口腔所見について．福岡医誌60, 468–470.
3) 福山　宏，日高雄一，佐野　茂，等(1977)油症患者の血中PCBと口腔内色素沈着の関係について．福岡医誌68, 128–132.
4) 赤峰昭文，橋口　勇，岸　哲也，等(1983)油症患者における口腔内色素沈着の経年的変化．福岡医誌74, 284–288.
5) 本房昭三，堀　嘉昭，利谷昭治，等(1991)1989, 1990年度の福岡県油症年次検診における皮膚症状．福岡医誌82, 345–350.
6) Ohgami, T., Nonaka, S., Irifune, H., et al. (1991) A comparative study on the concentration of polychlorinated biphenyls (PCBs) and polychlorinated quaterphenyls (PCQs) in the blood and hair of "Yusho" patients and inhabitants of Nagasaki Prefecture. 福岡医誌82, 295–299.（英文）
7) 奥村英彦，益田宣弘，赤峰昭文，等(1987)油症患者の頬粘膜におけるPCB, PCQ濃度，PCBパターンおよびCB%比について．福岡医誌78, 358–364.
8) 橋口　勇，赤峰昭文，宮武祥子，等(1987)油症患者およびPCB中毒サル歯肉の組織学的検索．福岡医誌78, 259–265.
9) 生井　浩，杉　健児，宇賀茂三(1969)油症患者の眼症状および油症患者結膜の電子顕微鏡組織学的所見．福岡医誌60, 432–439.
10) 青木昭彦(1975)油症患者の眼所見およびPCB投与ラットの眼瞼結膜の組織所見．福岡医誌66, 642–645.
11) Bleehen, S. S., Ebling, F. J., (1979) Disorders of skin colour. In: Rook, A., Wilkinson, D. S., Ebling, F. J., eds., Textbook of Dermatology. 3rd ed. vol 2, pp. 1377–1431, Blackwell Scientific Publications, Oxford.
12) Inao, S. 1970, Adrenocortical insufficiency induced in rats by prolonged feeding of PCB. Kumamoto Med. J. 23, 27.
13) 橋本　健(1979)皮膚の電顕の見方．金原出版，東京.
14) 斉藤玲子，重松信昭，石丸秀三(1972)油症における免疫グロブリン値について．福岡医誌63, 408–411.
15) 赤峰昭文，橋口　勇，前田勝正，等(1985)油症患者の歯周疾患に関する疫学的調査(第一報)．福岡医誌76, 248–252.
16) Glickman, I. (1972) Clinical Periodontology, 4th ed. 290–414, W. B. Saunders, Philadelphia.
17) 吉村健清(1971)油症児童，生徒の発育調査．福岡医誌62, 109–116.
18) 平山千里(1979)PCB中毒と肝細胞機能．福岡医誌70, 238–245.

19) Yagi, N., Kimura, M., Itokawa, Y. (1976) Sodium, potassium, magnesium and calcium levels in polychlorinated biphenyl (PCB) poisoned rats. Bull. Environ. Contam. Toxicol. 16, 516–519.
20) Hall, W., Douglass, G. (1977) Plaque Control. In: Schluger, S., Yuodelis, R. A., Page, R. C., eds., Periodontal Disease, 344–369, Lea & Febiger, Philadelphia.
21) Newman, M. G., Sang, M., Nisengard, R. (1990) Host-bacterial interactions in periodontal diseases. In; Carranza, F. A., eds., Glickman's Clinical Periodontology, 7th ed. 372–386, W. B. Saunders, Philadelphia.
22) Vos, J. G., DeRoiji, T. H. (1972) Immunosuppressive activity of a polychlorinated biphenyl preparation on the humoral immune response in guinea pigs. Toxicol. Appl. Pharmacol. 21, 549–555.
23) 橋口　勇, 赤峰昭文, 宮武祥子, 等 (1991) 歯周組織に及ぼす PCB の影響に関する免疫組織学的ならびに病理組織学的検索. 福岡医誌 82, 256–261.
24) 原　宣興, 吉村祥子, 前田勝正, 等 (1985) 歯周疾患における免疫系細胞の動態に関する免疫組織学的研究, 1, 世代別にみた免疫グロブリン保有細胞の比率. 日歯周誌 27, 795–806.
25) Seymour, G. J., Greenspan, J. S. (1979) The phenotypic characterization of lymphocyte subpopulations in esatblished human periodontal diseases. J. Periodont. Res. 14, 39–46.
26) 北村哲郎, 宮武祥子, 原　宣興, 等 (1987) 歯周疾患における免疫系細胞の動態に関する免疫組織学的研究, 3, T cell サブセットの解析. 日歯周誌 29, 1084–1093.
27) 中西洋一, 栗田幸男, 鐘ヶ江秀明, 等 (1985) 油症における呼吸器系ならびに免疫系の障害. 経過ならびに発病機序について. 福岡医誌 76, 196–203.
28) 吉原新一, 小沢直記, 吉村英敏, 等 (1979) サルの PCB 中毒症に関する予備的研究. 福岡医誌 70, 135–171.
29) 橋口　勇, 赤峰昭文, 中野嗣久, 等 (1983) 実験的 PCB 中毒サルにおける歯肉上皮の微細構造について. 福岡医誌 74, 246–254.
30) 橋口　勇, 赤峰昭文, 原　宣興, 等 (1985) PCB 投与ラットにおける歯牙硬組織形成への影響について. 福岡医誌 76, 221–228.
31) 橋口　勇, 赤峰昭文, 原　宣興, 等 (1989) PenCB 投与ビーグル犬歯肉の組織学的観察. 福岡医誌 80, 263–268.
32) Löe, H., Karring, T., Hara, K. (1972) The site of mitotic activity in rat and human oral epithelium. Scand. J. Dent. Res. 80, 111–119.
33) Wolff, K., Hönigsmann, H. (1971) Permeability of epidermis and the phagocytic activity of keratinocytes. Ultrastructural studies with thorotrast as a marker. J. Ultrastruct. Res. 36, 176–190.
34) Iatropoulos, M. J., Felt, G. R., Adams, H. P., et al. (1977) Chronic toxicity of 2, 5, 4′-trichlorobiphenyl in young rhesus monkeys. II Histopathology. Toxicol. Appl. Pharamacol. 41, 629–638.
35) Murai, Y., Kuroiwa, Y. (1971) Peripheral neuropathy in chlorobiphenyl poisoning. Neurology 21, 1173–1176.
36) 原田寿彦, 冨永秀敏, 田中弘吉, 等 (1981) 油症患者の振動覚の検討. 福岡医誌 72, 214–215.
37) Kruger, B. J. (1968) Ultrastructural changes in ameloblasts from fluoride treated rats. Archs. Oral Biol. 13, 969–977.
38) 古井　瞭 (1977) ストロンチウム投与によるラット切歯琺瑯質の形成障害に関する電子顕微鏡的研究. 歯科学報 82, 347–383.
39) 澤田　隆 (1982) ビンクリスチンとビンブラスチン投与によるラット琺瑯芽細胞超微構造の変化. 歯科学報 82, 347–383.
40) Goldberg, M., Lelous, M., Escaig, F., et al. (1983) Lipids in the developing enamel of the rat incisor. Parallel histochemical and biochemical investigations. Histochemistry 78, 145–156.
41) 村井宏一郎, 辻　博, 梶原英二, 等 (1985) 油症患者の甲状腺機能. 福岡医誌 76, 233–238.
42) Anderson, H., Holst, G. (1970) Endocrine disorders. In: Gorlin, R. J., Goldman, H. M. eds., Thoma's Oral Pathology vol 2, 6th ed. 618–135. C. V. Mosby, St. Louis.
43) 谷口邦久, 北村勝也 (1984) 甲状腺摘出がエナメル質形成細胞に及ぼす影響に関する電子顕微鏡的研究. 歯基礎誌 26, 233–238.
44) Eisenmann, D. R. (1989) Amelogenesis. In: Ten Cate, A. R. ed. Oral Histology. 197–212. C. V. Mosby. St. Louis.
45) Crenshaw, M. A., Takano, Y. (1982) Mechanisms by which the enamel organ controls calcium entry into develop-

ing enamel. J. Dent. Res. 61（Sp. Iss.）, 1574–1579.
46) Reith, E. J.（1970）The stage of amelogenesis as observed in molar teeth of young rats. J. Ultrastruct. Res. 30, 111–151.
47) Moe, H.（1979）Phisiological cell death of secretory ameloblasts in the rat incisor. Cell Tissue Res.197, 443–451.

7.8. 油症のホルモン影響

辻　博

　1968年4月頃よりポリ塩化ビフェニール (PCB) 混入ライスオイル摂取により北部九州を中心に発生した油症では，発症当初の重症例の検査所見において種々の異常が報告されている (1)。油症のホルモン影響については発生当初に女性患者において月経周期の乱れ，月経血の量的，質的変化，接続や間隔の異常等が高率に認められることが報告されている (2)。また，甲状腺機能については油症発生16年後の1984年度福岡県油症一斉検診において慢性的影響が検討され，油症患者では対照者に比ベトリヨードサイロニン (T_3) およびサイロキシン (T_4) の上昇が認められることが報告されている (3)。そして，油症発生28年後の1996年度福岡県油症一斉検診では甲状腺機能異常と血中PCB濃度の間に相関は認められなかったが，甲状腺自己抗体についてはPCB低濃度群に比べPCB高濃度群において抗サイログロブリン抗体の出現が高頻度に認められた (4)。

　油症発生以来30年を経過し，血中PCB濃度は低下し，種々の亜急性中毒症状は軽快している。しかし，重症例においては全身倦怠感，四肢のしびれ感などの症状が持続し，体内のPCB濃度が今なお高く，血中PCBの組成にはいまだに特徴的なパターンがみられる (5, 6)。また，油症は，原因油の分析より原因物質としてポリ塩化ジベンゾフラン (PCDF) の毒性影響が大きいと考えられている (7, 8)。PCDFおよびポリ塩化ジベンゾパラジオキシン (PCDD) の毒性はともに細胞質に存在する芳香族炭化水素受容体 (Ah受容体) を介すると考えられており (9)，PCDDおよびPCDFの両者をあわせてダイオキシン類と総称している。ダイオキシン類の毒性には，プロモーター作用による発癌性，催奇形性や受胎率低下などの生殖発生毒性，免疫毒性など広範囲にわたる影響が報告されているが，最近，内分泌攪乱物質として注目されている。そこで，本節では油症におけるホルモン影響について述べる。

7.8.1. 油症における内分泌機能

　油症発生1年後の1969年に16歳の男児1例が急死に近い状態で死亡し，剖検において高度の副腎萎縮がみられた。油症患者における副腎機能の障害が疑われ，1969年9月より1970年5月に福岡県内の油症患者86例を対象に副腎皮質機能検査が行なわれた (10)。副腎皮質機能検査としてRapid ACTH試験が行なわれ，ACTH投与前の血漿11-OHCS値は86例中62例が正常範囲であり24例で高値であった。また，ACTH投与30分あるいは60分後の血漿11-OHCS値の上昇については反応低下を認めたものは2例のみであり，油症において高度の副腎皮質機能低下を示唆する所見は認められなかった。また，重症2症例について内分泌機能検査が行なわれ，1例において副腎皮質機能検査でACTH試験およびMethopyrapone試験に軽度の反応低下，甲状腺機能検査に基礎代謝率の軽度上昇，性腺機能検査に尿中LH (ICSH) 濃度の低値，成長ホルモン検査にインスリン負荷による成長ホルモン分泌の軽度の低下がみられた。

また，油症発生当初に女性患者において，月経周期の乱れ，月経血の量的，質的変化，接続や間隔の異常等が高率に認められることが報告されている(2)。そのため，油症患者においては何らかの機序で性機能が障害されている可能性が推測され，1975年に油症患者の下垂体前葉ゴナドトロピン産生，放出機能について検討された(11)。油症患者11例(女性9例，男性2例)に施行されたLH-RH負荷試験において，血中LHおよびFSHの基礎値は性別，年齢別，性周期別にほぼ正常範囲内にあったが，少数例にやや高い値が認められた。LH-RH負荷に対する血中LHおよびFSHの反応も，対照正常群と比べて正常反応と判定され，油症患者の下垂体前葉ゴナドトロピン産生および放出機能に低下は認められなかった。

7.8.2. 油症における甲状腺機能

PCBと甲状腺機能との関連については，PCBを投与した実験動物に甲状腺機能低下や甲状腺腫がみられることが報告されている。ラットにPCB(Aroclor 1254)を4日間投与後，^{125}I-T_4を投与すると対照に比べ血中^{125}I-T_4は速やかに低下し胆汁中に主としてグルクロン酸抱合を受けた^{125}I-T_4の排泄が増加することが報告されている(12)。甲状腺機能低下の機序として，PCBの投与により肝ミクロゾームに存在し，グルクロン酸抱合に関与するUDP-glucuronosyltransferase活性が上昇することが報告されており(13)，T_4のグルクロン酸抱合の亢進により胆汁中へのT_4の排泄が増加し，血中T_4の低下が惹起されると考えられる。また，PCBやPCDFの水酸化体とT_4との構造類似性によるT_4結合蛋白質への結合阻害なども考えられている(14)。そして，PCB投与による血中T_4の低下は下垂体の甲状腺刺激ホルモン(TSH)分泌を促進し，血中TSHの上昇により甲状腺重量の増加が認められることが報告されている(15)。PCBを投与したラットやmarmoset monkeyにおいて甲状腺濾胞細胞の腫大，過形成，甲状腺濾胞の縮小などの組織学的変化も報告されており(16, 17)，血中TSHの上昇によるものと考えられる。しかし，PCBの投与による甲状腺機能低下や甲状腺の組織学的変化は可逆的なものであり，投与中止により改善することが報告されている(16)。PCB投与による甲状腺の機能低下および組織学的変化は肝臓における酵素誘導による2次性変化であり，PCBの投与中止により改善する急性あるいは亜急性中毒症状と考えられる。

しかし，油症患者においては油症発生16年後の1984年の甲状腺機能検査において甲状腺機能亢進がみられた(3)。油症患者124例および対照者43例の甲状腺機能が比較され，対照者に比べ油症患者においてT_3およびT_4の有意の上昇が認められた(表7.8.1)。そして，TSHに有意差は認められないものの油症患者において低下が認められた。また，甲状腺腫を認めたものは対照者の1例(2.5%)に対し油症患者の11例(9.1%)であった(表7.8.2)。甲状腺機能亢進症は油症患者では男性50例中1例(2%)，女性74例中3例(4.1%)の計4例(3.2%)に認められたが，対照者にはみられなかった。しかし，油症患者に認められた甲状腺機能亢進症4例中，明らかな症状を認めたものは発汗過多を訴えた1例のみであり，他の3例は無症状であった。以上より，油症においては甲状腺機能異常は潜在性のものにとどまっていると考えられた。一方，甲状腺機能低下症は油症患者6例(4.8%)に対し対照者2例(4.7%)に認められ，頻度に差はみられなかった。また，血中PCB濃度およびT_3, T_4, TSHの間に相関はみられなかった。

油症発生28年後の1996年に再び甲状腺機能が検討され，油症患者81例中，TSHの低下が2例

表 7.8.1. 油症患者における甲状腺機能

	No.	年齢	PCB 濃度(ppb)	TSH(μIU/ml)	T_3(ng/ml)	T_4(μg/dl)
油症						
男性	50	48.4 ± 16.3	4.2 ± 2.7 （46）	1.58 （0.90-2.76）[f]	1.57 （1.25-1.98）[f] （49）	8.47 ± 2.37
女性	74	50.3 ± 14.0	4.2 ± 2.5 （71）	1.91 （1.05-3.45）	1.63 （1.26-2.11） （73）[b]	9.16 ± 2.79[d]
計	124	49.5 ± 15.0	4.2 ± 2.6 (117)[a]	1.77 （0.98-3.18）	1.60 （1.25-2.05）（122）[c]	8.88 ± 2.64[e]
対照						
男性	20	45.7 ± 12.7	2.8 ± 1.2	1.68 （1.17-2.41）	1.49 （1.21-1.85）	7.81 ± 2.38
女性	23	49.4 ± 16.8	2.3 ± 1.2	2.37 （1.38-4.05）	1.45 （1.23-1.72）[b]	6.73 ± 1.98[d]
計	43	47.7 ± 15.0	2.6 ± 1.2[a]	2.02 （1.24-3.29）	1.47 （1.22-1.78）[c]	7.23 ± 2.22[e]
基準値				0.84-4.12	0.80-2.00	4.5-12.3

[a, d, e]: $p < 0.001$, [b, c]: $p < 0.05$, [f]: （平均－標準偏差-平均＋標準偏差）

表 7.8.2. 油症患者における甲状腺腫の頻度

	油症			対照		
	男性	女性	計	男性	女性	計
No. (%)	48	73	121	17	23	40
甲状腺腫	0	11 (15.1)	11 (9.1)	0	1 (4.3)	1 (2.5)

(2.5%)，上昇が7例 (8.6%) に認められた (4)。TSH の上昇が認められた7例では，T_3 および T_4 は全例正常であり潜在性の甲状腺機能低下状態と考えられた。T_3 の低下が1例 (1.2%)，T_4 の低下が1例 (1.2%)，上昇が1例 (1.2%)，遊離サイロキシン (Free T_4) の上昇が1例 (1.2%) に認められた。また，サイロキシン結合グロブリン (TBG) の低下は2例 (2.5%)，上昇は6例 (7.4%) であった。そして，TSH，T_3，T_4 あるいは Free T_4 のいずれか1項目以上の異常が認められたものは10例 (12.3%) であった。甲状腺疾患が油症発生以後に発症したものは8例 (9.9%) であり，その内訳はGraves 病3例，慢性甲状腺炎2例，甲状腺悪性腫瘍2例，甲状腺腫瘍1例であった。これらの甲状腺疾患を合併した油症患者では血中 PCB 濃度が 3.0 ppb 以上のものが5例であり，そのガスクロマトグラムパターンは油症特有のAパターンを示すものが6例と多かった。しかし，血中 PCB 濃度と TSH，T_3，T_4，Free T_4 および TBG との間に相関はみられなかった。油症発生 28 年後の甲状腺機能の検討では，既に治療されている甲状腺疾患が多くみられたことも甲状腺機能亢進症の頻度が低い原因の一つと考えられる。

7.8.3. 油症における甲状腺自己抗体

油症患者における甲状腺に対する慢性的影響について，油症発生 16 年後の 1984 年における甲状腺自己抗体の検討では抗サイログロブリン抗体は油症患者 124 例中 13 例 (10.5%) に，対照者 43 例中 2 例 (4.7%) に認められた。有意差はみられないものの油症患者に抗サイログロブリン抗体の出現が高頻度に認められた (3)。抗甲状腺マイクロゾーム抗体は油症患者 15 例 (12.1%)，対照者 6 例 (14.0%) に認められ，出現率に差はみられなかった。また，両抗体の出現がみられたものは 6 例

表 7.8.3. 油症患者における甲状腺機能異常および甲状腺自己抗体の出現頻度

	No. (%)	PCB 濃度	
		≦2.9 ppb	≧3.0 ppb
		40	41
TSH	< 0.34	1 (2.5)	1 (2.4)
(μU/ml)	> 3.5	2 (5.0)	5 (12.2)
T_3	< 0.8	1 (2.5)	0
(ng/ml)	> 1.8	0	0
T_4	< 4.6	1 (2.5)	0
(μg/dl)	> 12.6	0	1 (2.4)
Free T_4	< 0.77	0	0
(ng/dl)	> 1.93	0	1 (2.4)
TBG	< 12	1 (2.5)	1 (2.4)
(μg/ml)	> 30	4 (10.0)	2 (4.9)
TGHA	+ ve	1 (2.5)	8 (19.5)
MCHA	+ ve	5 (12.5)	9 (22.0)

基準値, TSH(0.34–3.5); T_3(0.8–1.8); T_4(4.6–12.6); Free T_4(0.77–1.93); TBG(12–30); TGHA, 抗サイログロブリン抗体(<100); MCHA, 抗甲状腺マイクロゾーム抗体(<100)

(4.8%) であった。

　油症発生28年後の1996年に行なわれた甲状腺自己抗体の検討では油症患者81例中, 抗サイログロブリン抗体が9例 (11.1%) に, 抗甲状腺マイクロゾーム抗体が14例 (17.3%) に認められ, 両抗体の出現をみたものは6例 (7.4%) であった (4)。また, 血中PCB濃度が2.9 ppb以下の油症患者40例および3.0 ppb以上の41例の甲状腺機能異常および甲状腺自己抗体の出現頻度の検討では, TSHの上昇をPCB低濃度患者の2例 (5.0%), PCB高濃度患者の5例 (12.2%) に認め, 高濃度患者に多い傾向が認められたが有意差はみられなかった (表 7.8.3)。両群間の T_3, T_4, Free T_4 および TBGの異常出現率に差はみられなかった。しかし, 甲状腺自己抗体については抗サイログロブリン抗体をPCB低濃度患者の1例 (2.5%), 高濃度患者の8例 (19.5%) に認め, 高濃度患者に抗サイログロブリン抗体が有意に高頻度に認められた。一方, 抗甲状腺マイクロゾーム抗体はPCB低濃度患者の5例 (12.5%) に対し高濃度患者に9例 (22.0%) と多い傾向を認めたが有意差はみられなかった。抗サイログロブリン抗体は慢性甲状腺炎やGraves病などの自己免疫性甲状腺疾患に高率に出現し, 正常人の出現頻度は2.0–3.3%と報告されている (18, 19, 20)。本抗体の出現頻度は女性では加齢とともに増加し, 75歳以上の女性では7.4%と報告されているが (20), PCB高濃度油症患者における41例中8例 (19.5%) の出現頻度は高いものと考えられる。PCB高濃度油症患者に抗サイログロブリン抗体を高頻度に認める機序は不明であるが, PCBの免疫に対する影響についてはリンパ球のmitogen刺激幼若化反応においてPCB (Aroclor 1254) を投与したラットでphytohemagglutininに対する反応の増強が報告されており (21), PCB, PCDFによる免疫障害あるいはサイログロブリンの異常が抗サイログロブリン抗体の出現に関与している可能性も考えられる。油症においては血中PCB高濃度患者に抗サイログロブリン抗体が高頻度に認められることより, 今後も甲状腺機能の経過を注意深く追跡する必要性が考えられる。

文 献

1) 奥村 恂, 勝木司馬之助 (1969) いわゆる油症(塩化ビフェニール中毒)の臨床的研究, とくに内科的所見について. 福岡医誌 60, 440-446.
2) 楠田雅彦 (1971) 油症と女性——米ぬか油中毒症婦人の性機能に関する研究——. 産と婦 38, 1063-1072.
3) 村井宏一郎, 辻 博, 梶原英二, 赤木公博, 藤島正敏 (1985) 油症患者の甲状腺機能. 福岡医誌 76, 233-238.
4) 辻 博, 佐藤 薫, 下野淳哉, 東 晃一, 橋口 衛, 藤島正敏 (1997) 油症患者における甲状腺機能: 油症発生 28 年後の検討. 福岡医誌 88: 231-235.
5) 飯田隆男, 芥野岑男, 高田 智, 中村周三, 高橋克巳, 増田義人 (1981) ヒトの血液中におけるポリ塩化ビフェニルおよびポリ塩化クアテルフェニルについて. 福岡医誌 72, 185-191.
6) 増田義人, 山口早苗, 黒木広明, 原口浩一 (1985) 最近の油症患者血液中のポリ塩化ビフェニール異性体. 福岡医誌 76, 150-152.
7) Masuda, Y., Yoshimura, H. (1984) Polychlorinated biphenyls and dibenzofurans in patients with Yusho and their toxicological significance: A Review. Amer. J. Ind. Med. 5, 31-44.
8) Oishi, S., Morita, M., Fukuda, H. (1978) Comparative toxicity of polychlorinated biphenyls and dibenzofurans in rats. Toxicol. Appl. Pharmacol. 43, 13-22.
9) Gonzalez, F. J., Liu, S. Y., Yano, M (1978) Regulation of cytochrome P450 genes: molecular mechanism. Pharmacogenetics 3, 51-57.
10) 渡辺 斌, 入江慎二, 中島敏郎, 勝木司馬之助 (1971) 油症の内分泌機能. 福岡医誌 62, 159-162.
11) 楠田雅彦, 永田行博, 中村正彦 (1975) 油症患者の下垂体前葉機能. 福岡医誌 66, 635-639.
12) Bastomsky, C. H. (1974) Effects of a polychlorinated biphenyl mixture (Aroclor 1254) and DDT on biliary thyroxine excretion in rats. Endocrinology 95, 1150-1155.
13) Barter, R. A., Klaassen, C. D. (1994) Reduction of thyroid hormone levels and alteration of thyroid function by four representative UDP-glucuronosyltransferase inducers in rats. Toxicol. Appl. Pharmacol. 128, 9-17.
14) Brouwer, A. (1989) Inhibition of thyroid hormon transport in plasma of rats by polychlorinated biphenyls. Arch Toxicol. (Suppl.) 13, 440-445.
15) Bastomsky, C. H. (1977) Goitres in rats fed polychlorinated biphenyls. Can. J. Physiol. Pharmacol. 55, 288-292.
16) Collins, Jr. W. T., Capen, C. C., Kasza, L., Carter, C. and Dailey, R. E. (1977) Effect of polychlorinated biphenyl (PCB) on the thyroid gland of rats. Ultrastructural and biochemical investigations. Am. J. Pathol. 89, 119-136.
17) Van den Berg, K. J., Zurcher, C., Brouwer, A. (1988) Effects of 3, 4, 3′, 4′-tetrachlorobiphenyl on thyroid function and histology in marmoset monkeys. Toxicol. Lett. 41, 77-86.
18) Aoki, N., Wakisaka, G., Higashi, T., Akazawa, Y. and Nagata, I. (1975) Clinical studies on thyroidal autoantibodies. Endocriol. Jpn. 22, 89-96.
19) 野津和巳, 桜美武彦, 平田正名, 後藤康生, 野手信哉, 野津吉友, 国司博行, 遠藤治郎 (1983) 特定集団における抗甲状腺抗体と血清 TSH. 日内分泌会誌 59, 230-240.
20) Tunbridge, W. M. G., Evered, D. C., Hall, R., Appleton, D., Brewis, M., Clark, F., Evans, J. G., Young, E., Bird, T., Smith, P. A. (1977) The spectrum of thyroid disease in a community: The Whickham survery. Clin. Endocrinol. 7, 481-493.
21) Smialowicz, R. J., Andrews, J. E., Riddle, M. M., Rogers, R. R., Luebke, R. W., Copeland, C. B. (1989) Evaluation of the immunotoxicity of low level PCB exposure in the rat. Toxicology 56, 197-211.

7.9. 油症患者ならびに死産児の剖検所見

倉恒匡德

死亡した油症患者10人と，一人の油症婦人から生まれた二人の死産児の貴重な剖検所見が，福岡大学医学部病理学菊池昌弘教授等により報告されている。以下その要旨を記述する。

7.9.1. 油症患者の剖検所見

剖検された10人の患者は男9人，女1人からなり，年齢は13歳から76歳である。5人は油症にかかった後4年未満で死亡し，残り5人は発病後7年から12年6ヵ月の間に死亡した。患者の重症度はI度からIV度(最重症)までで，発病後4年未満で死亡した5人の患者のうち4人はIII度あるいはIV度であった。

これらの患者の剖検の主病変は以下のとおりである。

症例1.　流動血。発病1年後に急性心不全で死亡した13歳の少年。重症度III。(1, 2, 3)

症例2.　多発性心筋小繊維化巣。発病1年後に急性心不全で死亡した25歳男。重症度IV。(1, 2, 3, 4)

症例3.　全身性類澱粉症。発病後1年4ヵ月で心不全で死亡した73歳男。重症度III。(1, 2, 3, 4)

症例4.　繊維性骨炎，心・腎石灰転移。発病後3年10ヵ月で心不全で死亡した46歳男。重症度III。(1, 2, 3)

症例5.　慢性気管支細気管支炎・膿胸。発病後9年で死亡した59歳男。重症度II。(2, 5)

症例6.7.　肝細胞がん・肝硬変。発病後2年10ヵ月で死亡した48歳女。重症度I。(2, 3, 6)
　　　　　肝細胞がん・肝硬変。発病後9年6ヵ月で死亡した69歳男。重症度I。(2, 5)

症例8.9.　肺がん(未分化がん，転移なし)，硅肺症。発病後7年で死亡した72歳男。重症度II。(2, 7)
　　　　　肺がん。発病後11年8ヵ月で吸引性肺炎で死亡した69歳男。重症度I。(2)

症例10.　食道がん。発病後12年6ヵ月で死亡した76歳男。重症度I。(2)

これらの症例の他に，16歳の男子で1969年7月に急死し，剖検により高度の副腎萎縮が認められた症例も報告されている(8)。以上の患者の多くは程度の差こそあれ油症特有の共通皮膚病変を示していた。すなわち，毛包の過角化と囊胞状拡張，皮脂腺の導管上皮の過角化，表皮基底層の著しいメラニン色素増加などである。

これらの剖検された患者の半分にがんが見いだされたことは注目すべきことであろう。PCBsやPCDFsなどが肝臓に対し発がん性をもっていることや，PCBsが発がん促進作用をもっていることはよく知られたことであるので(第5章を参照)，二人の患者が肝細胞がんに罹っていたことは特に重要である。しかし，菊池教授は，"これら二人の患者は中毒の初期の段階においては，肝障害の症

状を全く示しておらず，体内に残留する PCBs のガスクロマトグラフのパターンは C パターン，すなわち正常人の体内に存在する PCBs のパターンと同じである。従ってこれらの肝病変が油症に関係があるようには思われない"と述べている。さらに教授は，"我々が解剖した患者のうち 5 人においては，PCBs の摂取あるいは排泄に関係する臓器にがんがあることが証明されたが，これらのがんが PCBs によって引き起こされたものとは考えがたい。なぜならば，ある患者では PCBs の摂取とがん発生の間の期間が短いこと，あるいは臓器に残留する PCBs が少ないこと，さらに疫学的にも油症患者にがんのリスクが高まっているという確たる証拠もないからである"と述べている (2)。いうまでもなく，この重要な問題に結論を下すためには，さらに詳細な研究，とくに疫学的研究が必要である (第 10 章参照)。

10 人の剖検された患者のうち 6 人に食道腺上皮の重層化が見られている。PCBs の経口摂取に関係があるかもしれないと疑われている (2, 3)。

7.9.2. 死　産　児

25 歳の婦人が妊娠中，1968 年 1 月から 10 月にかけて，カネミのライスオイルを摂取し，妊娠の最後になって顔や大腿部に痤瘡様皮疹が表れ，油症と診断された。そして，1968 年 10 月 24 日に体重 2,600 g の女の児を死産した。剖検の結果，手掌と足底以外は，全身の皮膚が多量のメラニン色素沈着のために黒ずんでいた (図 7.2.9，カラー口絵参照)。痤瘡様皮疹は認められなかったが，組織学的検査をすると，毛包内過角化症や表皮の萎縮，ケラチン物質を充填した毛包の囊状拡張が特に頭などに認められ，その他，全身諸臓器のうっ血，肺の拡張不全，全身の軽度出血傾向，両眼瞼軽度浮腫なども認められた。経胎盤的に発症した油症と考えられる。死産の原因はさい帯纏絡であった。なお，この胎児の脂肪組織の PCBs 濃度は 0.02 ppm で，肝臓の 0.07 ppm に比べるとかなり低かった。通常脂肪組織の PCBs 濃度は他のいかなる臓器の濃度よりもはるかに高いので，これは興味ある所見である。また，この胎児の体内の PCBs のガスクロマトグラフのパターンは A 型であり，油症特有の型であった。この児は油症に罹った母親から生まれたいわゆる"黒い赤ちゃん"の最初の症例である (1, 2, 3, 9)。

上述の死産児を生んだ婦人から，油症発病後 6 年 6 ヵ月たって，妊娠末期に再度死産女児が生まれた。この胎児は皮膚の異常な色素沈着もなく，ごく軽度の毛包の過角化以外には皮膚の異常は認められなかった。しかしながら，胎児の心臓は重さ 19 g で心奇形 (心室中隔欠損，著しい右心室肥大拡張) があり，その他全身諸臓器のうっ血，肺出血などが認められた。組織中の PCBs のガスクロマトグラフのパターンは B 型，すなわち軽症の油症患者によく見られるが正常人ではめったに見られない型であった (2, 7)。

文　献

1) Kikuchi, M., Masuda, Y. (1976) The pathology of Yusho. In: Higuchi, K. ed., PCB poisoning and pollution. Tokyo, Kodansha Ltd., New York, Academic Press, 6, 69–86.
2) Kikuchi, M. (1984) Autopsy of patients with Yusho. Am. J. Indust. Med. 5, 19–30.
3) 菊池昌弘，増田義人 (1973) PCB 中毒――いわゆる油症患者の剖検所見について．臨床病理 21, 422–428.
4) 菊池昌弘，御鍵儼治，橋本美智雄，等 (1971) いわゆる油症患者の 2 剖検例．福岡医誌 62, 89–103.

5) 菊池昌弘, 重松信昭, 梅田玄勝 (1979) 発症後9年目に死亡した油症患者の2剖検例. 福岡医誌 70, 215–222.
6) 菊池昌弘 (1972) 肝硬変症ならびに肝癌を伴ったいわゆる油症患者の1剖検例. 福岡医誌 63, 387–391.
7) 菊池昌弘, 栗原憲二, 樋口勝規, 等 (1977) 1975年における油症患者の二剖検例. 肺癌および患者の死産児. 福岡医誌 68, 156–161.
8) 渡辺 斌, 入江慎二, 中島敏郎, 等 (1971) 油症の内分泌機能. 福岡医誌 62, 159–162.
9) 菊池昌弘, 橋本美智雄, 宝角 衛, 等 (1969) いわゆる油症(塩化ビフェニール中毒)死産児の1剖検例. 福岡医誌 60, 489–495.

第8章　油症患者の追跡検診

廣田良夫, 片岡恭一郎, 廣畑富雄

第 8 章 油症患者の追跡検診

　1968 年の夏期に油症の集団発生が生じて以降，油症患者の発見と認定患者の健康管理を目的として，今日まで継続的に検診が実施されてきた。この検診は，1968 年に作成された診断基準，および 1972 年と 1976 年に慢性期の患者に対応するため修正された診断基準に基づいて行なわれている(付録 1 の表 1, 2, 3)。厚生省が本追跡検診のために投じた予算は，発生後の 10 年間に 8,450 万円，1993 年までに総計 5 億 1,910 万円にのぼっている(付録 5)。

　これまでの検診結果によると，油症の典型症状は発生後最初の 10 年間で大幅な改善を示し，以降は徐々に倦怠感，頭痛，四肢しびれ感などの全身症状に置き換わりつつある (1–4)。これらの所見は大変複雑であるため，一般集団で観察される症状と見分けがつかない。また油症発生時には，持続性の高トリグリセライド血症を患者の 3 分の 2 に認めたが (5)，1975 年までには一般人と同様のレベルに戻っている (3, 6)。従って油症に特異的な中毒発現機序の結果として，慢性期の患者が異常な血液生化学所見を呈するとは考えられない (3)。このため血液検査所見に対しても近年殆ど関心が払われない状態が続いてきた。

　その後 1986 年からは，患者の健康管理に併せて慢性期の病状把握を行なうことを目的として，統一検診票を用いた全国油症追跡検診が毎年行なわれるようになり，2 年間を要してそれらの情報処理システムが整備された (7)。本章ではこの全国油症追跡検診の概要を述べる。また 1988 年の検診で得た情報をもとに，発生 20 年後の慢性期患者における，血中 PCB 濃度と自覚症状や徴候および血液生化学検査所見との関連を詳述する (8–10)。血中 PCB 濃度測定が通常的に可能になったのは 1973 年以降であるため，このような関連は油症の発生初期には十分に検討されていなかった。

8.1. 追跡検診の概要

　追跡検診は広範な検査項目を含んでおり，その内容は内科，皮膚科，眼科，歯科，および小児科検診，血液生化学検査，血中 PCB 濃度と PCQ 濃度の測定からなる。内科検診は，消化器，呼吸器，循環器，神経系の診察に併せて，胸部 X 線，心電図，腹部超音波検査よりなる。皮膚科，眼科，歯科の検診は，主として油症特有の症状と関連する診察項目よりなる。小児科検診においては，油症の母親から生まれた子供の場合，妊娠中毒症，妊娠期間，哺乳，歯牙形成，精神運動発達などについても問診が行なわれる。

　本追跡検診は，油症の認定患者 (1990 年現在 1,862 人) のみならず，未認定患者も受診することができるが，本章での記載はすべて認定患者に限定している。1986 年の第 1 回全国油症追跡検診受診者は総計 387 人であったが以後減少傾向にあり，1987 年から 1992 年までの受診者数は，各々 291, 285, 302, 313, 273, 269 であった。検診は毎年 12 の都府県で実施されており，受診者総数の 65～70% は最大の発生規模を示した福岡県と長崎県の患者である。1986 年から 1992 年まで各年の受診者の年齢分布をみると，60 歳以上が 50%，50 歳以上が 80% を占めている。

8.2. 自覚症状および徴候

8.2.1. 対象，データ集計と解析

1988年の検診受診者は計285人（男143，女142）であった。検診対象者には受診前一晩，空腹状態を保つよう通知されるが，受診するかどうかは全く個人の意志に委ねられている。これら受診者のうち血中PCB濃度の記載がある259人（男136，女123）を解析対象とした。年齢分布のピークは60〜64歳にあり，対象者の20％がこの年齢層に含まれる。50〜69歳には60％，40〜79歳には85％が含まれる。

血中PCB濃度は，1N-NaOHエタノールで鹸化後，シリカゲル・カラムクロマトグラフィによりn-ヘキサンで抽出，ECD付きガスクロマトグラフィによって測定した (11, 12)。対象者の血中PCB濃度は0.6〜32.0 ppb (mean±SD：4.78±0.22) の範囲にあり，これを比較のためおよその四分位で区分した（< 2.7, 2.7+, 4.1+, 6.1+ ppb）。

慢性期油症の診断基準に合致するかあるいは関連する自覚症状または徴候に関する情報を，統一検診票から得た。抽出したのは総計32項目であり，詳細は以下の通りである。①内科検診項目：全身倦怠感，頭痛，咳，喀痰，腹痛，下痢，四肢しびれ感，月経異常，呼吸音異常，肝腫，脾腫，四肢感覚障害，肝・胆・脾エコー，②皮膚科検診項目：化膿傾向，黒色面皰（顔面，耳介，躯幹，その他），痤瘡様皮疹（顔面，外陰部，臀部，躯幹，その他），色素沈着（顔面，指爪，趾爪，その他），爪変形，③眼科検診項目：眼脂過多，眼瞼結膜色素沈着，瞼板腺嚢胞形成，瞼板腺チーズ様分泌物圧出。

統一検診票では殆どの検診項目の結果が半定量的に示されている（例えば，自覚症状は –, +, ++; 皮膚所見や眼所見は –, ±, +, ++, +++）。そこで解析に当たっては，各々の結果を「無し/有り」の二分値として取り扱うこととした（–/+, ++; または –, ±/+, ++, +++）。

各検診項目についての結果は，2×4表（自覚症状または徴候「有り・無し」の2カテゴリーと，血中PCB濃度4レベル）に要約した。この表をもとにして，自覚症状または徴候が「有り」のグループと「無し」のグループの間で，血中PCB濃度4レベルにおける対象者の分布を比較，その統計学的検定にはKolmogorov-Smirnov（K-S) testおよびMann-Whitney testを用いた。これら2つの検定によりほぼ同様の結果を得たので，以降の記載ではK-S testの結果のみを示す。K-S testで有意差を認めた，或いは有意差が示唆された項目について，各血中PCB濃度におけるオッズ比（odds ratio: OR）と95％信頼区間（95％ CI）を計算した。その際各血中PCB濃度の最低レベルをreference categoryとした。また各血中PCB濃度の増加に伴う傾向性の検定には，Mantel-extension methodを用いた。

8.2.2. 自覚症状や徴候の発現と血中PCB濃度との関連

自覚症状および徴候の発現頻度を表8.1に示す。内科検診項目（No. 1–8）に関する自覚症状の有訴率は，最低が月経異常の19％，最高が全身倦怠感の76％である。有訴率が60％を超えるのは，全

表 8.1. 慢性期油症診断基準に合致あるいは関連する症状や徴候の有所見率

症状・徴候	有所見率(%)	
内科検診		
1. 全身倦怠感	76.1	(194/255)[a]
2. 頭痛・頭重	67.3	(173/257)
3. 咳嗽	51.0	(131/257)
4. 喀痰	52.0	(133/256)
5. 腹痛	43.2	(111/257)
6. 下痢	42.0	(108/257)
7. 四肢しびれ感	61.9	(159/257)
8. 月経異常	19.3	(16/83)
9. 呼吸音異常	2.7	(7/257)
10. 肝腫	7.8	(20/257)
11. 脾腫	0.0	(0/256)
12. 四肢感覚異常	7.5	(19/253)
13. 肝・胆・脾エコー	33.7	(60/178)
皮膚科検診		
14. 化膿傾向	16.6	(41/247)
15. 黒色面皰, 顔面	12.1	(31/256)
16. 同　　耳介	7.4	(19/256)
17. 同　　躯幹	11.8	(30/254)
18. 同　　その他	2.9	(4/139)
19. 痤瘡様皮疹, 顔面	4.7	(12/255)
20. 同　　外陰部	4.7	(12/256)
21. 同　　臀部	3.5	(9/255)
22. 同　　躯幹	6.3	(16/255)
23. 同　　その他	1.5	(2/136)
24. 色素沈着, 顔面	2.7	(7/256)
25. 同　　指爪	2.3	(6/256)
26. 同　　趾爪	6.3	(16/256)
27. 同　　その他	0.0	(0/132)
28. 爪変形	10.3	(26/253)
眼科検診		
29. 眼脂過多	15.3	(38/249)
30. 眼瞼結膜色素沈着	4.4	(11/248)
31. 瞼板腺嚢胞形成	12.0	(30/249)
32. 瞼板腺チーズ様分泌物圧出	4.6	(9/196)

[a]: 各数値の分母は受診者数, 分子は有所見者数.

身倦怠感, 頭痛, 四肢しびれ感, である。腹部超音波検査 (No. 13) では 34% に異常所見を認めた。皮膚科検診項目では黒色面皰または痤瘡様皮疹 (No. 15–17, および 19–22) を各々 7～12% と 4～6% に認めた。眼科検診項目 (No. 29–32) の有所見率は最低が眼瞼結膜色素沈着の 4%, 最高が眼脂過多の 15% であった。

表 8.2 に血中 PCBs 4 レベルにおける対象者の分布と K-S test の結果を示す。自覚症状または徴候が「有り」のグループと「無し」のグループの間で, 血中 PCBs 4 レベルにおける累積相対頻度

表 8.2. 血中 PCB レベルごとの有所見者と無所見者の分布，および Kolmogorov-Smirnov 検定の結果

症状・徴候 所見の有無	PCB レベル (ppb) ごとの受診者数					K-S test[a]
	< 2.7	2.7+	4.1+	6.1+	総数	
全身倦怠感						
あり	39 (20)[b]	60 (51)	53 (78)	42 (100)	194	
なし	26 (43)	17 (71)	9 (85)	9 (100)	61	p < 0.01
頭痛・頭重						
あり	33 (19)	62 (55)	44 (80)	34 (100)	173	
なし	32 (38)	16 (57)	19 (80)	17 (100)	84	p < 0.02
四肢しびれ感						
あり	28 (18)	53 (51)	43 (78)	35 (100)	159	
なし	37 (38)	25 (63)	20 (84)	16 (100)	98	p < 0.01
呼吸音異常						
あり	0 (0)	1 (14)	5 (86)	1 (100)	7	
なし	65 (26)	77 (57)	58 (80)	50 (100)	250	p < 0.10
黒色面皰, 顔面						
あり	5 (16)	8 (42)	5 (58)	13 (100)	31	
なし	59 (26)	70 (57)	58 (83)	38 (100)	225	p < 0.05
黒色面皰, 躯幹						
あり	2 (7)	8 (33)	8 (60)	12 (100)	30	
なし	62 (28)	69 (59)	54 (83)	39 (100)	224	p < 0.05
痤瘡様皮疹, 外陰部						
あり	1 (8)	2 (25)	6 (75)	3 (100)	12	
なし	63 (26)	76 (57)	57 (80)	48 (100)	244	p < 0.10

[a]: Kolmogorov-Smirnov 検定，片側検定． [b]: (%) は累積相対頻度．

に有意差を認めたのは，全身倦怠感（$p < 0.01$），頭痛（$p < 0.02$），四肢しびれ感（$p < 0.01$），黒色面皰(顔面)（$p < 0.05$），同(躯幹)（$p < 0.05$）であった．呼吸音異常と痤瘡様皮疹(外陰部)に関しても関連が示唆されたが，有意差を認めるには至らなかった．表8.2に示す以外の検診項目については K-S test で有意差も境界域の有意差も認めなかった．

各血中 PCB レベルにおける OR と傾向性の検定結果を表8.3に示す．全身倦怠感に関しては，血中 PCB 濃度 2.7+, 4.1+, 6.1+ ppb における OR は各々2.35, 3.63, 3.11 であった．四肢しびれ感についての OR は，各々2.80, 2.84, 2.89 であった．黒色面皰についての OR は，顔面で 1.35, 1.02, 4.04, 躯幹で 3.59, 4.59, 9.54 であった．このように血中 PCB 濃度が高くなるほど OR が増大するという明らかな量-反応関係を，全身倦怠感(傾向性の検定: $p < 0.005$)，四肢しびれ感（$p < 0.005$），黒色面皰(顔面)（$p < 0.025$），同(躯幹)（$p < 0.005$）において認めた．全身倦怠感と四肢しびれ感については，血中 PCB 濃度 2.7 ppb で明瞭な OR の上昇を認めたが，それ以降血中 PCBs の上位2レベルでは OR の直線的上昇を認めなかった．黒色面皰については顔面，躯幹の両者とも 6.1 ppb で OR の明瞭な上昇を認めた．頭痛，呼吸音異常，痤瘡様皮疹(外陰部)に関してもいずれかの血中 PCB レベルで OR の有意な増大を認めたが，量-反応関係は有意差を示さなかった．

小括すると，K-S test と傾向性の検定の両者で有意な関連を認めた検診項目は，全身倦怠感，四

第 8 章　油症患者の追跡検診

表 8.3.　主要な症状・徴候についてのオッズ比と量・反応関係

症状・徴候	PCB レベル（ppb）	オッズ比	95% 信頼区間	P 値	傾向性の検定
全身倦怠感	< 2.7	1.00			
	2.7+	2.35	1.14–4.87	p < 0.05	
	4.1+	3.63	1.70–9.07	p < 0.01	p < 0.05
	6.1+	3.11	1.32–7.34	p < 0.01	
頭痛・頭重	< 2.7	1.00			
	2.7+	3.76	1.83–7.71	p < 0.01	
	4.1+	2.25	1.09–4.62	p < 0.05	p < 0.100
	6.1+	1.94	0.91–4.14	p < 0.10	
四肢しびれ感	< 2.7	1.00			
	2.7+	2.80	1.42–5.52	p < 0.01	
	4.1+	2.84	1.39–5.82	p < 0.01	p < 0.005
	6.1+	2.89	1.35–6.19	p < 0.01	
呼吸音異常	< 4.1[a]	1.00			
	4.1+	12.24	2.17–68.99	p < 0.01	p < 0.100
	6.1+	2.84	0.19–41.37	p < 0.10	
黒色面皰, 顔面	< 2.7	1.00			
	2.7+	1.35	0.42–4.35	p < 0.10	
	4.1+	1.02	0.28–3.72	p < 0.10	p < 0.025
	6.1+	4.04	1.40–11.65	p < 0.01	
黒色面皰, 躯幹	< 2.7	1.00			
	2.7+	3.59	0.80–16.17	p < 0.10	
	4.1+	4.59	1.05–20.13	p < 0.05	p < 0.005
	6.1+	9.54	2.51–36.26	p < 0.01	
痤瘡様皮疹, 外陰部	< 2.7	1.00			
	2.7+	1.66	0.15–18.42	p < 0.10	
	4.1+	6.63	1.00–44.07	p < 0.05	p < 0.100
	6.1+	3.94	0.46–33.74	p < 0.10	

[a]：血中 PCB 2.7 ppb 未満で呼吸音異常を示す受診者はいなかった．従って 2.7 ppb 未満と 2.7〜4.1 ppb の 2 つのレベルを結合して基準カテゴリーとした．

肢しびれ感，黒色面皰(顔面，躯幹)であった。血中 PCB 濃度との関連は，頭痛，呼吸音異常，痤瘡様皮疹(外陰部)についても示唆されたが，有意差を示すに至らなかった。

8.3.　血液生化学検査所見

8.3.1.　データ集計と解析

慢性期油症患者の診断基準に記載されている，血清中性脂肪（triglyceride, TG），γ-glutamyl transpeptidase（γ-GTP），総ビリルビン，間接ビリルビンについて，血中 PCB 濃度との関連を分散分析（ANOVA）により検討した。

血中 PCB 濃度と血清中性脂肪の強い相関が ANOVA で明らかになったので，以下に示す方法に

よりこの関連を更に詳細に検討した。最初に，血中 PCB 濃度と中性脂肪の分布型は両者とも正規分布から大きくはずれていたので，両変数とも対数変換して相関分析と重回帰分析を行なった。次に，他の関連要因の影響を考慮して血中 PCB 濃度と中性脂肪の関連を精査するため，共分散分析 (ANCOVA) により交絡因子となりうる年齢および性を補正した中性脂肪の平均値を血中 PCB レベルごとに算出し比較した。血中 PCB 濃度 2 レベル間における中性脂肪補正平均値の差の検定は，Fisher's least significant difference method により行なった。これらの計算には SAS プログラムパッケージを使用した (13)。血中 PCBs と中性脂肪の平均値および 95% 信頼区間 (95% CI) は，指数変換により元スケールに戻して提示した。

8.3.2. 血中 PCBs との関連

血液生化学検査所見で正常値を示さなかった者は，中性脂肪 (正常範囲：35～150 mg/dl) が 68 (26.3%)，γ-GTP (< 50 IU/l) が 24 (9.3%)，総ビリルビン (< 1.2 mg/dl) が 5 (1.9%)，間接ビリルビン (< 0.4 mg/dl) が 3 (1.2%) であった。中性脂肪は血中 PCBs 4 レベル間で有意差を認めたが (ANOVA, F-value: 3.62, $p < 0.025$)，γ-GTP (0.65, $p < 0.1$)，総ビリルビン (1.19, $p < 0.1$)，間接ビリルビン (0.86, $p < 0.1$) については有意差を認めなかった。中性脂肪の平均値は血中 PCB 濃度の第 1 四分位から第 4 四分位にかけて量-反応関係を描いて増加した (107.8, 137.1, 144.5, 165.7 mg/dl) (表 8.4)。

次に，中性脂肪と血中 PCB 濃度との関連を更に詳細に解析した (表 8.5)。血清中性脂肪と血中 PCB 濃度の間には，Pearson および Spearman の両相関係数において弱いながらも有意な相関を認めた。同様の相関は性と中性脂肪，年齢と中性脂肪の間にも認めた。また血中 PCB 濃度と年齢の間にも有意な相関を認めたが (Pearson 相関係数 0.37, 95% CI 0.26～0.47; Spearman 相関係数 0.30, 95% CI 0.19～0.41)，血中 PCB 濃度と性の相関は有意に至らなかった (−0.02, −0.14～0.10; −0.05, −0.17～0.07)。血清中性脂肪を目的変数，血中 PCB 濃度，性，および年齢を説明変数として重回帰分析を行なったところ，血中 PCBs と性の偏回帰係数は有意であったが，年齢の偏回帰係数については有意差を認めなかった。このように相関分析および重回帰分析で中性脂肪と血中 PCB 濃度に関連を認めたが，これらの解析法は 2 変数間の直線的な関連を調べるものであるため，血中 PCBs 4 レベル間で血清中性脂肪が有意差を示すかどうかは不明である。

そこで年齢と性の影響を調整した血中 PCB レベルごとの平均中性脂肪を，ANCOVA により計算した (表 8.6)。血中 PCB レベル $< 2.7, 2.7+, 4.1+, 6.1+$ ppb における血清中性脂肪の調整済み平均値

表 8.4. 血中 PCB 濃度別対象者の分布と平均血清中性脂肪

血中 PCBs (ppb)	対象者数 (%)	中性脂肪 (mg/dl)[a]
< 2.7	66 (25.5)	107.8 ± 8.1
2.7+	78 (30.1)	137.1 ± 9.5
4.1+	64 (24.7)	144.5 ± 13.1
6.1+	51 (19.7)	165.7 ± 18.5

ANOVA: F = 3.617 ($p < 0.025$), [a]: 平均 ± 標準誤差

第 8 章　油症患者の追跡検診

表 8.5.　血中 PCBs と血清中性脂肪の関連

対象者数 (男 / 女)	259（136/123）
血中 PCBs（ppb）	
幾何平均	3.84（3.54：4.17）
血清中性脂肪（mg/dl）	
幾何平均	114.3（106.6：122.6）
相関分析	
PCBs—中性脂肪	
Pearson 相関係数	0.22（0.10：9.33）
Spearman 相関係数	0.20（0.08：0.31）
性—中性脂肪	
Pearson 相関係数	−0.13（−0.25：−0.01）
Spearman 相関係数	−0.10（−0.22：−0.02）
年齢—中性脂肪	
Pearson 相関係数	0.17（0.05：0.28）
Spearman 相関係数	0.12（0.002：0.24）
重回帰分析	
重相関係数	0.26（0.15：0.37）
偏回帰係数	
切片	4.530（p = 0.000）
PCBs	0.154（p = 0.006）
性	−0.137（p = 0.050）
年齢	0.004（p = 0.166）

PCB と中性脂肪の値は，対数変換して計算に用いた．回帰分析においては，男・女をそれぞれ 1・2 とコードした．
指示の記載のない（　）内の数値は，95%信頼区間を表す．

表 8.6.　血中 PCB 濃度別血清中性脂肪の粗平均値および調整済み平均値

PCBs（ppb）	対象者数（%）	粗平均値(95% 信頼区間)	調整済平均値[a]（95% 信頼区間）
< 2.7	66（25.5）	94.8（82.7–108.6）	98.4（85.2–113.6）
2.7+	78（30.1）	117.4（103.5–133.1）	117.8（102.5–135.4）
4.1+	64（24.7）	120.2（104.6–138.0）	117.8（104.0–133.5）
6.1+	51（19.7）	131.4（112.5–153.5）	127.7（109.1–149.3）

PCBs と中性脂肪の値は，対数変換して計算に用いた．
粗平均値の比較：F = 3.67（p = 0.013），調整済み平均値の比較：F = 2.01（p = 0.113）
[a]：ANCOVA により性・年齢を調整

は 98.36, 117.78, 117.84, 127.65 mg/dl（F-value = 2.01, p = 0.113）であり，血中 PCB レベルの上昇に伴い高値を示した．これら調整済み平均値の範囲（98.36〜127.65）は，調整前の各レベルの平均値（94.77, 117.38, 120.15, 131.43 mg/dl, F-value = 3.67, p = 0.013）の範囲より狭くなった．調整済み平均値については血中 PCBs の 4 レベル間で有意差を認めなかったが，2 レベル間の比較では（図 8.1）第 1 四分位と離れるほど得られた p 値は小さくなり，第 1 四分位と第 2 四分位間（p = 0.088）および第 1 四分位と第 3 四分位間（p = 0.066）で境界域の有意差，第 1 四分位と第 4 四分位間で有意差を認めた（p = 0.021）．

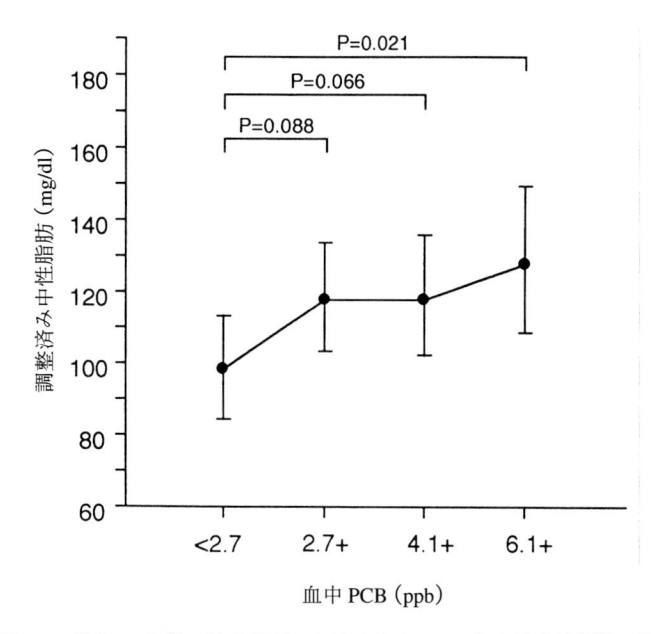

図 8.1. 発生20年後の油症患者における血中PCBsと血清中性脂肪の関連
各PCBレベルにおける中性脂肪の性・年齢調整済み平均値と95%信頼区間、およびPCB濃度2レベル間でのFisherの最小有意差（LSD）法による検定結果を示す。

以上，血中PCB濃度と血清中性脂肪の間には，弱いながらも有意な関連を認めた。この関連は，調整前の中性脂肪について行なった相関分析や血中PCBsの4レベル間比較でも，また年齢と性の影響を考慮して調整済み中性脂肪でみたときにも明らかであった。

8.4. 血中PCBsと自覚症状，徴候，および中性脂肪との間に認める関連の解釈

8.4.1. 曝露指標としての血中PCB濃度

広範な研究の結果，油症の原因はPCBsで汚染されたライスオイルの摂食であることが1968年11月に明らかになった。これは油の精製工程で熱媒体として使用されていたPCBsが混入したことによる (2)。その後，当該ライスオイルは微量のPCDFsおよびPCQsにも汚染されていたことが明らかにされている (14, 15)。また，油症発生後初期に採取されていた患者の脂肪組織や肝臓からPCDFsが，血液からPCQsが検出されている (16–18)。更にPCDFs混合物をサル (cynomolgus monkey) に投与して，油症類似の皮膚症状を発現させるという動物実験にも成功している (19)。今日このような経緯から，PCDFsが油症発現の原因物質であるとする報告もある (20)。原因となったライスオイルには，PCBsが150〜1,000 ppm, PCDFsが2〜7 ppm, PCQsが500〜1,000 ppm程度の濃度で混入していた (15, 21)。

油症発現の本態が何であれ，血中 PCBs が油症患者の原因物質への曝露度合いを表す最適な指標であることに変わりはない．何故なら血中 PCBs は油症発生後徐々に減少したものの，近年は極めて僅かしか減少していないからである (2, 22, 23)．血中 PCB 濃度は，過去に生じた PCBs および PCB 関連化合物への急性曝露を良好に反映する指標であるし，また現在も引き続き体内に残存するそれら汚染物質への体内曝露をも良好に反映する指標であると考えられる．

8.4.2. 検診データの質と妥当性

今回の検診受診者は油症認定患者総数のわずか 15% に過ぎないので，対象者の代表性を考慮する必要がある．例えば，より健康意識の高いものが受診したとか，健康状態の悪い者が受診した，といった選択バイアスがあげられる．しかし血中 PCB 濃度といくつかの検診項目の間に認めた量-反応関係は，そのような選択バイアスでは説明できない．

20 年間連続受診した患者の皮膚科所見を検討した結果によれば，黒色面皰や痤瘡様皮疹を 20 年後の患者の半数に認めている (22)．しかしこの高い有所見率は，重度の症状を呈する患者が長期の追跡に残ったためであろう．今回の検診で黒色面皰と痤瘡様皮疹を呈する患者は，各々 12% と 6% に過ぎなかった．従って今回の検診受診者は，発生後 20 年を経過した油症患者の実態をより良好に反映する集団と考えられる．

8.4.3. 血中 PCB 濃度と自覚症状および徴候との関連

慢性期の患者を対象とした油症診断基準には，① 皮膚所見，② 眼所見，③ 血中 PCB 濃度が重要所見として記されている．他方，自覚症状は単に参考所見としてあげられているに過ぎない．実際，油症発生 20 年後に個々の患者を診断する場合，自覚症状が決定的な重要性を有しているとは考え難い．しかし今回，集団データとしてこれらの自覚症状を検討したところ，全身倦怠感，および四肢しびれ感が血中 PCB 濃度と密接に関連することが明らかになった．これらの自覚症状が発現するリスクは，血中 PCB 濃度が高い 3 レベルのいずれにおいても有意に上昇しており，明らかな量-反応関係を認めた．更に血中 PCB 濃度 2.7 ppb で明瞭な OR の上昇を認めた．頭痛に関しても血中 PCB 濃度との関連が示唆されたが，量-反応関係は有意に至らなかった．腹部超音波検査(表 8.1 の No. 13)における高頻度の異常所見 (34%) は，病因論的には意味を持たない所見が含まれたためと考えられる．

診断基準には，咳・痰に代表される慢性気管支炎様呼吸器症状が記されている．油症発生の翌年に実施された健康診断では，喫煙習慣を有する患者の約 40% が痰を伴う咳を訴えていた (24)．これらの呼吸器症状はその後 10 年間は徐々に改善したものの，近年殆ど改善傾向を認めていない (25)．特に血中 PCB 濃度が高い患者や慢性呼吸器感染を有する患者は，頑固な呼吸器症状に苦しみ続けている (24)．最近，ヒト肺には PCB-methylsulfone と特異的に結合する target cell が存在することを報告した研究がある (26)．今回の結果では受診者の約 50% が咳や痰を訴えているが，これら 2 症状と血中 PCBs の間には関連を認めなかった．一方，呼吸音異常を認める者は僅か 7 人 (2.7%) であったにも拘わらず，K-S test において血中 PCB 濃度との関連を示唆する結果を得た．

油症患者の皮膚症状は発生初期の 2 年間に大幅な改善を示したが，外陰部のような日光に曝露し

ない部位では依然として残存することが報告されている (1)。しかしそのような部位においても皮膚症状は徐々にではあるが改善傾向を示している (4)。いずれにしても皮膚症状は発生時においてもまた現在においても油症の最重要所見であることに変わりはない。皮膚科検診の15項目中(表8.1のNo. 14–28),顔面と躯幹の黒色面皰が血中PCB濃度と明らかな関連を示し,外陰部の痤瘡様皮疹で関連を示唆する結果を得た。顔面と躯幹の黒色面皰に関しては,血中PCBs 4レベル間で量-反応関係を示しており,特に6.1 ppbの濃度で明瞭なリスク上昇を認めた。痤瘡様皮疹を5部位についてみると(表8.1のNo. 19–23),外陰部と顔面で有所見率は等しいにも拘わらず外陰部についてのみ血中PCBsとの関連を示唆する結果を得た。過去に,顔面のような日光に曝露する部位の痤瘡様皮疹は良好な改善傾向を示し,一方外陰部のような日光に曝露しない部位の痤瘡様皮疹は頑固に残存することが報告されており (1),今回の結果もこれに一致する。

油症発生時,眼症状は典型症状であったにも拘わらず,眼症状のどれ一つとして血中PCB濃度と有意な関連を示す項目はなかった (2)。

8.4.4. 血中PCBsと血清中性脂肪の関連

慢性期油症患者の診断基準には臨床検査項目として,血清中性脂肪 (triglyceride, TG), γ-glutamyl transpeptidase (γ-GTP),総ビリルビン,間接ビリルビンについて記載されている。このうち血中PCBsとの関連は中性脂肪について認めたが,他の3項目についても,またその他の臨床検査項目についても認めなかった。PCB曝露と血清中性脂肪の関連は油症発生当時より大きな関心を集めた。最も顕著な血液異常所見は中性脂肪の上昇であり (mean: 197.2 mg/dl),極端な上昇のために血清標本は肉眼的にもしばしば白濁を呈したことが報告されている (5)。血中PCBsの測定が常時可能となった1973年の時点では,血中PCBsの平均値は一般人が2.8 ppb,油症患者が6.7 ppbであり,油症患者において血中PCBsと中性脂肪の間に正の相関を認めている (11, 27)。

職業上PCBsに曝露する労働者においても血中PCBsと中性脂肪の相関が報告されているものの,船舶塗料の製造に従事するそれら労働者の血中PCB濃度は20 ppb以上,最高で252 ppbという高値である (28)。台湾で1979年5月に発生したPCB中毒事件では,1981年3月までに発見された患者において同様に血中PCBsと中性脂肪の相関を認めている。それらの患者の血中PCB濃度は89.14 ± 6.90 ppb (mean ± SE),範囲は3〜1,156 ppbと高く,性および年齢による差は認めていない。患者の血清中性脂肪は一般人より有意に高く (mean: 201 vs. 123 mg/dl),患者の60%は150 mg/dl以上である (29, 30)。

今回の調査でも血中PCBsと中性脂肪の間に弱いながらも有意な相関を認めた。PearsonおよびSpearmanの両相関係数が近似な値を示したことから,この観察された相関はoutliersによるものではない。これら両者の間に認めた正の関連を解釈する際,PCBsが有する脂質への強い親和性を念頭に置く必要があろう。即ち,血清中性脂肪が高いために血中PCB濃度も高くなったという,原因と結果が逆になったことも可能性として無視できない。しかし,PCBsが血清中性脂肪を上昇させることを主張する多くの研究が既に報告されており,この可能性は否定的である。

初期の研究の中には血清中性脂肪が200〜600 mg/dlという異常な高値を示す患者を対象としたものがある。その研究では,上昇した中性脂肪は外因性の起源を有すること,血清中性脂肪の顕著な

上昇は pre-β-fraction の増加によることを,アガロース・ゲル電気泳動により明らかにしている (3, 5, 31)。油症患者の血清脂質全般に関する研究では,異常な高値を示すのは中性脂肪だけであり,コレステロールや燐脂質には変化を認めていない (32)。更に,ラットに chlorobiphenyls (0.1 g p.o./kg/day) を 4 週間投与した動物実験で,投与群では対照群に比べて血清中性脂肪が 10 倍の高値を示すことが報告されている (33)。台湾の事例では,脂質代謝異常の度合いが肝の UDP-glucuronyl transferase 活性上昇と相関することを報告している (29, 30, 34)。

以上,「血清中性脂肪が高値であることは,血中 PCBs 高値に先行した事象ではなく,あくまで血中 PCBs 高値の結果生じた事象である」,また「血清中性脂肪と血中 PCB 濃度との関連は単に PCBs が有する脂質への高い親和性が原因ではない」,と考えることは理にかなっている。実際今回の解析で性・年齢を補正した血清コレステロールの平均値は,血中 PCB 濃度 < 2.7, 2.7+, 4.1+, 6.1+ ppb で各々 185.0, 203.1, 215.1, 201.4 mg/dl であり,PCB 濃度と量-反応関係を認めなかった。

8.4.5. 血中 PCBs と自覚症状,徴候,および血清中性脂肪との間に認める関連の解釈

発生後数年経過して油症患者から採取された検体中の平均 PCB 濃度は,脂肪組織で 1.9 ppm,肝臓で 0.08 ppm,血液で 6.7 ppb であり,一般健常人より 2 倍程度高いに過ぎない (11)。このように患者が摂取した PCBs の大部分は体内から排出され,なお残留する PCBs は異性体の構成パターンが一般人とは異なるものとなっている。即ち油症患者の血中 PCBs には,2, 3, 3′, 4, 4′, 5-hexa-CB が高濃度に含まれ,2, 3′, 4, 4′, 5-penta-CB が低濃度である (35)。油症患者が摂取したライスオイルからは約 40 種類の PCDF 異性体が検出されているが (14),そのうち患者の脂肪組織や肝に残留している主なものは,2, 3, 6, 8-tetra-, 2, 3, 7, 8-tetra-, 1, 2, 4, 7, 8-penta-, 2, 3, 4, 7, 8-penta-, 1, 2, 3, 4, 7, 8-hexa-, 1, 2, 3, 6, 7, 8-hexa-CDF である (17, 36)。一方健常人から採取されたこれらの組織から PCDFs は検出されていない (37)。このように原因となったライスオイル中に含まれ,かつ油症患者の体内に特異的に残存しているある種の PCB 異性体や,PCQs, PCDFs などの PCB 関連化合物が,油症の発現と関連していると考えられている (20)。

油症発生 20 年後の慢性期患者に対する今回の検診において,血中 PCB 濃度は全身倦怠感,四肢しびれ感,および顔面と躯幹の黒色面皰と,明瞭な量-反応関係をもって強い関連を示した。また前 2 つの自覚症状を発現するリスクは血中 PCBs 2.7 ppb で大きく上昇し,皮膚症状を発現するリスクは 6.1 ppb で大きく上昇した。魚介類の摂取頻度が高い健康な漁師では血中 PCB 濃度が比較的高い (mean ± SD: 5.6 ± 3.2 ppb) と報告されていることから (38),患者の血中 PCBs の組成が天然由来の PCBs の組成と同じであるならば,2.7 ppb とか 6.1 ppb といった低濃度の血中 PCBs が自覚症状や徴候の出現と直接関連するとは考え難い。従って,患者の現在の血中 PCB 濃度は曝露の全体的指標であり,PCB 濃度と症状との関連は,患者体内に特異的に残存しているある種の PCB 異性体や PCQs, PCDFs などの PCB 関連化合物によって生じた,と考えるのがより適切な解釈であろう。また自覚症状を訴えるリスクとの関連は,過去に大きな急性曝露を受けた患者ほど,自覚症状が遷延しているためかも知れない。一方皮膚症状の発現リスクが 6.1 ppb において大きく上昇したことは,過去の急性曝露の影響が遷延していることに加え,現在の体内曝露の影響も加わった結果とも考えられる。

従来報告されてきた血中PCBsと血清中性脂肪の関連は，急性期や亜急性期の患者を対象とした調査に基づくものであり，それらの患者の多くは血中PCBs，血清中性脂肪の両者とも異常な高値を示していた。今回の調査は油症発生20年後の患者を対象としたものであり，それらの血中PCBsと血清中性脂肪は比較的一般人に近いレベルであるにも拘わらず，やはり従来の報告と同様に両者間に関連を認めた。しかしながら決定係数は相関分析で0.047，重回帰分析で0.070という小さな値に留まっている。これは，「血清中性脂肪は食事や飲酒といった一般的な因子によって強い影響を受けるものであり（39, 40），血中PCB濃度はそのような血清中性脂肪の変動のうちほんの僅かな部分を説明しているに過ぎない」，「血中PCB濃度の増大に伴う血清中性脂肪の増加は，油症の毒性発現機序の中で，未知ではあるが更に大きな意味合いを有する事象の中の単なる末梢的な事象である」といったことを示している。従ってここで認めた弱いながらも有意な正の関連は，以下の2つの観点から解釈されよう。第一に，患者の体内には低レベルではあるものの，一般人に蓄積している天然由来のPCBsとは異なる組成のPCBsが残存している。またPCQsやPCDFsといったPCB関連化合物も残存している。これらが血清中性脂肪の増加と関連しているのではないか。第二に，血中PCBsと中性脂肪の関連は急性期や亜急性期に発現した高トリグリセライド血症の影響が長く続いているために生じたものではないか。

1968年の油症の発生および1979年の台湾における集団発生を契機として，これまで数多くの研究が行なわれてきたが，本中毒の発現機構は未だ解明されていない。しかしながら油症発生20年が経過した今もなお，血中PCB濃度と血清中性脂肪の間に弱いながらも有意な関連が観察されたことは，PCBs或いはその関連化合物による中毒発現機序の中で脂質代謝障害が関与していることを示すものであろう。

文 献

1) 利谷昭治（1972）昭和46年度一斉検診による油症患者の皮膚所見．福岡医誌 63, 392–395.
2) Urabe, H., Kodama, H., Asahi, M. (1979) Present state of Yusho patients. Ann. NY. Acad. Sci. 320, 273–276.
3) Okamura, M. (1984) Past and current medical states of Yusho patients. Am. J. Ind. Med. 5, 13–18.
4) 利谷昭治，旭 正一，占部治邦（1987）昭和60～61年度の年次検診における油症皮膚症状の推移．福岡医誌 78, 349–354.
5) 奥村 恂，勝木司馬之助（1969）いわゆる油症（塩化ビフェニール中毒）の臨床的研究，とくに内科所見について．福岡医誌 60, 440–446.
6) 奥村 恂，山中正義，中牟田澄子（1979）油症（PCB中毒）患者における血清トリグリセライド値の10年間の推移．福岡医誌 70, 208–210.
7) 片岡恭一郎，大久保彰人，篠原志郎，廣田良夫，廣畑富雄（1989）全国油症患者追跡検診の情報処理システムと昭和61年度検診結果について．福岡医誌 80, 331–341.
8) 廣田良夫，廣畑富雄，片岡恭一郎，篠原志郎，高橋克巳（1991）油症患者の血中PCB濃度と自他覚症状の関連——全国油症患者追跡検診結果の比較研究．福岡医誌 82, 335–341.
9) Hirota, Y., Hirohata, T., Kataoka, K., et al. (1993) Laboratory findings in the medical examination of chronic "Yusho" (PCB poisoning) patients: with special reference to blood PBC and serum triglyceride. Fukuoka Acta Med. 84, 287–293.
10) Hirota, Y., Kataoka, K., Tokunaga, S., et al. (1993) Association between blood polychlorinated biphenyl concentration and serum triglyceride level in chronic "Yusho" (polychlorinated biphenyl poisoning) patients. Int. arch. Occup. Environ. Hlth. 65, 221–225.
11) Masuda, Y., Kagawa, R., Kuratsune, M. (1974) Comparison of polychlorinated biphenyls in Yusho patients and

ordinary persons. Bull. Environ. Contam. Toxicol. 11, 213–216.
12) Masuda, Y., Schecter, A. (1992) Exposed and control human blood levels from Guam and Binghamton workers and Yusho patients. Chemosphere 25, 1091–1094.
13) SAS Institute. (1985) SAS user's guide: statistics. Version 5 edition, SAS Institute Inc., Cary, North Carolina.
14) Buser, H. R., Rappe, C., Gara, A. (1978) Polychlorinated dibenzofurans (PCDFs) found in Yusho oil and in used Japanese PCB. Chemosphere 7, 439–449.
15) Miyata, H., Kashimoto, T., Kunita, N. (1978) Studies on the compounds related to PCB (V). Detection and determination of unknown organochlorinated compounds in Kanemi rice oil caused the "Yusho." J. Food Hyg. Soc. 19, 364–371.
16) Miyata, H., Kashimoto, T., Kunita, N. (1977) Detection and determination of polychlorodibenzofurans in normal human tissues and Kanemi rice oil caused "Kanemi Yusho." J. Food Hyg. Soc. 18, 260–265.
17) Kuroki, H., Masuda, Y. (1978) Determination of polychlorinated dibenzofuran isomers retained in patients with Yusho. Chemosphere 7, 771–777.
18) Kashimoto, T., Miyata, H., Kunita, N. (1981) The presence of polychlorinated quaterphenyls in the tissues of Yusho victims. Food Cosmet. Toxicol. 19, 335–340.
19) Kunita, N., Kashimoto, T., Miyata, H., et al. (1984) Causal agents of Yusho. Am. J. Ind. Med. 5, 45–58.
20) Kunita, N., Hori, S., Obana, H., et al. (1985) Biological effect of PCBs, PCQs, and PCDFs present in the oil causing Yu-cheng. Env. Hlth. Perspect. 59, 79–84.
21) Nagayama, J., Kuratsune, M., Masuda, Y. (1976) Determination of chlorinated dibenzofurans in Kanechlors and "Yusho oil." Bull. Environ. Contam. Toxicol. 15, 9–13.
22) 本房昭三, 永江祥之介, 利谷昭治, 旭　正一 (1989) 昭和62～63年度の福岡県油症年次検診における皮膚症状および長期追跡例における皮膚症状の推移. 福岡医誌 80, 324–330.
23) Ohgami, S., Nonaka, S., Murayama, F., et al. (1989) A comparative study on polychlorinated biphenyls (PCB) and polychlorinated quaterphenyls (PCQ) concentrations in subcutaneous fat tissue, blood and hair of patients with Yusho and normal control in Nagasaki Prefecture. Fukuoka Acta Med. 80, 307–312.
24) 重松信昭, 石井秀三, 池田東吾, 等 (1977) 油症における呼吸器障害と血中ならびに喀痰中のPCB濃度との関係. 福岡医誌 68, 133–138.
25) 中西洋一, 栗田幸夫, 鐘ヶ江秀明, 重松信昭 (1985) 油症における呼吸器系ならびに免疫系の障害, 経過ならびに発病機序について. 福岡医誌 76, 196–203.
26) Lund, J., Anderson, O., Ripe, E. (1986) Characterization of a binding protein for the PCB metabolites 4, 4¢-bis (methyl-sulfonyl)-2, 2¢, 5, 5¢, 5-tetrachlorobiphenyl present in bronchoalveolar lavage from healthy smokers and non-smokers. Toxicol. Appl. Pharmacol. 83, 486–493.
27) 奥村　恂, 増田義人, 中牟田澄子 (1974) 油症患者における血中PCBと血清トリグリセライドとの関係. 福岡医誌 65, 84–87.
28) Takamatsu, M., Oki, M., Maeda, K., et al. (1984) PCBs in blood of workers exposed to PCBs and their health status. Am. J. Ind. Med. 5, 59–68.
29) Chang, K. J., Chen, J. S., Huang, P. C., et al. (1980) Study of patients with polychlorinated biphenyls poisoning; I. Blood analyses of patients. J. Formosan Med. Assoc. 79, 304–313.
30) Ko, Y. C., Jao, L. T., Cheng, C. T., et al. (1981) The blood level of PCB in the poisoned patients. J. Formosan Med. Assoc. 80, 774–779.
31) 鵜沢春男, 伊東靖夫, 納富昭光, 勝木司馬之助 (1969) 塩化ビフェニールによる高トリグリセライド血症. 福岡医誌 60, 449–454.
32) 永井諄爾, 古川ミチヨ, 八戸義明, 等 (1969) 油症患者の臨床生化学検査, とくに血清脂質分析に重点をおいて. 福岡医誌 60, 475–488.
33) 田中　潔, 藤田節治, 小松冨美子, 田村典子 (1969) 塩化ビフェニール亜急性中毒実験——ことにラット血清脂質に及ぼす影響. 福岡医誌 60, 544–547.
34) Lü, Y. C., Wong, P. N. (1984) Dermatological, medical, and laboratory findings of patients in Taiwan and their treatments. Am. J. Ind. Med. 5, 81–115.
35) Kuroki, H., Masuda, Y. (1977) Structures and concentration of the main components of polychlorinated biphenyl

retained in patients with Yusho. Chemosphere 6, 469–474.
36) Masuda, Y., Yoshimura, H. (1984) Polychlorinated biphenyls and dibenzofurans in patients with Yusho and their toxicological significance: A review. Am. J. Ind. Med. 5, 31–44.
37) Nagayama, J., Masuda, Y., Kuratsune, M. (1977) Determination of polychlorinated dibenzofurans in tissues of patients with "Yusho." Food Cosmet. Toxicol. 15, 195–198.
38) 馬場強三,馬場 資(1981)一般健康者の血液中 PCB について.長崎県衛生公害研究所報 19, 102–114.
39) Phillips, N. R., Havel, R. J., Kane, J. P. (1981) Levels and interrelationships of serum lipoprotein cholesterol and triglycerides: association with adiposity and the consumption of ethanol, tobacco, and beverages containing caffeine. Arteriosclerosis 1, 13–24.
40) Sekimoto, H., Goto, Yo., Goto, Yu., et al. (1983) Changes of serum total cholesterol and trigyceride levels in normal subjects in Japan in the past twenty years, Japan. Circul. J. 47, 1351–1358.

第9章　PCB および PCDF の排泄促進

9.1. 動物実験

吉村英敏，神村英利

　油症発生の初期にみられた多彩な特徴的諸症状は，その後30年を経過する現在，かなり回復したといえるが，未だに種々の症状に悩む患者も少なくない。このような長期に及ぶ患者の苦痛は，いまなお体内に残留するコプラナー PCB や PCDF のような特徴的高毒性化合物に起因すると考えられている。悲惨なこれらの病態に加え，さらに憂慮すべき問題は，残留 PCB, PCDF の発癌性に関する危惧である。これらの化合物が動物に対し発癌性を有することは，内外の多くの研究から明らかであり(1, 2, 3, 4)，かつ未だ結論とはされていないが，ヒトにおける可能性についても，油症患者に対する予備的な疫学研究からの示唆がある(5)。

　このような背景において，体内に残留する病因物質を，速やかに体外に排泄除去する方法を確立することは，何よりも緊急の課題ということができる。九大油症治療研究班では早くよりこの問題に取り組み，その早期の解決を期して，まずは動物に 2, 3, 4, 7, 8-PenCDF を投与し，その体内からの排泄促進について検討した。この化合物をモデル化合物として選んだ理由は，これが極めて強い毒性と高い体内貯留性を持っており，油症の原因物質として最重要と考えられているからである(6, 7)。

9.1.1. 2, 3, 4, 7, 8-PenCDF の生体内運命

　PenCDF（特に断らない限り，2, 3, 4, 7, 8-PenCDF を示す。以下同様）の排泄促進を検討するに当たっては，まずその生体内運命を理解しておく必要がある。ラットに PenCDF の 1 mg/kg という比較的高用量を経口投与すると，約70%が速やかに消化管より吸収され，まず肝を中心に皮膚，脂肪組織など全身に分布する。その後5日まで位に各組織から肝への集中的移動(再分布)が行なわれ，最終的に体内の PenCDF の大部分が肝に貯留することになる。しかも，この高い肝親和性は長期に亘って持続し，投与3週間後も投与量の50%近くが肝に残留した。後述のように，投与量の約30%は未吸収のまま糞中へ排泄されているので，それを考慮すると，体内に吸収された量の約7割が，3週間後も肝に残存しているという，極めて特異的な性状が明らかになった(8)。

　PenCDF は極めて強い 3-メチルコラントレン (MC) 型のチトクロム P450 誘導能を有しており(6)，これに加えて，自らが肝に誘導した P450 分子種 (CYP1A2) と特異的，かつ強固に結合していることが明らかにされている(9)。このような特異的性質が，上述のような PenCDF の肝との高親和性の原因と考えられる。なお，このような肝への特異的蓄積は，PCB 成分で最も高い毒性と MC 型酵素誘導を示す 3, 4, 5, 3′, 4′-PenCB にも共通してみられ(10)，一般の PCB 成分が脂肪組織へ蓄積する性質をもつのとは大きく異なり，注目すべき特徴といえる。

　ラットに経口投与した PenCDF の約70%が消化管から吸収されたと前に述べたが，残りの30%は投与後3日間で糞中に排泄され，これは未吸収の PenCDF と考えられた(図 9.1.1)。図から明らか

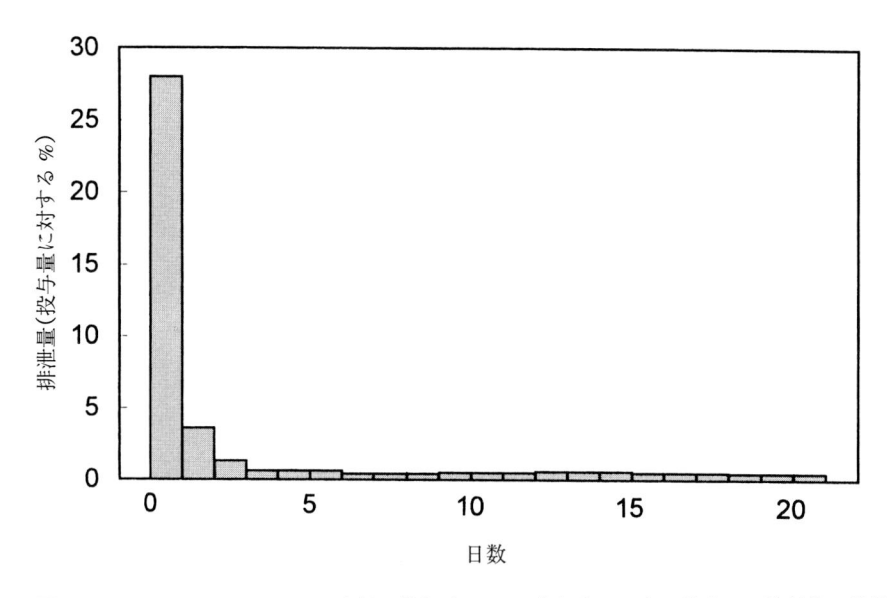

図 9.1.1. ^{14}C-2, 3, 4, 7, 8-PenCDF を経口投与（1.0 mg/kg）したラットの糞中への放射能の排泄[8]
毎日の排泄量はラット3匹の平均値を示す．

なように，3日後もごく少量ずつではあるが，毎日一定量の PenCDF が実験期間（3週間）を通じて途切れることなく排泄された (8)．この長期に亘る微量の糞中排泄は，胆汁を介しての排泄ではなく，小腸壁から小腸管腔内への排出によるものであることが，胆管カニュレーションを施したラットに PenCDF を皮下投与した実験で明らかにされた (11)．

実は，このような多塩素化芳香族炭化水素の小腸壁より管腔への排出に関しては，すでに 1975 年著者らにより，カネクロール 400（KC-400）の主要成分の一つ 2, 4, 3′, 4′-テトラクロロビフェニル（TCB）を用いて，初めて明確に立証されている (12, 13)．すなわち，この TCB を胆管結紮のラットに静脈注射した実験において，一部代謝されて生成したフェノール体 (5- 及び 3-ヒドロキシ-2, 4, 3′, 4′-TCB) は胆汁中に排泄されるのに対し，未変化の脂溶性 TCB は，胆汁中にはガスクロマトグラフィによっては全く検出されず，その代わり注射量の 0.6% ずつが実験期間（4日）を通じて毎日糞中へ排泄されることを見いだした．さらに，TCB 静注後 2 時間おきに胃，小腸，大腸の内容物中の未変化 TCB の検出を行なったところ，これが最初に小腸内容物中に現れ，次第に大腸部へ移行することが明らかになった (12)．このことは未変化 TCB が小腸壁から管腔内に排出されていることを如実に示している．PCB のほかにも，これと同様な管腔内への排出を示唆する報告は幾つか行なわれている．たとえば，有機塩素系農薬のディルドリン (14)，ミレックス (15)，クロルデコン (16, 17) の排泄などがそうである．

9.1.2. 短期投与実験

すでに明らかにしたように，ラット血中を循環する PenCDF は，PCB などと同様に極めて微量ずつではあるが，直接小腸壁より管腔内に排出されている (exsorption)．その一部は糞とともにそのまま体外に排泄されるであろうが，大部分は腸管から再吸収され，再びリンパ系を介して血中に

戻ってくると思われる．したがって，この PenCDF の再吸収を抑制することができれば，生体に悪影響を及ぼすことなく安全に，その体外排泄を促すことができると考えられる．

この目的に合致するものとして 2 つの方法が考えられる．その一つは活性炭のような吸着剤の使用である．活性炭の有機化合物に対する強い吸着能についてはよく知られており，胃腸疾患や急性薬物中毒の解毒薬などとして用いられ，日本薬局方にも薬用炭として収載されている．さらに活性炭は，小腸での脂質の消化吸収に必須の胆汁酸を吸着，排泄する性質も有している (18)．胆汁酸は PenCDF のような脂溶性薬物の吸収にも必要で，活性炭による胆汁酸の吸着は，胆汁酸の有効量を低下させて PenCDF の再吸収を抑制し，PenCDF の糞中排泄量の増加をもたらすと考えられる．

一方，血清コレステロールの低下薬，コレスチラミンもこの範疇の吸着剤といえる．この薬は一種の陰イオン交換樹脂で，胆汁酸の特異的吸着剤として作用し，腸管からの胆汁酸の再吸収を阻止して糞中へ排泄させてしまう．そのため胆汁酸の肝臓への流入量が減少し，コレステロールよりの胆汁酸生合成が促進され，血清コレステロールの低下をもたらすといわれている．すなわち，活性炭と同じく，胆汁酸吸着による PenCDF 再吸収の阻止という機序がまず考えられる．これに加え，コレスチラミン構造中のベンゼン環は，PCB や PCDF との親和性による直接的な吸着能を生じさせるに違いない．つまり，活性炭，コレスチラミンはともに PenCDF の直接的吸着に加え，その腸管からの再吸収に必要と考えられる胆汁酸の吸着による間接的機序によっても，糞中への排泄促進を行なう可能性が考えられる．

第 2 の方法には，PenCDF を溶解することができ，しかもそれ自体は消化管より吸収され難い脂溶性液体が考えられる．つまり，小腸管腔に出てきた PenCDF を溶解してそのまま糞中へ排泄させる方法である．この目的にはまず日本薬局方収載の流動パラフィンが候補となるであろう．流動パラフィンは，炭素数 15–20 の直鎖状飽和炭化水素の混合物で，高い脂溶性をもつ一方，消化管よりの吸収はあまりよくないことが知られている．これに対しスクアランは，コレステロール生合成の中間体スクアレンを水素添加した，炭素数 30 の分枝鎖飽和炭化水素で，分子が大きくなっているぶん，流動パラフィンより腸管吸収は低いと思われ，より効果的な PenCDF の糞中排泄の促進が期待された (19)．

以上の観点から，機構を異にする前記 4 種の薬物について，PenCDF 投与ラットでの 3 週間に亘る PenCDF の排泄促進と，毒性軽減効果を検討した (20, 21, 22)．PenCDF は強力な毒性を有しており，ラットについてその排泄量の増加とともに，毒性の低減をもたらすか否かをチェックすることが可能で，この点治療薬の追求法としても目的に合致している．なおこれまでに，有機塩素系炭化水素の排泄促進について，次のような報告がなされている．すなわち，殺虫剤クロルデコンについてコレスチラミンが (16)，PCB について流動パラフィン (23) やスクアラン (24) が，それぞれラット糞中排泄量を増加させるという報告である．活性炭については羊，山羊，牡牛で，殺虫剤ディルドリンの糞中排泄促進の報告がある (25)．

4 種の薬物を用いた筆者らの治療実験は，図 9.1.2 に示すような方法で実施された．すなわち，5 週齢の Wistar 系雄性ラットに，サラダ油に溶かした PenCDF 1 mg/kg を経口投与し，8 日目から 28 日まで各薬物を餌に混ぜて投与した．薬物投与を 8 日目から開始したのは，それまでには吸収された PenCDF の糞中排泄も微量，かつ一定となっているからである (8) (図 9.1.1)．薬物の餌中の濃

```
サラダ油
  ↓
  ┌─────────────────────────────────────────────┐
  │                    基本餌                    │
  └─────────────────────────────────────────────┘
PenCDF
  ↓
  ┌─────────────────────────────────────────────┐
  │                    基本餌                    │
  └─────────────────────────────────────────────┘
PenCDF
  ↓
  ┌───────────┬─────────────────────────────────┐
  │   基本餌   │          治療薬含有餌            │
  └───────────┴─────────────────────────────────┘
サラダ油
  ↓
  ┌───────────┬─────────────────────────────────┐
  │   基本餌   │          治療薬含有餌            │
  └───────────┴─────────────────────────────────┘
  0         7        14         21        28
                    （日数）
```

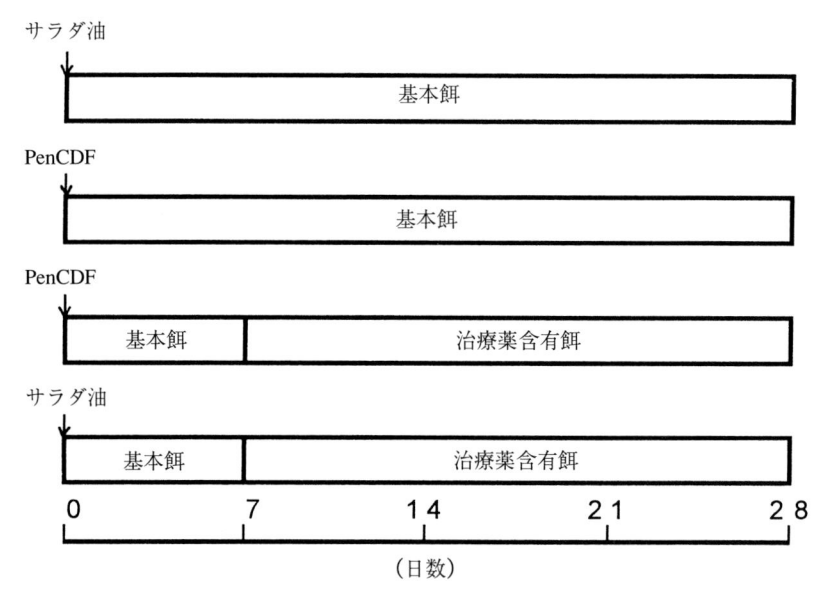

図 9.1.2. 2, 3, 4, 7, 8-PenCDF 及び治療薬含有餌の投与法[21]

表 9.1.1. 治療薬含有餌投与の3週間における 2, 3, 4, 7, 8-PenCDF のラット糞中への排泄量

実　験	投与餌	
	基本餌	治療薬含有餌
	投与量に対する %	
8% スクアラン[22]	3.17 ± 0.32 （1.0）	9.07 ± 0.80* （2.9）
8% パラフィン[21]	2.31 ± 0.39 （1.0）	4.98 ± 0.35* （2.2）
5% コレスチラミン[21]	1.98 ± 0.26 （1.0）	3.62 ± 0.53* （1.8）
5% 活性炭[20]	1.96 ± 0.12 （1.0）	5.44 ± 0.25* （2.8）

各数値は3匹または4匹のラットの平均値±標準誤差を，また括弧内数値は対応する基本餌群の値 (1.0) に対する相対値を示す．
* 対応する基本餌群に対し有意差あり ($p < 0.05$)．

度はスクアラン，流動パラフィンでは 8%，コレスチラミン，活性炭では 5% とした．なお，活性炭は従来の粉末状のものではなく，粉末活性炭を寒天ゲルに包埋した活性炭ビーズを用いた．この製剤は粉末炭の飛沫性を改善して取り扱いを容易にし，しかも粉末炭の優れた吸着性を保持したものである (26)．

　その結果を表 9.1.1 に示す．これから明らかなように，非治療群 (PenCDF-基本餌群) では，8 日目より 28 日目までの3週間の PenCDF の総排泄量は投与量の 2–3% で，1 日当たり投与量の 0.1–0.15%

の PenCDF が糞中に排泄された。これに対し，治療群（PenCDF-治療薬含有餌群）では，この3週間にスクアラン及び活性炭ビーズ投与群で非治療群の約3倍，また流動パラフィン，コレスチラミン投与群で約2倍の有意な排泄増加が認められた (20, 21, 22)。

　PenCDF などの有毒多塩素化芳香族炭化水素をラットに投与すると，体重の増加抑制(体消耗)，脂質含量の増加を伴う肝肥大(脂肪肝)，及び胸線の萎縮(免疫能低下)が認められ，これらの値はPenCDF などのよい毒性指標となることが分かった (27)。すなわち，試験化合物をラットに投与し，5日後の体重，臓器重量(肝及び胸線)，並びに肝より抽出した脂質量を秤量するだけの簡便な方法で，その毒性を評価することができる。本研究の最終目的は，単に PenCDF の排泄促進作用のみではなく，油症の治療法の確立にあり，PenCDF などによる毒性を軽減できるか否かである。それ故，前記の指標を用い4薬物の治療効果も評価した。

　その結果非治療群では，PenCDF を投与しない対照群にくらべ，体重増加が約50%に抑制された。しかし，この PenCDF による体重増加の抑制は，どの薬物を用いた治療群でも改善されなかった。使用した薬物は3週間の投与によって PenCDF の排泄を促進させたとはいえ，その量は投与量の4-9%に過ぎず(表9.1.1)，薬物投与を終了した28日目においても，なお肝には投与量の約40%のPenCDF が存在した。つまり，この程度の排泄増加では体重の増加抑制を改善させるには至らなかったと考えられる。

　一方，臓器重量の変化には明らかな改善が認められた。28日目において非治療群の肝は対照群の約1.4倍に肥大し，胸線は約1/4に萎縮したのに対し，治療群ではいずれの薬物を用いた場合も肝肥大は軽減する傾向を示し，胸線萎縮は流動パラフィン群を除いて有意に改善された(図9.1.3)。これらの結果は，高蓄積性の多塩素化芳香族炭化水素の排泄を促すことで，その毒性の軽減が可能なことを示唆しており，油症患者に残存する PCB や PCDF を体外に追い出すことが，根本的な治療法の一つであるとの予想を裏付けるものである。

　その後の研究により，流動パラフィン，スクアランは，それ自体いずれも消化管から吸収され難

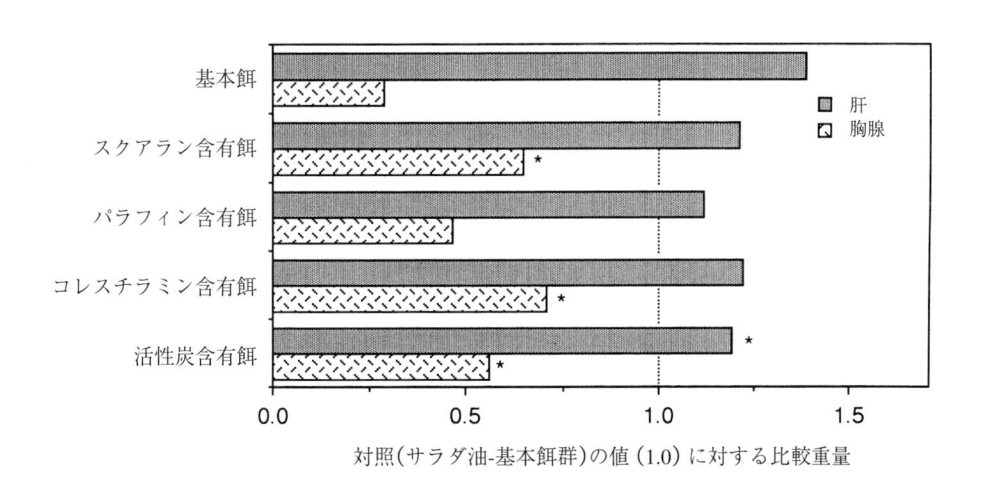

図 9.1.3. ラットにおける 2, 3, 4, 7, 8-PenCDF の毒性に及ぼす4治療薬の効果[21]
＊基本餌群に対し有意差あり ($p < 0.05$).

く，PenCDF を溶解して糞中へ排泄させることで，PenCDF の吸収を抑制する能力を有することが明らかにされている (21)。その強さは流動パラフィンより吸収され難いスクアランの方が大であり，その差が PenCDF の排泄効果の差となったと考えられる。活性炭とコレスチラミンの場合は，前者がより強い PenCDF 吸着能を有していることが，より大きな排泄促進効果を示す理由といえる (21)。なお，小腸管腔側の PenCDF がこれら薬物により系外に除かれることで，血液から小腸管腔への排出が促進されると考えられ，これも PenCDF の排泄促進の重要な一因と思われる。

9.1.3. 長期投与実験

患者体内に残留する PCB や PCDF は極めて徐々にしか排泄されておらず，薬物による排泄促進を行なったとしても，これを完全に除去し病状を回復させるには，かなり長期間を要するものと考えられる。そのため，3 週間の投与実験で特に優れた排泄促進効果を示したスクアランと活性炭ビーズについて，さらに長期(12 週)の実験を実施した (11, 28)。

実験方法は短期投与実験と同様で，今回も PenCDF を排泄促進する効果のみでなく，毒性の軽減効果についても検討した。すなわち，PenCDF を 0.1 mg/kg ずつ 2 回(実験 1 日目と 5 日目)ラットに経口投与し，実験 13 日目 (PenCDF の 2 回目投与から 8 日目)から 97 日までの 12 週間に亘って，スクアラン及び活性炭ビーズを，いずれも 1% または 5% 含有する飼料を与えた。

図 9.1.4 に示すように，非治療群では微量ずつではあるが，毎日ほぼ一定量の PenCDF の糞中排泄が認められる。これに対し治療群では，スクアラン投与を開始した直後から実験期間を通して，薬物用量に応じた PenCDF の顕著な排泄増加が認められた。ただし，日数の経過とともに体内 PenCDF 貯留量が低下するため，絶対排泄量は徐々に低下する傾向がみられた。活性炭ビーズについてもスクアランとほぼ同様の効果が認められた。表 9.1.2 に示すように，治療期間(12 週)中の PenCDF 総

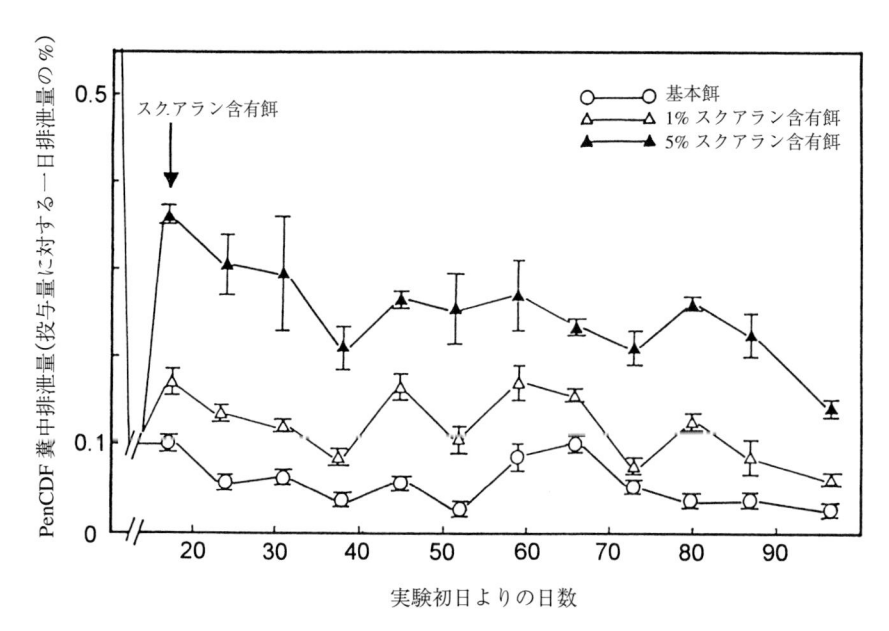

図 **9.1.4.** 2, 3, 4, 7, 8-PenCDF のラット糞中排泄に及ぼすスクアランの効果[21]

排泄量は，1％及び5％スクアラン群で非治療群とくらべ，それぞれ約2倍と5倍もの増加を示した。1％と5％活性炭ビーズ群では，非治療群のそれぞれ約2倍と4倍の排泄となった。

両薬物のPenCDF排泄促進効果は，表9.1.3に示す各治療群の肝中PenCDF量に反映された。つまり，実験終了時(97日目)の肝中PenCDF量は両薬物の用量に依存しており，非治療群とくらべたそれぞれの減少分は，各治療群の糞中への排泄増加分(表9.1.2)とほぼ一致した。さらに説明すると，PenCDFの2回目投与から1週間経過した実験12日目(治療開始前日)において，肝中PenCDF含量

表9.1.2. 実験13日目より97日までの12週間における2, 3, 4, 7, 8-PenCDFのラット糞中排泄に及ぼすスクアラン及び活性炭ビーズ含有餌投与の効果[21]

投与餌	糞中PenCDF投与量に対する％
基本餌	4.59 ± 0.08 (1.0)
1％スクアラン含有餌	10.38 ± 0.30[a] (2.3)
5％スクアラン含有餌	21.63 ± 0.53[a,b] (4.7)
1％活性炭含有餌	9.12 ± 0.45[a] (2.0)
5％活性炭含有餌	17.41 ± 0.60[a,c] (3.8)

各数値は3匹(基本餌群)または4匹のラットの平均値±標準誤差を，また括弧内数値は基本餌群の値(1.0)に対する相対値を示す。
[a]：基本餌群に対し有意差あり($p < 0.05$)．
[b]：1％スクアラン含有餌群に対し有意差あり($p < 0.05$)．
[c]：1％活性炭含有餌群に対し有意差あり($p < 0.05$)．

表9.1.3. 2, 3, 4, 7, 8-PenCDFのラット体内分布に及ぼすスクアラン及び活性炭ビーズ含有餌12週間投与の効果[21]

組織	実験12日目	実験97日目				
		基本餌	1％スクアラン	5％スクアラン	1％活性炭	5％活性炭
肝臓	66.06 ± 2.06	48.56 ± 1.72	36.16 ± 0.96[a]	27.19 ± 3.67[a,b]	40.28 ± 1.12[a]	28.85 ± 1.35[a,c]
血液	0.44 ± 0.04	0.33 ± 0.07	0.16 ± 0.01[a]	0.12 ± 0.01[a,b]	0.29 ± 0.04	0.15 ± 0.01[a,c]
	(7.96 ± 0.71)	(2.80 ± 0.57)	(1.33 ± 0.11)[a]	(0.94 ± 0.03)[a,b]	(2.39 ± 0.42)	(1.23 ± 0.09)[a,c]
脾臓	N.D.	N.D.	N.D.	N.D.	N.D.	N.D.
胸腺	N.D.	0.01 ± 0.00	0.01 ± 0.00	0.01 ± 0.00	0.01 ± 0.00	N.D.
肺臓	N.D.	0.02 ± 0.01	0.01 ± 0.00	N.D.	N.D.	N.D.
腎臓	N.D.	0.01 ± 0.00	N.D.	N.D.	0.01 ± 0.00	N.D.
脂肪組織	0.05 ± 0.01	0.21 ± 0.05	0.11 ± 0.02	0.10 ± 0.03	0.09 ± 0.01[a]	0.09 ± 0.01[a]
小腸	0.05 ± 0.01	0.69 ± 0.22	0.27 ± 0.04	0.31 ± 0.05	0.59 ± 0.16	0.43 ± 0.66
皮膚	1.01 ± 0.15	2.00 ± 0.53	1.35 ± 0.41	1.32 ± 0.24	1.35 ± 0.33	0.77 ± 0.06[a]

各数値は3匹または4匹のラットの分布量をPenCDF投与量に対する％の平均値±標準誤差で表したもので，括弧内数値はppb濃度である．
N.D.：検出せず，[a]：基本餌群に対し有意差あり($p < 0.05$)，[b]：1％スクアラン含有餌群に対し有意差あり($p < 0.05$)，[c]：1％活性炭含有餌群に対し有意差あり($p < 0.05$)．

は投与量の約66%で，これは消化管から吸収されたPenCDFのほとんど全量に相当する。この値は非治療群ではPenCDFの自然排泄により，実験終了時(実験97日目)に投与量の約49%まで低下している。これに対し1%及び5%スクアラン群では，それぞれ36%及び27%に，また1%及び5%活性炭ビーズ群では40%及び29%と，非治療群にくらべ一層の低下を示した。

このことから，両薬物は投与期間にほぼ比例してPenCDFの排泄を促進し，PenCDFが最も多く残留する肝中の濃度を低下させることが明らかとなった。表9.1.3にはPenCDFの血中濃度も，両薬物の用量に依存して有意に低下していることが示されている。

このような両薬物によるPenCDFの糞中への排泄促進，並びに肝中濃度の低下は，PenCDFの毒性指標にも有意な改善をもたらした。すなわち，図9.1.5に示されるように，治療開始前(実験12日目)にみられた肝肥大，胸腺萎縮及び肝脂質量増加(脂肪肝)は，非治療群では実験終了時(97日目)において，なおいずれも観察されるのに対し，5%スクアラン治療群ではどの毒性指標もほぼ完全に改善された。

このような毒性知見に加え，図9.1.5には3-メチルコラントレン型誘導を受けた肝ミクロゾームのチトクロムP450含量とベンゾ[a]ピレン3-水酸化酵素(AHH)活性，並びに肝サイトゾールのDT-ジアホラーゼ活性が示してある。これらの値は肝に残留するPenCDFの量に依存するはずであり，PenCDF含量を裏付けるものである。かくして，PenCDF投与量の約50%が残留する非治療群では，実験97日目のチトクロムP450含量が対照群の約2倍，AHH活性は約13倍，そしてDT-ジアホラーゼ活性は約6倍と，依然として高い値が認められた。

これに対しスクアラン群では，これらの誘導率は非治療群にくらべ幾分低下の傾向を示したものの，一部を除き有意性は認められなかった。もっとも，スクアラン群の肝には97日目といえども，なおかなり高濃度のPenCDFが残留(1%，5%スクアラン群でそれぞれ投与量の36%，27%)しているわけで，サラダオイルのみの対照群やサラダオイルと5%スクアランの投与群にくらべると，各酵素の活性(量)は有意に高かった。治療期間をさらに延長すれば，残留PenCDF量の低下に伴いこれらの誘導量も減少して，対照群のレベルまで低下するものと期待される。なお，活性炭ビーズの毒性評価結果もスクアラン群のそれとほぼ同様であった。また，両治療群の体重増加量は対照群と非治療群の中間の値を示し，PenCDFによる発育抑制に対しても両薬物は改善の傾向を示した。

スクアランの治療効果はPCDFs投与のサルについても検討された(29, 30)。これらの研究では，カニクイザル一匹当たり20 μg/日の用量を週3回，バナナまたはリンゴに注入して3週間投与し，体重減少や油症様症状(眼瞼の浮腫，爪の剥離，血清トリグリセリドの上昇など)を惹起させ，これにPCDFs投与終了後2週間目より，一匹当たりスクアラン8 g/日(蒸しパンに混入)を実験終了(20週間)まで与えた。

このスクアラン処置により，血中のPCDFsレベルは非治療群にくらべ，より速やかに低下し，かつ肝，腎及び心臓中PCDFs含量は，非治療群のそれぞれ80%，70%，及び62%に減少した。また肝のチトクロムP450含量は両群で変化なかったが，AHH，アミノピリンN-脱メチル化，及びp-ニトロアニゾールO-脱メチル化の各活性には若干の低下がみられた。さらに，非治療群でみられた体重減少，血清トリグリセリド上昇，並びに肝の病理組織学的変化(核の萎縮及び変形，空胞形成)に対しても，スクアラン処理は一応の改善効果を示した。

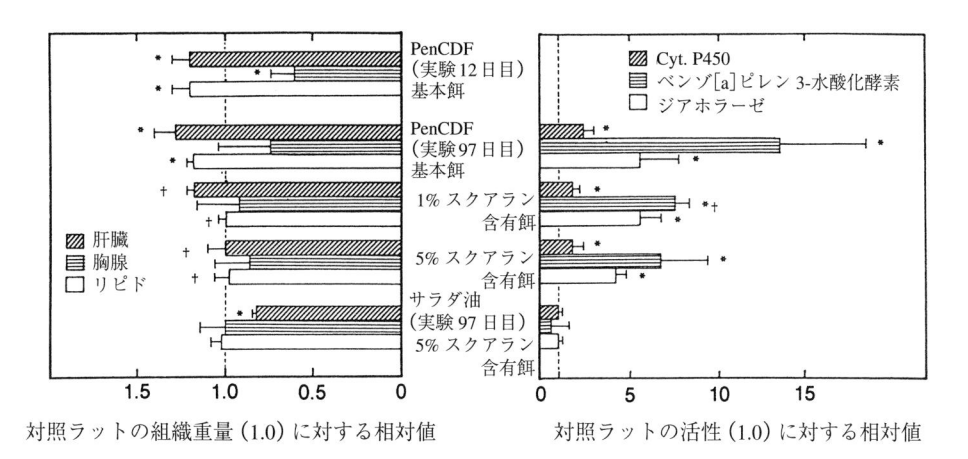

図 9.1.5. PenCDF 投与ラットの肝酵素活性(右)及び組織重量，肝リピド含量(左)に及ぼすスクアランの効果[11]
対照ラットの活性(平均値±標準偏差)：チトクロム P450 (Cyt. P450) 0.099 ± 0.030 nmole/mg protein, ベンゾ[a]ピレン(BP) 3-水酸化酵素 0.035 ± 0.004 nmole 3-OH-BP/min/mg protein, DT-ジアホラーゼ 0.110 ± 0.086 nmole DCPIP/min/mg protein.
対照ラットの組織重量(g/100 g 体重)及び肝リピド重量(mg/g 肝)：肝 5.107 ± 0.427（実験 12 日目），2.957 ± 0.300（実験 97 日目），胸腺 0.272 ± 0.022（実験 12 日目），0.126 ± 0.022（実験 97 日目），肝リピド 45.42 ± 4.61（実験 12 日目），46.74 ± 4.30（実験 97 日目）.
＊対照ラットに対し有意差あり（$p < 0.05$）．† Pen CDF 投与-非治療群に対し有意差あり（$p < 0.05$）．

9.1.4. スクアランの安全性評価

活性炭ビーズにおいても，スクアランとほぼ同様の PenCDF の排泄促進と毒性指標の改善が認められたが，その効果はスクアランがやや優り，また適用の容易さの点からもスクアランが最も有望な治療薬候補と考えられた．ただし，その臨床応用に当たっては，脂溶性ビタミンなど生体に必須の脂質の吸収が抑制される可能性もあるので，その安全性については充分確認する必要がある．

そこでまず，ラットについて医薬品と同様の厳しい安全性評価を行なった．表 9.1.4 に示すように，ラットでは投与したスクアランのほとんどすべてが未吸収のまま糞中へ排泄され，ごく微量のみ吸収されて肝などの臓器に分布する．そのため，12 週の治療期間中及びその後において，成長カーブ，臓器重量，血液生化学的知見を含めて何らの毒性知見も観察されなかった (21)．このように，ラットについてはスクアランの高度な安全性が確立されたが，臨床応用に先立ち，より大動物でも検討が必要と考えられ，さらにビーグル犬についてラットと同様の実験を行なった．

まずスクアラン 1,200 mg/kg をゼラチンカプセルに充填し単回投与したのち，その吸収率と体内分布について調べた．その結果，投与したスクアランの約 83% が 2 日間の糞中に排泄された．3 日目以降も糞中排泄は少量ずつ認められ，投与後 6 日間の総排泄量は約 86% であった．すなわち，ラットの場合と大きく異なり，投与量の約 10% が消化管より吸収されたことになる．

吸収されたスクアランは，1 日目に主として皮膚，体毛，肝，小腸に分布したのち，急速に皮膚，体毛へと移行する．この両組織中の濃度は 3 日目に最高に達して，投与量の 9.2%（体毛），1.8%（皮膚）の分布量となり，6 日後にはそれぞれ 2.3%，0.09% に低下した．肝では 1，3，6 日後にそれ

表 9.1.4. スクアランのラット糞中排泄[21]

投与後の週数	1% スクアラン含有餌(摂取量に対する %)	5% スクアラン含有餌(摂取量に対する %)
2	103.5 ± 2.5	100.2 ± 0.9
6	106.1 ± 3.3	99.5 ± 0.8
11	97.6 ± 1.0	97.3 ± 1.8

スクアラン排泄量は各1週間分の糞について定量した．各数値は4匹のラットの平均値±標準誤差を示す．

ぞれ投与量の0.48%，0.38%，0.36%となり，その消失速度はかなり緩慢であった。小腸では1日後約0.43%が，6日後では0.07%になり，かなり急速に消失した。なお肺と脂肪組織への分布は痕跡程度であった(31)。これらの知見により，イヌでは投与スクアランの一部は消化管から吸収されて体内に入り，次いで皮膚から体毛を介して速やかに体外へ排泄されるが，肝に分布したスクアランは極めて徐々にしか消失しないことが明らかとなった。

スクアランの毒性評価については，雌雄のイヌに毎日一回 400 mg/kg 及び 1,200 mg/kg を 13 週連続経口投与し，その組織分布量の測定と亜急性毒性試験を実施した。その結果，スクアランの排泄が定常状態にあると思われる投与11週目，13週目の糞中排泄量は前日投与量の62–87%であった。この値は単回投与実験の投与2日目までの糞中排泄量にほぼ一致し，連続投与においても消化管吸収率は単回投与の値におおむね一致することが分かった。

また臓器中の分布量は肝が最も高く，次いで体毛，皮膚の順であった。肝中の濃度が最高であったのは，単回投与で示された肝からのスクアラン消失の緩慢さが，この連続投与での蓄積をもたらしたものと考えられる。肝に取り込まれたスクアランは，電子顕微鏡下不規則な形状の空胞となって観察されるが，他の細胞小器官の状態は，対照群とくらべ特に変化は認められなかった。さらに尿，血液の検査，並びに血液生化学的検査などを含む種々の毒性試験においても，特に異常は認められず，スクアランはイヌにおいても毒性学的に問題はないと考えられた (31)。

ただ，スクアラン連続投与においては，その途中から体毛がスクアラン排泄により光沢を帯び(いわゆる油毛)，このことは肝中へのスクアラン蓄積傾向とともに気になる点であった。この油毛はスクアラン投与のサルにおいても観察されている (29)。この気になるイヌでのスクアラン貯留性をさらに明らかにする目的で，一日当たりスクアラン 1,200 mg/kg を 2 週間経口投与し，その後 8 週間に亘って休薬し，その間のスクアランの体内動態を検討した (32)。

その結果，スクアラン投与を開始して7日目頃から油毛が観察されたが，これは休薬して2週目頃には消失した。表9.1.5に示すように，肝中スクアラン濃度は休薬4週目(実験42日目)に，なお約 1,116 ppm の高濃度を示したのに対し，休薬8週目(実験70日目)には約 82 ppm まで低下した。これらの値は総排泄量のそれぞれ0.13–0.20%及び0.001–0.01%に相当する。休薬4週目には皮膚，腸間膜脂肪及び小腸にも検出されているが，これらは休薬8週目にはすべて消失または減少している。

このように，イヌにおいてもラットと同様，スクアランの長期投与が安全性に特に問題はないと結論されたが，スクアランが肝に蓄積するPenCDFを糞中に排泄促進する一方で，PenCDFに代わって肝中に蓄積し，その消失にはかなり長期の休薬が必要という事実や，サル，イヌと同じように，も

第 9 章　PCB および PCDF の排泄促進

表 9.1.5.　スクアランのビーグル犬における組織内分布[32]

組織	実験 42 日目 (ppm)	実験 70 日目 (ppm)
皮膚	120.30	N.D.
肝臓	1,115.92	81.66
肺臓	N.D.	N.D.
腎臓	N.D.	N.D.
脂肪組織	90.19	28.01[a]
小腸	20.68	N.D.

スクアラン (カプセル) 1,200 mg/kg/day を実験 1 日目より 14 日までイヌに投与した．各数値は 2 匹の平均値を示す．
N.D.: 検出せず (検出限界 0.1 ppm)，[a]: この数値は 1 匹のみのデータ (他の 1 匹は未検出)．

しヒトでも皮膚を経由する高度の排泄があるとして，皮膚に対する症状の一時的悪化の可能性も考えられ，結局スクアランの臨床応用はこの時点では断念せざるを得なかった．

9.1.5.　追加実験

前記のような理由により，スクアランより効力は多少劣っても，安全性により優れた方法の開発がさらに求められた．そこでまず考えられたのが食物繊維である．さらに，これとは吸着機構を異にするコレスチラミンとの併用について，ラットでの PCB 排泄促進効果が検討された (33)．

食物繊維は日常口にしている食物の成分であり，機能性食品の一つとしての理解もある．種々の穀物，野菜の食物繊維につき PCB の吸着能を調べると，その構造中ベンゼン環を有するリグニン含量の高い米ぬか繊維が最も強いことが分かった (33)．一方，コレスチラミンは医薬品 (血清コレステロール低下剤) として長期連用に対する安全性がすでに確認済みであり，また前述したように，PenCDF の排泄促進効果を有することが明らかにされている．実験の結果，これらの単独使用よりも，両者を併用 (10% 米ぬか繊維 + 5% コレスチラミン) することで，PCB 投与ラットからの糞中への強い PCB の排泄促進 (3 週間で対照の 5.7 倍) が認められた．

この結果をうけ，さらに PCDF，PCDD 投与ラットについての排泄促進効果が 10% 米ぬか繊維と 5% コレスチラミンを併用して検討された．その結果，両薬物は小腸からの PCDF，PCDD の再吸収を抑制して糞中への排泄を有意に増加させることが，PCDF，PCDD 各成分ごとの分析から確認された (34)．たとえば，PCDF 中最高毒性を有する 2, 3, 4, 7, 8-PenCDF は，本法により対照の 4.2 倍の排泄増加を示すことが分かった．かくして米ぬか繊維とコレスチラミンの併用が，安全で有効な臨床応用候補として結論された．ただし，PCB 等の糞便中への一日の排泄量は，体内の残留量にくらべ極めて微量に過ぎず，非治療群より数倍の排泄促進があったとしても，その体内からの完全消失には，かなりの年月を要するものと思われる．

その後の研究によれば，米ぬか，ほうれんそう等各種の食物繊維の効果もさることながら，クロレラ，スピルリナ及びクロロフィリンには，米ぬか繊維より良好な PCDD 排泄増加が認められている (35)．さらに，PCB，PCDF，PCDD を含有する油症原因油を投与したラットに，食物繊維とクロロフィルを併せもつ抹茶を 5 日間与えて，その PCB 等の吸収抑制効果が調べられた (36)．その

結果，10% 抹茶の効果は米ぬか繊維とクロレラのほぼ中間の値を示した。さらにクロロフィル含量の多い緑色野菜(小松菜，みつば，ほうれんそう等)にも，これらに匹敵する高い効果が見いだされている (37)。

　以上のことを勘案すると，日常的に緑色野菜や抹茶などを多めに摂取することは，体内残留の PCB 及び関連物質の体内からの排泄促進につながるということができる。このことは，単に油症患者を対象とするのみならず，現在問題となっている一般人のダイオキシン類の汚染対策にも応用しうるものと考えられる。

文　献

1) Kimura, N. T., Baba, T. (1973) Neoplastic changes in the rat liver induced by polychlorinated biphenyl. Gann 64, 105–108.
2) Nagasaki, H., Tomii, S., Mega, T., et al. (1972) Hepatocarcinogenicity of polychlorinated biphenyls in mice. Gann 63, 805.
3) Nishizumi, M. (1989) Carcinogenicity of 2, 3, 4, 7, 8-pentachlorodibenzofuran and 1, 2, 3, 4, 7, 8-hexachlorodibenzofuran in rats. Fukuoka Acta Med. 80, 240–245.
4) Kociba, R. J., Keyes, D. G., Beyer, J. E., et al. (1978) Results of a two-year chronic toxicity and oncogenicity study of 2, 3, 7, 8-tetrachlorodibenzo-p-dioxin in rats. Toxicol. Appl. Pharmacol. 46, 279–303.
5) Ikeda, M., Kuratsune, M., Nakamura, Y., et al. (1987) A cohort study on mortality of Yusho patients. — A preliminary report —. Fukuoka Acta Med. 78, 297–300.
6) Yoshihara, S., Nagata, K., Yoshimura, H., et al. (1981) Inductive effect on hepatic enzymes and acute toxicity of individual polychlorinated dibenzofuran congeners in rats. Toxicol. Appl. Pharmacol. 59, 580–588.
7) Masuda, Y., Yoshimura, H. (1984) Polychlorinated biphenyls and dibenzofurans in patients with Yusho and their toxicological significance: A review. J. Ind. Med. 5, 31–44.
8) Yoshimura, H., Kuroki, J., Koga, N., et al. (1984) High accumulation of 2, 3, 4, 7, 8-pentachlorodibenzofuran to hepatic microsomes of rats. J. Pharm. Dyn. 7, 414–419.
9) Kuroki, J., Koga, N., Yoshimura, H. (1986) High affinity of 2, 3, 4, 7, 8-pentachlorodibenzofuran to cytochrome P450 in the hepatic microsomes of rats. Chemosphere 15, 731–738.
10) Yoshimura, H., Yoshihara, S., Koga, N., et al. (1985) Inductive effect on hepatic enzymes and toxicity of congeners of PCBs and PCDFs. Environ. Health Perspect. 59, 113–119.
11) Oguri, K., Kamimura, H., Koga, N., et al. (1987) Mechanism for stimulated fecal excretion of 2, 3, 4, 7, 8-pentachlorodibenzofuran in rats by treatment with squalane. Chemosphere 16, 1707–1712.
12) Yoshimura, H., Yamamoto, H. (1975) A nobel route of excretion of 2, 4, 3′, 4′-tetrachlorobiphenyl in rats. Bull. Environ. Contamin. Toxicol. 13, 681–688.
13) 吉村英敏，山本弘明，木下春喜 (1974) PCB の代謝に関する研究(第 5 報) 2, 4, 3′, 4′-テトラクロロビフェニル代謝物の胆汁中排泄について．福岡医誌 65, 12–16.
14) Williams, R. T., Millburn, P., Smith, R. L. (1965) The influence of enterohepatic circulation on toxicity of drugs. Ann. N. Y. Acad. Sci. 123, 110–124.
15) Pittman, K., Weiner, M., Treble, D. H. (1976) Mirex kinetics in rhesus monkey. Drug Metab. Dispos. 4, 288–295.
16) Boylan, J. J., Egle, J. L., Guzelian, P. S. (1978) Cholestyramine: Use as a new therapeutic approach for chlordecone poisoning. Science 199, 893–895.
17) Boylan, J. J., Cohn, W. T., Egle, J. L., et al. (1979) Excretion of chlordecone by the gastrointestinal tract: Evidence for nonbiliary mechanism. Clin. Pharmacol. Therap. 25, 579–585.
18) Nakano, N. I., Funada, S., Honda, Y., et al. (1984) In vitro adsorption characteristics of bile salt anions by activated charcoal beads for oral administration. Chem. Pharm. Bull. 32, 4096–4102.
19) Albro, P. W., Fishbein, L. (1970) Absorption of aliphatic hydrocarbons by rats. Biochim. Biophys. Acta. 219, 437–446.

20) Yoshimura, H., Kamimura, H., Oguri, K., et al. (1986) Stimulating effect of activated charcoal beads on fecal excretion of 2, 3, 4, 7, 8-pentachlorodibenzofuran in rats. Chemosphere. 15, 219–227.
21) 神村英利，吉村英敏（1987）油症原因物質の排泄促進．福岡医誌 78, 266–280.
22) 吉村英敏，神村英利，小栗一太，等（1985）高毒性 2, 3, 4, 7, 8-pentachlorodibenzofuran のラット糞中排泄に及ぼすスクアランの効果．福岡医誌 76, 184–189.
23) Richter, E., Lay, J. P., Klein, W., et al. (1979) Paraffin-stimulated excretion of 2, 4, 6, 2′, 4′-pentachlorobi[^{14}C]phenyl by rats. Toxicol. Appl. Pharmacol. 50, 17–23.
24) Richter, E., Schaefer, S. G., Fichtl, B. (1983) Stimulation of the fecal excretion of 2, 4, 5, 2′, 4′, 5′-hexachlorobiphenyl in rats by squalane. Xenobiotica 13, 377–343.
25) Nilson, K. A., Cook, R. M. (1970) Use of activated carbon as antidote for pesticide poisoning in ruminants. J. Agr. Food Chem. 18, 437–440.
26) Nakano, N. I., Shimamori, Y., Umehashi, M., et al. (1984) Preparation and drug adsorption characteristics of activated charcoal beads suitable for oral administration. Chem. Pharm. Bull. 32, 699–707.
27) Yoshimura, H., Yoshihara, S., Ozawa, N., et al. (1979) Possible correlation between induction modes of hepatic enzymes by PCBs and their toxicity in rats. Ann. N. Y. Acad. Sci. 320, 179–192.
28) Kamimura, H., Koga, N., Oguri, K., et al. (1988) Enhanced fecal excretion of 2, 3, 4, 7, 8-pentachlorodibenzofuran in rats by a long-term treatment with activatesd charcoal beads. Xenobiotica 18, 585–592.
29) 樫本　隆，堀伸二郎，尾花裕孝（1985）PCDFs 中毒サルに対する 13-cis retinoic acid 及びスクアランの治療に関する研究．福岡医誌 76, 190–195.
30) 堀伸二郎，尾花裕孝，樫本　隆（1987）PCDFs 中毒サルに対するスクアランの治療に関する研究．福岡医誌 78, 281–285.
31) 神村英利，古賀信幸，小栗一太，等（1989）イヌにおけるスクアランの体内動態と安全性．福岡医誌 80, 269–280.
32) 神村英利，渕上勝野，井上秀顕，等（1991）スクアランのビーグル犬における 2 週間経口投与による残留試験．福岡医誌 82, 300–304.
33) 竹中重幸，森田邦正，高橋克巳（1991）米ぬかファイバーおよびコレスチラミンを用いたラット糞便中への排泄促進．福岡医誌 82, 310–316.
34) 森田邦正，平川博仙，松枝隆彦，等（1993）ラットにおける食物繊維の PCDF 及び PCDD 排泄促進効果．福岡医誌 84, 273–281.
35) 森田邦正，松枝隆彦，飯田隆雄（1997）ラットにおける polychlorinated dibenzo-p-dioxins の糞中排泄に対するクロレラ，スピルリナ及びクロロフィリンの効果．衛生化学 43, 42–47.
36) 森田邦正，松枝隆彦，飯田隆雄（1997）ラットにおける PCB, PCDF 及び PCDD の消化管吸収に及ぼす抹茶の効果．福岡医誌 88, 162–168.
37) 森田邦正，松枝隆彦，飯田隆雄（1999）ラットにおける PCDD 及び PCDF の消化管吸収に及ぼす緑色野菜の効果．福岡医誌 90, 171–183.

9.2. PCBs および PCDFs の体外排泄促進

飯田隆雄

9.2.1. 油症原因油および油症患者組織中の PCBs, PCDFs およびその関連物質

PCBs, PCDFs およびその関連物質の体外排泄促進法を臨床的に検討する前に，油症患者が摂取した原因油中の塩素系化合物を広く検索した。油症患者が使用した原因油中の PCDDs, PCDFs および PCBs の同族体を，^{13}C で標識した内部標準物質を用いて高分解能ガスクロマトグラフ・高分解能質量分析計で正確に測定した。表 9.2.1 に示すように多くの PCDDs（29 同族体）および PCDFs（56 同族体）が原因米ぬか油から検出され，PCDDs および PCDFs の総濃度は，それぞれ，700 ng/g および 7,900 ng/g であった。また，表 9.2.2 に示すように，132 種類の PCB 同族体が認められ，その濃度の合計は 745 μg/g であった。PCDFs は実験動物および人間の双方に対して非常に高毒性の化合物であることはよく知られており，患者の PCDFs 濃度レベルを測定することは患者体内に今も残留している PCDFs 濃度と油症症状の関係を把握するために特に重要と考えられた。

1986 年に 18 名の油症患者と 11 名の健常人(彼らはすべてボランティアである)の腹部皮下脂肪組織を採取し PCDFs の分析を行なった (1)。その結果を表 9.2.3 および表 9.2.4 に示す。油症患者の脂肪組織中から検出された PCDFs の主な化合物は 2, 3, 4, 7, 8-PenCDF と 1, 2, 3, 4, 7, 8- および 1, 2, 3, 6, 7, 8-HxCDFs であった。血中の PCBs のガスクロマトグラムピークパターンが A タイプを示す典型的な油症患者 7 名では，それらの化合物濃度は 2, 3, 4, 7, 8-PenCDF が 160–3,000 pg/g, 1, 2, 3, 4, 7, 8-HxCDF が 51–1,000 pg/g および 1, 2, 3, 6, 7, 8-HxCDF が 16–220 pg/g であった。健常人においては 2, 3, 4, 7, 8-PenCDF が 5 名のみに 16–39 pg/g の濃度レベルで検出された。この典型的油症患者 7 名の PCDFs の平均値は 1,900 pg/g で，それは，11 名の健常人の 16 pg/g に比べて 100 倍以上高値であった。おそらく，これらの患者組織中の高濃度の PCDFs は，油症症状の重要な要因と考えられる。表 9.2.3 に示すように，血中の PCBs のガスクロマトグラムピークパターンが BC や C タイプを示す患者脂肪組織の PCDFs の濃度レベルが，A タイプの患者に比べて非常に低かったことも注目される。

これら 7 名の患者と 8 名の健常人の皮下脂肪組織については，PCDDs と coplanar PCBs (Co-PCBs) も測定された (2)。油症患者の皮下脂肪組織では表 9.2.5 に示すように，1, 2, 3, 7, 8-PenCDD, 1, 2, 3, 6, 7, 8-HxCDD および OCDD の濃度レベルは，それぞれ，24–65 pg/g, 56–400 pg/g および 73–430 pg/g であった。これらの PCDDs について，2, 3, 7, 8-TCDD 換算係数 (TEFs) (3, 4) を用いて計算した 2, 3, 7, 8-TCDD 当量 (TEQ) 値は 21–68 pg/g の範囲であった。一方，健常人の脂肪組織では，表 9.2.6 に示すように，2, 3, 7, 8-TCDD, 1, 2, 3, 7, 8-PenCDD, 1, 2, 3, 6, 7, 8-HxCDD および OCDD はそれぞれ，1–5 pg/g, 4–18 pg/g, 21–130 pg/g および 180–1,300 pg/g の範囲で検出され，TEFs によって計算された TEQ 値は 2–10 pg/g の範囲であった。また，油症患者の脂肪組織から，3, 3′, 4, 4′-TCB,

表 9.2.1. 油症原因ライスオイル中の PCDDs および PCDFs 濃度 (ng/g)

同族体	濃度	同族体	濃度	同族体	濃度
1, 3, 6, 8-TCDD	1.1	1, 3, 6, 8-TCDF	11	1, 3, 4, 6, 9-PenCDF	1.3
1, 3, 7, 9-TCDD	0.98	1, 3, 7, 8-/1, 3, 7, 9-TCDF	15	1, 2, 3, 4, 8-/1, 2, 3, 7, 8-PenCDF	390
1, 3, 7, 8-TCDD	0.76	1, 3, 4, 7-TCDF	33	1, 2, 3, 4, 6-PenCDF	120
1, 2, 4, 7-/1, 2, 4, 8-/1, 3, 6, 9-TCDD	0.59	1, 4, 6, 8-TCDF	34	1, 2, 3, 7, 9-PenCDF	<0.1
1, 2, 6, 8-TCDD	0.26	1, 2, 4, 7-/1, 3, 6, 7-TCDF	240	1, 2, 3, 6, 7-PenCDF	46
1, 4, 7, 9-TCDD	0.82	1, 3, 4, 8-TCDF	29	1, 2, 4, 6, 9-/2, 3, 4, 8, 9-PenCDF	160
2, 3, 7, 8-TCDD	<0.1	1, 2, 4, 8-/1, 3, 4, 6-TCDF	150	1, 3, 4, 8, 9-PenCDF	4.3
1, 2, 3, 7-TCDD	0.31	1, 2, 4, 6-/1, 2, 6, 8-TCDF	110	1, 2, 4, 8, 9-PenCDF	<0.1
1, 2, 3, 4-/1, 2, 3, 8-/1, 2, 4, 6-/1, 2, 4, 9-TCDD	0.27	1, 4, 7, 8-/1, 3, 6, 9-/1, 2, 3, 7-TCDF	64	1, 2, 3, 6, 9-PenCDF	89
1, 2, 3, 6-/1, 2, 7, 9-TCDD	0.43	1, 2, 3, 4-/1, 6, 7, 8-TCDF	67	2, 3, 4, 6, 8-PenCDF	4.0
1, 2, 7, 8-/1, 4, 6, 9-TCDD	<0.1	1, 2, 3, 6-/1, 2, 3, 8-/1, 4, 6, 7-/2, 4, 6, 8-TCDF	79	1, 2, 3, 4, 9-PenCDF	5.6
1, 2, 3, 9-TCDD	<0.1	1, 3, 4, 9-TCDF	<0.1	2, 3, 4, 7, 8-PenCDF	590
1, 2, 6, 9-TCDD	<0.1	1, 2, 7, 8-TCDF	53	1, 2, 3, 8, 9-PenCDF	<0.1
1, 2, 6, 7-TCDD	<0.1	1, 2, 7, 9-TCDF	170	2, 3, 4, 6, 7-PenCDF	390
1, 2, 8, 9-TCDD	<0.1	1, 4, 6, 9-TCDF	<0.1	1, 2, 3, 4, 6, 8-HxCDF	79
1, 2, 4, 6, 8-/1, 2, 4, 7, 9-PenCDD	38	1, 2, 4, 9-TCDF	<0.1	1, 3, 4, 6, 7, 8-/1, 3, 4, 6, 7, 9-HxCDF	140
1, 2, 3, 6, 8-PenCDD	28	2, 3, 6, 8-TCDF	99	1, 2, 4, 6, 7, 8-HxCDF	120
1, 2, 4, 7, 8-PenCDD	3.6	2, 4, 6, 7-TCDF	510	1, 2, 4, 6, 7, 9-HxCDF	3.3
1, 2, 3, 7, 9-PenCDD	16	1, 2, 3, 7-TCDF	<0.1	1, 2, 3, 4, 7, 8-/1, 2, 3, 4, 7, 9-HxCDF	640
1, 2, 3, 4, 7-/1, 2, 4, 6, 9-PenCDD	2.1	2, 3, 4, 7-TCDF	<0.1	1, 2, 3, 6, 7, 8-HxCDF	110
1, 2, 3, 7, 8-PenCDD	7.9	1, 2, 6, 9-TCDF	<0.1	1, 2, 4, 6, 8, 9-HxCDF	<0.1
1, 2, 3, 6, 9-PenCDD	1.0	2, 3, 7, 8-TCDF	90	1, 2, 3, 4, 6, 7-HxCDF	560
1, 2, 4, 6, 7-/1, 2, 4, 8, 9-PenCDD	2.8	2, 3, 4, 8-TCDF	270	1, 2, 3, 6, 7, 9-HxCDF	<0.1
1, 2, 3, 4, 6-PenCDD	0.12	2, 3, 4, 6-TCDF	64	1, 2, 3, 4, 6, 9-/1, 2, 3, 6, 8, 9-HxCDF	8.0
1, 2, 3, 6, 7-PenCDD	1.2	2, 3, 6, 7-TCDF	82	1, 2, 3, 7, 8, 9-HxCDF	2.3
1, 2, 3, 8, 9-PenCDD	<0.1	3, 4, 6, 7-TCDF	9.4	2, 3, 4, 6, 7, 8-HxCDF	6.6
1, 2, 3, 4, 6, 8-/1, 2, 4, 6, 7, 9-/1, 2, 3, 6, 8, 9-HxCDD	160	1, 2, 8, 9-TCDF	<0.1	2, 3, 4, 6, 7, 8-HxCDF	75
1, 2, 3, 6, 7, 9-/1, 2, 3, 6, 8, 9-HxCDD	120	1, 3, 4, 6, 8-PenCDF	39	1, 2, 3, 4, 6, 7, 8-HpCDF	180
1, 2, 3, 4, 7, 8-HxCDD	12	1, 2, 4, 6, 8-PenCDF	46	1, 2, 3, 4, 6, 7, 9-HpCDF	8.8
1, 2, 3, 6, 7, 8-HxCDD	51	1, 3, 6, 7, 8-PenCDF	89	1, 2, 3, 4, 7, 8, 9-HpCDF	1.4
1, 2, 3, 4, 6, 9-HxCDD	3.7	1, 3, 4, 7, 8-PenCDF	3.7	1, 2, 3, 4, 7, 8, 9-HpCDF	3.2
1, 2, 3, 7, 8, 9-HxCDD	32	1, 3, 4, 7, 9-/1, 2, 3, 6, 8-PenCDF	130	1, 2, 3, 4, 6, 7, 8, 9-OCDF	190
1, 2, 3, 4, 6, 7-HxCDD	7.9	1, 2, 4, 7, 8-PenCDF	360		
1, 2, 3, 4, 6, 7, 9-HpCDD	69	1, 2, 4, 7, 9-/1, 3, 4, 6, 7-PenCDF	67		
1, 2, 3, 4, 6, 7, 8-HpCDD	84	1, 2, 4, 6, 7-PenCDF	300		
1, 2, 3, 4, 6, 7, 8, 9-OCDD	55	1, 2, 3, 4, 7-/1, 4, 6, 7, 8-PenCDF	820		

表 9.2.2. 油症原因ライスオイル中の PCBs 濃度 (ng/g)

IUPAC#	濃度	IUPAC#	濃度	IUPAC#	濃度	IUPAC#	濃度	IUPAC#	濃度
Mono-CB		37	6,700	94	<1	144,147	230	174	1,700
1	14	Tetra-CB		102,98,93,95	530	139,149	5,000	181	410
2	0.92	54	4.5	88,91,121	<1	140,143	<1	177	880
3	12	50	<1	92	150	133,134	610	171	1,600
Di-CB		53	44	84	250	131,142	<1	173	380
10,4	99	51	190	89,90	1,600	146,165	2,400	172	920
9,7	20	45	520	101	15,000	153,161	13,000	192	<1
6	59	69,46	250	99,113	4,700	132,168	5,800	180	6,700
8,5	700	52,73	10,000	112,119	<1	141	3,800	193	570
14	16	49,43	7,800	83	<1	137	1,700	191	<1
11	270	47,48,75,65,62	6,900	86,97,109,117,125	20,000	130	2,400	170	5,300
12,13	190	44,59	11,000	87,111,115,116	49,000	163,164	<1	190	1,800
15	260	42	3,700	85,120	<1	138	22,000	189	820
Tri-CB		72,71,41	6,600	110	48,000	158,160	7,200	Octa-CB	
19	440	64,68	15,000	82	8,000	129	5,700	202	130
30	<1	40,57	2,400	124	3,600	166	1,900	200,204	92
18	10,000	67,58	980	107,108	7,100	159	760	197	69
17	2,600	63	2,300	123	2,800	162	480	200	310
24,27	430	74,61	30,000	106,118	62,000	128,167	8,900	198	160
32	6,000	76,70,80	63,000	114	6,500	156	9,400	199	510
16	<1	66	54,000	122	<1	157	2,700	196,203	1,500
23,34	26	55	470	105,127	3,100	169	46	195	580
29	23	60	32,000	126	1,200	Hepta-CB		194	930
26	1,800	56	22,000	Hexa-CB		188	4.5	205	230
25	440	79	460	155	<1	184	16	Nona-CB	
31	48,000	78	660	150	<1	179	310	208	85
28	<1	81	1,300	152	22	176	450	207	90
20,21,33	11,000	77	13,000	145	19	186	34	206	370
22	6,900	Penta-CB		148	45	178	270	Deca-CB	
36	1,100	104	<1	136	800	175	250	209	54
39	630	96	2.0	154	620	182,187	1,200		
38	1,700	103	<1	151	800	183	1,800		
35	370	100	<1	135	860	185	800		

第9章 PCB および PCDF の排泄促進

表 9.2.3. 油症患者皮下脂肪組織中の PCDFs および PCBs 濃度（1986 年）

No.	年齢	性別	PCDFs (pg/g)					PCBs (ng/g)	PCDFs/PCBs (%)	血中PCBパターン[a]のタイプ
			2,3,7,8-TCDF	2,3,4,7,8-PenCDF	1,2,3,4,7,8-HxCDF	1,2,3,6,7,8-HxCDF	Total PCDFs			
1	50	F	18	3,000	1,000	220	4,200	5,700	0.074	A
2	54	M	N.D.	2,400	900	170	3,500	2,400	0.15	A
3	55	F	N.D.	2,000	230	64	2,300	1,200	0.19	A
4	45	F	N.D.	1,400	590	120	1,700	2,300	0.14	A
5	43	F	N.D.	710	120	37	870	1,300	0.067	A
6	45	M	N.D.	240	51	16	310	1,200	0.025	A
7	50	M	N.D.	160	54	22	220	1,000	0.024	A
8	54	M	N.D.	140	N.D.	N.D.	140	1,300	0.011	BC
9	64	M	N.D.	100	N.D.	N.D.	100	1,700	0.0059	C
10	59	F	11	75	4	N.D.	90	980	0.0092	C
11	60	M	5	61	N.D.	N.D.	66	1,800	0.0037	C
12	58	F	4	55	4	N.D.	63	1,500	0.0042	C
13	62	F	N.D.	59	N.D.	N.D.	59	1,100	0.0054	C
14	62	F	8	52	3	N.D.	63	1,400	0.0045	C
15	57	M	N.D.	55	N.D.	N.D.	55	900	0.0061	C
16	47	M	N.D.	15	N.D.	N.D.	15	820	0.0061	BC
17	54	M	N.D.	12	N.D.	N.D.	12	580	0.0018	C
18	48	F	N.D.	N.D.	N.D.	N.D.	N.D.	1,100		C

[a]: PCBs の血中ガスクロマトグラムパターン, N.D.: 不検出
M; 男性, F; 女性

表 9.2.4. 健常人皮下脂肪組織中の PCDFs および PCBs 濃度（1986 年）

No.	年齢	性別	PCDFs (pg/g)					PCBs (ng/g)	PCDFs/PCBs (%)	血中PCBパターン[a]のタイプ
			2,3,7,8-TCDF	2,3,4,7,8-PenCDF	1,2,3,4,7,8-HxCDF	1,2,3,6,7,8-HxCDF	Total PCDFs			
1	61	M	19	39	N.D.	N.D.	58	1,200	0.0048	C
2	45	M	N.D.	31	N.D.	N.D.	31	580	0.0053	C
3	45	M	N.D.	21	N.D.	N.D.	21	900	0.0023	C
4	56	M	N.D.	16	N.D.	N.D.	16	1,200	0.0013	C
5	53	F	N.D.	16	N.D.	N.D.	16	660	0.0024	C
6	60	M	N.D.	N.D.	N.D.	N.D.	N.D.	1,300		BC
7	61	F	N.D.	N.D.	N.D.	N.D.	N.D.	930		C
8	47	M	N.D.	N.D.	N.D.	N.D.	N.D.	920		C
9	58	M	N.D.	N.D.	N.D.	N.D.	N.D.	970		C
10	40	M	N.D.	N.D.	N.D.	N.D.	N.D.	710		C
11	29	M	N.D.	N.D.	N.D.	N.D.	N.D.	440		C

[a]: PCBs の血中ガスクロマトグラムパターン, N.D.: 不検出
M; 男性, F; 女性

表 9.2.5. 油症患者皮下脂肪組織中の PCDDS, PCDFs および Co-PCBs 濃度のレベル (pg/g)

No.	1	2	3	4	5	6	7	平均	標準偏差
年齢	55	50	45	54	50	45	43	49	5
性別	F	M	F	M	F	M	F		
2, 3, 7, 8-TCDD	N.D.	N.D.	N.D.	N.D.	N.D.	N.D.	N.D.	N.D.	N.D.
1, 2, 3, 7, 8-PenCDD	24	38	65	53	56	35	25	42	16
1, 2, 3, 6, 7, 8-HxCDD	130	60	190	210	400	56	84	161	121
OCDD	120	73	430	140	120	120	120	160	121
2, 3, 7, 8-TCDF	N.D.	N.D.	N.D.	N.D.	N.D.	N.D.	N.D.	N.D.	N.D.
2, 3, 4, 7, 8-PenCDF	2,000	160	1,400	2,400	3,000	240	71	1,300	1,200
1, 2, 3, 4, 7, 8-HxCDF	230	54	590	900	1,000	51	120	421	407
1, 2, 3, 6, 7, 8-HxCDF	120	73	430	140	120	120	120	160	121
1, 2, 3, 4, 6, 7, 8-HpCDF	29	33	110	0	0	0	72	35	42
3, 4, 3', 4'-TCB	6	13	29	8	8	9	8	12	8
3, 4, 5, 3', 4'-PenCB	63	72	130	44	32	75	73	70	31
3, 4, 5, 3', 4', 5'-HxCB	300	220	570	190	160	470	1,100	440	350
Total PCDDs	270	170	690	400	580	210	230	360	200
Total PCDFs	2,400	320	2,500	3,400	4,100	410	380	1,900	1,600
Total Co-PCBs	370	310	730	240	200	550	1,200	510	350
PCDDs TEQ	25	25	52	48	68	23	21	37	18
PCDFs TEQ	1,000	93	800	1,300	1,600	140	60	720	630
Co-PCBs TEQ	9	9	19	6	5	12	19	11	6
Total TEQ	1,100	130	870	1,400	1,700	170	99	770	650

N.D.: 不検出　　M; 男性，F; 女性

表 9.2.6. 健常人皮下脂肪組織中の PCDDs, PCDFs および Co-PCBs 濃度のレベル

No.	1	2	3	4	5	6	7	8	平均	標準偏差
年齢	19	24	2	41	52	20	20	47	29	17
性別	M	M	M	M	M	M	F	M		
2, 3, 7, 8-TCDD	1	2	5	3	3	3	2	1	3	1
1, 2, 3, 7, 8-PenCDD	7	10	15	13	18	17	14	4	12	5
1, 2, 3, 6, 7, 8-HxCDD	130	120	68	55	72	120	79	21	83	35
OCDD	280	550	790	1,300	180	320	520	250	530	400
2, 3, 7, 8-TCDF	1	2	7	2	2	1	3	1	2	2
2,3,4,7,8-PenCDF	9	15	29	31	30	19	14	8	19	9
1, 2, 3, 4, 7, 8-HxCDF	3	6	11	13	7	6	7	7	8	3
1, 2, 3, 6, 7, 8-HxCDF	5	6	12	20	8	8	7	3	9	5
1, 2, 3, 4, 6, 7, 8-HpCDF	3	6	4	8	3	4	5	2	4	2
3, 4, 3', 4'-TCB	5	5	8	9	6	7	6	3	6	2
3, 4, 5, 3', 4'-PenCB	59	83	180	160	280	83	190	41	140	82
3, 4, 5, 3', 4', 5'-HxCB	58	79	100	100	200	120	82	47	98	47
Total PCDDs	420	680	870	1,400	270	460	610	280	620	390
Total PCDFs	21	35	47	46	39	26	24	16	32	12
Total Co-PCBs	120	170	290	270	490	210	280	91	240	120
PCDDs TEQ	5	7	9	8	10	10	8	2	7	3
PCDFs TEQ	5	8	15	16	15	10	7	4	10	5
Co-PCBs TEQ	6	9	19	17	30	10	20	5	14	9
Total TEQ	16	24	43	41	55	29	36	11	32	15

M; 男性，F; 女性

3, 3′, 4, 4′, 5-PenCB および 3, 3′, 4, 4′, 5, 5′-HxCB が, それぞれ, 6–29 pg/g, 32–130 pg/g および 160–1,100 pg/g の濃度範囲で検出され，これらの Co-PCBs の TEQ 値は 9–19 pg/g であった。さらに，Co-PCBs は健常人の脂肪組織からも，それぞれ，3–9 pg/g, 41–280 pg/g および 47–200 pg/g の濃度範囲で検出され，Co-PCBs の TEQ 値は 5–30 pg/g であった。これらをまとめると，TEFs で計算された PCDDs, PCDFs および Co-PCBs の TEQ 値は油症患者では平均で, それぞれ, 37 pg/g, 720 pg/g および 19 pg/g であり，健常人では，それぞれ，7 pg/g, 10 pg/g および 14 pg/g であった。それ故，PCDFs は今でも油症の様々な症状の最も重要な要因と考えられ，これらの化合物の排泄促進は油症患者の根本的な治療法になると考えられた。

荒木 (5) は，マウスでの実験で，コレスチラミンの投与が消化管内での PCBs の再吸収を減少させることを示した。その後，スクワラン，流動パラフィンおよび活性炭ビーズを用いて動物中に残留しているこれらの化合物を糞中に排泄促進させる多くの実験が行なわれた。吉村と山本 (6) はラットに投与された 2, 3′, 4, 4′-TCB のような塩素化芳香族炭化水素は腸管壁を通して徐々に糞中に排泄されるが，胆汁中には検出されないことを報告した。吉村ら (7) は，また，2, 3, 4, 7, 8-PenCDF の糞中排泄はスクワランの投与によって，再吸収が阻害されることを報告した。他方，Boylan ら (8) はクロルデコン（Kepone）によって惹き起こされた慢性の症例において，血液および脂肪中に残留するクロルデコンは陰イオン交換樹脂であるコレスチラミンの経口投与により糞中排泄が促進されると報告した。それは，脂溶性化合物である PCDFs による慢性中毒の治療法として有効と考えられた。神村と吉村 (9) はラットによる動物実験の結果から，PCDFs はコレスチラミン，活性炭ビーズ，流動パラフィンおよびスクワランの経口投与により排泄が促進され，これらの薬剤は PCDFs の糞中排泄を 1.8–2.9 倍促進すると報告した。さらに，竹中ら (10) はラットを用いた実験で米ぬか繊維とコレスチラミンの併用投与で PCBs の糞中排泄が 5.4 倍促進されることを報告した。一方，一人ひとりの患者の体内に残留する PCDFs および PCBs を把握するため，これら化合物の脂肪組織および血中濃度が測定され，さらに糞中排泄量も把握された (11)。これらの結果と動物実験の検討結果から判断して，九州大学油症治療研究班は油症患者でのコレスチラミン単独あるいは米ぬか繊維との併用投与による PCDFs および PCBs の排泄を促進するため臨床的な治療実験を行なった (12, 13)。同様の臨床治療実験は台湾の Yucheng 患者に対しても行なわれた (14)。

9.2.2. 血液，皮下脂肪および糞中の PCDFs および PCBs レベル

事件後 22 年たった時点で患者の血液，皮下脂肪および糞中の PCDFs および PCBs を測定し，血液および脂肪中に残留する PCDFs および PCBs 濃度レベルと糞中への排泄量の関係について検討した。

9.2.2.1. 血中の PCDFs および PCBs 濃度レベル

表 9.2.7 は油症患者と健常人の血中 PCDFs および PCBs の濃度レベルを示す。患者の 2, 3, 4, 7, 8-PenCDF (PenCDF) と 1, 2, 3, 4, 7, 8-および 1, 2, 3, 6, 7, 8-HxCDFs (HxCDFs) は，それぞれ，0.2–6.6 pg/g および 0.2–6.1 pg/g であった。これらの値は，健常人の最高値と比べても 2–73 倍および 2–61 倍であった。患者 OM と YM は重度の被害を受けており，PenCDF と HxCDFs は他の患者より

も遙かに高濃度であった。また、これらの PCDFs 濃度は女性の方が男性よりも高濃度であった。患者血中の 1, 2, 3, 4, 6, 7, 8-HpCDF は 0.2–0.6 pg/g で、PenCDF および HxCDFs より低濃度であったが、それは健常人の最高値の 2–6 倍の濃度であった。

血中の PCBs 濃度は OM で 12 ng/g、YM で 22 ng/g であった。一方、その他の 4 名の患者では 7 ng/g 以下であり、健常人の値と同じ程度の濃度レベルであった。

9.2.2.2. 皮下脂肪組織中 PCDFs および PCBs 濃度レベル

表 9.2.8 に示すように患者の脂肪組織中 PenCDF および HxCDFs の濃度レベルは、それぞれ、100–1,730 pg/g および 110–1,440 pg/g であり、それらは健常人の最高値と比べて 4–64 倍および 3–41 倍高い値であった。2, 3, 7, 8-TCDF も 18–34 pg/g 検出され、それらは健常人の最高値と比べ 1.5–3 倍高

表 9.2.7. 油症患者および健常人血中の PCDFs および PCBs 濃度レベル

試料		性別	年齢	重量 (g)	PCDFs (pg/g)				PCBs (ng/g)
					TCDF[a]	PenCDF[b]	HxCDF[c]	HpCDF[d]	
患者	OM	M	58	15	NA[e]	4.6	5.3	0.4	12
	YM	F	54	14	NA[e]	6.6	6.1	0.4	22
	MK	M	54	13	NA[e]	0.3	0.3	0.2	3
	TK	F	49	10	NA[e]	2.2	2.6	0.6	7
	TM	M	49	15	NA[e]	0.2	0.2	0.2	3
	EM	F	47	14	NA[e]	0.9	0.4	0.3	4
健常人	YY	F	57	96	NA[e]	0.05	0.04	0.1	4
	KT	M	65	53	NA[e]	0.08	0.1	0.08	4
	TI	M	44	86	NA[e]	0.09	0.04	0.1	2

[a]: 2, 3, 7, 8-TCDF, [b]: 2, 3, 4, 7, 8-PenCDF, [c]: 1, 2, 3, 4, 7, 8- および 1, 2, 3, 6, 7, 8-HxCDFs, [d]: 1, 2, 3, 4, 6, 7, 8-HpCDF, [e]: 活性炭カラムクロマトグラム中の不純物による妨害で定量困難
M; 男性、F; 女性

表 9.2.8. 油症患者および健常人皮下脂肪中の PCDFs および PCBs 濃度レベル

試料		性別	年齢	重量 (g)	PCDFs (pg/g)				PCBs (ng/g)
					TCDF[a]	PenCDF[b]	HxCDF[c]	HpCDF[d]	
患者	OM	M	58	0.63	24	1,340	1,310	N.D.	2,200
	YM	F	54	0.50	34	1,730	1,440	72	5,700
	MK	M	54	1.02	32	100	150	33	1,000
	TK	F	49	0.93	18	850	770	110	2,300
	TM	M	49	0.43	33	170	110	N.D.	1,200
	EM	F	47	0.47	28	420	160	N.D.	1,300
健常人	YY	F	57	1.00	4	13	10	N.D.	1,300
	KT	M	65	0.61	12	27	35	19	1,200
	TI	M	44	0.78	6	18	9	9	710

[a]: 2, 3, 7, 8-TCDF, [b]: 2, 3, 4, 7, 8-PenCDF, [c]: 1, 2, 3, 4, 7, 8- および 1, 2, 3, 6, 7, 8-HxCDFs, [d]: 1, 2, 3, 4, 6, 7, 8-HpCDF
M; 男性、F; 女性

い値であった．1, 2, 3, 4, 6, 7, 8-HpCDF は OM, TM および EM からは検出されなかった．一方，YM, MK および TK では 33–110 pg/g の濃度で検出された．さらに，OM, YM および TK の試料から PCBs が健常人より少し高い濃度で検出されたが MK, TM および EM は健常人と同じ程度の濃度レベルであった．

9.2.2.3. PCDFs および PCBs の糞中排泄量

表 9.2.9 に，患者および健常人の PCDFs および PCBs の糞中排泄レベルを示す．各個人の糞便排泄量は一日平均で患者では 64–213 g，健常人では 97–162 g であった．PenCDF と HxCDFs の糞中排泄量は，患者では，それぞれ，200–1,400 pg/日 および 190–1,600 pg/日，健常人では，それぞれ，42–54 pg/日 および 28–46 pg/日 であった．他方，糞中の PCBs 排泄量は患者では，320–1,370 ng/日，健常人では，92–180 ng/日 であった．これらの化合物の糞中排泄量は，男性よりも女性の方が高かった．また，これら化合物の糞中濃度と糞便排泄量の間には相関は認められなかった．以上の知見は，PenCDF と HxCDFs が油症患者の組織中に残留する PCDFs の主な同族体でそれが糞中に排泄されていることを示している．さらに，PenCDF および HxCDFs の糞中排泄量は，血中，皮下脂肪組織中のそれらの濃度レベルに比例していた（図 9.2.1）．また，6 名の患者の糞中に排泄されるこれらの化合物のレベルは，健常人のそれらのレベルよりかなり高かった．2, 3, 4, 7, 8-PenCDF は主として糞中に排泄されるという吉村ら（7）の動物実験の知見から考えて，油症患者においても PCDFs は主に糞中に排泄されると考えられる．表 9.2.9 に示すように，PenCDF と HxCDFs は，一日当たり，それぞれ，200 から 1,400 pg および 190 から 1,600 pg の割合で糞中に排泄され，それは，それらの化合物が体脂肪 1 g に含まれる量にほぼ相当する．ここで，油症患者の体に含まれる体脂肪量を 10 kg と仮定すると，患者の体に残留している PCDFs がすべて体外に排泄されるのに単純に計算すると約 30 年かかることになる．患者および健常人の血液，皮下脂肪および糞中の PCBs レベルを図 9.2.2 に示す．その結果は PCDFs に類似しているが，それらの値の相関は PCDFs におけるそれより低い．

表 9.2.9. 油症患者および健常人糞便中の PCDFs および PCBs 排泄量

	試料	性別	年齢	重量 (g)	PCDFs (pg/日)				PCBs (ng/日)
					TCDF[a]	PenCDF[b]	HxCDF[c]	HpCDF[d]	
患者	OM	M	58	112 ± 51	91 ± 36	1,050 ± 400	1,030 ± 740	90 ± 50	680 ± 290
	YM	F	54	137 ± 64	38 ± 15	1,380 ± 560	1,530 ± 570	120 ± 64	1,370 ± 600
	MK	M	54	126 ± 36	44 ± 14	200 ± 49	200 ± 61	31 ± 10	570 ± 180
	TK	F	49	213 ± 28	160 ± 160	1,160 ± 500	1,590 ± 740	130 ± 75	1,220 ± 600
	TM	M	49	75 ± 18	44 ± 14	200 ± 52	190 ± 50	38 ± 12	550 ± 90
	EM	F	47	64 ± 21	28 ± 6	330 ± 130	220 ± 69	28 ± 8	320 ± 110
健常人	YY	F	57	157 ± 62	50	42	28	28	180
	KT	M	65	97 ± 25	34	54	46	46	92
	TI	M	44	162 ± 19	36	44	32	32	170

[a]: 2, 3, 7, 8-TCDF，[b]: 2, 3, 4, 7, 8-PenCDF，[c]: 1, 2, 3, 4, 7, 8- および 1, 2, 3, 6, 7, 8-HxCDFs，[d]: 1, 2, 3, 4, 6, 7, 8-HpCDF.
M; 男性，F; 女性

図 9.2.1. 油症患者および健常人血中，脂肪中および糞便中の PCDFs レベル
（A）患者血液　　　（B）患者皮下脂肪　　（C）患者糞便
（a）健常人血液　　（b）健常人皮下脂肪　（c）健常人糞便

■ 2,3,7,8-TCDF　　　　　　　　　　▨ 2,3,4,7,8-PenCDF
▦ 1,2,3,4,7,8- and 1,2,3,6,7,8-HxCDF　□ 1,2,3,4,6,7,8-HpCDF

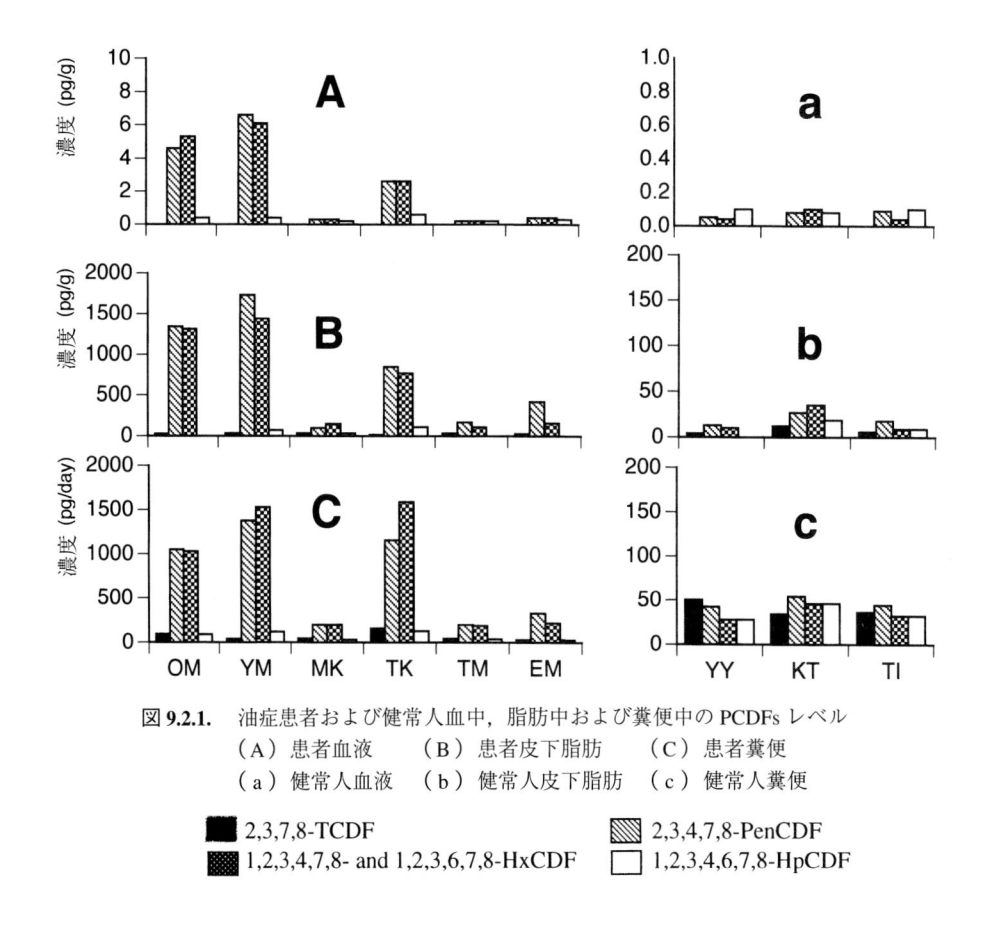

9.2.3. コレスチラミン単独投与，米ぬか繊維とコレスチラミンの併用投与による治療の試み

患者体内に残留する PCDFs が動物実験と同様にコレスチラミン単独投与や米ぬか繊維とコレスチラミン併用投与によって排泄促進されるか否かを検討した。米ぬか繊維は Prosky 法（15）を用いて食物繊維 85%（23.5% Cellulose，43.2% Hemicellulose および 18.4% Lignin）を含むまで精製した。

9.2.3.1. PCDFs およびその関連物質の糞中排泄におけるコレスチラミンの効果

6 名の油症患者は 6 ヵ月間にわたって，毎食後 4 g のコレスチラミンを水に懸濁して一日 3 回服用した。それらの患者群は 3 組の夫婦であった。彼らの血中 PCBs のガスクロマトグラムは油症患者特有のパターンを示していた。コレスチラミンを服用する前，服用開始 2 ヵ月目，4 ヵ月目および 6 ヵ月目にそれぞれの連続する 6 日間の糞便をすべて集めた。表 9.2.10 に，コレスチラミンを服用した患者の糞中 PCDFs 排泄量の結果をまとめて示す。患者 B および D の投与期間中の糞便量は投与前と比べて 1.7 および 1.4 倍に増加していた。他の 4 人の患者では糞便重量はコレスチラミン投与前とほとんど変化しなかった。患者 A は，コレスチラミン投与前および投与中の PenCDF 排泄量がそれぞれ，一日当たり 1,100 pg および 1,300 pg であった。そして HxCDFs のそれらは，それぞれ，一日当たり 1,000 pg および 1,300 pg であった。これは，糞中の PenCDF および HxCDFs 排泄量が

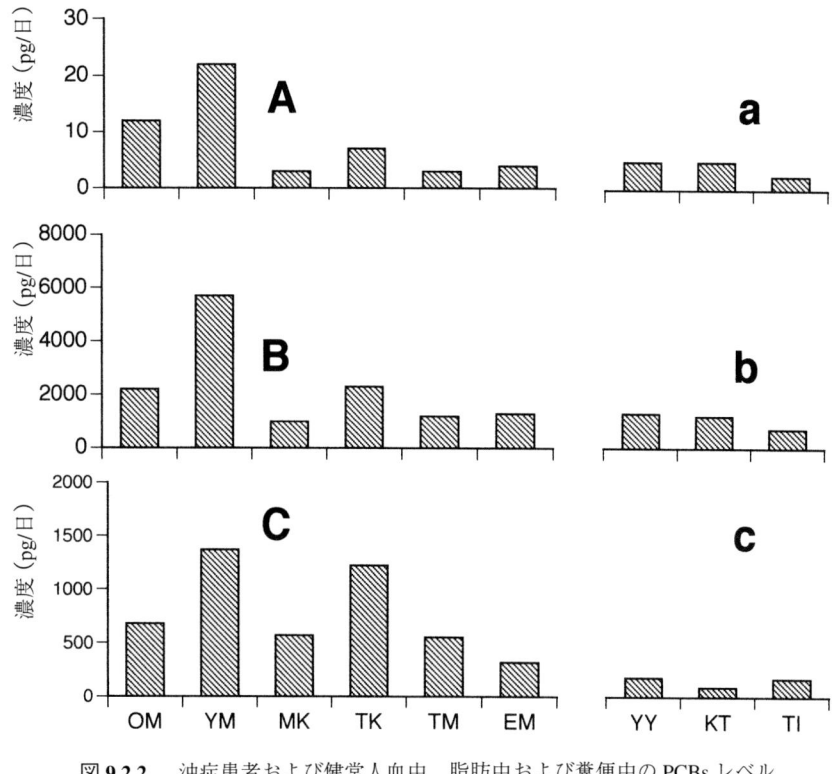

第 9 章　PCB および PCDF の排泄促進

図 9.2.2. 油症患者および健常人血中, 脂肪中および糞便中の PCBs レベル
　　　（A）患者血液　　　（B）患者皮下脂肪　　　（C）患者糞便
　　　（a）健常人血液　　（b）健常人皮下脂肪　　（c）健常人糞便

表 9.2.10. 油症患者におけるコレスチラミン投与前, 投与中の PCDFs および PCBs の糞便中排泄量

患者	年齢	性別	投与	糞便 (g/日)	PenCDF[a] (pg/日)	HxCDFs[b] (pg/日)	PCBs (ng/日)
A	60	M	投与前	110	1,100	1,000	680
			投与中	110	1,300	1,300	860
B	56	F	投与前	140	1,400	1,500	1,400
			投与中	240	1,600	1,200	1,300
C	53	M	投与前	75	200	190	550
			投与中	76	120	110	370
D	49	F	投与前	64	330	220	320
			投与中	90	330	240	420
E	55	M	投与前	130	200	200	570
			投与中	150	190	200	660
F	53	F	投与前	210	1,200	1,600	1,200
			投与中	230	730	930	850

[a]: 2, 3, 4, 7, 8-PenCDF,　[b]: 1, 2, 3, 4, 7, 8- および 1, 2, 3, 6, 7, 8-HxCDFs.
M; 男性, F; 女性

投与中に増加した唯一のケースである。しかし，その増加の割合はわずかであった（約 20%）。よって，コレスチラミン単独投与では PCDFs の排泄促進効果は認められないと考えられた。

9.2.3.2. 米ぬか繊維とコレスチラミンの併用投与が PCDFs 糞中排泄に与える効果

2 組の油症患者夫婦は 2 週間 10 g の米ぬか繊維と 4 g のコレスチラミンを水に懸濁させて毎食後に投与した。各患者の糞便は投与前の 7 日間および投与中の 13 日間それぞれ，全量集めた。表 9.2.11 にそれらの患者の投与前および投与中における PCDFs の糞中排泄量をまとめて示す。患者の糞便重量は投与前に比べて投与中は平均で 1.9 から 2.3 倍に増加した。投与前および投与中における糞中の 2, 3, 4, 7, 8-PenCDF は患者 B では一日当たり 1,100 pg および 1,400 pg であり，患者 G では 420 pg および 630 pg であった。同様に，投与前および投与中における糞中の HxCDFs は，それぞれ，患者 B では一日当たり 1,400 pg および 1,800 pg であり，患者 G では 310 pg および 430 pg であった。これら 2 名の患者では PenCDF および HxCDFs の糞中排泄量が投与前に比べて，それぞれ，30–50% および 40–50% 増加していることが注目される。これに対して他の 2 名ではこのような増加は認められなかった。この食い違いはおそらく患者のアンケートに示されているように糞便試料が完全に回収できなかったことによると考えられる。上記の結果は，コレスチラミンと米ぬか繊維の併用投与が PCDFs の糞中排泄促進に効果的であることを示唆した。上記の実験中および実験終了後に患者の臨床症状は医師によって診察され，臨床実験中に皮膚の病気の状態が良くなったという患者はいたが，副作用は何ら認められなかった (16, 17)。

9.2.4. 台湾の Yucheng 患者の血中 PCDDs, PCDFs および Co-PCBs 濃度レベルとそれらの糞便中排泄量

台湾の Yucheng 患者 17 名から採取された血液および糞便試料中の PCDDs, PCDFs および Co-PCBs を測定した (18)。台湾の健常人の測定は行なわなかった。血液は 1993 年 1 月および 1993 年 8 月に，他方，糞便試料は，1993 年 8 月の 3 週間にわたって収集された。糞便試料の収集方法およびこれら

表 9.2.11. 油症患者における米ぬか繊維とコレスチラミン投与前，投与中の PCDFs および PCBs の糞便中排泄量

患者	年齢	性別	投与	糞便 (g/day)	糞便中排泄量	
					PenCDF[a] (pg/日)	HxCDFs[b] (pg/日)
A	60	M	投与前	68	1,100	1,400
			投与中	130	870	1,000
B	56	F	投与前	210	1,130	1,170
			投与中	390	1,500	1,800
G	53	M	投与前	75	420	310
			投与中	170	630	430
H	49	F	投与前	80	2,350	2,470
			投与中	150	2,300	2,200

[a]: 2, 3, 4, 7, 8-PenCDF, [b]: 1, 2, 3, 4, 7, 8- および 1, 2, 3, 6, 7, 8-HxCDFs.
M; 男性, F; 女性

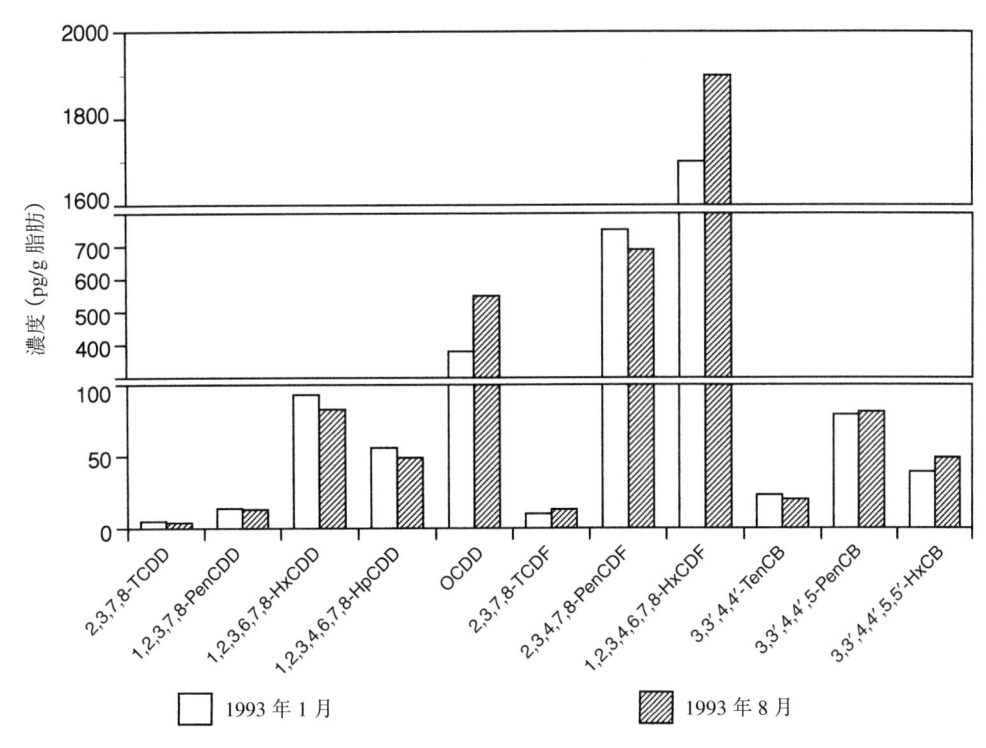

図 9.2.3. 1993 年 1 月および 1993 年 8 月に採取した Yucheng 患者の血中 PCDDs, PCDFs および Co-PCBs 濃度の比較

の化合物の測定方法は，日本の油症患者の研究と同様である．

9.2.4.1. 台湾の Yucheng 患者の血中 PCDDs, PCDFs および Co-PCBs の濃度レベル

表 9.2.12 に 1993 年の 1 月と 8 月に集められた血中の PCDDs, PCDFs および Co-PCBs の濃度の平均値は，それぞれ，590 および 570 pg TEQ/g（脂肪重量）であり，約 7 ヵ月間ではこれらの化合物の血中濃度は低下しないことを示している．また，血中の PCDDs, PCDFs および Co-PCBs の TEQ 濃度は，それぞれ，21, 540 および 10 pg TEQ/g（脂肪重量）であった．PCDFs の同族体の中では HxCDFs の濃度が最も高く，次いで 2, 3, 4, 7, 8-PenCDF が高い濃度を示した．他方，日本の健常人 39 名の血中 PCDDs, PCDFs および Co-PCBs 調査結果では，平均で，それぞれ，8, 10 および 14 pg TEQ/g（脂肪重量）であった (19)．したがって，台湾の Yucheng 患者の血中 PCDDs および PCDFs の TEQ 濃度レベルは，日本の健常人と比べて，それぞれ，2.6 倍および 54 倍高い値であり，Co-PCBs は健常人と同程度のレベルであった．

9.2.4.2. 台湾の Yucheng 患者の PCDDs, PCDFs および Co-PCBs 糞便中排泄量

表 9.2.13 に示すように OCDD の糞便中排泄量は PCDD 同族体の中では最も大きかった．PCDF 同族体の中では HxCDFs が最も多く，次いで，PenCDF が多かった．図 9.2.4 はこれらの化合物の

表 9.2.12. Yucheng 患者の血中 PCDDs, PCDFs および Co-PCBs 濃度（pg／g 脂肪）

同族体	A04	A05	B01	B02	B03	B04	B06	C02	C04	D01	D02	D03	D06	D09	D10	D11	D13	平均	標準偏差	最小	最大
2,3,7,8-TCDD	5	4	ND(<7)	6	ND(<2)	7	2	2	7	7	13	4	8	3	3	3	3	5	3	2	13
	2	2	2	5	2	2	2	2	17	5	8	2	3	4	3	2	1	4	4	1	17
1,2,3,7,8-PenCDD	8	11	19	15	10	25	15	4	13	16	14	10	11	14	11	13	10	14	4	8	25
	8	7	10	14	14	12	7	16	44	13	18	8	11	9	14	8	9	13	9	7	44
1,2,3,6,7,8-HxCDD	60	81	120	87	92	63	110	120	91	140	56	78	81	110	110	76	100	93	23	56	140
	48	73	79	83	82	46	89	100	110	110	68	60	77	110	96	82	92	83	20	46	110
1,2,3,4,6,7,8-HpCDD	55	53	72	60	36	170	47	15	45	40	82	45	42	50	42	48	40	56	33	15	170
	44	36	27	54	30	110	29	30	110	22	68	42	42	47	38	41	57	49	26	22	110
OCDD	610	320	530	410	280	580	310	130	390	250	530	330	510	310	300	270	330	380	130	130	610
	2,100	450	420	470	350	800	330	240	700	440	870	470	440	270	320	280	440	550	440	240	2,100
2,3,7,8-TCDF	10	6	14	11	6	NA	9	6	13	15	14	7	14	9	5	9	7	10	3	5	15
	4	6	9	11	6	8	6	8	26	9	12	10	63	11	9	18	13	13	14	4	63
1,2,3,7,8-PenCDF	13	11	15	8	7	92	7	7	11	11	13	10	6	10	9	15	10	15	20	6	92
	7	6	8	7	5	7	5	10	31	9	15	8	7	8	8	16	10	10	6	5	31
2,3,4,7,8-PenCDF	420	810	840	420	650	350	430	1,300	870	2,100	570	890	460	1,300	610	260	520	750	460	260	2,100
	380	850	720	450	550	200	370	1,000	630	2,400	550	650	520	1,300	640	190	330	690	520	190	2,400
1,2,3,4,7,8-HxCDF	580	1,300	2,200	870	1,500	850	1,600	2,900	1,900	3,900	1,500	1,500	1,200	2,800	1,400	1,500	1,200	1,700	840	580	3,900
1,2,3,4,6,7,8-HpCDF	620	1,500	2,300	960	1,600	650	1,400	4,500	1,500	5,200	1,600	1,400	1,300	2,900	1,600	1,800	1,500	1,900	1,200	620	5,200
	30	46	75	37	36	67	81	36	39	67	56	49	49	60	33	43	35	49	16	30	81
3,3′,4,4′-TeCB	28	42	67	48	39	31	73	54	85	67	72	56	61	58	41	68	65	56	16	28	85
	33	20	38	34	15	9	18	7	16	35	27	13	29	19	9	22	44	23	11	7	44
3,3′,4,4′,5-PenCB	15	12	21	28	10	19	15	23	11	16	24	15	13	30	18	39	30	20	8	10	39
	30	29	62	66	66	115	46	140	70	100	47	88	38	52	91	140	170	79	42	29	170
3,3′,4,4′,5,5′-HxCB	39	40	62	69	56	67	64	160	53	92	82	64	63	96	100	120	150	81	35	39	160
	24	27	36	49	35	61	30	68	38	45	27	30	24	29	42	37	56	39	13	24	68
	33	38	41	65	54	31	49	83	37	57	41	34	41	44	82	34	77	49	17	31	83
Total-TEQ[a]	290	560	670	330	500	300	400	970	670	1,500	470	630	380	990	480	320	490	590	320	290	1,500
	270	590	610	360	460	190	350	1,000	530	1,800	470	490	420	970	520	310	350	570	380	190	1,800
脂肪含量（%）	0.44	0.42	0.34	0.46	0.70	0.36	0.40	1.62	0.44	0.56	0.35	0.49	0.35	0.36	0.51	0.37	0.37	0.50	0.30	0.34	1.62
	0.50	0.45	0.42	0.37	0.59	0.33	0.42	0.51	0.43	0.54	0.29	0.37	0.36	0.36	0.42	0.35	0.31	0.41	0.08	0.29	0.59

[a]: TCDD 等量は PCDDs と PCDFs に対しては NATO の, Co-PCBs に対しては WHO の TCDD 毒性等価係数を用いて計算した．
NA：測定できなかった．
上段のデータは 1993 年 1 月に集められた血中濃度を示し，一方，下段のデータは 1993 年 8 月に集められた血中濃度を示している．

第 9 章　PCB および PCDF の排泄促進

表 9.2.13. Yucheng 患者の PCDDs, PCDFs および Co-PCBs の糞便中排泄量 (pg/日)

同族体	A04	A05	B01	B02	B03	B04	B06	C02	C04	D01	D02	D03	D06	D09	D10	D11	D13	平均	標準偏差	最小	最大
2,3,7,8-TCDD	3	1	1	4	3	2	4	5	2	1	6	2	3	2	6	4	1	3	2	1	6
1,2,3,7,8-PenCDF	13	8	6	18	16	13	23	14	25	7	33	10	40	13	57	21	4	19	14	4	57
1,2,3,6,7,8-HxCDD	68	94	65	130	120	57	190	96	67	64	79	140	160	200	240	180	38	120	59	38	240
1,2,3,4,6,7,8-HpCDD	150	56	40	110	90	140	88	49	49	41	59	85	87	99	97	73	19	78	35	19	150
OCDD	1,800	930	1,100	1,000	1,000	1,200	1,700	940	560	670	1,300	1,200	1,200	2,600	1,300	1,300	330	1,200	520	330	2,600
2,3,7,8-TCDF	7	7	7	13	7	6	18	15	8	6	9	15	13	31	28	23	3	13	8	3	31
1,2,3,7,8-PenCDF	10	11	15	12	14	9	44	29	9	11	15	28	26	73	51	44	7	24	18	7	73
2,3,4,7,8-PenCDF	470	930	570	570	690	230	1,400	960	660	600	820	1,400	980	2,400	1,900	730	170	910	580	170	2,400
1,2,3,4,7,8-HxCDF	900	2,000	1,700	1,300	2,200	940	6,100	3,700	1,100	1,200	2,300	3,100	2,700	6,300	3,300	4,400	620	2,600	1,700	620	6,300
1,2,3,4,6,7,8-HpCDF	52	59	74	67	82	38	200	64	33	30	73	110	79	160	150	140	20	84	51	20	200
3,3',4,4'-TeCB	33	22	17	57	37	40	81	270	26	37	43	48	39	62	160	340	16	78	92	16	340
3,3',4,4',5-PenCB	28	35	36	100	46	63	180	110	49	51	68	89	120	92	490	300	54	110	120	28	490
3,3',4,4',5,5'-HxCB	27	31	24	76	38	42	130	51	41	34	49	60	75	69	220	120	21	65	51	21	220
Total-TEQ[a]	350	690	470	460	600	240	1,400	890	470	450	680	1,000	820	1,900	1,400	880	160	760	460	160	1,900

[a]: TCDD 等量は PCDDs と PCDFs に対しては NATO の, Co-PCBs に対しては WHO の TCDD 毒性等価係数を用いて計算した.

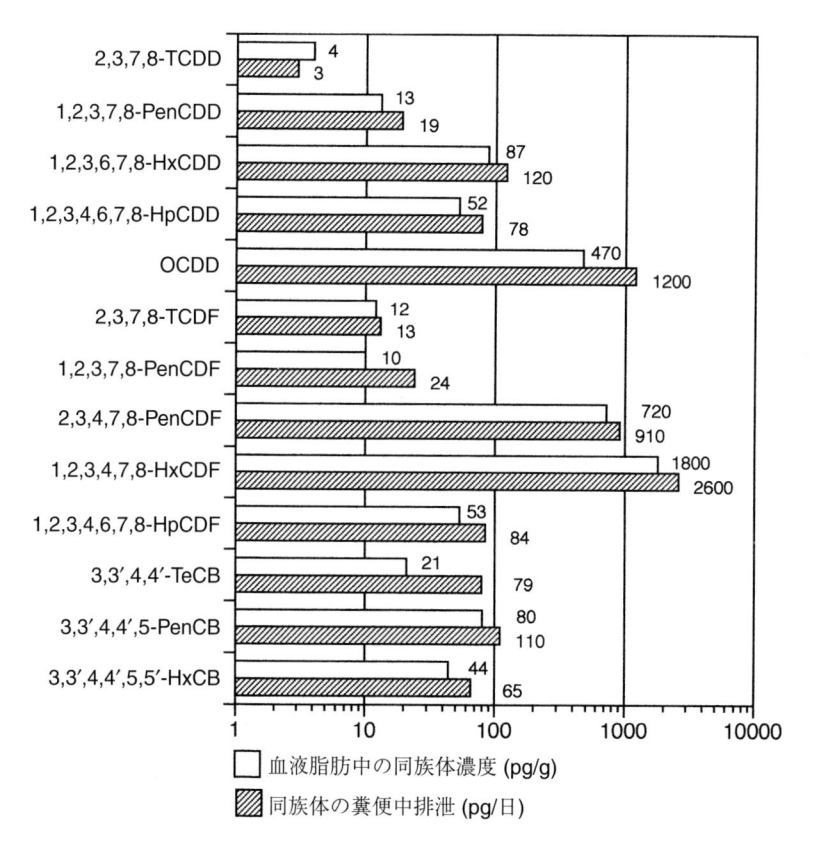

図 9.2.4. Yucheng 患者の PCDDs, PCDFs および Co-PCBs の血中濃度と糞便中排泄レベルの比較

同族体	血液脂肪中の同族体濃度 (pg/g)	同族体の糞便中排泄 (pg/日)
2,3,7,8-TCDD	4	3
1,2,3,7,8-PenCDD	13	19
1,2,3,6,7,8-HxCDD	87	120
1,2,3,4,6,7,8-HpCDD	52	78
OCDD	470	1200
2,3,7,8-TCDF	12	13
1,2,3,7,8-PenCDF	10	24
2,3,4,7,8-PenCDF	720	910
1,2,3,4,7,8-HxCDF	1800	2600
1,2,3,4,6,7,8-HpCDF	53	84
3,3′,4,4′-TeCB	21	79
3,3′,4,4′,5-PenCB	80	110
3,3′,4,4′,5,5′-HxCB	44	65

血中濃度と糞便中排泄量を示す。これらの化合物の一日の糞便中排泄量は血中脂肪当たりの濃度と高い相関が認められた。

9.2.4.3. 血中 PCDDs, PCDFs および Co-PCBs の TEQ 濃度とこれら化合物の糞便中排泄量

表 9.2.14 に示すように，血中総 TEQ 濃度の平均は 580 pg/g（脂肪重量）であり，その大部分は PCDFs（94%）である。一方，PCDDs および Co-PCBs の血中総 TEQ への寄与は，それぞれ，わずかに，4% および 2% であった。糞中に排泄されるこれらの化合物の総 TEQ 量の平均値は 760 pg/日である。その大部分は，やはり PCDFs（95%）であり，PCDDs および Co-PCBs は総 TEQ 量の，それぞれ，わずかに 3% および 2% であった。このことから PCDFs は油症のみならず台湾の Yucheng においても最も重要な化合物と考えられた。我々は，以前に一般人の血液脂肪重量当たりの PCDDs, PCDFs および Co-PCBs 濃度が体脂肪組織の濃度とほぼ一致することを報告した (20)。台湾の Yucheng 患者の体脂肪を 10 kg と仮定すると，表 9.2.12 に示したデータを用いて彼らの体の中に残留するこれらの化合物の量を容易に推定することができる。他方，これらの化合物の一年間の糞便中排泄量は表 9.2.13 に示した一日の排泄量のデータに基づいて計算できる。図 9.2.5 は Yucheng 患者の脂肪組織に残留している PCDDs, PCDFs および Co-PCBs のそれぞれの同族体ごとの年間の糞

第9章 PCB および PCDF の排泄促進

表 9.2.14. PCDDs, PCDFs および Co-PCBs の Yucheng 患者血中濃度および糞便中排泄レベル

	血液脂肪中濃度 (pg/g)		糞便中排泄レベル (pg/日)	
	平均標準偏差	範囲	Mean ± S.D.	Range
PCDDs-TEQ	21 ± 5	15–37	26 ± 13	7–61
	(4 ± 3%)[a]	(2–9%)[a]	(3 ± 2%)[a]	(2–7%)[a]
PCDFs-TEQ	550 ± 340	210–1,600	720 ± 440	150–1,800
	(94 ± 3%)[a]	(87–98%)[a]	(95 ± 2%)[a]	(89–98%)[a]
Co-PCBs-TEQ	10 ± 4	5–19	15 ± 14	4–60
	(2 ± 1%)[a]	(1–5%)[a]	(2 ± 1%)[a]	(1–4%)[a]
Total TEQ	580 ± 342	250–1,600	760 ± 460	160–1,900
	(100%)		(100%)	

[a]: Total TEQ に対するパーセント

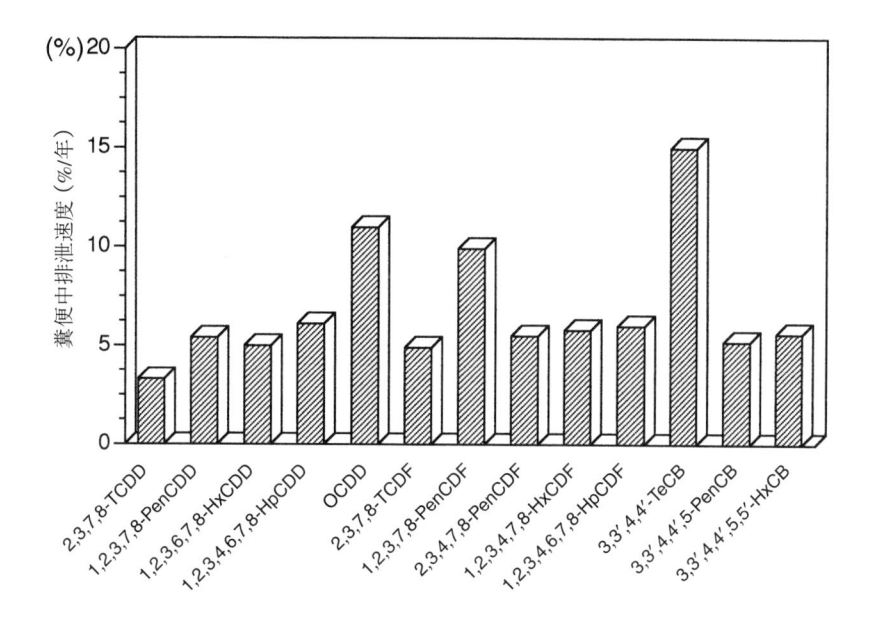

図 9.2.5. 台湾油症患者における PCDDs, PCDFs および Co-PCBs など残留同族体の糞便中への排泄速度 (%/年) の推定

便中排泄量の割合を示している。OCDD, 1, 2, 3, 7, 8-PenCDF および 3, 3′, 4, 4′-TCB は排泄率が高いことが分かる。2, 3, 7, 8-TCDD の排泄率は最も低いと推定される。その他の化合物の排泄率は年間に体内残留量の 5.0% から 6.1% である。これらの化合物は環境汚染物質としてよく知られている。そして、食品を介したそれらの化合物の毎日の摂取は糞便中排泄量に影響すると推察される。しかし、Yucheng 患者では、体内に残留している PenCDF と HxCDFs は食品からの摂取量に比べて非常に大きいので、食事からの摂取の影響は無視されるであろう。糞便中排泄が唯一の排泄経路と仮定するとき、PenCDF と HxCDFs の半減期は、それぞれ、9.1 および 8.6 年になる。増田ら (21) は 1982 年 (油症の発生から 14 年目) から 1991 年まで日本の油症患者の血中 PCDFs 濃度を測定した。彼ら

は one compartment model を用いて PenCDF および HxCDFs の半減期を推定し，半減期を，それぞれ，11.7 年および 7 年と報告した。これらの値は我々が計算した半減期とほぼ一致している。

9.2.5. 台湾の Yucheng 患者における米ぬか繊維とコレスチラミンの併用投与による残留 PCDFs および PCBs の体外排泄促進

日本の油症患者の組織中に残留する PCDFs および PCBs レベルはこの 20 年間でかなり減少したので，そのような患者に対する米ぬか繊維とコレスチラミンの経口投与は PCDFs や PCBs のレベルを低下させるというような明確な効果は期待できないであろう。そこで，我々は，治療実験には台湾の Yucheng 患者が日本の油症患者に比べてより望ましいと考えた。なぜなら，台湾の Yucheng 患者が日本の油症患者より重症でそれらの化合物の体内レベルが高いためである。幸いにも，油症治療研究グループと台湾の Yucheng 研究チームとの共同研究組織が臨床実験を進めるために組織された。台湾の Yucheng 患者と研究者の献身的な協力で米ぬか繊維とコレスチラミンの併用投与がこれらの化合物の糞中排泄を促進するか否かを検討することが出来た。この実験に用いた米ぬか繊維とコレスチラミンは油症患者の研究に用いられたものと同じである。8 名の Yucheng 患者は水に懸濁した 6 g の米ぬか繊維と 4 g のコレスチラミンを一日 3 回毎食後に服用した。各々の患者から排泄された投与前の 7 日間と投与中の 14 日間の糞便をすべて収集した。また，各患者から投与前と投与終了後に 20 ml の血液を採取した。

9.2.5.1. 血液および糞便中の PCDFs および PCBs のレベル

表 9.2.15 は各患者から臨床実験の前後に採取された血中 PCDDs, PCDFs, Co-PCBs および PCBs 濃度を示している。臨床実験終了後にはほとんどの同族体は投与前と比べて全血中濃度が低下していた。2,3,4,7,8-PenCDF, 1,2,3,4,7,8-HxCDF および総 TEQ 濃度は有意に低下しており ($p < 0.01$)，血液脂肪重量当たりの濃度でも有意であった ($p < 0.05$)。表 9.2.16 に，投与前，投与 1 週間目および投与 2 週間目の 6 名の患者の PenCDF, HxCDFs および PCBs の糞便中排泄レベルを示す。排泄された糞便重量は，投与前 220 ± 61 g/日，投与 1 週間目 210 ± 45 g/日，投与 2 週間目 250 ± 50 g/日であった。それぞれの期間の PenCDF の糞便中排泄レベルは，投与前 840 ± 450 pg/日，投与 1 週間目 920 ± 520 pg/日，投与 2 週間目 950 ± 460 pg/日 であった。一方，HxCDFs の糞便中排泄量は，投与前 2,900 ± 1,400 pg/日，投与 1 週間目 2,600 ± 1,200 pg/日，投与 2 週間目 2,500 ± 1,000 pg/日 であった。さらに，PCBs は，投与前 570 ± 270 ng/日，投与 1 週間目 720 ± 390 pg/日，投与 2 週間目 610 ± 220 pg/日 であった。これらの実験結果は，米ぬか繊維およびコレスチラミンの併用投与によって，PenCDF および PCBs の糞便中排泄量がわずかに増加したことを示している。しかし，HxCDFs の糞便中排泄は，その投与前の排泄量よりも投与期間中の排泄量の方が少なかった。

9.2.5.2. 糞便中のコレスチラミン排泄量の測定

表 9.2.17 は，投与期間中の Yucheng 患者から糞便へ排泄されたコレスチラミンの量を示す。コレスチラミンは，陰イオン交換樹脂であるので吸収または代謝されることはない。ラットでは投与された 96% 以上のコレスチラミンは 24 時間以内に糞便中に排泄されると報告されている。すべての

第 9 章　PCB および PCDF の排泄促進

表 9.2.15.　Yucheng 患者の血中 PCDDs, PCDFs および Co-PCBs 濃度 (pg/g 全血)

同族体	患者								平均
	A01	A02	A03	D04	D05	D12	D14	D15	
2, 3, 7, 8-TCDD	N.D.	0.02	0.03	N.D.	N.D.	0.01	0.03	N.D.	0.02
	0.02	0.01	0.01	0.01	0.01	0.01	0.01	0.01	0.01
1, 2, 3, 7, 8-PenCDD	0.05	0.07	0.13	0.02	0.04	0.04	0.04	0.03	0.05
	0.04	0.03	0.08	0.03	0.03	0.03	0.03	0.04	0.04
1, 2, 3, 6, 7, 8-HxCDD	0.31	0.42	0.92	0.18	0.33	0.36	0.36	0.44	0.41
	0.28	0.33	0.72	0.17	0.22	0.18	0.26	0.39	0.32
1, 2, 3, 4, 6, 7, 8-HpCDD	0.21	0.13	0.29	0.23	0.21	0.25	0.15	0.17	0.21
	0.24	0.14	0.24	0.14	0.13	0.15	0.14	0.19	0.17
OCDD	1.7	2.9	4.6	1.3	1.1	2.0	1.8	1.6	2.1
	1.8	2.4	4.0	1.0	1.7	1.4	1.4	1.5	1.9
2, 3, 7, 8-TCDF	0.05	0.07	0.06	0.02	0.04	0.03	0.03	0.03	0.04
	0.03	0.03	0.03	0.02	0.03	0.06	0.04	0.03	0.03
1, 2, 3, 7, 8-PenCDF	0.05	0.06	0.08	0.05	0.03	0.04	0.02	0.03	0.04
	0.04	0.02	0.04	0.02	0.02	0.06	0.03	0.04	0.03
2, 3, 4, 7, 8-PenCDF	2.6	3.5	3.8	1.3	1.9	1.0	1.9	2.7	2.3
	2.0	3.0	2.8	1.0	1.3	0.5	1.2	2.3	1.8
1, 2, 3, 4, 7, 8-HxCDF	5.4	9.7	15.8	3.8	5.2	5.3	4.7	8.7	7.3
	4.9	10.8	13.1	3.1	4.0	3.3	4.2	10.1	6.7
1, 2, 3, 4, 6, 7, 8-HpCDF	0.19	0.40	0.44	0.16	0.21	0.17	0.13	0.16	0.23
	0.20	0.28	0.32	0.16	0.13	0.20	0.24	0.20	0.22
3, 3′, 4, 4′-TeCB	0.10	0.16	0.12	0.07	0.06	0.07	0.09	0.05	0.09
	0.17	0.06	0.09	0.06	0.05	0.13	0.10	0.09	0.09
3, 3′, 4, 4′, 5-PenCB	0.21	0.21	0.53	0.21	0.22	0.34	0.34	0.96	0.38
	0.31	0.14	0.50	0.19	0.17	0.29	0.26	0.65	0.31
3, 3′, 4, 4′, 5, 5′-HxCB	0.16	0.13	0.41	0.07	0.09	0.18	0.14	0.36	0.19
	0.20	0.11	0.45	0.08	0.11	0.14	0.14	0.31	0.19
Total TEQ[a]	2.0	2.9	3.8	1.1	1.6	1.2	1.6	2.5	2.1
	1.6	2.7	2.9	0.9	1.2	0.7	1.1	2.3	1.7
PCBs (ng/g)	11	10	45	13	23	18	21	64	26
	11	9	32	12	22	19	13	38	20
脂肪含量 (%)	0.46	0.43	0.80	0.34	0.37	0.54	0.44	0.48	0.48
	0.38	0.40	0.56	0.33	0.33	0.41	0.39	0.40	0.40

[a]: TCDD 等量は PCDDs と PCDFs に対しては NATO の，Co-PCBs に対しては WHO の TCDD 毒性等価係数を用いて計算した．N.D.：検出できなかった．
上段のデータは 1993 年 1 月 (治療前) に集められた血中濃度を示し，一方，下段のデータは 1993 年 8 月 (治療後) に集められた血中濃度を示している．

患者で毎日 12 g のコレスチラミンが投与されており，ほぼ同じ量のコレスチラミンがその糞便に排泄されると推察される．したがって，糞便の収集が完全か否かは，その患者によって彼らのそれぞれの糞便中に排泄されたコレスチラミンの量を調べることによってチェックが可能である．患者 A01 で，コレスチラミン排泄量が投与量より大きかった．今のところ，この矛盾した結果に対する説明はなんらできない．コレスチラミンの糞便中排泄が 12 g である患者 A03 を除いて，患者 A02,

表 9.2.16. Yucheng 患者における PCDFs および PCBs の糞便中排泄量

患者	投与	糞便 (g/日)	PenCDF[a] (pg/日)	HxCDFs[b] (pg/日)	PCBs (pg/日)
A01	投与前	280	1,000	2,800	500
	投与第1週	300	980	2,500	600
	投与第2週	330	1,100	2,600	650
A02	投与前	220	1,300	3,300	420
	投与第1週	200	1,600	3,400	500
	投与第2週	210	1,500	2,900	390
A03	投与前	210	900	4,100	540
	投与第1週	200	840	2,900	590
	投与第2週	230	1,200	3,500	580
D04	投与前	210	430	1,400	380
	投与第1週	300	520	1,300	470
	投与第2週	190	470	1,300	430
D05	投与前	210	1,200	4,600	1,100
	投与第1週	220	1,400	4,200	1,500
	投与第2週	180	1,100	3,600	1,000
D12	投与前	140	170	1,100	460
	投与第1週	180	210	1,100	630
	投与第2週	160	290	1,300	600

[a]: 2, 3, 4, 7, 8-PenCDF, [b]: 1, 2, 3, 4, 7, 8- および 1, 2, 3, 6, 7, 8-HxCDFs.
患者 D14 および D15 は糞便試料の収集がほとんどできなかったのでデータから除外した.

表 9.2.17. Yucheng 患者における糞便中のコレスチラミン量 (g/日)

投与	患者					
	A01	A02	A03	D04	D05	D12
投与前	0.01	0.2	0.06	0.3	0.1	0.1
投与第1週	15.4	7.9	12.3	8.7	6.5	9.8
投与第2週	14.6	9.2	11.7	3.9	3.6	9.3

D04, D05 および D12 は,コレスチラミンの予想されるよりかなり少ない排泄量であった.これは,糞便試料の収集はきわめて困難な作業であり,患者が排泄した糞便の一部を回収できなかったためと考えられる.表 9.2.18 は,表 9.2.17 のデータを用いて表 9.2.16 を補正したものである.米ぬか繊維およびコレスチラミンの経口投与によって,これらの 6 人の患者全員で PenCDF および PCBs の糞便中排泄が促進されたが,HxCDFs は,4 人の患者でのみ促進が見られた.図 9.2.6 は,治療実験による PenCDF, HxCDFs および PCBs の糞便中排泄促進を投与前の排泄量に対する割合で示している.

上述の PenCDF および PCBs の糞便中排泄の増加は,統計的に有意であった.一方,HxCDFs の糞便中排泄の促進傾向は認められたが,統計的に有意ではなかった.これらの知見は,米ぬか繊維およびコレスチラミンの経口投与が患者の組織中に残留する PCDFs および PCBs の糞便中排泄を促進することを示している.残念ながら,臨床症状の改善は,これらの患者の間でその試験期間中

第 9 章 PCB および PCDF の排泄促進

表 **9.2.18.** 糞便中コレスチラミン量で補正した Yucheng 患者糞便中に排泄された PCDFs および PCBs 量（g/日）

患者	投与	糞便（g/日）	PenCDF[a]（pg/日）	HxCDFs[b]（pg/日）	PCBs（pg/日）
A01	投与前	280	1,000	2,800	500
	投与第 1 週	300	980	2,500	600
	投与第 2 週	300	1,100	2,600	650
A02	投与前	220	1,300	3,300	420
	投与第 1 週	360	2,500	5,100	760
	投与第 2 週	270	1,900	3,800	510
A03	投与前	210	900	4,100	540
	投与第 1 週	200	840	2,900	590
	投与第 2 週	230	1,200	3,500	580
D04	投与前	210	430	1,400	380
	投与第 1 週	410	720	1,800	640
	投与第 2 週	580	1,400	4,000	1,300
D05	投与前	210	1,200	4,600	1,100
	投与第 1 週	410	2,500	7,700	2,800
	投与第 2 週	600	3,700	12,000	3,400
D12	投与前	140	170	1,100	450
	投与第 1 週	220	260	1,300	780
	投与第 2 週	200	370	1,740	800

[a]: 2, 3, 4, 7, 8-PenCDF, [b]: 1, 2, 3, 4, 7, 8- および 1, 2, 3, 6, 7, 8-HxCDFs.

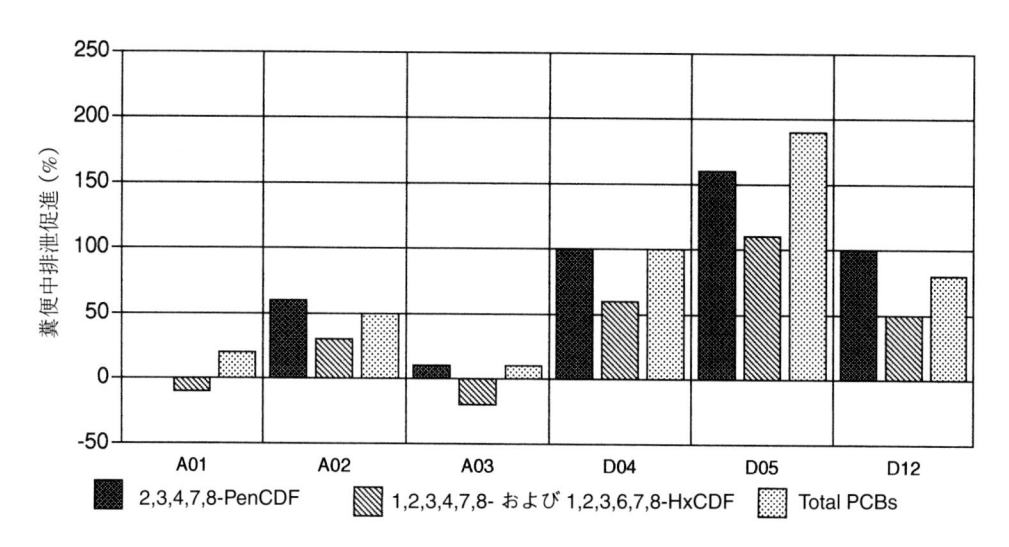

図 **9.2.6.** 米ぬか繊維とコレスチラミン併用投与による PCDFs および PCBs の糞便中排泄の促進

およびその後の期間でも認められなかった。これは，非常に短い限られた投与期間のせいかもしれない。

9.2.6. PCDDs, PCDFs および Co-PCBs の皮脂を介した体外排泄

PCDDs, PCDFs および Co-PCBs は脂溶性で皮脂等を介して体表面からも排泄されている。ヒトの PCDDs, PCDFs および Co-PCBs の排泄の全容を把握するため，油症患者，台湾 Yucheng 患者および健常人について，それらの化合物の皮脂中濃度を調査した (22)。油症患者 39 名(32–83 歳)，Yucheng 患者 42 名(23–84 歳)，健常人 31 名(20–62 歳)の皮脂および血中 PCDDs, PCDFs および Co-PCBs を測定した。皮脂の採取はアルコール綿で顔面を拭くことにより行なった。その結果を表 9.2.19 にまとめて示す。この表 9.2.19 から分かるように油症患者，Yucheng 患者および健常人の皮脂中 TEQ 濃度は 110, 200 および 29 pg/g で，一方，血中濃度は 220, 420 および 33 pg/g であった。すなわち，皮脂中の総 TEQ 濃度は血中濃度と比べて，油症患者および Yucheng 患者では約 1/2，健常人では同程度であった。また，油症患者，Yucheng 患者および健常人において，皮脂中総 TEQ 濃度と血中総 TEQ 濃度の相関係数は，それぞれ，0.862, 0.7181 および 0.6471 でいずれも有意であった。以上のことから，ヒト体内に残留している PCDDs, PCDFs および Co-PCBs は皮脂を介して排泄されていることが明らかになった。ヒトの皮脂の排泄量についての文献は見あたらないが，我々が行なった結果では 6 日間に下着に付着した脂質は約 6 g で，一日当たり約 1 g である。さらに，Matsueda ら (23) は 4 名についてシャツに付着した脂質量は 3 日間で平均 1.09 g と報告しており，一日当たりでは 0.36 g となる。シャツに付着する脂質量を皮脂の排泄量の 1/2 と仮定すると，皮脂の排泄量は一日当たり 0.72 g となる。9.2.4 項で述べたように糞便中への PCDDs, PCDFs および Co-PCBs の排泄量は体脂肪 1 g 中に含まれるこれら化合物の量にほぼ相当する。すなわち，油症患者および Yucheng 患者は皮脂を介してこれらの化合物を糞便からの排泄の約 1/2，健常人でほぼ同程度排泄していると推定され，これら化合物の皮脂を介した体外排泄も糞便中排泄と同様に重要な排泄経路と言える。

9.2.7. 油症患者の血中 PCDDs, PCDFs および Co-PCBs 濃度レベルの経年変化

ヒト血液中のダイオキシン類濃度は脂肪組織や肝臓などの人体組織中のダイオキシン類濃度と高い相関を示し，その血液脂肪重量当たりの濃度は人体の脂肪中濃度にほぼ一致する (24, 25)。そのため，血中ダイオキシン類濃度の測定は人体汚染レベルを知るための有効な手段である。油症患者一人ひとりの PCDFs をはじめとする油症原因物質，すなわち，ダイオキシン類の体内残留レベルを明らかにすることは患者の健康管理や治療を行なう上で重要である。

そこで，油症一斉検診受診者について，1995 年(83 名)，1996 年(81 名)，1997 年(84 名)の血中 PCDDs, PCDFs および Co-PCBs（ダイオキシン類）20 種類を測定した (24)。このうち 3 年間連続して受診した典型的な油症患者 31 名の結果を表 9.2.20 に示す。1995, 1996 および 1997 年の 3 ヵ年における患者の血中ダイオキシン類濃度の平均値は，それぞれ，血液脂肪重量当たりで 280, 260 および 240 pg TEQ/g であり，全血では 1.2, 1.1 および 1.1 pg TEQ/g で，減少傾向にあると考えられる。一方，中央値で見ると，それぞれ，血液脂肪重量当たりで 260, 220 および 190 pg TEQ/g であり，全

表 9.2.19. 油症患者, Yucheng 患者および健常人の皮脂および血液中のダイオキシン類濃度の比較 (pg/g 脂肪)

同族体	油症患者 (n=39)				Yucheng 患者 (n=42)				健常人 (n=31)			
	皮脂		血液		皮脂		血液		皮脂		血液	
	平均	標準誤差	平均	標準誤差	平均	標準誤差	平均	標準誤差	平均	標準誤差	平均	標準誤差
2,3,7,8-TCDD	1.6	0.3	2.6	0.3	3.6	1.0	10	2.3	1.2	0.1	1.8	0.1
1,2,3,7,8-PenCDD	7.7	1.2	12	1.0	9.5	1.7	17	1.8	4.6	0.5	8.6	0.6
1,2,3,4,7,8-HxCDD	1.4	0.3	2.1	0.4	15	3.4	27	6.1	1.9	0.4	2.8	0.3
1,2,3,6,7,8-HxCDD	27	3.5	67	7.2	49	8.4	100	9.9	13	1.4	28	2.4
1,2,3,7,8,9-HxCDD	1.1	0.2	3.0	0.5	4.4	1.2	12	1.7	3.3	0.6	4.9	0.5
1,2,3,4,6,7,8-HpCDD	88	20	25	2.6	166	31	55	6.1	110	37	31	3.2
OCDD	970	180	510	69	1,300	210	450	32	2,300	830	600	81
2,3,7,8-TCDF	8.8	1.3	3.0	0.5	10	1.3	7.7	0.9	3.7	0.5	1.5	0.1
1,2,3,7,8-PenCDF	6.5	1.6	6.0	0.4	19	2.9	19	1.9	4.6	0.9	1.9	0.2
2,3,4,7,8-PenCDF	16	22	330	56	230	23	480	47	9.7	1.0	14	1.2
1,2,3,4,7,8-HxCDF	43	8.0	140	25	300	42	1,100	130	4.5	0.6	8.0	0.8
1,2,3,6,7,8-HxCDF	15	2.4	45	7.7	24	3.1	140	61	3.8	0.5	7.0	0.5
1,2,3,7,8,9-HxCDF	0.8	0.2	2.1	0.4	5.2	1.2	16	1.6	4.2	0.9	1.5	0.2
2,3,4,6,7,8-HxCDF	3.2	0.6	3.7	0.7	15	2.9	15	1.8	8.0	1.2	4.9	0.5
1,2,3,4,6,7,8-HpCDF	48	20	16	1.0	43	6.0	31	2.2	20	4.1	6.6	0.4
3,3',4,4'-TeCB	270	54	10	1.5	530	70	NA	—	300	56	22	1.4
3,3',4,4',5-PenCB	130	13	120	11	280	33	270	36	120	11	120	14
3,3',4,4',5,5'-HxCB	140	23	260	33	84	7.8	120	9.5	31	2.5	64	5.2
Total PCDD	1,200	17	620	70	1,500	240	550	38	2,400	870	680	86
Total PCDF	470	7.2	550	87	660	67	1,800	200	110	26	48	2.9
Total PCDD/PCDF	1,500	34	1,200	100	2,200	260	2,300	200	2,500	870	730	87
Total Co-PCB	430	24	390	37	870	90	710	110	450	62	200	18
Total PCDD TEQ	11	1.2	17	1.1	18	2.6	22	3.0	8.9	1.3	11	0.7
Total PCDF TEQ	84	12	180	31	150	15	370	36	7.8	0.8	9.5	0.7
Total PCDD/PCDF TEQ	94	13	200	32	170	16	390	36	17	1.9	20	1.3
Total Co-PCB TEQ	17	1.9	15	1.2	28	3.5	29	3.6	12	1.2	13	1.4
Total TEQ	110	14	220	32	200	17	420	37	29	2.6	33	2.4

NA: 定量困難

表 9.2.20. 油症患者血中 PCDDs, PCDFs および Co-PCBs 濃度の追跡調査 (pg/g, n = 31, 1995–1997)

同族体	血液脂肪中濃度									全血中濃度					
	平均			中央値						平均			中央値		
	1995	1996	1997	1995	1996	1997				1995	1996	1997	1995	1996	1997
2,3,7,8-TCDD	—	—	—	—	—	—				—	—	—	—	—	—
1,2,3,7,8-PenCDD	12	13	11	11	11	9.4				0.51	0.057	0.051	0.043	0.054	0.040
1,2,3,4,7,8-HxCDD	—	—	—	—	—	—				—	—	—	—	—	—
1,2,3,6,7,8-HxCDD	81	48	79	74	67	73				0.34	0.33	0.36	0.28	0.32	0.30
1,2,3,7,8,9-HxCDD	—	—	—	—	—	—				—	—	—	—	—	—
1,2,3,4,6,7,8-HpCDD	17	26	21	15	29	21				0.070	0.16	0.095	0.062	0.11	0.098
OCDD	410	270	260	310	380	200				2.7	1.9	1.2	1.3	1.8	0.89
2,3,7,8-TCDF	—	—	—	—	—	—				—	—	—	—	—	—
1,2,3,7,8-PenCDF	—	—	—	—	—	—				—	—	—	—	—	—
2,3,4,7,8-PenCDF	450	410	370	380	350	310				1.9	1.8	1.7	1.5	1.4	1.2
1,2,3,4,7,8-HxCDF	180	190	150	120	120	100				0.77	0.82	0.71	0.49	0.51	0.45
1,2,3,6,7,8-HxCDF	55	56	43	39	40	32				0.23	0.24	0.20	0.14	0.17	0.14
1,2,3,7,8,9-HxCDF	—	—	—	—	—	—				—	—	—	—	—	—
2,3,4,6,7,8-HxCDF	—	—	—	—	—	—				—	—	—	—	—	—
1,2,3,4,6,7,8-HpCDF	13	15	11	15	13	10				0.052	0.068	0.049	0.048	0.055	0.046
1,2,3,4,7,8,9-HpCDF	—	—	—	—	—	—				—	—	—	—	—	—
OCDF	—	—	—	—	—	—				—	—	—	—	—	—
3,3',4,4'-TeCB	—	—	—	—	—	—				—	—	—	—	—	—
3,3',4,4',5-PenCB	110	150	200	99	130	150				0.47	0.64	0.94	0.40	0.54	0.65
3,3',4,4',5,5'-HxCB	320	330	380	270	300	260				1.3	1.4	1.3	1.0	1.2	1.1
Total PCDD	520	560	570	600	490	280				2.2	2.4	1.7	1.7	2.2	1.2
Total PCDF	700	670	480	600	510	4,400				3.0	2.1	2.7	2.2	2.0	1.8
Total PCDD/PCDF	1,200	1,200	950	1,000	1,100	790				5.1	5.3	4.4	4.4	4.4	3.6
Total Co-PCB	430	480	480	370	460	390				1.8	2.1	2.2	1.5	1.8	1.8
Total PCDD-TEQ	15	15	14	13	14	13				0.062	0.065	0.063	0.056	0.062	0.051
Total PCDF-TEQ	250	230	210	210	190	170				1.1	1.0	0.94	0.81	0.74	0.66
Total PCDD/PCDF-TEQ	270	240	220	240	200	180				1.1	1.1	1.0	0.87	0.80	0.71
Total Co-PCB-TEQ	14	18	22	13	17	17				0.061	0.079	0.11	0.052	0.067	0.076
Total TEQ	280	260	240	260	220	190				1.2	1.1	1.1	0.92	0.86	0.77
脂肪含量 (%)	0.42	0.44	0.45	0.42	0.43	0.44				0.43	0.44	0.45	0.42	0.43	0.44

—：測定困難

血では 0.92, 0.86 および 0.77 pg TEQ/g と減少傾向が明らかである.

以上, 我々は油症患者や Yucheng 患者の体内には事件後 10 年, 20 年以上の長期間が経過してもなお PCDFs 等の中毒原因物質が残留していることを明らかにしてきた. さらに, 患者体内に残留している原因物質は糞便中に排泄されており, その排泄量は患者の脂肪組織 1 g にほぼ相当する. また, この腸管からの排泄に加えて皮脂等を介した体表面からダイオキシン類が排出することを明らかにした. PCDFs や PCBs の糞便中排泄を促進して, 患者体内の PCDFs 等毒物の負荷を減らすため, コレスチラミンや米ぬか繊維の投与による臨床試験を行なった. 台湾の研究グループ(成功大学)との共同研究により, 米ぬか繊維とコレスチラミンの併用投与が Yucheng 患者の PCDFs 排泄を最高 1.9 倍, PCBs 排泄を 2.9 倍促進した. これらの臨床試験では何らの副作用も認められなかった. 米ぬか繊維やコレスチラミンによる PCDFs 等の排泄促進は劇的なものではなく, むしろゆるやかであった. これは, 治療実験が中毒後 10 年, 20 年以上を経過して行なわれたためと考えられ, 事件直後であればもっと大きな効果が得られたかもしれない.

森田ら (27-31) はラットを用いた動物実験で食物繊維や葉緑素等が PCDFs 等の排泄促進に有効であることを報告した. 油症患者が食物繊維や葉緑素を多く含む食品を摂取することは長期的には効果があるかもしれない.

最近, 秦ら (32) はヒトの胆汁中から PCDDs, PCDFs および Co-PCBs を血中濃度と同程度かそれ以上の濃度で検出した. 胆汁は一日に 500 ml から 1,000 ml 腸管に排泄されると言われており, 腸管壁からの直接排出に加えて胆汁経由で相当量のダイオキシン類が腸管に排泄されていると考えられる.

近年, 環境汚染と食物連鎖の結果, 健常人の体内にダイオキシン類がかなりの濃度で蓄積していることが明らかにされている (33-35). 特に, 母乳汚染は乳児への影響が懸念され社会問題ともなっている. さらに, ダイオキシン類の内分泌攪乱作用(環境ホルモン作用)も明らかにされ, ダイオキシン類の母体汚染による胎児への影響が危惧されている. 食物繊維や葉緑素はダイオキシン類の排泄促進作用に加えて吸収抑制作用も認められているので食物繊維や緑色野菜などの摂取はダイオキシン類の体内蓄積を抑えるのに有効と考えられる.

文 献

1) 飯田隆雄, 中川礼子, 竹中重幸, 等 (1989) 油症患者および健常者の Polychlorinated dibenzofurans (PCDFs). 福岡医誌 80, 296–301.
2) 平川博仙, 松枝隆彦, 飯田隆雄, 等 (1991) 油症患者及び対照者の皮下脂肪中の Coplanar PCBs, PCDFs 及び PCDDs. 福岡医誌 82, 274–279.
3) NATO: North Atlantic Treaty Organization Committee on the Challenges of Modern Society. Pilot study on international information exchange on dioxins and related compounds. Scientific basis for the development of the international Toxicity Equivalency Factor (I-TEF). Method of risk assessment for complex mixtures of dioxins and related compounds.
4) Ahlborg, UG., Becking, GC., Birnbaum, LS., Brouwer, A., Derks., HJGM., Feeley, M., Golor, G., Hanberg, A., Larsen, JC., Liem, AKD., Safe, SH., Schlatter, C., Warn, F., Younes, M., Yrjanheikki, E. (1994) Toxic equivalency factors for dioxin-like PCBs. Report on a WHO-ECEH and IPCS consultation, December 1993. Chemosphere 28, 1049–1067.

5) 荒木泰典（1974）PCB の腸内吸収に対する活性炭その他の影響．福岡医誌 65, 58–60.
6) Yoshimura, H. and Yamamoto, H. (1975) A novel route of excretion of 2, 4, 3′, 4′-tetrachlorobiphenyl in rats. Bull. Env. Contam. Toxicol. 13, 681–688.
7) 吉村英敏，神村英利，小栗一太，等（1985）高毒性 2, 3, 4, 7, 8-Penta-chlorodibenzofuran（PenCDF）のラット糞中排泄に及ぼすスクアランの効果．福岡医誌 76, 184–189.
8) Boylan, J. J., Chon, W. J., Egle, Jr, J. L., Blanke, R. V. and Guzelian, P. S. (1979) Excretion of chlordecone by the gastrointestinal tract: Evidence for nonbiliary mechanism. Clinical pharmacology and therapeutics, St Luice 25, 579–585.
9) 神村英利，吉村英敏（1987）油症原因物質の排泄促進．福岡医誌 76, 266–280.
10) Takenaka, S., Morita, K., Tokiwa H., Takahashi, K. (1991) Effects of rice bran fibre and cholestyramine on the faecal excretion of Kanechlor 600 (PCB) in rats. Xenobiotica 21, 351–357.
11) Iida, T., Hirakawa, H., Matsueda, T., Nakagawa, R., Takenaka, S., Morita, K., Narazaki, Y., Fukamachi, K., Takahashi, K., Yoshimura, H. (1992) Levels of polychlorinated biphenyls and polychlorinated dibenzofurans in the blood, subcutaneous adipose tissue and stool of Yusho patients and normal subjects. Toxcol. Environ. Chem. 35, 17–24.
12) 飯田隆雄，平川博仙，松枝隆彦，等（1991）コレスチラミン投与による油症原因物質の糞便中への排泄促進の試み．福岡医誌 82, 317–325.
13) 飯田隆雄，平川博仙，松枝隆彦，等（1993）油症患者における米ぬか繊維とコレスチラミンの併用投与による Polychlorinated Dibenzofurans（PCDFs）の糞便中への排泄促進の試み．福岡医誌 84, 234–240.
14) Iida, T., Reiko, N., Hirakawa, H. (1995) Clinical trial of a combination of rice bran fiber and cholestyramine for promotion of fecal excretion of retained polychlorinated dibenzofuran and polychlorinated biphenyl in Yu-Cheng patients. Fukuoka Acta Med. 86, 226–233.
15) Prosky, L., Asp, N-G., Furda, L., Devries, JW., Schweizer, TF., Harland, BF. (1985) Determination of total dietary fiber in food and food products: Collabolative study. J. Assoc. Off. Anal. Chem. 68, 677–679.
16) 村井宏一郎，辻　博，藤島正敏（1991）油症患者のコレスチラミンによる PCB 等の便中排泄促進──内科的効果について．福岡医誌 82, 326–329.
17) 辻　博，池田耕一，野見山賢介（1993）油症に対するファイバー・コレスチラミン併用投与の臨床的検討．福岡医誌 84, 282–286.
18) 飯田隆雄，平川博仙，松枝隆彦，等（1995）台湾 Yu-Cheng 患者における PCDDs, PCDFs および coplanar PCBs の血液中濃度および糞便中排泄量．福岡医誌 86, 234–240.
19) 飯田隆雄，平川博仙，松枝隆彦，等（1997）油症患者 83 名の血液中 PCDDs, PCDFs および coplanar PCBs．福岡医誌 88, 169–176.
20) Hirakawa, H., Iida, T., Matsueda, T., Tokiwa, H., Nagata, T., Nagayama, J. (1992) Concentrations and distributions of PCDDs, PCDFs and coplanar PCBs in various human tissues. Short paper of DIOXIN '92, Organohalogen compounds 10, 93–96.
21) 増田義人，黒木広明，原口浩一，等（1993）油症患者血液中 PCDF の濃度推移．福岡医誌 84, 236–242.
22) Iida, T., Hirakawa, H., Matsueda, T., Takenaka, S., Yu, M. -L., Guo, Y.-L. (1999) Recent trend of Polychlorinated dibenzo-p-dioxin and related compoundsin the blood and sebum of Yusho and Yu-Cheng patients. Chemosphere 38, 981–993.
23) Matsueda, T., Hirakawa, H., Iida, T., Nakamura, M. (1996) Concentration PCDDs, PCDFs and coplanar PCBs in human skin lipids obtained from underwear. Organo Compounds 30, 150–152.
24) Iida, T., Hirakawa, H., Matsueda, T., Nagayama, J., Nagata, T. (1999) Polychlorinated dibenzo-p-dioxin and related compounds: Correlations of levels in human tissues and blood. Chemosphere 38, 2767–2774.
25) Patterson Jr., D. G., Needham, L. L., Pirkle, J. L., Roberts, D. W., Bagby, J., Garrett, W. A., Andrews Jr., J. S., Falk, H., Bernrt, J. T., Sampson, E. J., Houk, V. N. (1988) Correlation between serum and adipose tissue levels of 2, 3, 7, 8-tetrachlorodibenzo-p-dioxin in 50 persons from Missouri. Arch. Environ. Contam. Toxicol. 17, 139–143.
26) 小栗一太（1999）平成 10 年度　厚生科学研究報告書「熱媒体の人体影響とその治療に関する研究」pp. 31–47.
27) 森田邦正，松枝隆彦，飯田隆雄（1999）緑色野菜とダイオキシン類排泄促進．福岡医誌 90, 171–183.
28) 森田邦正，松枝隆彦，飯田隆雄（1997）ラットにおける PCB, PCDF および PCDD の消化管吸収に及ぼす

抹茶の効果．福岡医誌 88, 162–168.
29) 森田邦正，松枝隆彦，飯田隆雄（1997）ラットにおける Polychlorinated Dibenzo-p-dioxins の糞中排泄に対する食物繊維の効果．衛生化学 43, 35–41.
30) 森田邦正，松枝隆彦，飯田隆雄（1997）ラットにおける Polychlorinated Dibenzo-p-dioxins の糞中排泄に対するクロレラ，スピルリナ及びクロロフィリンの効果．衛生化学 43, 42–47.
31) Morita, K., Matsueda, T., Iida, T. (1999) Chlorella accelerates dioxin excretion in rat. J.Nutr. 129, 1731–1736.
32) 中澤裕之（1999）平成 10 年度　厚生科学研究報告書「内分泌かく乱物質の胎児，成人等の暴露に関する調査研究」．
33) Hori, T., Iida, T., Matsueda, T., Nakamura, M., Hirakawa, H., Kataoka, K., Toyoda, M. (1999) Investigation of dietary exposure to PCDDs, PCDFs and dioxin-like PCBs in Kyushu district, Japan. Short paper of DIOXIN '99, Organohalogen compounds 44, 145–148.
34) Iida, T., Hirakawa, H., Matsueda, T., Takenaka, S., Nagayama, J. (1999) Polychlorinated dibenzo-p-dioxin and related compounds: The blood levels of young Japanese women. Chemosphere 38, 3497–3502.
35) Iida, T., Hirakawa, H., Matsueda, T., Takenaka, S., Nagayama, J. (1999) Polychlorinated dibenzo-p-dioxin and related compounds in breast milk of Japanese primiparas and multiparas. Chemosphere 38, 2461–2466.

9.3. 絶食療法

倉恒匡徳

9.3.1. 臨床効果

　兵庫県津名郡五色町都志診療所所長の今村基雄博士は，1941年に"飢餓の臨床的観察"という論文を九州大学に提出して学位を得，その後25年間絶食療法を多くの患者に適用してきた人であるが，1970年の九大油症治療研究班の班会議において，絶食療法を治癒困難な油症に適用してみてはと提案した(1)。提案は直ちには賛成されなかったが，班長樋口謙太郎教授は今村博士に，それを試みてみて，どういう結果が出ようとも，その結果を研究班に報告するよう指示した。

　九州から600 kmも離れたところに住んでいるので近くに油症の患者がいないため，今村博士は患者が多発している福岡県田川市を訪ね，患者に絶食療法を奨めてみた。数ヵ月後，絶望に沈んだ9人の患者が博士の診療所を訪ね，絶食療法を試みることになった(1)。絶食開始の前，すべての患者は臨床検査により健康状態が慎重に調べられた。胃腸の透視により胃，十二指腸潰瘍が疑われる場合は，絶食は行なわれなかった。2日間小量の粥(1日必要カロリーの1/3〜1/2に相当)をとり絶食が開始された。絶食初日と2日目には水を飲むことだけが許され，その後は水のほかに，数種類の新鮮な野菜と果物のミックスジュースを1回200 ml，1日2〜3回与えられた。体力の弱い患者，あるいは体重減少が著しい患者には，ジュースのほかに1回200 mlのミルクが1日2回与えられた。10日から12日間絶食後，10日から15日かけて徐々に普通食にかえっていった。最初は重湯，ついで半粥，粥を経て，1,800〜2,000 Cal.の普通食が与えられた。

　絶食により9人の患者のほとんどは，臨床所見になんらかの改善がみられた。そこで今村博士は，1971年7月開催の油症研究班会議においてその結果を報告し，承認されたのである(2)。表9.3.1は，絶食療法を行なった20人の患者(上記9人の患者を含む)の所見を表している(3)。頑固な頭痛，咳，吐き気に苦しんでいた患者が劇的に良くなったりしたが，全く改善の見られない患者もいた。なお，患者の約3分の1は，この極めて厳しい治療法を繰り返すことを希望し実行したが(4)，このことは，この療法がすべての患者に有効ではなくても，かなりの患者に有効であったことを物語っていると思う。その後5年間に，博士の診療所で62人の油症患者が絶食療法をうけた(1)。一般的に言って，絶食は神経症状・所見に非常に有効であるが，皮膚所見に対しては効果が劣る。ではあるが，1972年に改訂された油症治療指針には，絶食療法は患者の体内に残留するPCBsの排泄を促進するとして，その効果が認知されている(付録1，表2参照)。

　前にも述べたように，台湾の台中市で1979年3月に，多くの点で油症に非常に良く似ているPCBs中毒"Yucheng"が発生した。公式に認定された患者は2,000人を超していると言われている。今村博士は1980年12月，これらの犠牲者に絶食療法を適用することを台湾政府に進言し，受け入れられ招聘された。1981年5月，今村博士とその協力者，台湾国立大学医学部生化学教室・董大成

表 9.3.1. 油症患者に対する絶食療法の効果[a]

症例 No.	年齢と性	重症度[b]	絶食日数	体重 (kg) 絶食前	体重 (kg) 絶食後	治療効果[c] 神経科的	治療効果[c] 皮膚科的
1	32 F	III	10	47.2	41.8	++	++
2	34 F	III	10	52.3	47.0	+	+
3	28 F	III	10	58.0	52.1	+	−
4	25 F	II	12	50.0	44.4	++	+
5	23 M	II	10	49.0	44.1	++	+
6	46 F	III	12	66.8	61.0	++	+
7	26 F	III	12	52.0	46.2	−	−
8	22 F	I	10	50.5	46.0	++	+
9	25 M	II	12	73.6	67.8	++	+
10	23 M	II	10	59.0	54.2	++	+
11	17 M	I	8	44.6	41.0	+	+
12	47 F	III	14	62.0	56.0	++	+
13	22 F	II	12	60.4	54.5	++	+
14	40 M	III	12	52.0	45.9	++	−
15	50 F	III	12	52.2	46.0	++	+
16	21 F	II	10	53.2	48.5	++	+
17	19 F	II	10	51.0	46.2	+	+
18	19 M	II	10	55.2	49.0	+	−
19	16 F	I	12	47.0	42.2	++	+
20	39 F	II	10	42.6	37.8	+	+

[a]: 1970 年 10 月から 1972 年 5 月までの絶食療法の結果 (3).
[b]: 重症度は臨床所見から判断された. I: 軽症, II: 中等症, III: 重症.
[c]: 治療効果, −: なし, +: 軽度, ++: 顕著.

教授の指導のもとに, 8 人の患者が 7〜10 日の絶食療法を受けた (1, 5). 翌 1982 年 2 月に 2 回目の絶食療法が行なわれ, 上記 8 人の患者のすべてが再度絶食を行なうとともに, 新たに 8 人の患者が絶食に加わった. これらの絶食治療の結果は, 日本の油症患者に見られた結果と基本的に同じである. 患者のすべてに, 臨床的に少なくともある程度の改善が認められ, 患者によっては劇的な改善が認められた. ある患者は, 中毒後 2 年間足の裏と足関節に突きささるような痛みがあったが, 絶食 4, 5 日ごろから痛みが軽減し始め, 7 日後にはほとんど痛みが消失し, 裸足で芝生の上を歩くことができるようになった. 皮膚所見もまた改善が見られた. しかし, 改善は絶食 7 日あるいは 10 日位経ったころからごくゆっくりと表れはじめ, 絶食をやめたあと 2, 3 ヵ月経ってからはっきりとしてきたのである. 嚢胞や膿瘍を形成した痤瘡は, 絶食を繰り返してもなかなか良くならなかった.

絶食療法を油症患者に適用した報告がもう一つある. 大津赤十字病院皮膚科の相模成一郎氏の報告で, 33 歳の女性患者に 14 日間適用した例である (6). 痤瘡様皮疹, 皮膚の色素沈着・かゆみ等が著しく改善されるとともに, 尿中 17KS が正常レベルに回復した.

表 9.3.2 に示すように, 患者の血中 PCBs の濃度は絶食中ならびに絶食後は, 絶食前に比して上昇するようである. 相模氏は, 14 日間の絶食後 7 日ごろにそのような上昇が認められたことを報告した最初の研究者である (6). 今村なども絶食 10 日目ならびに絶食後 7 日目ごろに, 同様の上昇し

表 9.3.2. 油症患者ならびに台湾油症患者における絶食前・中・後の血中および脂肪組織中 PCB 濃度[a]

試料 症例 No. 性/年齢	絶食 年次	絶食 1年前	絶食 3月前	絶食 直前	絶食中 1日	絶食中 3日	絶食中 5日	絶食中 7日	絶食中 9日	絶食中 10日	絶食後 7日	絶食後 13日
血液:												
油症[b]	1975 〜 1976											
1. F/40				5				3		3	6	
2. M/25				10				9		9	13	
3. M/52				6				6		—	8	
4. F/20				9				19		24	18	
5. F/16				9				8		14	9	
6. M/70				5				6		9	—	
7. M/23				3				5		5	6	
平均				6.7±2.7				8.0±5.2		10.7±7.5	10.0±4.7	
油症[c]												
1. F/33	1973	87.6	118.0	91.0[e]					104.0[e]		152.4[e]	
				54.0[f]		52.0[f]			55.0[f]		63.0[f]	
台湾 油症[d]	1981											
1. M/31					26			34	39		29	
2. F/26					18			29	29		31	
3. F/26					21			36	36		31	
4. F/31					15			23	21		20	
5. F/31					10			19	14		18	
6. F/68					28			38			45	
7. F/27					14			19			17	
8. M/54					27			33			37	
脂肪組織:												
油症[c]												
1. F/33	1973			42.0[e]								34.1[e]

[a]: 血液は ppb, 脂肪組織は ppm, ともに whole basis.
[b]: (7)
[c]: (6)
[d]: (5)
[e]: 滋賀県衛生研究所のデータ.
[f]: 大阪府立公衆衛生研究所のデータ.

かも統計的に有意の上昇を認めている (7)。この現象は, 台湾の油症患者においてさらにはっきりと認められた。すなわち, 7日あるいは 10 日間絶食した 8 人の患者すべてが, 絶食中および絶食後に, 血中 PCBs の上昇を示したのである (5)。一方, 脂肪組織中の PCBs の濃度は, 1 例ではあるが, 絶食後 13 日目に調べたところでは, 絶食前に比して低下していたことが報告されている (6)。

表 9.3.3 は, 糞便中の PCBs の濃度が, 1 人の油症患者では絶食中と絶食後に (6), また台湾の油症患者では 8 人中 6 人において, 絶食中に上昇したことを示している (8)。これらの臨床的検査結果ならびに下記の動物実験の結果を考えると, 絶食が油症患者の脂肪組織中に取り込まれている

表 9.3.3. 油症ならびに台湾油症患者の絶食前，中，後の血液や糞便中 PCB 濃度[a]

患者性/年齢	絶食の年次	血液中 PCBs		糞便中 PCBs					
		絶食2年前	絶食直前	絶食直前	絶食中				絶食後
					1日	3日	7日	9日	7日
油症[b]									
1. F/33	1973		54.0[d]	34.0[d]		82.0[d]		62.0[d]	114.0[d]
台湾油症[c]	1983								
1.			15		51.49		59.85	68.09	
2.			46		100.68		—	82.56	
3.			69		100.72		205.33	99.87	
4.			113		216.64		300.69	410.77	
5.			35		38.64		—	48.19	
6.			20		65.50		76.61	—	
7.					—		130.04	139.50	
8.			20		68.50		237.03		

[a]: 血液中濃度は ppb で whole basis, 糞便中濃度は ppb で乾重量ベース.
[b]: (6)
[c]: (8)
[d]: 大阪府立公衆衛生研究所のデータ.

PCBs を動かして糞便への排泄を促進することは，まず間違いないことであると思う。

9.3.2. 絶食による PCBs の移動に関する動物実験

ラットの脂肪組織に蓄積されている DDT が，絶食により体脂肪の減少とともに動かされることは，よく知られた事実である。絶食により，血漿，脳，肝臓，腎臓等の DDT や DDE 濃度が著しく上昇し，典型的な DDT トレモールが起こったり，死亡するネズミさえでることが報告されている (9, 10)。しかしながら，これらの組織中の DDT の濃度は，飼料を与え始めると 2, 3 日で絶食前の値以下に低下した (11)。このような現象は一般的な現象と考えられている。なぜならば，絶食により脂肪組織に含まれている PCBs もまた動かされることが，数名の研究者により報告されているからである。田中，小松 (12) は，ラットに微量の PCBs を投与するとヘキソバルビタール麻酔時間が顕著に短縮することに着目し，脂肪組織に PCBs を貯えているラットを絶食させたところ，ヘキソバルビタール麻酔時間の短縮が起こることを観察した。著者によれば，この現象は絶食により脂肪組織から遊離した PCBs によって引き起こされたものであろうと考えられている。Carlson もまた，PCBs をラットに投与することによって起こる薬剤代謝酵素誘導が，絶食により強められることを示し，絶食のそのような効果は，絶食により脂肪組織に貯えられていた PCBs が動かされて血流に出るからであろうと述べている (13)。Wyss, et al. はさらに明快にこれらの関係について述べている。すなわち，経静脈的に投与された 2, 2′, 4, 4′, 5, 5′-ヘキサクロロビフェニール（人体組織に残留する PCBs の中で最も量の多いもの）の 47% は脂肪組織に，29% は皮膚に取り込まれ，長期の絶食により脂肪組織に取り込まれたこの PCBs の約半分は皮膚に，また残り半分の PCBs は糞便に移動することを観察している (14)。そして，皮膚に残留するこの PCBs 同族体は高濃度のまま維

持され，絶食によっても全く低下しないが，この同族体が未変化のままに糞便中に排泄される量は，絶食させると，自由に摂食させたコントロール動物に比して10倍も増加することを認めている。さらに絶食は，脂肪組織に貯えられたこのPCB同族体を，肺や，肝臓，脳，血液，骨格筋等にも移動させ，絶食4週まではこれらの臓器内の濃度を著しく高め，その後は急減することも観察している。このように，動物実験の結果は一致して，絶食が脂肪組織に蓄積しているPCBsを移動させ糞便への排泄を促進させる効果をもっていることを示している。しかし，厳密に言えば，油症の主たる原因物質はPCBsではなくてPCDFsであり，油症患者の組織中に残存する毒性や残留性の非常に高い特定のPCDFsの移動と排泄が，絶食により実際に高まるかどうかは，臨床的にも動物実験的にもまだ明らかにされていない。とは言え，PCDFsはPCBsと化学的に近縁であるので，PCDFsも絶食によってPCBsと同じような挙動をとることが考えられる。将来の研究により，この予想が正しいかどうかは確かめられなければならない。

文　献

1) 今村基雄（1988）今村式絶食療法のすすめ．ミネルヴァ書房，京都市，233–257.
2) 田中　潔（1972）序言．福岡医誌 63, 347–351.
3) 今村基雄（1972）油症患者に対する絶食療法の効果．福岡医誌 63, 412–415.
4) 今村基雄（1975）絶食療法を実施した油症患者の追跡調査．福岡医誌 66, 646–648.
5) Imamura, M., Ta-Cheng Tung. (1984) A trial of fasting cure for PCB-poisoned patients in Taiwan. Am. J. Indusrial Med. 5, 147–153.
6) 相模成一郎（1974）慢性PCB中毒症の1例——断食療法を中心に——．西日本皮膚 36, 656–661.
7) 今村基雄，増田義人，平山千里（1977）絶食による血液PCB濃度の変化．医学のあゆみ 101, 2, 78–79.
8) 今村基雄，董　大成（1994）未発表データ，私信.
9) Fitzhugh, O. G., Nelson, A. A. (1946) The chronic oral toxicity of DDT (2, 2-bis p-chlorophenyl-1, 1, 1-trichloroethane). J. Pharmacol. Exp. Ther. 89, 18–30.
10) Dale, W. E., Gaines, T. B., Hayes, Jr. W. J. (1962) Storage and excretion of DDT in starved rats. Toxicol. appl. Pharmacol. 4, 89–106.
11) Lambert, G., Brodeur, J. (1976) Influence of starvation and hepatic microsomal enzyme induction on the mobilization of DDT residues in rats. Toxicol. Appl. Pharmacol. 36, 111–120.
12) 田中　潔，小松冨美子（1972）微量塩化ビフェニール（PCB）によるラットの麻酔短縮現象．福岡医誌 63, 360–366.
13) Carlson, G. P. (1980) Influence of starvation on the induction of xenobiotic metabolism by polychlorinated biphenils. Life Sciences 27, 1571–1576.
14) Wyss, P. A., Mühlebach, S., Bickel, M. H. (1982) Pharmacokinetics of 2, 2, 4, 4, 5, 5-hexachlorobiphenyl (6-CB) in rats with decreasing adipose tissue mass. I. Effects of restricting food intake two weeks after administration of 6-CB. Drug Metabol. Disposition 10, 657–661.

第 10 章　油症患者の生存分析

10.1. 日本全体の死亡率と油症患者の死亡率の比較(O/E 比)

池田正人，吉村健清

　過去 22 年間にわたる油症患者に観察された死亡の解析は PCB, PCDF そして他の塩素水酸化物の長期間の曝露の人に及ぼす影響を理解するためだけでなく，患者により良いケアーを提供するのに疑いもなく重要である。それ故，油症患者の死亡に関してコーホート研究を実施した。

　油症として認定された患者は 1990 年 3 月 31 日現在で 1,870 名であり，そのうち 1983 年 3 月 31 日に認定されていた 1,821 名についてのみ追跡調査し，評価した。患者の名前，生年月日，性別，住所，認定の日付，そして認定の場所などは厚生省から入手し，1990 年 3 月 31 日における生死は，患者が居住していた県の衛生部で確認されたものを使い，死亡診断書の写し等も同じ部局で集められたものを利用した。PCB の血清レベル，PCB のガスクロパターンの情報も各県の衛生部で集められたものを利用したが，これらの測定方法は油症発生の後に確立したこともあって測定した患者数は 865 名に限られた。死亡者についての死因は原死因の考えに従って 1979 年までは第 8 回改定 ICD を，それ以後は第 9 回 ICD を使ってコードした。

　これまでに，1968 年から 1983 年までに油症患者に発生した死亡の解析がある (1)。今回の解析は追跡期間が 1990 年まで延長されたものであり，2 種類のコーホートを設定している。最初のコーホートは 1,815 名(男性 916 名，女性 899 名)からなり，認定されてから 1990 年の 3 月末日まで追跡した。これの観察人年は平均 17.2 年であった。第 2 のコーホートは 865 名(男性 407 名，458 名)で第 1 のコーホートの一部分に相当し，PCB の測定から 1990 年 3 月末日まで追跡している。またこのコーホートの平均観察人年は 12.6 年であった(表 10.1.1)。これらのコーホートの観察期間中に発生した死亡の数は日本全体の死亡状況から期待される死亡数と比較された。期待される死亡数は，5 歳階級別，性別，1970, 1975, 1980, 1985, 1990 年の死因別死亡率を，年齢階級別，年度別の観察人年に乗ずることによって得た。この間 200 名(男性 127 名，女性 73 名)の死亡が観察された。その結果は表 10.1.2 に示した。男性の死亡は期待数よりすこし多くしかも有意に多かった。一方女性の死亡は期待数より少なかったが有意ではなかった。結核，糖尿病，心疾患，高血圧性疾患，肺炎お

表 10.1.1. 観察人年

コーホート	患者数	1968–1972	1973–1977	1978–1982	1983–1987	1988–1990	合計
PCB の測定値のある患者							
男	407	•	691	1,713	1,960	889	5,253
女	458	•	679	1,782	2,234	1,028	5,723
全患者							
男	916	2,022	3,517	4,156	4,105	1,856	15,656
女	899	2,066	3,412	4,039	4,243	1,940	15,700

表 10.1.2. 原死因別観察死亡数と期待死亡数および SMR (O/E) (全患者)

原死因	ICD-8	ICD-9	男 観察死亡数	男 期待死亡数	男 O/E	女 観察死亡数	女 期待死亡数	女 O/E
全死因			127	107.29	1.18	73	81.52	0.90
結核	010–019	010–018	1	1.54	0.65	0	0.58	0.00
悪性新生物	140–209	140–208	45	29.03	1.55[a]	13	19.18	0.68
食道	150	150	2	1.40	1.43	1	0.30	3.29
胃	151	151	10	8.97	1.12	1	5.12	0.20
直腸, 直腸 S 字結腸移行部及び肛門	154	154	2	1.20	1.67	0	0.82	0.00
肝	155, 197.7, 197.8	155, 199.1[c]	12	3.58	3.36[a]	3	1.33	2.26
膵	157	157	2	1.47	1.36	1	1.01	0.99
肺気管及び気管支	162	162	9	4.96	1.81	0	1.69	0.00
乳	174	174, 175	—	—	—	1	1.30	0.77
子宮	180–182	179–182	—	—	—	2	1.53	1.31
白血病	204–207	204–208	2	0.78	2.57	0	0.56	0.00
糖尿病	250	250	1	1.22	0.82	0	1.18	0.00
心疾患	393–398, 410–429	393–398, 410–429	20	17.44	1.15	16	14.51	1.10
高血圧疾患	400–404	401–405	1	1.57	0.64	1	1.91	0.52
脳血管疾患	430–438	430–438	14	20.50	0.68	7	17.82	0.39
肺炎気管支炎	480–486, 490, 491, 466	480–486, 490, 491, 466.0	6	6.57	0.91	1	4.60	0.22
胃及び十二指腸潰瘍	531–533	531–533	0	0.93	0.00	1	0.50	2.02
慢性肝疾患及び肝硬変	794	797	6	3.61	1.66	3	1.30	2.31
腎炎, ネフローゼ症候群及びネフローゼ	580–584	580–589	1	1.58	0.63	3	1.45	2.07
不慮の事故	E800–E949	E800–E949	10	6.86	1.46	2	2.13	0.94

[a]: $p < 0.01$

死因不明: 男 9, 女 12

よび気管支炎，胃十二指腸潰瘍，腎疾患，そして不慮の事故，これらの死因では死亡の有意な上昇も，減少も観察されなかった。脳血管疾患では男女とも死亡の減少が観察され，特に女性では有意の減少であった。全癌による死亡は，男性では有意の上昇が見られたが，女性では有意ではないが減少が見られた。喉頭癌，胃癌，大腸癌，肺癌，膵臓癌，乳癌，子宮癌では，有意の上昇も減少も見られなかった。肝臓の癌では，男性で期待死亡数3.5に対し観察死亡数12であった(O/E比3.36)，そして女性では期待死亡数1.33に対して観察死亡数3であった(O/E比2.26)。しかし，有意であったのは男性のみであった。患者の45%，49%が福岡，長崎の住民であり，この両県は肝癌の有病率が高いことが知られているので，油症患者の肝癌死亡も，全日本の死亡率ではなく両県の肝癌死亡率と比較することも必要である。このような比較でも，男性では有意な上昇がみられた(観察死亡数 = 12，期待死亡数 = 5.22，O/E比 = 2.30，$P < 0.05$)が，女性では有意ではなかった(観察死亡数 = 3，期待死亡数 = 1.77，O/E比 = 1.69)。さらに，有意ではなかったが，慢性肝炎，肝硬変で両性とも死亡が上昇していたことは，注目すべき点かもわからない。さらに，これらの結果は我々の1983年までの観察結果とほぼ同じ傾向であった。

文 献

1) 池田正人，倉恒匡徳，中村好一，等(1986)油症患者の死亡に関するコホート研究──予報──．福岡医誌 78, 297–300.

10.2. 油症患者の死亡と血清PCBレベル，PCBパターンの関連

池田正人，吉村健清

　PCBデータがある油症患者(第2のコーホート)では，全死亡数は表10.2.1に示したように51名(男性30名，女性21名)であった。ここで，両性とも有意に死亡が減少していることは注目すべきことである。PCBの測定があることは，より健康に注意する生活と関連して死亡を低くしている可能性，あるいは，このコーホートでは死亡が次第に緩やかになること，PCBの測定は初期の死亡者では行なわれていないことがあいまって第2コーホートでは死亡が低くなっている可能性などが推定される。

　PCBの毒性が油症患者の死亡に影響しているかどうかを調査することはまったく重要なことであるのは言をまたない。血清PCBレベル，PCBガスクロパターン(2)が患者の死亡に影響していることを評価するため，Coxの比例ハザード回帰分析を実施した。解析にはSASのPHREGと呼ばれるプロシジャーを使った(5)。図10.2.1.に示すように，測定されたPCBレベルは年度をおって減少の傾向がある。正規分布に近似すべく，PCBレベルの対数変換したものについて年度に対しての回帰直線を推定し，回帰直線からの乖離の大きさを年度に関して補正したPCBレベルとして使用した。比例ハザード回帰分析は，従属変数として生存の長さが必要であるが，これは患者の観察期間とした。一方，補正したPCBレベル，PCBパターン，観察開始時の年齢，PCB測定年度を独立変数とした。観察開始年齢とPCB測定年月日は，交絡要因である年齢，年度をコントロールするために説明変数に取り入れた。表10.2.2.と表10.2.3.に示されているように男性において血清PCBレベルは有意に死亡のリスクを上昇させている。女性ではそれが減少していたが有意ではなかった。しかしながら，男性の死亡において，PCBパターンAのリスク比は(PCBパターンCに比べて)1.0より低かった($P < 0.05$)。同様の減少がPCBパターンBにおいても観察されたが有意ではなかった。タイプA，タイプBによるリスクの減少は女性の死亡においても観察されたが，共に有意ではなかった。同様の解析を肝癌死亡にも試みたが，肝癌死亡数が3例と少ないためどんな有効な関連も見出せなかった。我々はコーホート研究において，油症という毒物曝露は肝癌のリスクを上昇させたと結論したが(少なくとも男性においては)，PCBのレベルやPCBパターンと肝癌の死亡との関連を見出し得なかったことを考えると，この結論を採用するのは現時点では慎重でなくてはならない。しかしながら，言うまでもないことであるが，PCBやPCDFは動物実験で肝癌の形成の報告がある現在，油症患者における肝癌発生の高い危険があることにいささかでも軽視してはならない(1, 3, 4)。

文　献

1) Kimura, N., Baba, T. (1973) ポリ塩化ビフェニールによるラット肝における新生物変化. Gann 64, 105–108.
2) Masuda, Y. (1985) ライスオイル汚染後の日本人及び台湾人の健康状態. Health Perspect. 60, 321–325.

第 10 章　油症患者の生存分析

表 10.2.1. 原因別観察死亡数と期待死亡数および SMR (O/E) (PCB 測定のある患者)

原死因	ICD-8	ICD-9	男			女		
			観察死亡数	期待死亡数	O/E	観察死亡数	期待死亡数	O/E
全死因			30	45.29	0.66[a]	21	32.35	0.65
結核	010–019	010–018	1	0.52	1.94	0	0.18	0.00
悪性新生物	140–209	140–208	8	13.47	0.59	4	8.96	0.45
食道	150	150	0	0.65	0.00	0	0.13	0.00
胃	151	151	2	3.87	0.52	1	2.18	0.46
直腸, 直腸 S 字結腸部及び肛門	154	154	0	0.55	0.00	0	0.38	0.00
肝	155, 197.7, 197.8	155, 199.1[c]	2	1.73	1.16	1	0.65	1.54
膵	157	157	1	0.72	1.39	0	0.52	0.00
肺気管及び気管支	162	162	0	2.50	0.00	0	0.86	0.00
乳	174	174,175	—	—	—	0	0.64	0.00
子宮						1	0.65	1.54
白血病	180–182	179–182	—	—	—			
糖尿病	204–207	204–208	1	0.31	3.23	0	0.24	0.00
心疾患	250	250	0	0.53	0.00	0	0.51	0.00
高血圧疾患	393–398, 410–429	393–398, 410–429	3	7.64	0.39	4	5.99	0.67
脳血管疾患	400–404	401–405	1	0.53	1.89	1	0.57	1.75
肺炎気管支炎	430–438	430–438	3	7.92	0.38	1	6.40	0.16
胃及び十二指腸潰瘍	480–486, 490, 491, 466	480–486, 490, 491, 466.0	3	2.90	1.03	1	1.79	0.56
	531–533	531–533	0	0.32	0.00	0	0.17	0.00
慢性肝疾患及び肝硬変	794	797	0	1.50	0.00	1	0.61	1.64
腎炎, ネフローゼ症候群及びネフローゼ	580–584	580–589	0	0.71	0.00	1	0.64	1.56
不慮の事故	E800-E949	E800-E949	3	2.29	1.31	0	0.80	0.00

[a]. $p < 0.05$
死因不明: 男 5, 女 8

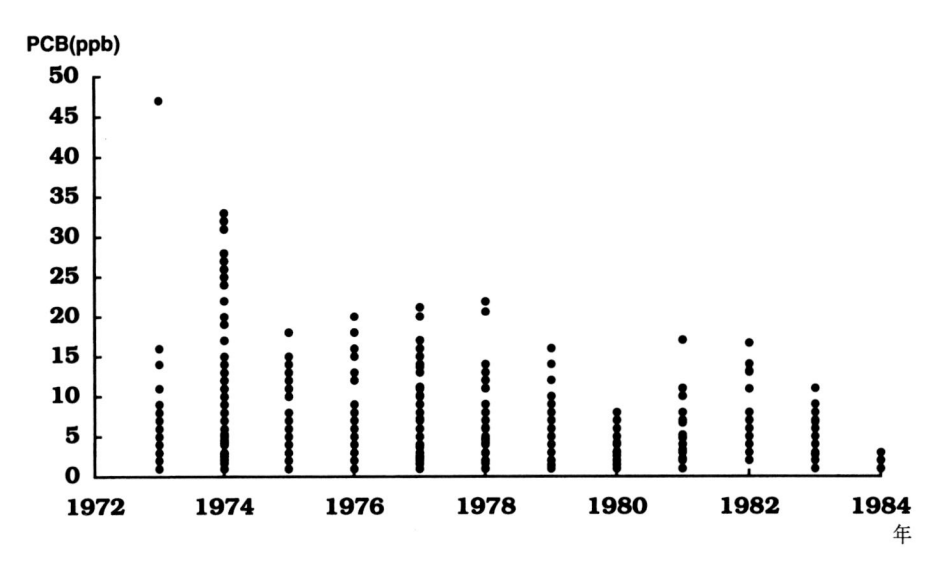

図 10.2.1. 油症患者の血中 PCB 濃度と測定年

表 10.2.2. 全死因に関する比例ハザード回帰分析（PCB 測定値のある男性患者）

要因	回帰係数	標準誤差	P 値	相対危険度
観察開始年齢	0.072	0.014	0.0001	1.08
観察開始年	0.051	0.089	0.5654	1.05
PCB パターン A	−1.035	0.471	0.0281	0.36[a]
PCB パターン B	−1.016	0.452	0.0244	0.36[a]
補正 PCB 濃度[b]	0.833	0.629	0.1853	2.30

n = 407
[a]: PCB パターン C の患者に対する比
[b]: $\log_{10}(\text{PCB level}) - (-0148*\text{YEAR} + 1.377)$

表 10.2.3. 全死因に関する比例ハザード回帰分析（PCB 測定値のある女性患者）

要因	回帰係数	標準誤差	P 値	相対危険度
観察開始年齢	0.091	0.018	0.0001	1.10
観察開始年	0.182	0.098	0.0644	1.20
PCB パターン A	−0.347	0.747	0.6423	0.71[a]
PCB パターン B	−0.058	0.510	0.9093	0.94[a]
補正 PCB 濃度[b]	−0.769	0.996	0.4402	0.46

n = 458
[a]: PCB パターン C の患者に対する比
[b]: $\log_{10}(\text{PCB level}) - (-0148*\text{YEAR} + 1.377)$

3) Nagasaki, H., Tomii, S., Mega, T., et al. (1972) マウスにおけるポリ塩化ビフェニールの肝発がん性. Gann 63, 805.
4) Nishizumi, M. (1989) ラットにおける 2,3,4,7,8-ペンタクロロヂベンゾフラン及び 1, 2, 3, 4, 7, 8-ヘキサクロロヂベンゾフランの発がん性. 福岡医誌 80, 240–245.
5) SAS Institute Inc. (1988) SAS/STAT の利用ガイド. 6.03 リリース版. SAS Institute Inc.

10.3. 油症における出生性比

吉村健清，金子　聰，早渕仁美

10.3.1. 緒　言

　1976年7月に発生したイタリア，セベソの工場事故により多量の2, 3, 7, 8-tetrachloro-dibenzo-para-dioxin (TCDD) が環境中に放出され，近郊住民の健康問題が懸念された。このセベソ事例においてTCDDに曝露した住民から事件発生の9ヵ月後(1977年4月)から1984年までの7年間に生まれた出生児の性別分布が調べられ，男児26例に対し女児48例と，女児の出生が異常に多いことが1996年に報告され(1)注目を浴びた。さらに，1978年にTCDDと関連物質であるpolychrorinated biphenyls (PCBs)，polychlorinated dibenzofurans (PCDFs) によって汚染された食用油を摂取して起こった台湾油症事例において，出生児の性別が調べられた(2)。74名の婦人から，1978年6月から1985年の春までの7年間の間に137例の出生児があり，うち男児68例，女児69例と女児出生が多いことは観察されなかった(2)。

　著者は経母乳油症児の調査を行なうために，長崎県T地区，ならびに福岡県において，油症患者およびその家族から生まれた全出生児の調査を，それぞれ，1972年および1978年に実施した。その調査から長崎県T地区で，経母乳油症児存在の可能性を示す結果を1974年に報告した(3)。今回これらの調査によって得られた資料によって出生児の性別分布を見ることができると考え，調査資料を再解析することとした。

　この研究の目的は，1968年西日本一帯で発生した油症事例において，当時の患者もしくは患者家族から生まれた出生児の性比(男/女)が異常か否かを検討することである。

10.3.2. 福岡事例

1) 対象および方法

　福岡県内の油症患者もしくは患者家族から1967年1月1日以降1977年12月31日までに出生した全出生児を当時の県内全患者および患者家族の疫学調査資料をもとに抜き出し，出生児の生年月日，性別を調査した。

2) 解析

　出生時期により，出生児を下記4群に区分し，それぞれの性別分布を見た。

1群　汚染油摂取と出生性比との間に関係がないと考えられる出生時期(汚染油摂取以前の出生)：
　　　1967年1月1日–1968年1月31日
2群　妊娠期間中(胎児発育中)の汚染油摂取が出生性比に関与する可能性がある出生時期：
　　　1968年2月1日–1968年12月31日

表 10.3.1. 福岡県内の油症患者および患者家族に 1967 年 1 月から 1977 年 12 月末の期間に出生した全出生児の性別分布

	1 群 1967 年 1 月〜 68 年 1 月末	2 群 68 年 2 月〜 同年 12 月末	3 群 69 年 1 月〜 71 年 12 月末	4 群 72 年 1 月〜 77 年 12 月末	計
男	13 (56.5 %)	10 (66.7 %)	18 (64.3 %)	14 (58.3 %)	55 (61.1 %)
女	10 (43.5 %)	5 (33.3 %)	10 (35.7 %)	10 (41.7 %)	35 (38.9 %)
計	23 (100 %)	15 (100 %)	28 (100 %)	24 (100 %)	90 (100 %)
性比 (M/F)	1.3	2.0	1.8	1.4	1.57

(p = 0.908)

3 群　母親の曝露が児の出生性比に関与する可能性がある出生時期(前期)：
　　　1969 年 1 月 1 日–1971 年 12 月 31 日
4 群　母親の曝露が児の出生性比に関与する可能性がある出生時期(後期)：
　　　1972 年 1 月 1 日–1977 年 12 月 31 日
統計学的検定は，χ^2 検定を用いて行なった。

3)　結果

油症患者もしくはその家族の中で，1967 年 1 月 1 日から 1977 年 12 月 31 日までの間に生まれた全出生児は 90 名であった。

この期間内の全出生児数を年次ごとに見ると，1967 年，1968 年はそれぞれ，21 例，17 例の出生があったが，1969 年，1970 年には 9 例，6 例と減少した。1971 年には 13 例と若干増加したが，1972 年には再び 8 例と減少した。1973 年以降では年間 5 例以下にとどまっていた。

90 例の出生性別は表 10.3.1 に示す通り，男児 55，女児 35 例で，出生性比は 1.57 と男児出生が多かった。

出生期別にみた 1 群，2 群，3 群，4 群のそれぞれの出生性比(男 / 女)は，1.3, 2.0, 1.8, 1.4 でいずれの時期の出生性比も 1 より高く男が多かった。

群間の性別分布を χ^2 検定により検討したが，どの群においても出生児の男女差において有意な差は認められなかった (p = 0.908)。また汚染油摂取の出生性比への影響はないと考えられる 1 群(油症事件以前の出生時期)と，2 群，3 群，4 群をそれぞれ比較しても性別分布に有意な差は認められなかった (p = 0.537, p = 0.576, p = 0.901)。

10.3.3. 長崎事例

1)　対象および方法

長崎県 T 地区油症患者，およびその家族の中で，1967 年 1 月 1 日から 1971 年 12 月 31 日までに生まれた児全員について，著者の一人(吉村)が，1972 年 5 月，母親を対象に面接調査を実施し，その出生児の生年月日と性別を調査した。

表 10.3.2. 長崎県 T 地区の油症患者および患者家族に 1967 年 1 月から 1971 年末の期間に出生した全出生児の性別分布

	1 群 1967 年 1 月～ 68 年 1 月末	2 群 68 年 2 月～ 同年 12 月末	3 群 69 年～ 71 年 12 月末	計
男	3 (37.5 %)	1 (16.7 %)	6 (50 %)	10 (38.5 %)
女	5 (62.5 %)	5 (83.3 %)	6 (50 %)	16 (61.5 %)
計	8 (100 %)	6 (100 %)	12 (100 %)	26 (100 %)
性比 (M/F)	0.6	0.2	1.0	0.63

($p = 0.453$)

2) 解析

出生時期により，以下の 3 群に分け，出生児の性別分布を見た。

1 群　汚染油摂取が出生性比に関与がないと考えられる出生時期（汚染油摂取以前の出生）：
　　　(1967 年 1 月 1 日–1968 年 1 月 31 日)

2 群　妊娠期間中（胎児発育中）の汚染油摂取が出生性比に関与する可能性がある出生時期：
　　　(1968 年 2 月 1 日–1968 年 12 月 31 日)

3 群　母親の曝露が児の出生性比に関与する可能性がある出生時期：
　　　(1969 年 1 月 1 日–1971 年 12 月 31 日)

統計学的検定は，フィッシャー直接確率検定を用いて行なった。

3) 結果

T 地区の油症患者およびその家族に 1967 年 1 月 1 日から 1971 年 12 月 31 日までの間に生まれた児は 26 名であった。調査期間中の男児出生は 10 例，女児出生は 16 例と女児出生が 61.5 % と若干多いが統計学的には有意ではなかった ($p = 0.453$)。この 26 名について出生時期群別の性別分布を表 10.3.2 に示した。

1 群，2 群，3 群の出生性比はそれぞれ 0.6, 0.2, 1.00 で合計では 0.63 と女児が多い傾向が見られた。しかし，症例数が少なく，統計学的には出生比性は 1 群に比べ有意な差は見られなかった ($p = 0.580, p = 0.670$)。

10.3.4. 考　察

福岡県では，当時の疫学調査資料に基づき，油症患者ならびに油症患者家族から，1967–1977 年の 11 年間に生まれた全出生児を抽出した。期間内の全出生児 90 例を年次ごとに見ると 1969 年以降減少し，特に 1973 年以降では年間 5 例以下にとどまっている。福岡では，新生児油症の問題が大きく取り上げられたため出生制限をしたものと考えられている。出生性比に関しては，汚染油摂取の影響がまったくないと考えられる 1968 年 1 月以前の出生性比は 1.3 であった。もし汚染油摂取が出生性比に影響を及ぼすのであれば，1968 年 2 月以降の出生性比が変化すると考えられるが，それ以前の出生性比と比べ変化は見られない。また統計学的に 2 群，3 群，4 群の出生性比が，1 群に比べ

異なっている結果は得られなかった。むしろ，女児出生に比べ男児出生が多い傾向が見られた。

長崎事例については，T地区のみの調査のため例数が26例と少ないが，著者が油症患者の協力を得てT地区で面接調査によって得たものであり，調査期間中の全出生児を把握できているものと考えられる。T地区では，宗教的理由からあまり産児制限がなされていなかったと聞いているが，6年間の調査期間中の出生児数は，1967年，1968年の各年7名を最高に，1969年，1970年それぞれ5名，1971年には2名に減少していた。出生性比は，汚染油摂取と関係がない期間は0.6と若干女児が多い傾向が見られた。68年2月から12月までの11ヵ月には男児1名に対し，女児5名の出生があり，出生性比が0.2と女児が多かった。しかし，69年以降71年までは男女とも6例ずつの出生で，出生性比は1と男女差は見られなかった。長崎事例でも福岡同様，性別分布の男女差は統計学的に有意ではなく，女児出産が高いとは結論しがたい。

ダイオキシン類が出生性比へ影響を与えると仮定すると，その作用機序として考えられるものは，① 一方の性染色体を持つ精子の選択的受精，② 妊娠成立後の性による選択的な自然流産などが考えられる。福岡・長崎の調査において，事件後10ヵ月で群を区別した理由は，この仮定に基づくものである。今回，事件後10ヵ月以内の出生に関しても，事件後10ヵ月以後の出生に関しても有意な性比の変化は認められなかった。

今回の研究および台湾事例では，出生性比に変化は認められなかったが，セベソと日本・台湾事例では曝露ダイオキシン類の種類が異なっている。前者はいわゆるダイオキシンによる曝露，後者はPCBsおよびPCDFsを主とした曝露であった。これらの事例において性比が一致した方向性を持たなかった理由として，曝露ダイオキシン類種類の違いが性比への影響の違いとなって現れた可能性もある。国際的にダイオキシン類の毒性評価としてはTEQが用いられているが，出生性比に関する影響については，TEQでは判断できない可能性もある。さらに，本研究の長崎事例については1968年の出生性比が少数例であるが，女児が多い傾向があり，調査対象を増し，さらに検討することが望まれる。

10.3.5. 結論

以上本調査集団から，油症事例において，女児出生が多いという結論は得られなかった。しかし，油症患者全例についての調査ではないため，全油症患者およびその家族の出生児についての調査をすることが必要である。

謝辞：本調査は，当時の油症患者，行政担当者の協力を得て行なわれたものであり，その協力に深く感謝する。また，本研究の一部は厚生科学研究費の補助を受けた。

文献

1) Mocarelli, P., Brambilla, P., Gerthoux, P. M., Patterson, D. G., Jr. and Needham, L. L. (1996) Change in sex ratio with exposure to dioxin. Lancet 348, 409.
2) Rogan, W. J., Gladen, B. C., Guo, Y. L. and Hsu, C. C. (1999) Sex ratio after exposure to dioxin-like chemicals in Taiwan. Lancet 353, 206–7.
3) 吉村健清 (1974) PCB汚染油を摂取した母親から生れた児についての疫学的調査. 福岡医誌 65 (1), 74–80.

付　録

付録 1. 油症の診断基準と治療指針など

表 1.「油症」診断基準と油症患者の暫定的治療指針（1969）

（勝木司馬之助，1969，序言，福岡医誌 60, 403–407）

1. 「油症」診断基準

本基準は，西日本地区を中心に米ぬか油使用に起因すると思われる特異な病像を呈して発症した特定疾患（いわゆる「油症」）に対してのみ適用される。

したがって，食用油使用が発症要因の一部となりうるすべての皮膚疾患に適用されるものではない。

発症参考状況
1) 米ぬか油を使用していること。
2) 家族発生が多くの場合認められる。これが認められない場合は，その理由について若干の検討を要する。
3) 発病は，本年4月以降の場合が多い。
4) 米ぬか油を使用してから発病までには，若干の期間を要するものと思われる。

診断基準

症状 上眼瞼の浮腫，眼脂の増加，食思不振，爪の変色，脱毛，両肢の浮腫，嘔気，嘔吐，四肢の脱力感・しびれ感，関節痛，皮膚症状を訴えるものが多い。

特に，眼脂の増加，爪の変色，痤瘡様皮疹は，本症を疑わせる要因となりうる。

また，症状に附随した視力の低下，体重減少等もしばしば認められる。

以下特殊検査に基づかない一般的な本症の所見を述べる。

1. 眼所見

   眼脂（マイボーム氏腺分泌）の増加。眼球および眼瞼結膜の充血・混濁・異常着色・角膜輪部の異常着色，一過性視力低下が認められる。

   なお，他の眼疾患との鑑別上分泌物のギムザ染色検査が望ましい。

2. 皮膚所見

   角化異常を主とし，次のような種々の所見が認められる。
   1) 爪の変化。時に扁平化をみるが，明らかな変形は認められない。
   2) 毛孔に一致した黒点（著明化）。
   3) 手掌の発汗過多。
   4) 角性丘疹。特に，皮膚汗脂分泌の多い部を侵す（例，腋窩部など）。
   5) 痤瘡様皮疹。面皰より集簇性痤瘡とみられる重症型まで，さまざまである。
   6) 脂腺部に一致した囊胞（外陰部に多くみられる）。
   7) 小児の場合も上記症状をしめすが，若干症状を異にすることもある。すなわち，全身特に四肢屈側に帽針頭大の落屑性紅斑の多発を認める場合があり，多少の痒みを訴える。
   8) 搔痒は多くの例にはない。また，あっても軽度であり，搔痕は認めない。
   9) 皮膚は，多少汚黄色を呈するが，著名な色素沈着はない場合が多い。
   10) 乾性脂漏。
   11) 口腔粘膜および歯肉に着色をみることがある。
   12) 耳垢の増加を認める。

3. 全身所見
   1) 貧血，肝脾腫は認めないことが多い。しかし，発熱，肝機能障害を認めることがある。
   2) 手足のしびれ，脱力感を訴えるが，著明な麻痺は認めない。深部反射は減弱あるいは消失することがある。

      四肢末端の痛覚過敏を時に認める。

上記所見は，典型例においては，その大多数が認められるが，手掌の発汗過多，爪の変色，眼脂の分泌増加，頬骨部の面皰形成，および自覚症のいくらかを綜合して，偽症をもうけることは必要であろう．

2. 油症患者の暫定的治療指針

1. SH 基剤などを投与する．
2. ビタミン B_2 などを投与する．
3. 硫黄あるいはその他の角質溶解剤を含む軟膏またはローションの外用．
4. 二次感染の予防および悪臭防止のために Hexachlorophen などにより皮膚を清潔に保つ．
5. 二次感染があれば化学療法を併せ行なう．

表 2. 油症診断基準と油症治療指針（昭和 47 年 10 月 26 日改訂）
（占部治邦，1974，序言，福岡医誌 65, 1–4）

1. 油症診断基準

油症は PCB の急性ないし亜急性の中毒と考えられるが，現在全身症状には，成長抑制，神経内分泌障害，酵素誘導現象，呼吸器系障害，脂質代謝異常などがあり，局所症状には皮膚および粘膜の病変として痤瘡様皮疹と色素沈着，さらに眼症状などがみられる．

1. 発病条件
   PCB の混入したカネミ米ぬか油を摂取していること．
   多くの場合家族発生がみられる．
2. 全身症状
   1) 自覚症状
      ① 全身倦怠感
      ② 頭重ないし頭痛
      ③ 不定の腹痛
      ④ 手足のしびれ感または疼痛
      ⑤ 関節部のはれおよび疼痛
      ⑥ 咳嗽・喀痰
      ⑦ 月経の変化
   2) 他覚症状
      ① 気管支炎様症状
      ② 感覚性ニューロパチー
      ③ 粘液嚢炎
      ④ 小児では成長抑制および歯牙異常
      ⑤ 新生児の SFD (Small-For-Dates Baby) および全身性色素沈着
   3) 検査成績
      ① 血液 PCB の性状および濃度の異常
      ② 血液中性脂肪の増加
      ③ 貧血，リンパ球増多，アルブミン減少
      ④ 知覚神経伝導性と副腎皮質機能の低下
3. 皮膚粘膜症状
   1) 痤瘡様皮疹
      顔面，臀部，その他間擦部などにみられる黒色面皰，痤瘡様皮疹とその化膿傾向
   2) 色素沈着
      顔面，眼瞼粘膜，歯肉，指趾爪，などの色素沈着
   3) 眼症状
      マイボーム腺肥大と眼脂過多，眼瞼浮腫など

2. 油症治療指針

1. PCB の排泄促進

現在，油症患者の PCB 濃度はかなり低下しているものと推定されるが，PCB の排泄を促進することが最も重要である．ただ，PCB の特性上，適当な排泄促進剤はなお報告されていない．

現在考えうる PCB の排泄促進法としては
(1) 絶食
(2) 酵素誘導法
(3) 適当な PCB 吸着剤の経口投与

などがあげられている．

ただし，絶食および酵素誘導法については，その適応および実施に慎重な配慮を要する．

2. 対症療法

対症療法としては，種々の解毒剤(たとえば還元型グルタチオン)種々の脂質代謝改善剤などのほか，脳神経症状にたいしては鎮痛剤，ビタミン B 剤など，呼吸器症状には鎮咳剤などを投与し，また内分泌症状にたいしてはホルモン療法も考えられる．皮膚症状にたいしては，種々の対症療法が行なわれているが，症例によっては形成手術も行われる．

その他，眼科，整形外科，歯科保存科においては症状に応じた対症療法が行われる．

3. 合併症の治療

油症患者においては，神経，内分泌障害，酵素誘導などの所見がみられるため種々の合併症を生じやすく，また合併症が重症化する傾向があるので慎重に治療する必要がある．

また，酵素誘導により薬物の分解が促進されており，通常の投与量では治療効果があがらぬことも多い．

表 3. 油症診断基準(昭和 51 年 6 月 14 日補遺)　油症治療研究班
(杉山浩太郎, 1977, 序言, 福岡医誌 68, 93–95)

油症の診断基準としては，昭和 47 年 10 月 26 日に改訂された基準があるが，その後の時間の経過とともに症状と所見の変化がみられるので，現時点においては，次のような診断基準によることが妥当と考えられる．

発病条件

PCB の混入したカネミ米ぬか油を摂取していること．

油症母親を介して児に PCB が移行する場合もある．多くの場合家族発生がみられる．

重要な所見

1. 痤瘡様皮疹
顔面，臀部，そのほか間擦部などにみられる黒色面皰，面皰に炎症所見の加ったもの，および粥状内容物をもつ皮下嚢胞とそれらの化膿傾向．
2. 色素沈着
顔面，眼瞼結膜，歯肉，指趾爪などの色素沈着(いわゆる"ブラックベイビー"を含む)．
3. マイボーム腺分泌過多
4. 血液 PCB の性状および濃度の異常

参考となる症状と所見

1. 自覚症状
1) 全身倦怠感
2) 頭重ないし頭痛
3) 四肢のパレステジア(異常感覚)
4) 眼脂過多
5) せき，たん
6) 不定の腹痛
7) 月経の変化

2. 他覚的所見
1) 気管支炎所見
2) 爪の変形
3) 粘液嚢炎
4) 血清中性脂肪の増加
5) 血清 γ-GTP
6) 血清ビリルビンの減少
7) 新生児の SFD (Small-For-Dates Baby)
8) 小児では，成長抑制および歯牙異常(永久歯の萌出遅延)

註 1. 以上の発病条件と症状，所見を参考にし，受診者の年齢および時間的経過を考慮のうえ，総合的に診断する。
 2. この診断基準は，油症であるか否かについての判断の基準を示したものであって必ずしも油症の重症度とは関係ない。
 3. 血液 PCB の性状と濃度の異常については，地域差職業などを考慮する必要がある。

表 4. 油症診断基準(昭和 56 年 6 月 16 日追加)　油症治療研究班
(吉村英敏, 1983, 序言, 福岡医誌 74, 189–192)

1. 油症診断基準(昭和 51 年 6 月 14 日補遺)中，重要な所見「4. 血液 PCB の性状および濃度の異常」の次に「5. 血液 PCQ の性状および濃度の異常」を追加する。
2. 今までの研究により，血中 PCQ の濃度については次のとおり結論した。
 (1) 0.1 ppb 以上：異常に高い濃度
 (2) 0.03〜0.09 ppb：(1) と (3) の境界領域濃度
 (3) 0.02 ppb (検出限界)以下：通常みられる濃度

表 5. 油症治療指針および油症患者の生活指針(昭和 61 年 6 月 6 日)
(倉恒匡徳, 1987, 序言, 福岡医誌 78, 181–183)

1. 油症治療指針
 1. PCB 等の排せつ促進
　現在，油症患者の体内の PCB 等の濃度は，一般に著しく低下しているものと推定されるが，重症者においては今なお一般人よりも高く，PCB 等の排せつを促進することが重要である。しかし PCB 等の特性上，充分有効な排せつ促進剤はまだ見いだされていない。
　現在考えうる PCB 等の排せつ促進法としては，
　　(1) 適当な PCB 等の吸着剤の経口投与
　　(2) 絶食療法
などがある。ただし絶食療法については，その適応および実施にあたり慎重な配慮を必要とする。
 2. 治療
　一般的には，各種の症状に対して対症療法が行なわれる。
 1) 神経症状
　　末梢神経症状のうち，しびれ感，感覚低下に対してはビタミン複合剤およびビタミン B_{12} の投与，痛み(頭痛を含む)に対しては鎮痛剤や頭痛薬の投与，湿布療法等を行なう。
 2) 呼吸器症状
　　本症患者の主な呼吸症状は咳・たんであるが，非喫煙患者では，たんはかたくり様で，水泡音が聴取された例はなかった。そのように，大気汚染による慢性気管支炎と理学的所見も異なり，気道の粘液産生貯溜傾向はなく，気道感染のない時には特別の治療を必要としない。本来，本症患者のたん中には血中濃度の 1/3 ないし 1/10 の PCB の存在を認め，排せつ経路としてのたん症状が考えられる。気道感染の合併によるたんの発現については，たんの検査によって決定し，適切な化学療法を中心とする治療を行なう。

3) 皮膚症状

　　皮膚科症状のなかで癤およびアテローム様皮しんの化膿に対しては，抗生物質の内服，切開排膿，アテローム皮しんの切除を行ない，顔面の陥凹性はん痕の大きなものは切除縫合し，小さい浅いものに対してはプレーニング（皮膚剥削術）を行なう。色素沈着に対してはビタミンCやグルタチオン剤等の内服を，皮膚の乾燥・かゆみ等の訴えに対しては抗ヒスタミン剤の内服やステロイド軟膏の外用を，また足底の角化・鶏眼に対してはスピール膏貼付および削除を行なう。第一趾爪の刺入（爪甲湾曲）に対しては，爪囲の腫脹・とう痛のつよい症例では根治術を施行し，軽症例では入浴後に爪甲の両側端をやや深く切らせる。

4) その他

　　眼科，歯科，整形外科においても症状に応じた対症療法が行なわれる。

2. 油症患者の生活指針

　　油症患者の中には，脂質代謝その他種々の新陳代謝が正常ではなく，免疫も低下している症例がみられる。従って，油症患者は，蛋白質やビタミンが豊富な，栄養的にバランスのとれた食事の摂取に特に心がけるとともに，喫煙や飲酒をできるだけひかえることが望ましい。

付録 2. "奇病"の原因究明のために昭和43年に結成された九州大学油症研究班の臨床部会, 分析専門部会, 疫学部会の構成員

表 1. 臨床部会　　　　　部会長　　九州大学医学部教授　　樋口謙太郎

区 分	役職等	氏名		現職	
臨床小委員会					
	委員長	樋口　謙太郎	九大医	皮膚科	教　授
	委　員	柳瀬　敏幸	〃	第一内科	教　授
	〃	桝屋　富一	〃	第三内科	教　授
	〃	黒岩　義五郎	〃	神経内科	教　授
	〃	滝　一郎	〃	産婦人科	教　授
	〃	生井　浩	〃	眼科	教　授
	〃	河田　政一	〃	耳鼻科	教　授
	〃	青野　正男	九大歯	歯科保存学	教　授
臨床検査小委員会					
	委員長	橋本　美智雄	九大医	病理学	教　授
	委　員	田中　潔	〃	薬理学	教　授
	〃	永井　諄爾	〃	中央検査部	部　長
	〃	鵜沢　春生	〃	第二内科	講　師
検診小委員会					
	委員長	下野　修	福岡県		衛生部長
	委　員	九大医師ならびに衛生行政関係者			
臨床部会幹事					
	幹　事	平山　千里	九大医	第三内科	助教授
	〃	奥村　恂	〃	第二内科	講　師
	〃	久永　幸生	〃	産科婦人科	講　師
	〃	五島　応安	〃	皮膚科	講　師
	〃	杉　健児	〃	眼科	講　師
	〃	森満　保	〃	耳鼻咽喉科	講　師
	〃	三田　哲司	〃	神経内科	助　手
	〃	岡田　宏	九大歯	歯科保存学	講　師

付　録

表 2. 分析専門部会　　　　　部会長　　九州大学薬学部長　　塚元久雄

氏　名		現　職	
吉村 英敏	九大薬学部	生理化学	教　授
倉恒 匡徳	九大医学部	公衆衛生学	教　授
牧角 三郎	〃	法医学	教　授
稲神　馨	九大農学部	食品製造工学	教　授
山田 芳雄	〃	食品栄養肥料学	助教授
竹下 健次郎	九大生産研	石炭構造化学	教　授
上野 景平	九大工学部	合成化学	教　授
山口 誠哉	久留米大医学部	公衆衛生学	教　授
真子 憲治	福岡県衛生研究所		所　長
山本 茂徳	北九州市衛生研究所		所　長
永井 諄爾	九大医学部中央検査部		部　長
菅野 道広	九大農学部	栄養化学	助教授
古賀　修	〃	畜産学	助教授

表 3. 疫学部会　　　　　部会長　　九州大学医学部公衆衛生学教授　倉恒匡徳

氏　名		現　職	
猿田 南海雄	九大医学部	衛生学	教　授
山口 誠哉	久留米大医学部	公衆衛生学	教　授
下野　修	福岡県		衛生部長
植田 貞三	福岡市		衛生部長
沖 一貴	北九州市		衛生局長
緒方 盛雄	大牟田市		衛生部長

付録 3. 油症研究班, 油症治療研究班の年表[ホ]

研究班統合前後[イ]	研究班名	年		班　長	
統合前	九州大学：				
	油症研究班	1968–1969	医学部	勝木司馬之助　教授	内科学
	油症治療研究班	1969–1971	〃	樋口　謙太郎　教授	皮膚科学
	〃	1971–1973	〃	田中　　潔　　教授	薬理学
	〃	1973–1975	〃	占部　治邦　　教授	皮膚科学
	〃	1975–1976	〃	尾前　照雄　　教授	内科学
	〃	1976–1977	〃	杉山　浩太郎　教授	内科学
	〃	1977–1979	〃	井林　　博　　教授	内科学
	〃	1979–1981	〃	滝　　一郎　　教授	産婦人科学
	〃	1981–1983	〃	吉村　英敏　　教授	薬学
	〃	1983–1984	〃	倉恒　匡徳　　教授	公衆衛生学
	長崎大学[ロ,ハ,ニ]：				
	油症研究班	1968–1971	医学部	高岡　善人　　教授	内科学
		1971–1973	医学部	近藤　　厚　　教授	泌尿器科学
		1973–1975	医学部	辻　　泰邦　　教授	外科学
	長崎[ロ,ハ,ニ]：				
	長崎油症研究班	1975–1977		野北　通夫　　教授（長崎大学医学部）	皮膚科学
	〃	1977–1982		高橋　　功　　教授（長崎大学医学部）	眼科学
	〃	1982–1984		吉田　彦太郎　教授（長崎大学医学部）	皮膚科学
統合後	全国油症治療研究班	1984–1991		倉恒　匡徳　　教授（中村学園大学）	公衆衛生学
	〃	1991–1998		吉村　英敏　　教授（中村学園大学）	薬学
	〃	1998–		小栗　一太　　教授（九州大学薬学部）	薬学
	1) 九州大学：				
	油症治療研究班	1984–1988	歯学部	青野　正男　　教授	歯科保存学
	〃	1988–1990	薬学部	吉村　英敏　　教授	薬学
	〃	1990–1997	医学部	堀　　嘉昭　　教授	皮膚科学
	〃	1997–2000	薬学部	小栗　一太　　教授	薬学
	〃	2000–	医学部	古江　増隆　　教授	皮膚科学
	2) 長崎[ロ,ハ,ニ]：				
	長崎油症研究班	1984–1996		吉田　彦太郎　教授（長崎大学医学部）	皮膚科学
	〃	1996–1997		鳥山　　史　　助教授（長崎大学医学部）	皮膚科学

研究班	1997–	片 山 一 朗　教　授　皮膚科学
		（長崎大学医学部）

イ）1984年に，厚生省は九州大学油症治療研究班，長崎油症研究班，油症患者の検診を毎年実施してきた11府県等を統合し，全国油症治療研究班を結成した．
ロ）吉田彦太郎，1985，序言 (3)，福岡医誌 76, 125.
ハ）吉田彦太郎，1989，序言 (3)，長崎地方における油症検診の現状と研究方向について，福岡医誌 80, 184–188.
ニ）長崎県環境衛生課の教示による．
ホ）作表：倉恒匡徳．

付録 4. 九州大学油症治療研究班ならびに全国油症治療研究班が開催したセミナーその他検討会議[ハ]

主催者	会	日付	目的	出席者
九大油症治療研究班	Japan-U. S. Joint Seminar on Toxicity of Chlorinated Biphenyls, Dibenzofurans, Dibenzodioxins and Related Compounds	4月25-28日1983	油症，台湾油症に焦点をあて，PCBs および PCB 関連化合物等の毒性，油症の治療法について検討	企画者：倉恒, Norton Nelson. 日，米，台湾の研究者
	油症会議	9月8日, 1983	研究班のこれまでの研究成果を第三者的研究者により厳しく批判してもらうとともに，油症の治療法について新しいアイデアを得る	批判者[イ]，企画者（倉恒匡徳，吉村英敏，占部治邦），研究班員
全国油症治療研究班	肝臓がんカンファランス	2月18日, 1985	油症患者に肝臓がん発生の危険があるので，肝臓がんの予防，早期発見，治療の最新知識を得るため	客員[ロ]，企画者（倉恒匡徳，奥村恂），班員
	油症患者の健康診査の統一に関するワークショップ	3月25日, 7月12日, 1985	毎年行なわれる全国の油症患者の健康診査を技術的に統一する	班員
	PCQs の分析に関するワークショップ	2月28日, 1986	PCQs の分析法の統一	班員
	Schnare の体内残留 PCB 等の排泄促進法の検討会	6月15日, 1988	Schnare の方法を油症患者に適用することの可否についての検討	班員
	染色体異常に関するワークショップ	6月15日, 1988	油症患者に認められるかもしれない染色体異常に関する検討	客員：鎌田七男教授（広島大学原医研），班員
	油症患者の血液，組織中に残留する PCBs のガスクロマトグラフ・パターンに関するワークショップ	1月27日, 1989	油症患者の体内に残留する PCBs のガスクロマトグラフ・パターンの解析方法の標準化	世話人：吉村英敏，班員

イ）これまで油症の研究に関わったことのない，九州大学および熊本大学の生化学，物理化学，薬化学，薬理学，栄養学，免疫学，内科学，神経学，産婦人科学，耳鼻咽喉科学の20人の専門家．
ロ）九州大学，福岡大学，熊本大学，久留米大学，長崎大学の肝臓がん専門家8人．
ハ）作成：倉恒匡徳．

付録 5. ダーク油事件

倉恒匡徳

　第3章の3.1.4項で述べたように，油症研究班が強化され，その最初の班会議の終了後に，下関市の林兼株式会社の研究者から特別な報告があった。すなわち，油症事件が報道される前に起こっていた，カネミのダーク油を加えて作った配合飼料による鶏の死亡事件についての説明である。この事件は一般にダーク油事件と呼ばれている。

　"ダーク油"は，図3.1に示すように，カネミのライスオイル製造過程から出てくる副産物で，家畜の飼料等に使われている暗褐色の油である。油症の事件が初めて報道される8ヵ月前，すなわち1968年2月下旬に，東急エビス産業株式会社(以下T社と略す)は，九州各地の多くの養鶏業者から，T社製の配合飼料を食べさせていた鶏が多数発病し死亡したという苦情を受けた(1)。その後まもなく，林兼株式会社(H社と略す)の飼料を食べさせていた鶏も同様に発病していることが分った。1968年3月に鹿児島県等が行なった調査により，この病気は伝染性ではなく，T社あるいはH社の配合飼料を与えた鶏のみが発病していることが判明した。これら2社の飼料と他社の飼料を調べてみると，これら2社のみが飼料の共通材料としてカネミの"ダーク油"を使用していたので，原因は"ダーク油"ではないかと強く疑われたのである。

　農林省の家畜衛生試験場九州支場や福岡肥飼料検査所等の調査によれば，この病気は最初1968年2月の中旬に九州地方で初めて発見され，四国や中国地方を含む西日本全体に広がり，200万羽以上が罹ったといわれている。罹患した鶏は，食欲がなく，呼吸が困難になり喘ぎ，羽が汚くなって死亡する。解剖すると，皮下水腫，心囊水腫，腹水，肝臓の黄色化，肺水腫等が特有で，いわゆる"chick edema disease ひな鶏水腫病"(2, 3, 4)の病変によく似た病変が認められた。農林省動物医薬品検査所の小華和　忠，勝屋茂実ら(1, 5)は，1968年5月に，1968年2月16, 17日あるいは20日に上記2社によって製造されたことが知られている問題の飼料や，製造日の分からない"ダーク油"の一試料などをひな鶏に食べさせ，上記の病変を再現することに成功した。しかし，これらの有毒飼料を分析し毒物を見付けることはできなかった。その後，小華和らは，九州大学油症研究班により1968年11月初めに患者使用のライスオイル中にKC-400が発見されてまもなく，上記の有毒な"ダーク油"の試料を分析し，1,300 ppmのKC-400を含んでいることを証明し(6)，甲賀らによって追認された(7, 8, 9)。これをうけ，1968年11月16日，農林省は，この鶏の病気は，T社とH社がKC-400によって汚染されたカネミの"ダーク油"を使用して1968年2月中旬に製造した飼料を食べさせたために起こったものであると発表したのである(10)。

　ダーク油がどうして汚染されたのかそのメカニズムについてはよく分かっていない。しかし，以下述べる二つの理由からその可能性は十分考えられる。すなわちまず第一に，ライスオイルの脱臭工程(図3.1)でできる"飛沫油"その他の低級な雑油が，通常，ダーク油の材料に使われていたことが知られているし，第二に，1968年2月上旬に熔接ミスによってKC-400に高度に汚染された問題のライスオイルは，KC-400を除くために，あるいは除くことができると安易に考えて，再蒸留すな

わち再脱臭処理を受けたと言われているが，この再蒸留の際に生じた"飛沫油"などはKC-400に高度に汚染されていたことが考えられるので，そのような"飛沫油"を含む"ダーク油"もまた高度に汚染されていたことが推測できるからである。

　すでに述べたように，ダーク油事件は油症事件が報道される約8ヵ月も前に発生していたのである。鶏の病気は人に深刻な影響を与えるおそれがある。農林省が，この誰しも考える"おそれ"に配慮して，この事件を厚生省に連絡しておれば，油症の拡大もまた防げたことが考えられる。また，前述のごとく，動物実験により飼料やダーク油が有毒であることが分かったのは1968年5月である。遅くともこの時期に，農林省と厚生省が，この確たる根拠のもとにカネミに立ち入り調査をして，ダーク油の有毒化した理由を究明するとともに，一般人に対する危険の有無をも徹底的に調べておくべきではなかったか？　とくに，カネミは，このダーク油事件の発生後まもなく，T社とH社に対して，いち早く過失を認め損害賠償金を支払ったと聞いている。農林省と厚生省が，カネミが自らの責任を認めたこの好機を逸することなく，一致協力して，また全国の専門家の力を結集して調査しておれば，事の全貌は容易に明らかになったことであろう。ダーク油事件はこのように，油症に密接に関係しており，しかも悔やまれてならないことを余りにも多く含んでおり，教訓に富む大切な出来事である。

文　献

1) Kohanawa, M., Shoya, S., Ogura, Y., et al. (1969) Poisoning due to an oily by-product of rice bran similar to chick edema disease. I. Occurrence and toxicity test. Nat. Inst. Anim. Hlth Quart. 9, 213–219.
2) Schmittle, S. C., Edward, H. M., Morris, D. (1958) A disorder of chickens probably due to a toxic feed — preliminary report. J. Am. Vet. Med. Assoc. 132, 216–219.
3) Sanger, V. L., Scott, L., Hamdy, A., et al. (1958) Alimentary toxemia in chickens. J. Am. Vet. Med. Assoc. 133, 172–176.
4) Simpson, C. F., Pritchard, W. R., Harms, R. H. (1959) An endotheliosis in chickens and turkeys caused by an unidentified dietary factor. J. Am. Vet. Med. Assoc. 134, 410–416.
5) Shoya, S., Kawasaki, M., Tsushio, Y., et al. (1969) Pathological changes of poisoning in chickens due to dark oil, an oily by-product of rice bran. Nat. Inst. Anim. Hlth Quart. 9, 229–240.
6) Kohanawa, M., Shoya, S., Yonemura, T., et al. (1969) Poisoning due to an oily by-product of rice bran similar to chick edema disease. II. Tetrachlorodiphenyl as toxic substance. Nat. Inst. Anim. Hlth Quart. 9, 220–228.
7) 甲賀清美，渡辺　紘，持田芳照，等 (1970) ある米糠油副産物中の毒性物質に関する研究，I. 雛に対する毒性．日本畜産学会報 41, 336–342.
8) 甲賀清美，渡辺　紘，持田芳照，等 (1970) ある米糠油副産物中の毒性物質に関する研究，II. 毒性物質の検索．日本畜産学会報 41, 439–444.
9) 甲賀清美，渡辺　紘，持田芳照，等 (1971) ある米糠油副産物中の毒性物質に関する研究，III. 塩素化ビフェニールの雛に対する毒性ならびにI～III報の総括．日本畜産学会報 42, 16–24.
10) 小華和　忠 (1974) ニワトリの(PCB混入)ダークオイル中毒事件を省みて．科学 44, 2, 117–119.

油症研究──30年の歩み──

2000年6月20日　初版発行

編者　小栗　一太
　　　赤峰　昭文
　　　古江　増隆

発行者　海老井　英次

発行所　(財)九州大学出版会
　　　〒812-0053　福岡市東区箱崎 7-1-146
　　　電話　092-641-0515（直　通）
　　　九州大学構内電話　8641
　　　振替　01710-6-3677
　　　印刷・製本　研究社印刷株式会社

© 2000 Printed in Japan　　　　　　　　　ISBN 4-87378-642-8